Dr. med. Ingeborg Lackinger Karger

Frau & Gesundheit

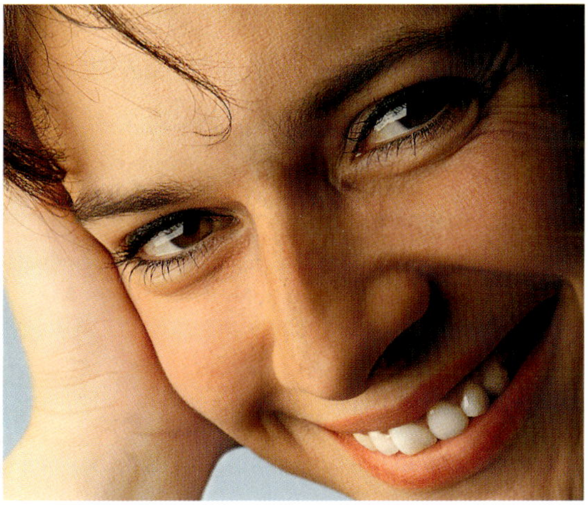

- Gesund leben – Wohlfühlen Tag für Tag
- Lust und Liebe, Kinderwunsch und Schwangerschaft
- Frauenkrankheiten und psychosomatische Störungen
- Hilfe aus Schulmedizin, Naturheilkunde und Alternativmedizin

Ganzheitlicher, einfühlsamer Rat in allen Lebensphasen

GU GRÄFE UND UNZER

Inhalt

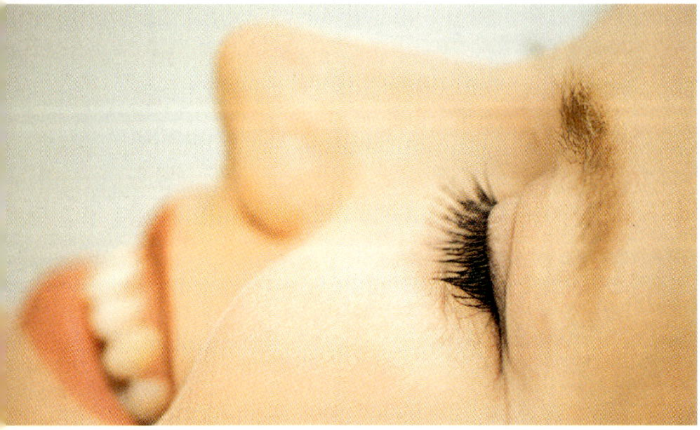

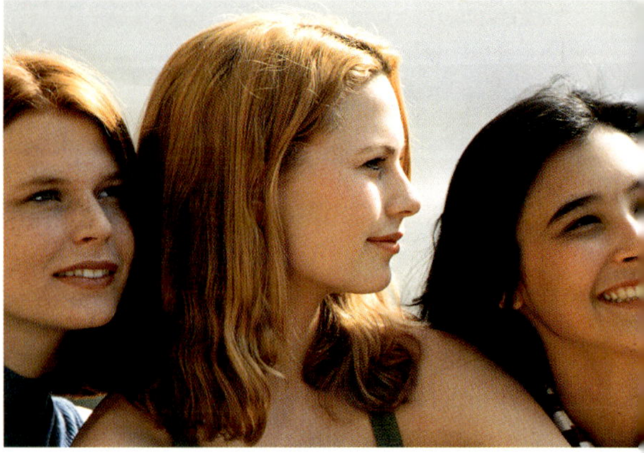

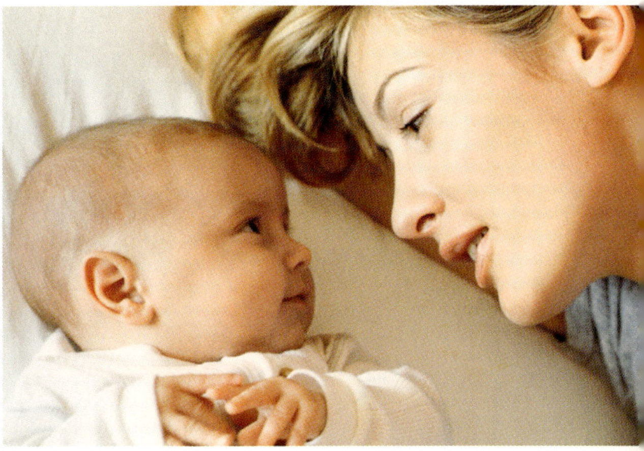

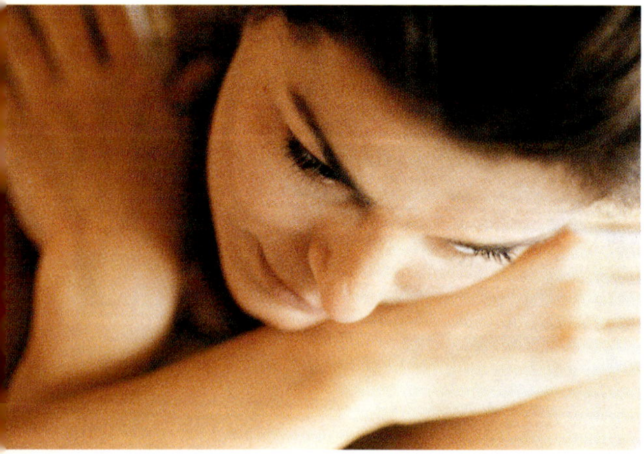

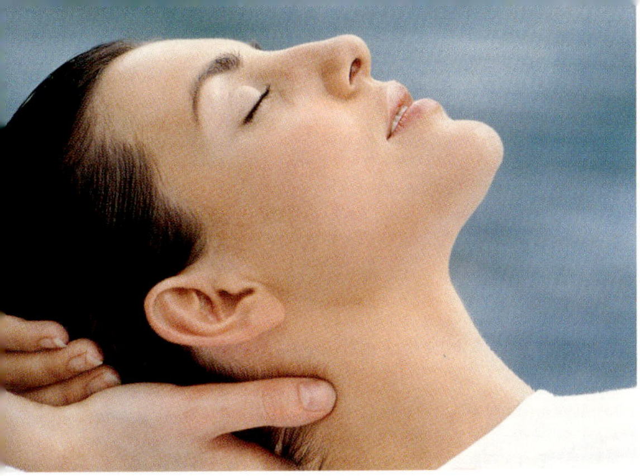

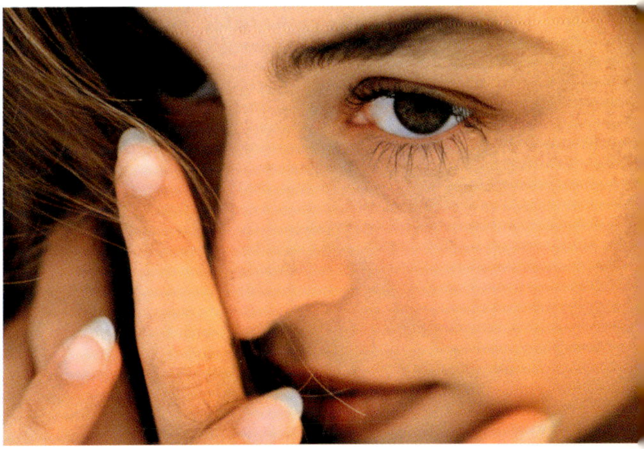

Wohlfühlen – Tag

Gesundheit wird von den meisten Menschen an erster Stelle aller persönlichen Wünsche genannt. Aber sie bedeutet nicht einfach nur den Gegensatz von Krankheit, sondern schließt alle Lebensbereiche mit ein. Gesundheit, wie wir sie heute verstehen, meint körperliches und seelisches Wohlbefinden über den Augenblick hinaus, bedeutet auf eine ganzheitliche Weise im Einklang stehen mit sich und der eigenen Umgebung.

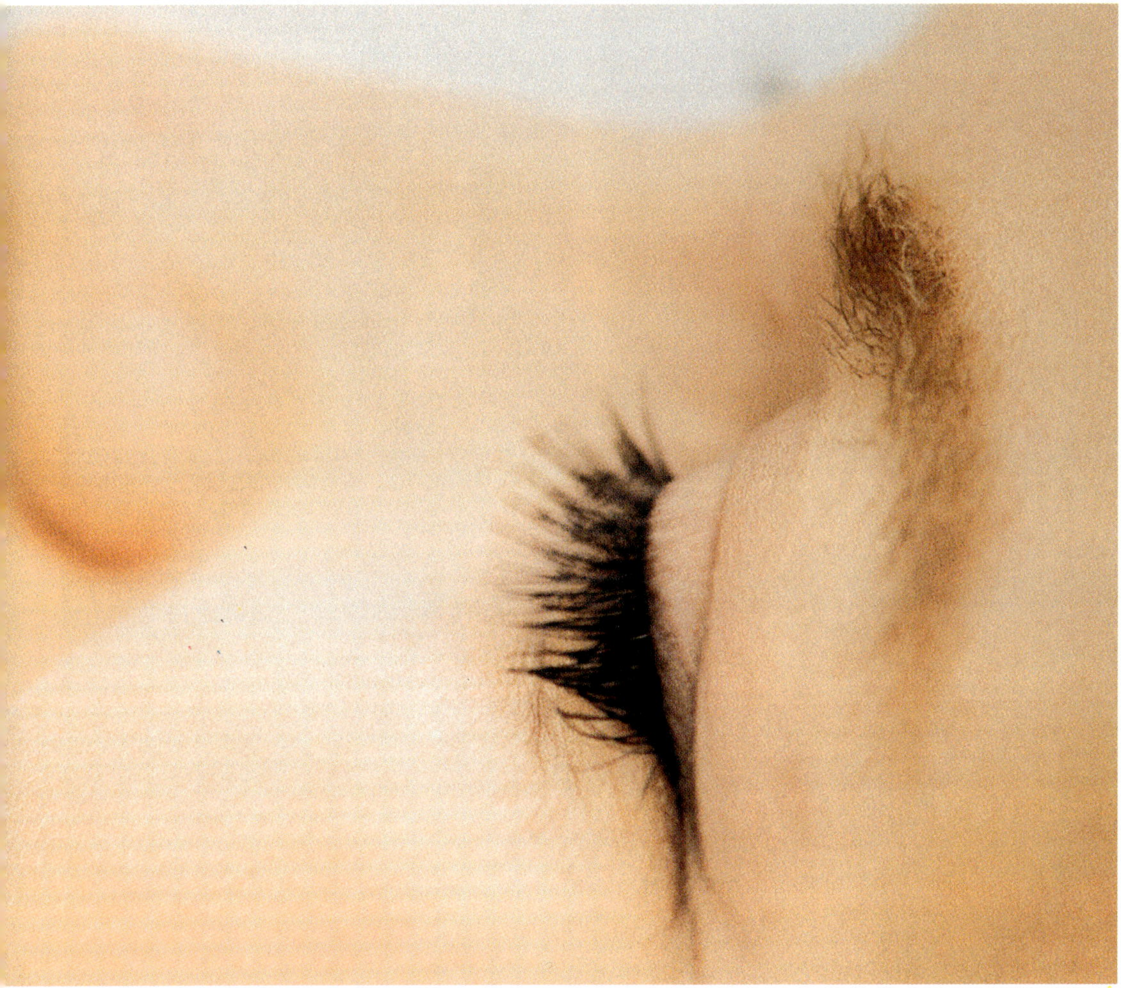

für Tag

Gesundheit macht Spaß

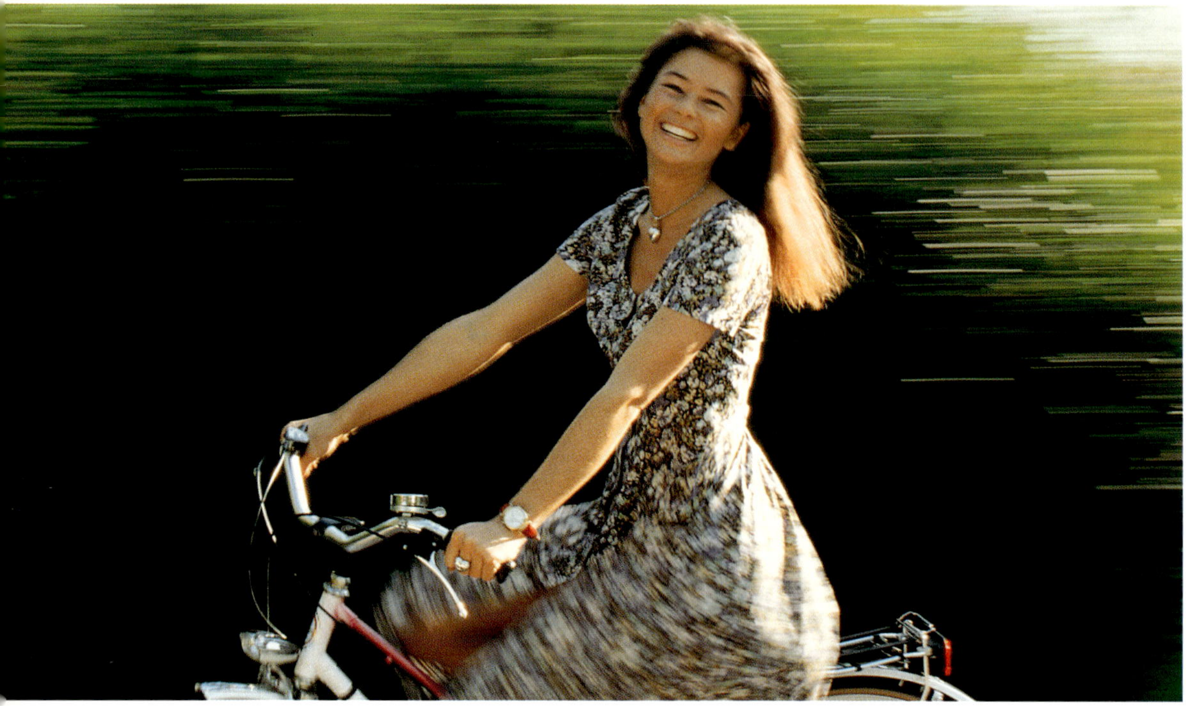

Gesundheit als Frauenwissen

Seit Jahrtausenden sind es in Europa traditionell die Frauen, die sich um das gesundheitliche Wohl ihrer Familie und Mitmenschen kümmern. Auch heute, trotz gesellschaftlicher Veränderungen und Frauenemanzipation, sorgen für gesundes Essen, eine saubere Wohnung und eine streßfreie Atmosphäre normalerweise die Frauen. Sie wissen auch um den Wadenwickel bei Fieber und haben den Holunderblütensaft bei Erkältung parat.

Weibliche Heilkunst

In früheren Zeiten konnten sich nur wenige einen Arzt und teure Medikamente leisten. Zumindest bis im 19. Jahrhundert die allgemeine Krankenversicherung eingeführt wurde, ging man erst zum Arzt, wenn bewährte Hausmittel nicht mehr weiterhalfen. Jede Familie hatte ihre eigenen Rezepte, und das Gesundheitswissen wurde von den Müttern an ihre Töchter und Schwiegertöchter weitergegeben – und leider viel zu selten aufgeschrieben. In vielen Orten gab es erfahrene Frauen, die sich mit Heilpflanzen, Tinkturen und speziellen Anwendungen gut auskannten und die man um Rat fragen konnte. Sie wußten um die Heilkräfte der Natur, die »gegen jedes Leiden ein Kräutlein« hat wachsen lassen.

Neue Freude am gesunden Leben

Heute suchen wir wieder nach dem alten Wissen um Gesundheit und Heilung. Wie in früheren Zeiten sind es vor allem wieder die Frauen, die das alte Gesundheitswissen mit neuen, heutigen Erkenntnissen verknüpfen wollen. Umfragen besagen, daß bereits zwei Drittel der Bevölkerung bei Alltagsbeschwerden zunächst zu Naturheilmitteln greifen statt zu starken Medikamenten. Unter den Frauen sind es sogar drei Viertel, die von Arnika bis Zwiebelsaft bei leichten Erkrankungen die Natur zu Hilfe holen. Aber im Gegensatz zu unseren Urgroßmüttern beschäftigen wir uns nicht mit Gesundheit, um die Arztrechnung zu sparen. In erster Linie möchten wir mehr über unseren Körper und unsere Seele wissen, über die Zusammenhänge, die zu Gesundheit und Wohlbefinden führen und sie uns erhalten. Wir möchten uns gesund ernähren, damit wir uns wohlfühlen. Wir wenden Hausmittel und Naturheilweisen an, weil sie uns auf sanfte Art helfen und nicht schädlich sind. Heute wissen viele Frauen genausoviel über Yoga wie über Heubäder, nutzen für sich sowohl Feldenkrais wie Fencheltee. Gesundheit ist für sie schon lange mehr als das Abwenden von Krankheiten.

Gesundheit: auch eine Frage der Lebenseinstellung

Lebenszufriedenheit und persönliches Wohlbefinden sind ganz entscheidend wichtig dafür, wie widerstandsfähig und stabil unsere Gesundheit ist und bleibt:

- Eine gesunde Lebenseinstellung haben diejenigen, die in ihrem Dasein einen Sinn erkennen. Menschen, die wissen, was ihnen wichtig ist, können sich engagieren und sind überzeugt, daß das Leben sich lohnt.
- Eine Frau, die sich selbst versteht, wird leichter mit neuen Ereignissen, Schicksalsschlägen und Lebenseinschnitten fertig, weil sie sie besser einordnen kann und sich davon nicht überrollen läßt.
- Helfen wird ihr dabei auch das Vertrauen, neuen Anforderungen nicht allein gegenüber zu stehen. Die Glückliche, die immer wieder erlebt, daß sie auf sich selbst, ihren Partner, die Freunde, das Gesundheitssystem oder auf ihre Religion zählen kann, geht gelassener durchs Leben.

Testen Sie Ihre Lebenseinstellung

Ein kurzer Test wird Ihnen nicht nur zeigen, wie »gesund« Ihre Lebenseinstellung ist, sondern Sie vor allem anregen, über den Zusammenhang zwischen Ihrem Lebensgefühl und Ihrer Gesundheit nachzudenken. Geben Sie sich selbst für die neun genannten Eigenschaften Noten:

1 = nie	4 = häufig
2 = selten	5 = sehr oft
3 = mitunter	6 = immer

Eigenschaft	Note
Neue Aufgaben scheue ich nicht, sondern freue mich darauf.	
Daß nicht immer alles klappt, kann ich voll und ganz akzeptieren.	
Ich begreife auch in schwierigen Konfliktsituationen die Reaktionen anderer.	
Ich merke, daß ich bei Problemen nicht alleine bin.	
Ich kann meine Gefühle akzeptieren.	
Ich bin davon überzeugt, daß mein Leben wichtig ist.	
Ich habe das Gefühl, daß ich in meinem Leben voran komme.	
Ich engagiere mich für bestimmte Ziele oder Dinge.	
Ich fühle mich meinem Schicksal nicht ohnmächtig ausgeliefert.	
Summe	

Zählen Sie Ihre Punkte zusammen und lesen Sie, wie gesund Ihre Lebenseinstellung ist.

9–18 Punkte
Sie fühlen sich als Pechvogel und machtlos gegenüber den Schicksalsschlägen, entdecken zu wenig Perspektiven und leben mit der Angst vor Veränderungen. Keine gute Basis für Gesundheit. Verdeutlichen Sie sich, warum Sie zu dieser negativen Lebenseinstellung tendieren. Vielleicht fühlen Sie sich einfach viel zu sehr für viel zu vieles verantwortlich. Unterschätzen Sie in Ihrer Rückschau nicht, was Sie in Ihrem Leben schon alles gemeistert haben. Und versichern Sie sich, daß Sie auch auf die Hilfe anderer rechnen können. Das erreichen Sie leichter, wenn Sie aktiv Kontakte aufbauen und sie pflegen.

19–40 Punkte
So ganz zufrieden sind Sie nicht mit Ihrem Leben. Auch Ihnen täte es gut, eine Situation mal aus einer ganz anderen Perspektive zu betrachten, um sie besser zu verstehen. Werden Sie sich häufiger bewußt, daß Sie um sich herum viele liebe Menschen haben, die auch für Sie da sind. Und was so manchem schwer fällt: Erklären Sie sich am besten jeden Morgen aufs neue, warum es sich lohnt, aufzustehen.

41–54 Punkte
Herzlichen Glückwunsch, Ihre Lebenseinstellung ist die gesündeste. Nur Vorsicht: Falls Sie allzu optimistisch sind, setzen Sie ab und zu die rosarote Brille ab! Wenn Sie glauben, alle Probleme lassen sich lösen, mußten Sie vielleicht noch keine gravierenden Lebenskrisen erleben. Es könnte sein, daß die Realität Sie irgendwann einholt und Sie dann darauf nicht gut vorbereitet sind.

Wellness macht Spaß

In allen Städten und den meisten auch kleineren Gemeinden gibt es inzwischen von Gymnastikkursen über Sportvereine und Selbsthilfegruppen ein breites Netz von Angeboten, etwas für die Gesundheit zu tun.

Frauen machen es vor

Gesundheitsvorsorge ist natürlich nicht der einzige Grund, um zu Aerobic-, Ernährungs- oder Frauengruppen zu gehen. Die Kommunikation mit anderen ist mindestens ebenso wichtig. Wer regelmäßig einen Tanzkurs besucht oder in einem Gesprächskreis über Partnerprobleme redet, wird ganz nebenbei merken, daß es Körper oder Seele, sehr oft sogar beiden, besser geht. Vorausgesetzt, Sambakurs und Selbsthilfegruppe machen Spaß. Gesund leben heißt nicht zuletzt: bewußt das Leben genießen.

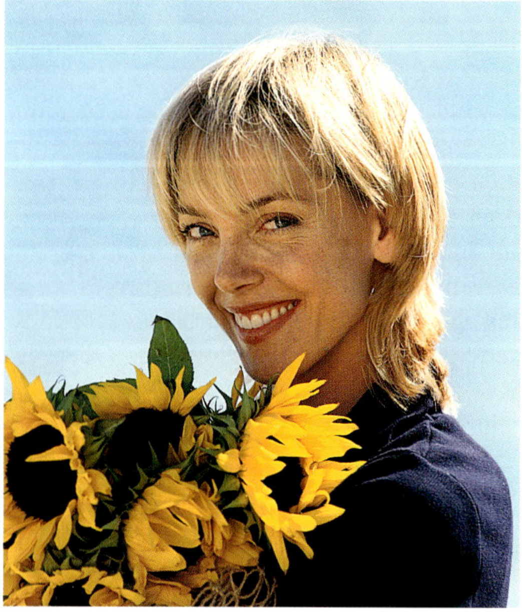

Eine positive Lebenseinstellung stärkt die Seele und das Immunsystem. Gesund leben heißt nicht zuletzt, sich selbst und das Leben mit Freude annehmen.

Wenn auch hier wieder Frauen die Vorreiterinnen für die Wellnessbewegung sind, heißt das nicht, daß sie damit in die alte Rolle der Frau als sorgende Helferin und Pflegekraft zurückfallen müssen. Ihrer Familie aktive Gesundheitsvorsorge vorzuleben und Freizeit gesund zu planen – damit übernimmt frau eine Gesundheitsaufgabe, die auch ihr Freude macht. Und mit der sie sich auch aus alten Klischees befreit. Fitneß-Königinnen wie Jane Fonda und Gabi Just sind gute Beispiele für ein anderes, aktives Verhältnis zum eigenen Körper. Fieber messen und Pfefferminztee kochen können mittlerweile zum Glück auch die Männer.

Den Körper positiv erleben

Freude an der Gesundheit hat nur, wer seine Gesundheit auch spürt. Doch bewußt erleben wir vor allem, wenn sie fehlt: wenn wir erkältet sind, das Knie leicht schmerzt, der Nacken verhärtet oder der Darm träge ist. Wenn der Körper sich nicht wohl fühlt, meldet er sich – und das ist gut so. Obgleich unser Körper viel häufiger sehr vital, gesund und belastbar ist, spüren wir ihn vor allem dann, wenn er uns durch leidige Wehwehchen und Schwächen stört.

Doch jede Freizeittrimmerin, die aus Spaß am Sport irgendwann mal gejoggt, gesurft oder auch gekegelt hat, weiß um die Freude, aus der Kraft ihres Körpers heraus Erfolg und Spaß zu erzielen. Dann ist sogar der Muskelkater am nächsten Morgen ein angenehmes Zeichen dafür, daß mein Körper und ich eins sind. Grund genug, die Freizeit nicht nur vor dem Fernseher zu verbringen.

Testen Sie Ihr tägliches Wellnessverhalten

Gesund zu bleiben ist das höchste Ziel von weit über 50 Prozent der Bevölkerung. Ein kleiner Test zeigt Ihnen, ob Sie diesem Wunsch auch Taten folgen lassen.

Fragen	Antworten
Wieviele Stunden bewegen Sie sich durchschnittlich jede Woche, zum Beispiel auf dem Weg zur Arbeit, bei der Arbeit, im Haushalt?	
Wie viele Stunden treiben Sie pro Woche Sport, gehen Tanzen, Wandern, ins Schwimmbad oder fahren Rad?	
Wie häufig pro Woche kochen Sie sich was Gutes oder bestellen sich in einem Restaurant gesunde, abwechslungsreiche Speisen?	
Wieviele Gesundheitstips aus Zeitungen, Zeitschriften, aus dem Fernsehen oder auch aus Büchern wie diesem probieren Sie pro Monat aus?	
Wieviele Vorträge, Kurse oder Gruppen zum Thema Gesundheit, Wohlbefinden oder gesunde Ernährung besuchen Sie im Jahr?	
Summe	

- Zählen Sie die Zahl zusammen. Kommen Sie auf über 40 Punkte, sind Sie entweder Leistungssportlerin oder haben den Test nicht ganz ehrlich beantwortet?!
- 30 bis 40 Punkte: Respekt, Sie haben die besten Voraussetzungen, um gesund zu sein und zu bleiben!
- Mit 20 bis 30 Punkten gehören Sie zum Durchschnitt. Vielleicht lassen sich ja am Wochenende noch ein paar Stunden Spaß mit Bewegung einbauen. Oder Sie holen sich Anregungen für ein bißchen tägliche Fitneß aus den zahlreichen Zeitschriften.
- Achtung bei weniger als 20 Punkten: Gesundheit und Lebensfreude kommen bei Ihnen zu kurz! Sie sollten sich mehr Zeit für sich selbst nehmen. Wie wär's mit mehr Bewegung und öfter mal einem leichten, selbstgekochten Essen, das nicht aus der Dose oder vom Pizzaservice kommt?

Gesundheit Tag für Tag

Mehr Bewegung, weniger Streß und ein abwechslungsreicheres Essen: Mit diesen drei Dingen kann jeder sehr viel für sich und seine Gesundheit tun. Viele packen ohnehin den Badeanzug ein oder den Fahrradhelm aus, wenn sie morgens aus dem Haus gehen, um noch vor der Arbeit oder direkt danach ein paar Runden auf dem Fahrrad oder im Schwimmbecken zu drehen. Andere treffen sich regelmäßig beim Tanzen, gehen in die Sauna oder probieren neue Rezepte am heimischen Herd aus. Was Wissenschaftler Gesundheitsprophylaxe nennen, ist für viele Menschen der fröhliche Farbklecks im Alltagsgrau.

Tip

Gesunde Farbkleckse im Alltagsgrau

Bauen Sie sich schöne und damit auch gesunde Momente in Ihren Alltag ein! Auf den folgenden Seiten werden Sie einige Rezepte und Übungen für zwischendurch finden, die es Ihnen einfach machen, selbst an stressigen Tagen gesund zu essen und innen und außen locker zu bleiben.

Sich die richtigen Fragen stellen

Entdecken auch Sie Möglichkeiten, wie Sie mehr Gesundheit in Ihren Alltag einbauen können und damit Lebensfreude tanken. Fragen Sie sich also nicht, was könnte für mich gesund sein. Dann kommen Sie auf Gedanken wie: nicht mehr rauchen, nicht mehr so oft ins Fast-Food-Restaurant, weniger Alkohol, Streß abbauen oder früher schlafen gehen. Doch all das macht keinen Spaß, klingt nach Verzicht und Frust.
Fragen Sie sich doch mal ganz anders: Was würde Ihrem Leben noch mehr Lebensfreude einbringen? Was würde Ihnen morgen Spaß machen?
Denken Sie an etwas besonders Schönes. Und denken Sie erst als zweites daran, ob dieses besonders Schöne nicht auch besonders gut für Ihren Körper, Ihre Gesundheit oder Ihre Seele sein könnte. Sie finden sicher etwas, was beiden Ansprüchen gerecht wird. Denn kaum ein Mensch wünscht sich etwas ganz besonders Schönes, was ihm nicht gleichzeitig auch ganz besonders gut tut.

Wohlfühl-Check für jeden Tag

Um den Alltag zu meistern, hilft es, regelmäßig neben sich zu treten und sich auch mal von der Seite zu betrachten. Wie wäre es, wenn Sie sich angewöhnen, ein paar fixe Termine am Tag dafür zu reservieren. Ob das die Minuten morgens unter der Dusche sind oder nach dem Anziehen vor dem Spiegel: Sie finden sicher die Gelegenheit, sich für diesen Tag etwas auszusuchen, das Ihnen gerade heute guttun würde.
Vielleicht haben Sie Lust auf einen Vitaminstoß in Form einer Kiwi-Köstlichkeit (→ Rezept, Seite 27). Wie wär's mit einer Entspannungsminute, in der Sie Ihren Nacken genüßlich massieren (→ Massage, Seite 37) – oder die Augen schließen und sich etwas sehr Schönes so intensiv wie möglich vorstellen!
Wenn Sie herausgefunden haben, wie Sie Ihren Alltag gesünder und fröhlicher gestalten können, dann versuchen Sie auch zu erkennen, was Sie bisher davon abgehalten hat, das häufiger zu tun. Nur so können Sie dieses Mehr an Gesundheit auch auf Dauer für sich sichern. Das Wissen um die Klippen wird Ihnen helfen, in vielen kleinen Schritten etwas mehr für sich und Ihr tägliches Wohlbefinden zu tun.

Gesundheit, die schmeckt

Keine Frage, Frauen leiden unter dem Schönheitsideal: immer schlank, jung und faltenfrei. Es gibt weit mehr Frauen, die mit ihrer Figur unzufrieden sind, als Frauen, die sich darin wohl fühlen. Grund genug, endlich das falsche Ideal der Realität anzupassen.

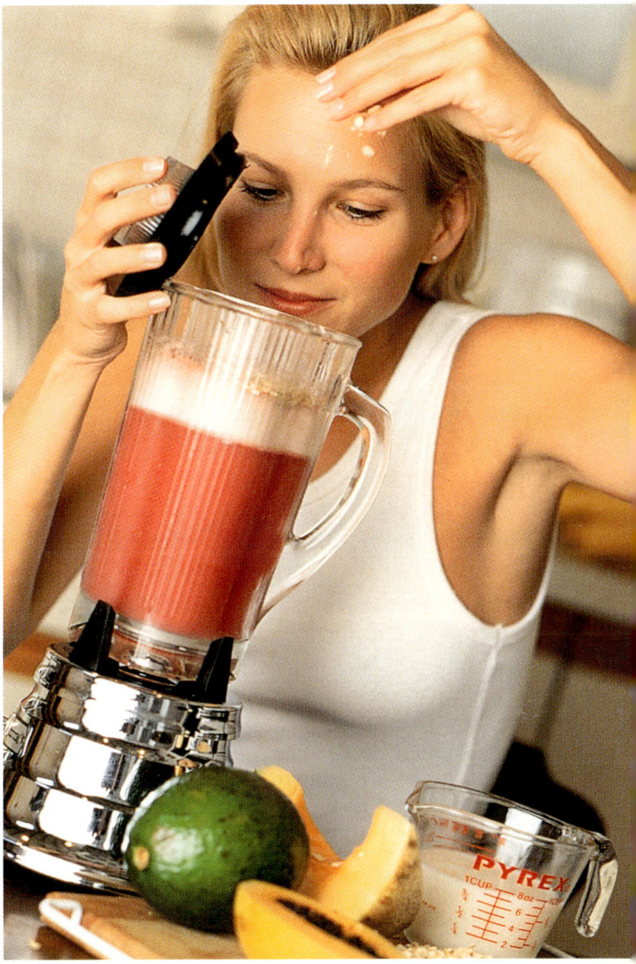

Auch Frauen dürfen genießen

Doch erst langsam fängt frau an, sich darüber Gedanken zu machen, wie sie sich gegen ein übertriebenes Schlankheitsideal wehren könnte. Die Wissenschaft jedenfalls haben engagierte Frauen schon lange auf ihrer Seite. Denn längst weiß man, daß das sogenannte Idealgewicht von früher überhaupt nicht ideal ist, sondern bei vielen nur zu Eßstörungen, aber nicht zu einer besseren Gesundheit führt.

Abschied vom Idealgewicht

Vor Jahren rechnete man Normalgewicht und Idealgewicht noch mit einfachen Formeln aus: Das Normalgewicht ergab sich aus der Körpergröße in Zentimeter minus 100 (Beispiel: 175 cm – 100 = 75 kg). Wer auf das Idealgewicht kommen wollte, rechnete als Mann nochmals 10 Prozent davon ab, als Frau 15 Prozent. Heute kann sich diese Rechnung nur noch halten, weil sie so schön einfach ist.
Moderne Ernährungsforscher und Mediziner holen den Taschenrechner heraus, um das Gewicht zu bewerten. Sie ermitteln den sogenannten Body-Mass-Index. Das ist eine abstrakte Maßzahl, mit der man heute Normalgewicht, Übergewicht und starkes Übergewicht unterscheidet.

Der moderne Body-Mass-Index
Beim Body-Mass-Index wird die Körpergröße in Metern mit sich selbst multipliziert (Beispiel: 1,75 m × 1,75 m = 3,0625). Das Körpergewicht wird dann durch dieses Ergebnis geteilt (Beispiel: 70 kg : 3,0625 = 22,8). Haben Sie gerade keinen Taschenrechner zur Hand, dann reicht für ein ungefähres Ergebnis auch ein Lineal, das Sie an die Tabelle auf der nächsten Seite anlegen. In der Mitte erscheint Ihr BMI-Wert.

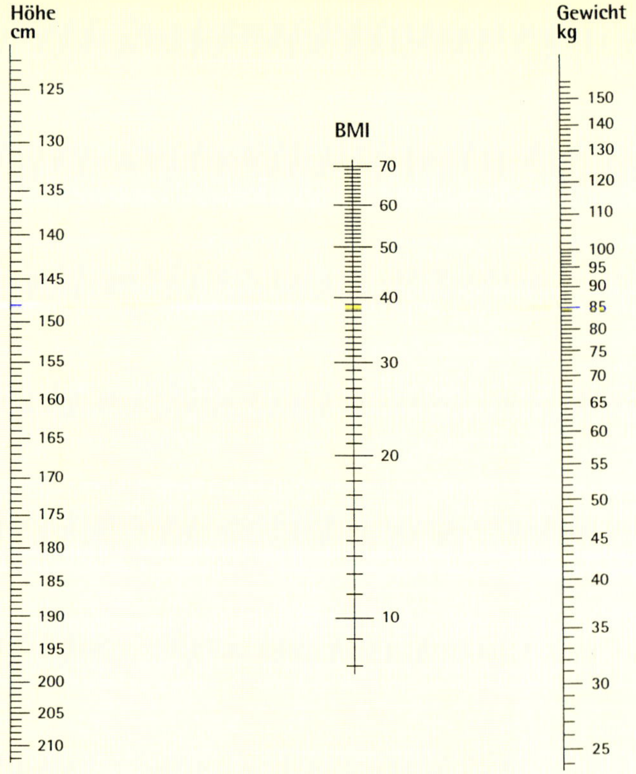

Body-Mass-Index kontra Gewichtsstreß

Die meisten Menschen stellen fest, daß die neue BMI-Skala mit ihrem Gewicht sehr viel freundlicher umgeht. Rechnen Sie selbst mal nach, ob ein schlechtes Gewissen um ein zu hohes Gewicht nötig ist. Dabei ist wichtig, daß die wünschenswerten BMI-Werte mit dem Alter zunehmen dürfen. Aber auch wenn Ihre Werte darüber liegen, müssen Sie noch nicht krank werden. Erst ab einem BMI von über 30 raten die Ärzte, dringend abzunehmen. Zwischen dem wünschenswerten Bereich und dem Wert von 30 sollten Sie Ihr Gewicht allerdings genau beobachten. Und wenn Sie unter Bluthochdruck, Diabetes oder anderen Zivilisationskrankheiten leiden, dann können auch Werte unter 30 schon zu hoch sein.

Untergewicht: oft ein schweres Problem

Sorgen sollten Sie sich aber nicht nur ab einem BMI über 30 machen, sondern auch bei einem unter 18. Man schätzt, daß rund 5 bis 6 Prozent aller jungen Frauen magersüchtig sind oder unter Brechsucht leiden. Zumindest für Magersucht ist ein viel zu geringes Gewicht ein Indiz. Selbst wenn die Magersüchtige sich vor dem Spiegel immer noch für zu dick hält, sagt der Body-Mass-Index etwas anderes. Ein Gang zum Arzt und Psychotherapeuten wird unerläßlich. Denn Magersucht verändert den gesamten Hormonhaushalt, führt daher zu schweren Stoffwechselstörungen und zerstört damit die Gesundheit. Schwere Fälle von Magersucht können mit dem Tod enden.

Selbst wenn keine Magersucht vorliegt, sollte ein erhebliches Untergewicht, das heißt ein BMI von unter 18, unbedingt vom Arzt abgeklärt werden. Denn es kann eine Hormonstörung vorliegen, die der Arzt behandeln und damit beispielsweise Schlafstörungen, Kreislaufprobleme, Schweißausbrüche, aber auch übergroße Unruhe verhindern kann.

Altersgruppe	wünschenswerter BMI
19–24	19–24
25–34	20–25
35–44	21–26
45–54	22–27
55–64	23–28
65	24–29

Pfunde verlieren – gesund bleiben

Viele Frauen – und zunehmend auch Männer – fühlen sich zu dick und unwohl mit ihrem Spiegelbild, selbst wenn sie laut BMI-Wert völlig in der Norm liegen. Das ist nicht unbedingt ein Hinweis auf Magersucht, eher ein Zeichen für fehlendes Selbstwertgefühl dem eigenen Körper gegenüber.

Den schönen Körper entdecken

Bevor Sie eine Diät beginnen, versuchen Sie, Ihren Körper lieben zu lernen, auch wenn dieser sich nicht mit Traummaßen ziert. Sicher besitzt jeder Körper Orte und Eigenschaften, die angenehm, liebenswert oder gar traumhaft schön sind. Gehen Sie mal auf eine Expedition, um die Schönheiten Ihres Körpers zu entdecken: Wie gefällt Ihnen der Duft Ihrer Haut, oder was halten Sie von Ihrem Bauchnabel, wie erotisch finden Sie Ihre Waden? Lassen Sie Ihren Blick mal auf die Körperteile fallen, die Ihnen gefallen, und suchen Sie nicht länger nur nach Ihren vermeintlichen Mankos. Nur so kommen Sie zu mehr Sympathie für Ihren Körper – und damit zu mehr Selbstbewußtsein.

Frauliche Formen – besser für Herz und Kreislauf

Medizinisch gesehen könnten es Frauen eigentlich leichter haben, Ihre Fettpölsterchen zu akzeptieren. Die weiblichen Hormone tragen dazu bei, daß sich Fett vor allem an den Hüften, am Po und an den Oberschenkeln absetzt. Deshalb haben auch viele Frauen, aber nur sehr wenige Männer das sogenannte »Reithosenproblem«. Männer – auch wenn sie kein Bier trinken – leiden mehr unter dem bekannten Bierbauch, also einem Fettansatz an Bauch und Taille. Dieser Bierbauch schadet dem Herzen und dem Kreislauf sehr viel mehr, als dies die Reithosen-Polster tun. Vermutlich deshalb, weil die Fettzellen im Taillen- und Bauchbereich das Fett schnell wieder ans Blut abgeben können, beeinträchtigt das dort gespeicherte Fett den Körper viel stärker als das Fett zwischen Hüften und Oberschenkeln.

Apfel- oder Birnentyp?

Mediziner unterscheiden beim Übergewicht zwischen dem sogenannten Apfel- und dem Birnentyp. Der Apfeltyp hat einen dicken (Bier-)Bauch und eine dünnere Hüfte, hat also seinen größten Umfang in der Mitte. Der Birnentyp hat zwar ein breites Becken und dicke Oberschenkel, aber eine relativ schlanke Taille. Ein Schwerpunkt unterhalb der Mitte zeichnet diesen Typ aus. Hier entwarnen die Mediziner, weil die bekannten Folgen von Übergewicht wie Herzinfarkt, Diabetes oder Schlaganfall beim Birnentyp seltener auftreten.

Ob Sie zum Apfeltyp oder mehr zum risikoärmeren Birnentyp zählen, können Sie mit einem einfachen Metermaß ausmessen (→ Kasten). Stark übergewichtige Personen mit einem BMI über 40 brauchen den Apfel-Birnen-Typ-Test allerdings nicht zu machen. Ihr Übergewicht ist, egal ob Apfel oder Birne, akut gesundheitsgefährdend.

Gehören Sie zum Birnentyp?

Sie messen den Taillenumfang auf der Höhe des Bauchnabels und den Hüftumfang dort, wo der Po am dicksten ist. Teilen Sie dann den Taillen- durch den Hüftumfang (Beispiel: 80 cm : 110 cm). Glückwunsch, wenn ein Wert unter 0,8 herauskommt (Männer dürfen 1,0 erreichen). Damit gehören Sie zum risikoärmeren Birnentyp.

Zehn-Punkte-Programm zum gesunden Abnehmen

Egal ob nun der BMI oder der Bikini nicht mehr paßt, jede zweite Frau und auch immer mehr Männer haben schon versucht abzunehmen. Damit Diätfrust, Hungerkuren oder Schlankheitspillen weder Nerven, Gesundheit noch Ihre Haushaltskasse gefährden, hier 10 Punkte, wie Sie gesund abnehmen.

- Nicht wahllos weniger essen, sondern nur beim Fett sparen: 30 Gramm Fett am Tag reichen. Dabei insbesondere fette Fleisch- und Käsesorten und fette Süßigkeiten einsparen, nicht aber auf die gesunden Pflanzenöle verzichten.
- Gerade wenn Sie abnehmen, weder Frühstück, Mittagessen noch Abendessen auslassen. Dann plagt Sie kein knurrender Magen, und Sie laufen nicht Gefahr, daß plötzliche Hungerattacken Ihre guten Abnehmpläne über den Haufen werfen.
- Überlegen Sie sich, wie sich Ihre Standardrezepte entfetten lassen. Probieren Sie aus, ob Ihre Lieblingsgerichte Ihnen auch noch schmecken, wenn Sie mit Butter, Sahne, Créme fraîche, Bratöl, Speck oder fettem Käse sparsamer umgehen.

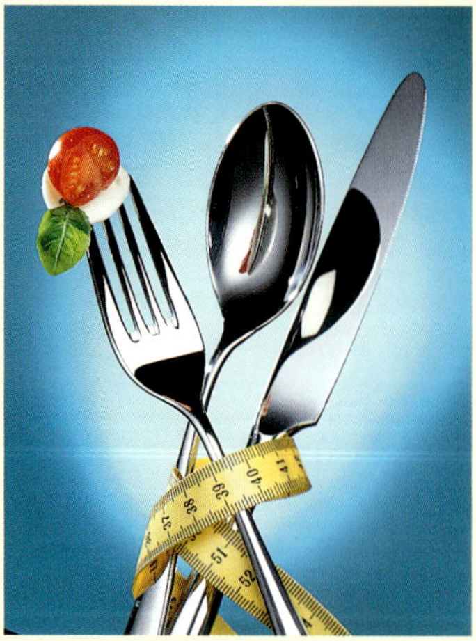

- Kochen Sie nicht spezielle Rezepte, um schlanker zu werden, die Sie nach dem Abnehmen sofort wieder aus Ihrer Rezeptsammlung verbannen. Denn wenn Sie nach dem Abnehmen so essen wie vor der Diät, werden Sie unweigerlich wieder zunehmen.
- Steigen Sie nicht jeden Tag auf die Waage, denn Sie werden nicht jeden Tag einen Erfolg sehen. Am besten Sie wiegen sich nur alle vier bis fünf Tage.
- Belohnen Sie sich für jedes Kilo, das Sie abgenommen haben. Mit Ihrem Lieblingsparfum, einer Theater- oder Kinokarte, einem hübschen Tuch oder einer anderen Kleinigkeit.
- Abnehmen heißt nicht, gegen den Körper zu kämpfen. Essen Sie also möglichst abwechslungsreich, um gesund schlank zu werden, und hungern Sie nicht bei weniger als 1200 Kalorien. Besser Sie nehmen pro Woche nur ein Pfund ab, als daß Ihr Körper nicht alle Vitalstoffe erhält. Außerdem wird Ihr Körper bei zu wenig Kalorien seinen Stoffwechsel umstellen und den Kalorienbedarf drosseln. Sie werden müde und fühlen sich schlapp.
- In den ersten Tagen des Abnehmens verliert der Körper viel Wasser. Trinken Sie mindestens zwei Liter Wasser, Säfte oder Kräutertees pro Tag. Außerdem vertreibt ein Tee oder ein mit Mineralwasser verdünnter Fruchtsaft den aufkommenden Hunger.
- Alkohol sollte beim Abnehmen die Ausnahme bleiben. Alkohol enthält viele Kalorien, die der Körper sofort umsetzt. Zudem stört der Alkohol Leber und Nieren dabei, die beim Abnehmen frei werdenden Abbaustoffe auszuscheiden.
- Bewegen Sie sich viel. Damit kurbeln Sie Ihren Stoffwechsel an, der ansonsten beim Abnehmen schnell auf Sparflamme läuft. Mit etwas Sport vermeiden Sie auch den JoJo-Effekt: Denn der Stoffwechsel läuft auch nach der Diät noch lange Zeit nicht auf vollen Touren. Entsprechend wenig Kalorien verbraucht der Körper und bringt in kurzer Zeit die verlorenen Pfunde wieder auf die Waage.

Frauen essen anders

Wenn man den Statistiken der sehr umfangreichen »Verzehr-Studien« trauen darf, dann müssen wir uns alle Gedanken machen um unsere gesunde Ernährung. Wir sind schlecht versorgt mit Mineralstoffen wie Kalzium und Eisen oder mit so wichtigen Vitaminen wie der Folsäure oder dem Vitamin B_6. Gerade bei Frauen sieht es besonders schlecht aus.

Vitalstoffmangel ist bei Frauen häufig

Obgleich es in der Regel immer noch die Frauen sind, die Gesundes auf den Tisch bringen, ernähren sie sich ungesünder als ihre Familie. Ganz können die Statistiken diesen Widerspruch nicht auflösen, geben aber einen deutlichen Hinweis: Frauen essen im Durchschnitt jeden Tag um 10 Prozent, also etwa 200 Kalorien, zu wenig. Das bedeutet natürlich nicht, daß alle Frauen mager sein müßten, denn man weiß mittlerweile, daß nicht die Kalorien, sondern ein Zuviel an Fett (immerhin täglich 15 Gramm) zum Übergewicht führen.
Doch der Schlankheitswahn hat anscheinend dazu geführt, daß der Durchschnitt der Frauen zuwenig ißt und dabei vermutlich falsch. Und wenn schon zu wenig Kalorien aufgenommen werden, dann wundert es nicht, daß es auch an manchen Vitalstoffen mangelt.

Besonders auffällig ist der Mangel bei den Mineralstoffen Eisen, Kalzium und Magnesium sowie bei den Vitaminen B_6 und Folsäure. Auch die Ballaststoffe werden von Frauen noch stärker als von Männern vernachlässigt.

Hohe Ansprüche an eine gesunde Ernährung

Die richtige Ernährung darf sicherlich nie einseitig sein, sollte zugleich auch immer abwechslungsreich und lecker schmecken.
Auf den folgenden Seiten wollen wir Ihnen helfen, Ihre Ernährung ganz ohne Diätpläne so zusammenzustellen, daß Sie im Alltag ausreichend mit allen Vitamin- und Mineralstoffen versorgt sind. Die große Übersichtstabelle nennt Ihnen die wichtigsten Quellen für alle angesprochenen Vitalstoffe, und ein Neun-Punkte-Fahrplan erinnert Sie daran, worauf Sie vor allem achten sollten.

Besondere Ernährung in besonderen Situationen

Frauen brauchen oft mehr Vitalstoffe als Männer: Monatsblutung, Schwangerschaft, Stillzeit, rapide Hormonschwankungen in den Wechseljahren und der Dreifachstreß durch ihre Rolle als Mutter, Hausfrau und Berufstätige fordern ein Mehr an gesunden Lebensmitteln. Und bei all diesen Anforderungen soll man dann auch noch möglichst attraktiv sein: Auch dabei kann die richtige Ernährung helfen.
Suchen Sie sich aus den nachfolgenden Vorschlägen die Abschnitte heraus, die für Sie interessant sind. So wird es Ihnen nicht schwer fallen, mit Hilfe der Tips leckere Rezepte zusammenzustellen.

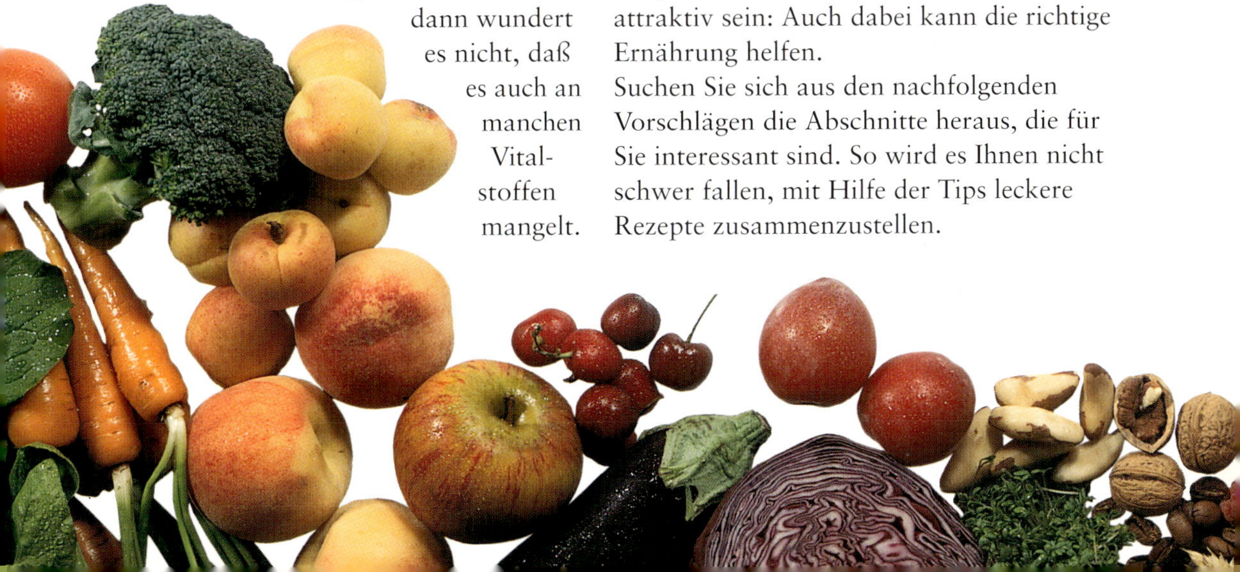

Vitamin- und Mineralstoff-Tabelle

Nährstoff	Wichtig für	Tagesbedarf einer erwachsenen Frau
Die Vitamine		
Vitamin A und Beta-Karotin (pflanzliches Provitamin A)	– gutes Sehvermögen, insbesondere nachts – Aufbau und Regeneration der Haut – Steigerung der Abwehrkraft gegen freie Radikale (die durch UV-Strahlung, Nikotin, Medikamente etc. entstehen können)	0,8 mg (Retinol-Äquivalente)*
Vitamin D	– Einbau von Kalzium in die Knochen – beugt damit einer Osteoporose vor	5 µg
Vitamin E	– Schutz von ungesättigten Fettsäuren vor der Oxidation, beugt damit Arterienverkalkung vor – Steigerung der Abwehrkraft gegen freie Radikale (die durch UV-Strahlung, Nikotin, Medikamente etc. entstehen können)	12 mg (D-alpha-Tocopherol-Äquivalente)*
Vitamin K	– Unterstützung der Blutgerinnung	65 µg
Vitamin B_1	– Verstoffwechselung von Kohlenhydraten zur Energiegewinnung – Aktivierung der Nerven	1,1 mg
Vitamin B_2	– Verstoffwechselung von Kohlenhydraten, Fetten und Eiweißbausteinen – Aufbau der Blutkörperchen – gesunde Schleimhäute – Stoffwechsel innerhalb des Auges	1,5 mg
Vitamin B_6	– Verstoffwechselung von Eiweißbausteinen – Aufbau von Nervensträngen	1,6 mg
Vitamin B_{12}	– Bildung roter Blutkörperchen – Bildung von Nukleinsäuren (Gene) – Unterstützung der Folsäure-Wirkung	3 µg
Pantothensäure	– Abbau und Aufbau von Kohlenhydraten, Fetten und Eiweißbausteinen – Aufbau des Blutfarbstoffs – Aufbau des Bindegewebes – Bildung von Botenstoffen der Nerven	6–8 mg

* offizielle Standardangabe

Besonderheiten	gute Nährstoff-quellen	diese Menge deckt soviel Prozent des Tagesbedarfs
– nicht mehr als 3 mg Vitamin A in der Schwangerschaft – pflanzliches Beta-Karotin ist für Schwangere ungefährlich (Pflanzen enthalten kein Vitamin A)	Kalbsleber Möhren Fenchel Spinat	100 g : 2200 % 200 g : 300 % 100 g : 100 % 100 g : 100 %
wird auch angeregt durch Sonnenlicht im Körper gebildet	Matjes Avocado Steinpilze Gouda	100 g : 540 % 150 g : 50 % 100 g : 60 % 50 g : 10 %
schützt andere Vitalstoffe wie Vitamin A, Vitamin C und ungesättigte Fettsäuren vor der Oxidation	Haselnüsse Weizenkeimöl Sonnenblumenöl Paprika	50 g : 220 % 10 g : 150 % 10 g : 50 % 200 g : 40 %
wird auch im Körper von Darmbakterien gebildet	Grünkohl Rosenkohl	200 g : 2300 % 200 g : 1600 %
Gerbstoffe in Tee und Kaffee zerstören Vitamin B_1	Schweinekotelett Hähnchenbrust Haferflocken Weizenvollkornbrot	150 g : 80 % 150 g : 75 % 50 g : 20 % 100 g : 20 %
Vitamin B_2 ist lichtempfindlich, daher Milch besser in braunen, statt in hellen Glasflaschen kaufen	Brokkoli Milch Joghurt Schweinefilet	200 g : 55 % 200 g : 25 % 200 g : 20 % 100 g : 20 %
– Bedarf kann sich durch Einnahme von Östrogenen bzw. der Antibabypille erhöhen – Vitamin B_6 ist ebenfalls lichtempfindlich	Sardinen Lachs Banane Avocado Kartoffeln	100 g : 60 % 100 g : 60 % 150 g : 30 % 100 g : 30 % 250 g : 30 %
Vitamin B_{12} kann sehr lange gespeichert werden, daher tritt ein Mangel sehr selten auf, meist nur bei streng vegetarischer (veganer) Ernährung	Fisch (z. B. Forelle) Fleisch (z. B. vom Schwein) Milch (1,5 % Fett) Käse (z. B. Gouda)	100 g : 150 % 150 g : 140 % 200 g : 110 % 50 g : 15 %
da es in zahlreichen Lebensmitteln enthalten ist, ist ein Mangel in Europa unbekannt	Champignons Brokkoli magere Leberwurst Linsen	100 g : 35 % 200 g : 20 % 30 g : 15 % 50 g : 11 %

Nährstoff	Wichtig für	Tagesbedarf einer erwachsenen Frau
Folsäure	– Abbau und Aufbau von Eiweißbausteinen – Aufbau von Nukleinsäuren (Gene), damit Zellwachstum und -vermehrung – Aufbau von roten Blutkörperchen	300 µg Gesamtfolat*
Niacin (Nicotinsäure)	– Abbau von Kohlenhydraten, Fetten und Eiweißbausteinen – Aufbau von Fetten und Cholesterin – Energiegewinnung des Körpers – Sauerstoffaufnahme der roten Blutkörperchen	15 mg
Biotin	– Abbau von Eiweißbestandteilen – Aufbau von Fettsäuren – Aufbau von Kohlenhydraten – Bildung kohlenhydratspaltender Enzyme	30–100 µg
Vitamin C	– Steigerung der Abwehrkraft gegen freie Radikale (die durch UV-Strahlung, Nikotin, Medikamente etc. entstehen können) – Bildung von Kollagen für Bindegewebe, Knochen und Zähne – Entgiftung in der Leber und im Magen	75 mg

Wichtige Mineralstoffe

Magnesium	– Aufrechterhaltung der Muskelaktivität – Aufbau vieler Enzyme – Übertragung der Nervensignale auf die Muskeln	300 mg
Kalzium	– Aufbau der Knochen und Zähne – Stabilität der Zellwände – Kontraktion der Muskeln	900 mg
Kalium	– Regulation des Wasserhaushaltes im Körper – Übertragung der Nervensignale an die Muskeln	2000 mg
Eisen	– Blutbildung – Bildung vieler Enzyme	15 mg
Jod	– Bildung von Schilddrüsenhormonen	200 µg
Zink	– Steigerung der Abwehrkräfte – Stabilität der Zellwände	12 mg

* offizielle Standardangabe

Besonderheiten	gute Nährstoff-quellen	diese Menge deckt soviel Prozent des Tagesbedarfs
– sehr empfindlich, daher leiden die meisten Menschen unter einem Folsäuremangel – Bedarf in der Schwangerschaft, Stillzeit und bei Einnahme der »Pille« stark erhöht	Grünkohl Blumenkohl Endiviensalat Erdbeeren	200 g : 125 % 200 g : 83 % 200 g : 73 % 150 g : 33 %
Niacin kann der Körper selbst aus dem Eiweiß-baustein Tryptophan bilden, daher nur selten Mangelerscheinungen	Hähnchenbrust Kalbsbrust Mais Kaffeegetränk	150 g : 100 % 100 g : 40 % 150 g : 15 % 150 g : 10 %
auch Bakterien im Darm bilden Biotin und tragen so mit zur Vitaminversorgung bei	Orange Avocado Champignons Haferflocken	150 g : 250 % 150 g : 50 % 100 g : 50 % 50 g : 40 %
– bei Rauchern steigt der Bedarf an Vitamin C deutlich an (mehr als 40 Prozent) – unterstützt die Aufnahme von Eisen – verbessert die Folsäureaktivität	Paprika, gedünstet Rosenkohl, gekocht Kiwi Apfelsine	200 g : 280 % 200 g : 230 % 100 g : 95 % 150 g : 75 %
– deutliches Zeichen eines Mangels sind häufige Muskelkrämpfe – ausreichend Magnesium beugt Migräneanfällen vor	Sojabohnen Hirse Kürbiskerne Banane	100 g : 80 % 100 g : 55 % 20 g : 35 % 150 g : 20 %
falls Sie viel Cola oder Bier trinken, steigt Ihr Bedarf an Kalzium	Käse (z. B. Emmentaler) Milch Brokkoli Joghurt	50 g : 55 % 250 g : 35 % 200 g : 25 % 150 g : 20 %
viele Abführmittel entziehen dem Darm Kalium, so daß eine Verstopfung zusätzlich angeregt wird	Kartoffeln Fenchel Avocado Traubensaft	250 g : 50 % 200 g : 50 % 150 g : 40 % 350 g : 15 %
– Frauen nach der Menopause haben einen geringeren Tagesbedarf (10 mg) – Eisen, das von Fisch oder Fleisch stammt, wird besser aufgenommen als aus pflanzlichen Quellen	Hirse Möhren Fleisch (z. B. vom Schwein) Fisch (z. B. Forelle)	50 g : 300 % 150 g : 210 % 150 g : 170 % 150 g : 65 %
ohne die Verwendung von Jodsalz ist es kaum möglich, den Jodbedarf zu decken	Seefisch (z. B. Thunfisch) Butterpilz Brokkoli Jodsalz	150 g : 150 % 50 g : 30 % 200 g : 15 % 3 g : 20 %
bei Einnahme von reinen Ballaststoffen wie Weizenkleie wird die Zinkaufnahme behindert	Käse (z. B. Bergkäse) Haferflocken Thunfisch Fleisch (z. B. Rinderhack)	50 g : 25 % 50 g : 20 % 150 g : 20 % 50 g : 15 %

Fahrplan für eine gesunde Ernährung

Aus all den vielen Zahlen der Vitamin- und Mineralstoff-Tabelle eine vollwertige Ernährung zusammenzustellen, ist schwierig. Wer möchte schon mit Taschenrechner und Nährwerttabelle am Mittagstisch sitzen. Gewöhnlich reicht es völlig aus, auf neun Punkte zu achten:

- **Fette:** Wohl jeder ißt zu fett, kann aber sein Fettkonto durch weniger Wurst, fettärmere Fleischsorten, weniger fetten Käse sowie eine dünnere Schicht Butter oder Margarine in den Griff bekommen.

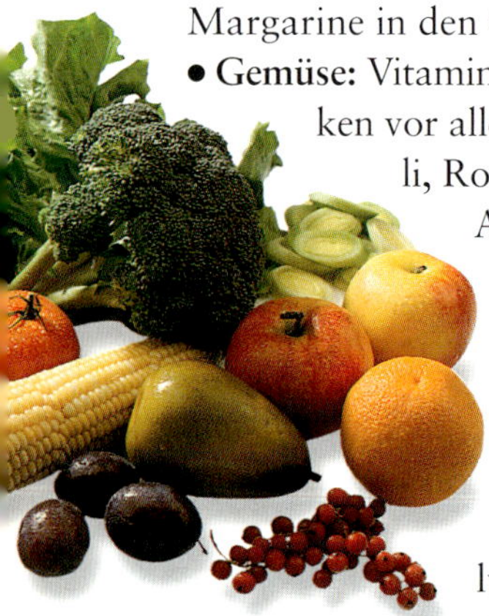

- **Gemüse:** Vitamine und Mineralstoffe stekken vor allem in Gemüse wie Brokkoli, Rosenkohl, Fenchel, Paprika. Aber auch Fisch und mageres Schweinefleisch, Pilze, Hülsenfrüchte, Kartoffeln und Vollkornbrot haben einiges zu bieten. Bei der Auswahl der Gemüsesorten sehr viel abwechslungsreicher einkaufen.
- **Garen:** Wichtig ist natürlich auch das vorsichtige Garen, um die sensiblen Vitalstoffe nicht zu stark zu schädigen. Dämpfen oder dünsten Sie in wenig Flüssigkeit, so bewahren Sie einen Großteil der wertvollen Bestandteile. Oder genießen Sie einen großen, gemischten Salat: Damit sparen Sie sich viel Zeit und erhalten sich noch mehr hitzeempfindliche Vitamine.

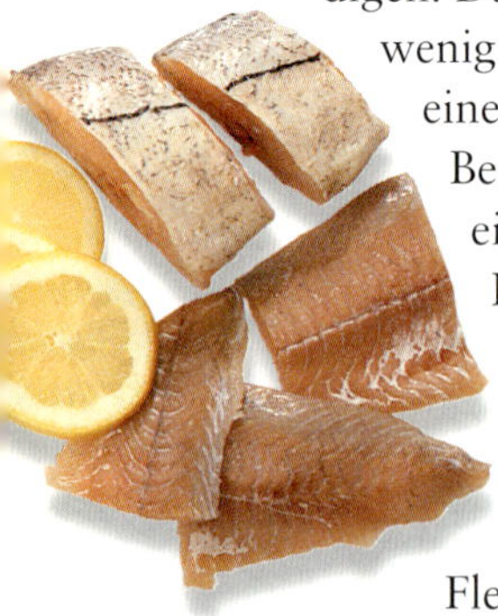

- **Fleisch:** Sparen Sie außerdem beim Fleisch: Zwei Fleischportionen pro Woche sind absolut ausreichend. Bringen Sie dafür lieber mehr Seefisch auf den Tisch. Er enthält wertvolle Fettsäuren und sehr viele Jodsalze.
- **Jodsalz:** Da die Jodversorgung in Deutschland insgesamt schlecht ist, salzen Sie generell mit Jodsalz, und achten Sie bei Fertigprodukten (Zutatenliste) darauf, ob sie mit Jodsalz gewürzt sind.

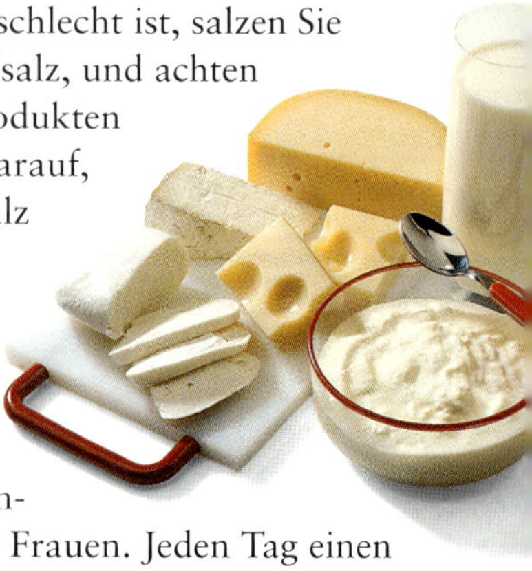

- **Milch:** Milch- und Milchprodukte enthalten viel Kalzium – besonders wichtig für Frauen. Jeden Tag einen Viertelliter Milch, 150 Gramm Joghurt plus 30 Gramm Käse wären optimal.
- **Getränke:** Trinken dürfen Sie reichlich – wenn es Säfte, Mineralwasser oder Kräutertees sind. Beim Mineralwasser die Mineralstoffliste auf den Etiketten vergleichen. Suchen Sie sich unter den unzähligen Sorten ein Mineralwasser heraus, das vergleichsweise wenig Natrium und Chlorid, aber viel Kalzium, Magnesium und Kalium enthält.

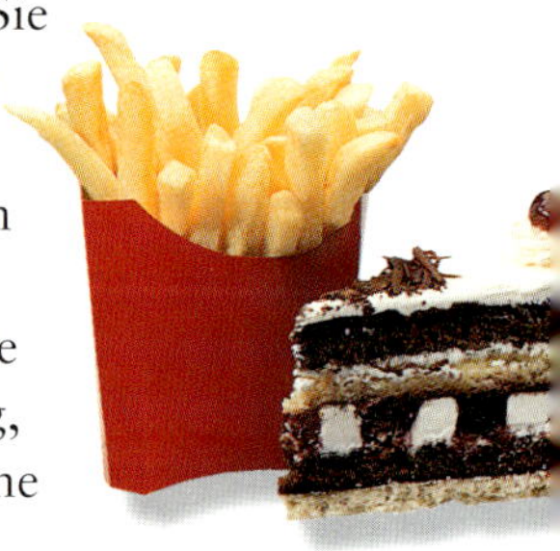

- **Süßigkeiten:** Machen Sie süße Köstlichkeiten und salzige Knabbereien zu einer Ausnahme. Kaufen Sie sich besser hin und wieder eine wirklich edle kleine Pralinenmischung, als jeden zweiten Tag eine ganze Tafel Schokolade. Denn diese Extras liefern Ihnen keine Nährstoffe, sondern nur den puren Geschmack. Und der sollte dann nur vom Feinsten sein, damit sich die »Sünden« auch lohnen.
- **Tiefkühlkost:** Wenn es schnell gehen soll und Sie kaum Zeit zum Kochen haben, können Sie auf Tiefkühlprodukte zurückgreifen. Die sind meist fix und fertig vorgekocht und enthalten noch einen Großteil der Vitalstoffe. Sie sind eine gute Alternative und auf jeden Fall besser als Burger oder Pommes.

Extra-Portionen für besondere Lebenslagen

Mit dem nebenstehenden Fahrplan werden Sie den normalen täglichen Bedürfnissen gerecht. In den besonderen Lebensphasen aber, in die frau immer wieder kommen kann, sollten Extraportionen mit bestimmten Vitalstoffen hinzukommen.

Die Tage vor den Tagen

Bevor die Regel kommt, ist etwa jede zweite Frau müde, schlecht gelaunt oder leidet unter Kopfschmerzen, geschwollenen Beinen und mehr oder weniger schmerzenden Brüsten. Sie leidet unter dem Prämenstruellen Syndrom (Seite 163).

Vitamine helfen bei PMS

Schuld an einer erhöhten Brustspannung, an Gewichtszunahme und Schlafstörungen ist häufig ein Überschuß an Östrogenen. PMS-Studien haben gezeigt, daß ein Vitamin-B_6-Mangel zu einem Engpaß beim Abbau des Östrogens führt. Ein weiteres Ergebnis war, daß essentielle Fettsäuren aus Pflanzenölen helfen, die unangenehmen Symptome zu lindern. Und ein weiterer Inhaltsstoff der Pflanzenfette, das Vitamin E, steht in dem Ruf, insbesondere die eher psychischen Auswirkungen des PMS wie Schlaflosigkeit und Stimmungsschwankungen zu verringern.

Die bei diesen Studien verwendeten Mengen an Vitamin B_6 und Vitamin E waren sehr hoch und sind durch eine normale Ernährung nicht zu erreichen. Um so wichtiger ist es aber, auch in der täglichen Ernährung auf ausreichend Vitamin E und B_6 zu achten (→ Vitamintabelle, Seite 18). So beugen Sie vor, um gar nicht erst zu Präparaten mit hohen und damit nicht immer ungefährlichen Vitaminmengen greifen zu müssen.

Wenig Kochsalz und Fett

Damit sich in den Tagen vor den Tagen weniger Wasser ins Gewebe einlagern kann, salzen Sie wenig und essen und trinken Sie besonders kaliumreich (→ Mineralstofftabelle, Seite 20). Neuerdings wird auch eine extrem fettarme Ernährung vorgeschlagen, um den PMS-Symptomen mit Erfolg zu begegnen. In dieser Zeit sollte der Fettanteil in der Nahrung nur 18 Prozent betragen. Normalerweise essen wir durchschnittlich 41 Prozent Fett. Es spricht also alles für eine Halbierung oder Drittelung des Fettanteils; solange Sie dabei nicht auf die wertvollen Fette in den pflanzlichen Ölen verzichten, in denen die schon genannten essentiellen Fettsäuren und das Vitamin E stecken.

Muntermacher für schlappe Tage

- **Apfelsaft-Müsli**

1 Eßlöffel Weizenkeime und 3 Eßlöffel Haferflocken mit 1 zerdrückten Banane und Apfelsaft vermengen. Je nach Geschmack mit Honig süßen.

- **Vitalstoff-Quark**

2 Eßlöffel Sonnenblumenkerne sehr fein am besten mit der Kaffeemühle mahlen, mit 1 Eßlöffel Weizenkeimöl und 1 Eßlöffel Quark verrühren. Feingehackte Petersilie untermischen.

Schwangerschaft: Essen für zwei?

Während der Schwangerschaft muß die werdende Mutter oft mit Heißhungerattacken auf eingelegte Gurken, Cremetorten oder Hamburger rechnen. Kein Grund zur Sorge, wenn ansonsten die Nährstoffbilanz stimmt. Denn ab dem vierten Schwangerschaftsmonat nimmt nicht nur der Kalorienbedarf um 300 Kalorien zu, sondern auch der Bedarf an Vitalstoffen.

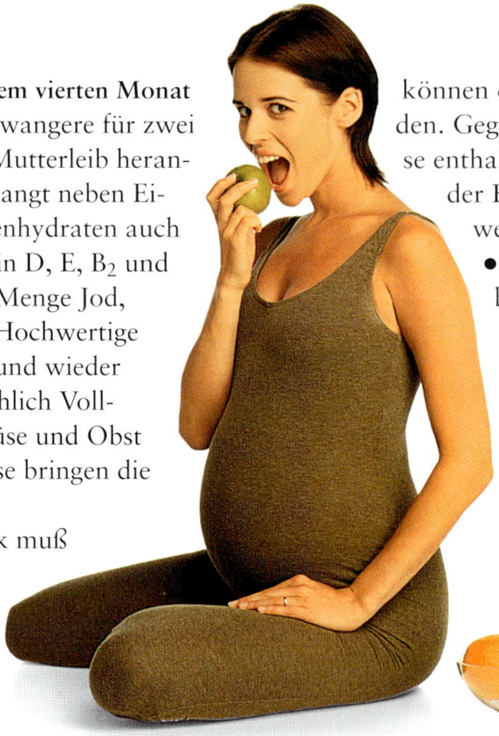

Mehr Vitalstoffe ab dem vierten Monat
Zwar muß keine Schwangere für zwei essen. Doch das im Mutterleib heranwachsende Baby verlangt neben Eiweiß, Fett und Kohlenhydraten auch nach sehr viel Vitamin D, E, B_2 und B_6 sowie nach jeder Menge Jod, Eisen und Kalzium. Hochwertige pflanzliche Öle, hin und wieder Schweinefleisch, reichlich Vollkornprodukte, Gemüse und Obst sowie Milch und Käse bringen die nötigen Vitalstoffe.
Ganz besonders stark muß die Mutter aber auf Folsäure achten. Der Bedarf an diesem ohnehin seltenen Vitamin ist jetzt um 100 Prozent gesteigert. Ein Folsäuremangel kann zu Abgängen führen und beim heranwachsenden Baby Nervenschädigungen verursachen. Deshalb viel Blattgemüse, Lauch, Spinat, Kirschen und Erdbeeren, aber auch Nüsse und Erdnußmus genießen.
Auf Fleisch sollten Sie in der Schwangerschaft nicht verzichten. Es enthält viel Eisen, das der Körper sehr gut aufnehmen kann und in dieser Zeit auch braucht. Essen Sie das Fleisch zusammen mit Vitamin-C-haltigen Lebensmitteln (→ Vitamintabelle, Seite 18). So kann der Körper das Eisen optimal aufnehmen.
Falls Sie sich vegetarisch ernähren, dann helfen Hirse, Hafer, Weizenvollkorn, Kürbiskerne, Sesam und Sojabohnen, den Eisenbedarf auch ohne Fleisch zu decken.

Nicht alles tut dem Baby gut!

- Rohe, nicht pasteurisierte Milch sowie Rohmilchkäse und frisches Hackfleisch können dem Kind gefährlich werden. Gegen die darin möglicherweise enthaltenen Bakterien kann sich der Embryo nur sehr schlecht wehren (→ Seite 202).
- Auch zuviel Vitamin A, beispielsweise aus gebratener Leber, verträgt der sich entwickelnde Organismus nicht gut. Deshalb alle Leber und Leberwurst vom Speiseplan streichen. Übrigens ist das Beta-Karotin, also die pflanzliche Vorstufe von Vitamin A, ungefährlich, weil es nur zu einem sehr geringen Anteil zu Vitamin A umgebaut wird.

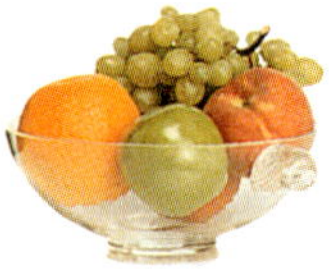

Hilfe bei Übelkeit und Verdauungsproblemen
Daß sich Schwangere häufig übergeben müssen, liegt unter anderem an dem sich verändernden Magen. Er bewegt sich weniger, bildet mehr Schleim, die innere Spannung der Magenwand nimmt ab. Die Verdauung muß mit weniger Verdauungssekreten und Gallensäuren auskommen. Daher raten Ernährungsexperten Schwangeren zu kleinen, fettarmen, nicht allzu eiweißreichen Mahlzeiten. Kleine Snacks mit viel Gemüse und Obst sind also ideal, auch ein selbstgemixter Fruchtsaftdrink oder ein Milchmixgetränk decken gut den erhöhten Nährstoffbedarf (→ Rezepte, Seite 25).
Anreichern sollten Sie diese Mahlzeiten noch mit reichlich Ballaststoffen, wenn Sie an einer in der Schwangerschaft häufigen Verstopfung leiden. Neben allen Vollkornprodukten helfen hier auch Äpfel (nicht reiben), Beerenfrüchte, Hülsenfrüchte (aller-

Leichte Kost für werdende Mütter

- **Erdbeer-Erdnuß-Milch**

200 Milliliter fettarme Milch mit 150 Gramm geputzten Beeren (am besten Erdbeeren) und 1 kleinen Eßlöffel Erdnußmus im Mixer pürieren. 1 Eßlöffel Haferkleie-Instant-flocken unterrühren.

- **Puten-Paprika-Salat**

100 Gramm Putenbrust in Streifen schneiden, kurz anbraten. Eine in Streifen geschnittene rote Paprikaschote kurz mitdünsten lassen. Endiviensalat putzen und in mundgerechte Stücke schneiden. Dressing aus je 2 Teelöffeln Walnußöl, Sonnenblumenöl und Zitronensaft bereiten, mit Senf, Jodsalz und Pfeffer abschmecken. Endiviensalat, Paprika und Putenstreifen vermengen und das Dressing darübergeben.

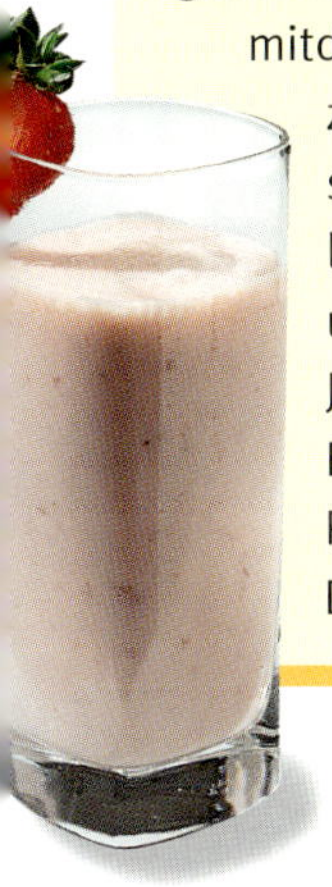

dings Blähungen möglich) sowie Trockenfrüchte.
Dazu reichlich trinken, denn Ballaststoffe ohne Flüssigkeit verschlimmern eher die Verstopfung, als sie zu beseitigen. Besonders zu empfehlen ist Mineralwasser mit wenig Kohlensäure und einem geringen Gehalt an Natrium und Chlorid. Fenchel- und Kümmeltees helfen noch zusätzlich gegen Blähungen und Völlegefühl.

Stillen: das Beste fürs Baby

Ein gestilltes Baby erhält mit der Muttermilch weitaus mehr als nur die optimal zusammengesetzte Nährstoffkombination. Die Muttermilch strotzt vor Schutzstoffen, die das Immunsystem des Kindes aufbauen. Dazu gehören auch spezielle Faktoren, die die Darmflora des Säuglings anregen. Außerdem stellen Mediziner immer wieder fest, daß gestillte Kinder weniger allergiegefährdet sind. Zu alldem kommt hinzu, daß Stillen viel mehr ist als nur reine Nahrungsaufnahme. Stillen ist eine der innigsten Beziehungen, die die Mutter zu ihrem Kind haben kann. Schon deshalb kann allen Müttern, die stillen können – immerhin 95 Prozent –, dazu nur wärmstens geraten werden.

Stillende brauchen deutliches Kalorienplus

Einer der großen Vorteile beim Stillen: Die Stillende darf nach Herzenslust schlemmen, denn ihr Kalorienbedarf ist um etwa ein Drittel gestiegen. Wer schon vor Schwangerschaft und Stillzeit mehr gegessen und entsprechend zugenommen hat, braucht nun zwar nicht noch mehr zu essen, sollte aber während der Stillzeit auch keine Pfunde verlieren. Denn mit dem Körperfett werden auch darin abgelagerte, fettlösliche Schadstoffe freigesetzt. Diese würden sonst in die Muttermilch wandern!

Mehr und vor allem besser essen

Mit der Muttermilch verliert eine Frau viel Flüssigkeit, Eiweiß, Kalzium und jede Menge Vitamine. Mit Ausnahme von Eisen, Vitamin B_6 und Folsäure

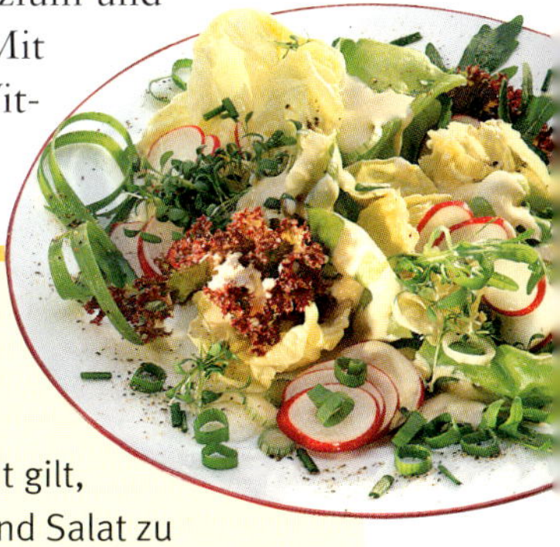

Tip

Jetzt knackige Salate essen

Gerade in der Stillzeit gilt, viel rohes Gemüse und Salat zu essen. Zum Kochen kommt die junge Mutter jetzt sowieso seltener, und die Vitamine und Mineralstoffe sind im Rohzustand ohnehin am besten erhalten. Dazu liefert eine Salatsauce mit reichlich Pflanzenölen noch das Vitamin E.

braucht die Stillende nochmals mehr Vitalstoffe als schon in der Schwangerschaft. Sie gilt es, mit der richtigen Ernährung wieder aufzunehmen. Wie sie das am besten macht, hat die junge Mutter hoffentlich schon während der Schwangerschaft gelernt. Denn erst jetzt einen Überschuß an Vitaminen und Mineralstoffen aufzubauen, wäre zu spät.

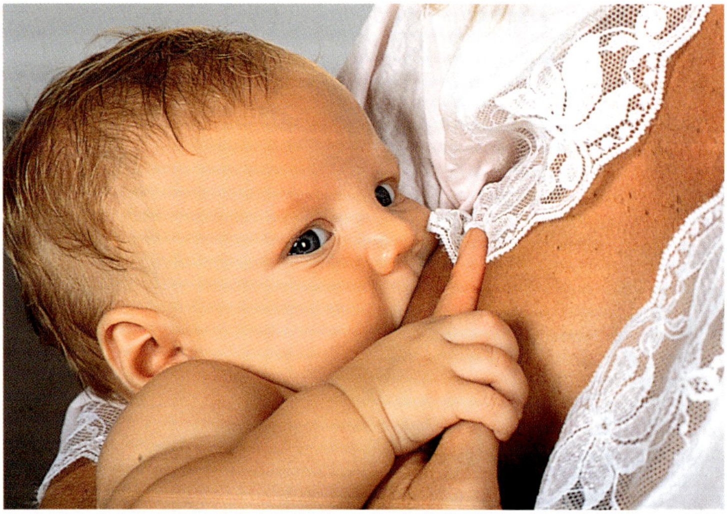

Stillen ist viel mehr als nur Nahrungsaufnahme. In der Muttermilch sind über 150 Stoffe enthalten, die optimal auf den Bedarf des Neugeborenen eingerichtet sind. Gleichzeitig entsteht ein inniger Kontakt zwischen Mutter und Kind.

Also nicht nur mehr, sondern noch besser essen:
- Vollkornprodukte und Gemüse bringen die B-Vitamine,
- Milch und Milchprodukte enthalten Eiweiß, Kalzium und das in großen Mengen benötigte Vitamin B_2,
- grünes und rotes Gemüse liefern sehr viel Beta-Karotin.

Nur so ist der über das Doppelte angestiegene Bedarf an Vitalstoffen richtig zu decken.

Babys Blähungen und wunde Haut

Der Bedarf an Vitamin C ist in der Stillzeit insgesamt um zwei Drittel höher. Jetzt sind beispielsweise Kiwis und Paprika gefragt. Orangen und Kohl wären zwar auch ideale Vitamin-C-Lieferanten, sind jedoch für manche Mütter ungeeignet: Zitrusfrüchte führen bei einigen Babys zu wunder Haut am Po. Und Kohl genauso wie Hülsenfrüchte können bei Säuglingen Blähungen verursachen.

Jede Mutter sollte aber zunächst mal für sich selbst austesten, ob ihre Ernährung wirklich zu Beschwerden beim Baby führt. Nicht gleich aus lauter Vorsicht auf viele, an sich gesunde, Lebensmittel verzichten. Schließlich sind Hülsenfrüchte neben Getreide und Käse wichtige Quellen für Zink, dem Spurenelement für die Abwehrkraft. Davon braucht frau beim Stillen auch fast die doppelte Portion.

Drei Liter Flüssigkeit pro Tag

Eine stillende Mutter kann eigentlich nie genug Flüssigkeit zu sich nehmen. Ohnehin trinken wir alle viel zu wenig, doch wenn Sie stillen, müssen Sie auf etwa 3 Liter Flüssigkeit pro Tag kommen. Dabei ist natürlich weder Schwarztee, Cola noch Kaffee gemeint. Das Koffein darin würde den Säugling nur unruhig machen, und die Folge wäre, daß die Eltern noch weniger Schlaf finden. Mineralwasser, auch mal mit Säften gemischt, und Kräutertees sind das Richtige. Einige Frauen entdecken in der Stillzeit Malzkaffee als Alternative zum Kaffee. Wer auf Bier, Wein oder Prosecco nicht verzichten mag, muß wissen: Der Alkohol findet sich in der Muttermilch genauso wie im Blut der Mutter – deshalb der dringende Rat, besser nüchtern zu bleiben. Damit tut die junge Mutter sich übrigens sehr viel leichter, wenn auch der junge Vater mitmacht!

Anti-Streß-Stoffe: damit geht vieles leichter

Ganz gleich, ob Sie als Mutter nach der Babypause wieder anfangen zu arbeiten, als Hausfrau unter einer Doppelbelastung stehen oder sich als Berufstätige voll engagieren, der Streß wird nicht ausbleiben. Kaum einer kann sich erfolgreich gegen den alltäglichen Streß wehren. Um so wichtiger, den negativen Folgen der ständigen Belastung vorzubauen. Dabei helfen Ihnen zum einen die richtigen Entspannungsmethoden (→ ab Seite 36), aber auch ein paar zusätzliche Nährstoffe für starke Nerven.

Magnesium für Drahtseilnerven

Der Körper verliert bei viel Streß ganz besonders Magnesium. Dieser Mineralstoff schützt uns vor Abwehrschwäche, vor Muskelkrämpfen, beugt Migräne vor und vermindert das Herzinfarktrisiko. Hervorragende Quellen für Magnesium sind zum Beispiel Vollkorngetreide, insbesondere Hirse und Reis (→ Mineralstofftabelle, Seite 20). Gleichzeitig liefern diese Lebensmittel weitere Schutzstoffe, um Streßschäden wie Nervosität, Konzentrationsmangel oder depressive Stimmung zu mildern.

Alkohol und Nikotin verstärken nur den Streß

Trinken Sie beim nächsten Mal, wenn Sie sich genervt fühlen, lieber einen Happy-Hour-Drink (→ Rezepte, oben), anstatt sich eine Zigarette anzuzünden, eine Tasse Kaffee zu trinken oder sich ein Glas Alkohol einzuschenken. In Streßsituationen verwandeln sich diese Genußmittel nämlich zu Streßverstärkern! Sie treiben noch zusätzlich Pulsschlag und Blutdruck nach oben sowie Konzentration und Aufmerksamkeit vollends in die Tiefe.
Hier finden Sie je nach Ihrem Geschmack zwei Drinks zum Ausprobieren. Sie stecken voller Anti-Streß-Stoffe, die Ihnen den nötigen Schwung wiedergeben, um aus der anstrengenden Situation herauszufinden.

Happy-Hour-Drinks für Streßgeplagte

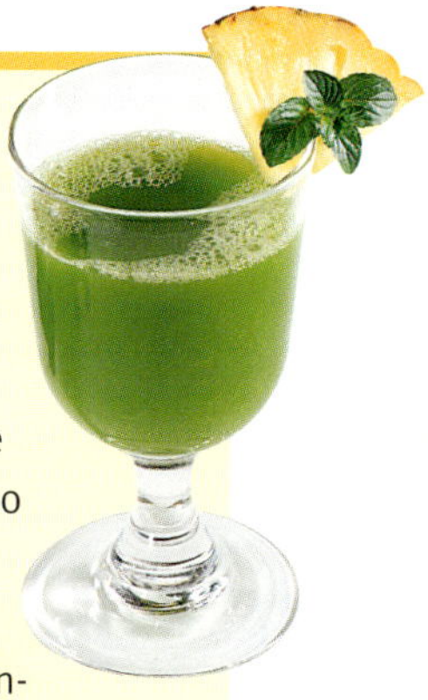

- **Grüne Witwe (pikant)**
200 Milliliter Gemüsesaft mit 1 Eßlöffel Bierhefeflocken und 1/2 Bund feingehackter Petersilie verrühren. Mit Pfeffer und Tabasco abschmecken.
- **Banana-Punsch (süß)**
1 große Banane mit 1 Eßlöffel Mandelmus, 1 Eßlöffel Bierhefeflocken und 200 Milliliter Kirsch- oder Traubensaft pürieren. Mit Zucker abschmecken.

Kleine Köstlichkeiten für junge Mütter

- **Kalter Früchtebecher**
1 Banane und 1 Kiwi in Scheiben schneiden. Darauf 2 Kugeln Joghurteis geben. 1 Teelöffel Speisestärke mit etwas Kirschsaft verrühren, in 100 Milliliter Kirschsaft auflösen und kurz aufkochen. Über Eis und Früchte verteilen.
- **Schnelle Suppe**
1 kleine Flasche (0,33 Liter) Karottensaft erhitzen, 1 gehäuften Eßlöffel Speisestärke in wenig Saft auflösen, in die Suppe geben, kurz aufkochen und mit mildem Curry, Salz und Pfeffer pikant abschmecken.

Außerdem enthalten sie viele Vitamine, die gesundheitlichen Folgen vorbeugen.

Gesunde Knochen ein Leben lang

Sechs bis acht Millionen Deutsche leiden unter Osteoporose, das heißt, die Knochensubstanz schwindet langsam, und die Knochen werden brüchig. Vor allem Frauen nach den Wechseljahren sind davon besonders betroffen. Da das Hormon Östrogen eine wichtige Funktion im Knochenstoffwechsel spielt, verstärkt der plötzliche Abfall der Östrogenkonzentration mit Beginn der Menopause die Gefahr einer Osteoporose (→ Seite 79 und 227).

> **Tip**
>
> **Täglich den Knochen Gutes tun**
>
> Schon am Morgen ein Glas Milch oder einen Becher Joghurt ins Müsli, im Büro zwischendurch einen Becher Buttermilch oder Fruchtmilch (250 ml) und abends 2 Scheiben Käse (etwa 60 g), so decken Sie leicht Ihren Tagesbedarf an Kalzium und beugen für später einer Osteoporose sinnvoll vor.

Östrogene schlagen Purzelbaum

Das Mineral Kalzium ist einer der wichtigsten Bausteine des Knochens. Die Östrogene haben bis zur Menopause mit dazu beigetragen, daß die Knochen optimal mit Kalzium versorgt wurden und die Knochensubstanz erhalten blieb. In den Wechseljahren verschiebt sich der gesamte Hormonhaushalt der Frau. Leider nicht immer kontinuierlich, sondern plötzlich und sehr wechselhaft. So kann Östrogen seine knochenaufbauende und -schützende Aufgabe nicht mehr erfüllen. Aus den Knochen wird dann kontinuierlich Kalzium abgebaut, die Knochen werden poröser. Das muß aber nicht zwangsweise so sein, denn einer Osteoporose kann man sehr gut vorbeugen, es muß nur früh genug damit begonnen werden.

Vorbeugen in jungen Jahren

Je mehr Kalzium im Laufe des Lebens in den Knochen eingelagert wurde, desto größer sind die Kalziumspeicher und desto geringer sind die Schäden, die ein Knochenabbau im Alter verursacht. Allerdings müssen diese Kalziumvorräte schon früh angelegt werden. Denn nur bis zum Alter von 30 bis 35 Jahren wird Kalzium in den Knochen eingelagert. In diesem Alter wird die höchste Knochenmasse und Knochendichte gemessen.

Danach zehrt der Körper von seinen Reserven und baut pro Jahr etwa 1 Prozent der Knochenmasse ab. Denn Kalzium dient als Baustein für viele Vorgänge im Körper, etwa zur Blutgerinnung, für Nerven, Muskeln und viele Enzyme. Erhält der Körper nicht genug Kalzium mit der Nahrung, holt er sich aus dem Knochendepot, was er braucht. Eine optimale Kalziumversorgung durch die richtige Ernährung ist also die beste Vorbeugung.

Kalzium – ein Mangelmineral bei Frauen

Wirft man einen Blick auf Ernährungsstatistiken, so sind leider nicht einmal ein Viertel aller Frauen ausreichend mit Kalzium versorgt. Gerade in den wichtigen Jahren des Knochenaufbaus liegt oft großer Kalziummangel vor. Ein weiteres Ergebnis: Durchschnittlich kommen Frauen im Vergleich zum (knochen)starken männlichen Geschlecht auf niedrigere Kalziumwerte. Ein Grund mehr, warum sie die Hauptbetroffenen der Osteoporose sind.

Die richtige Lösung für diese Probleme:

Essen und trinken Sie Milch, Joghurt, Kefir, Käse und Quark, denn sie sind die optimalen Kalziumquellen. Am besten in kleinen Portionen mehrmals am Tag, so nimmt der Darm das Kalzium am besten auf.

Bewegung macht die Knochen hart

Neben all den Ernährungstips beugen auch reichlich Bewegung und Sport der Osteoporose vor (→ Übungen, Seite 79). Denn je häufiger ein Knochen aktiv belastet wird, desto besser wird er auch mit Nährstoffen versorgt.

Das Knochengewebe besteht aus unzähligen kleinen Balken, die gegenseitig vernetzt sind und so den Knochen stabil und gleichzeitig elastisch machen. Zur Erhaltung unserer Knochen bauen spezialisierte Zellen, die Osteoblasten, den Knochen dauernd um: Sie ersetzen gealtertes Material durch neugebildetes. Auf diese Weise paßt sich der Knochen den jeweiligen Verhältnissen an. Nimmt die Belastung der Knochen beispielsweise durch Training zu, passen sich auch die Knochen diesem Umstand an und verstärken ihre Strukturen, indem sie an Masse zunehmen. Vergessen Sie also nicht, daß auch Sport und Bewegung zu Gesundheit und Wohlbefinden dazugehören, zumal es Spaß macht, seine Muskeln wieder mal wahrzunehmen und sich um den eigenen Körper zu kümmern.

Gute Kalziumquellen

- Milchprodukte sind ideale Kalziumlieferanten, weil ihr Milchzucker auch noch die Kalziumaufnahme im Darm fördert.
- Sollten Sie normale Milchprodukte nicht gut vertragen, dann probieren Sie Sauermilch und Sauermilchprodukte aus (Käse wie Harzer oder Mainzer Handkäse), die – wenn sie nicht erhitzt wurden – gut verträglich sind.
- Ansonsten liefern auch Brokkoli, Haselnüsse, Mandeln und Grünkohl sowie einige Mineralwässer viel Kalzium.
- Förderlich für die Kalziumaufnahme im Körper ist auch das Vitamin D, das vom Sonnenlicht aktiviert wird. Gerade wenn Menschen seltener nach draußen gehen, ist es um so wichtiger, Vitamin D in Form von Fisch, Avocados, Pilzen und Käse über die Nahrung aufzunehmen.

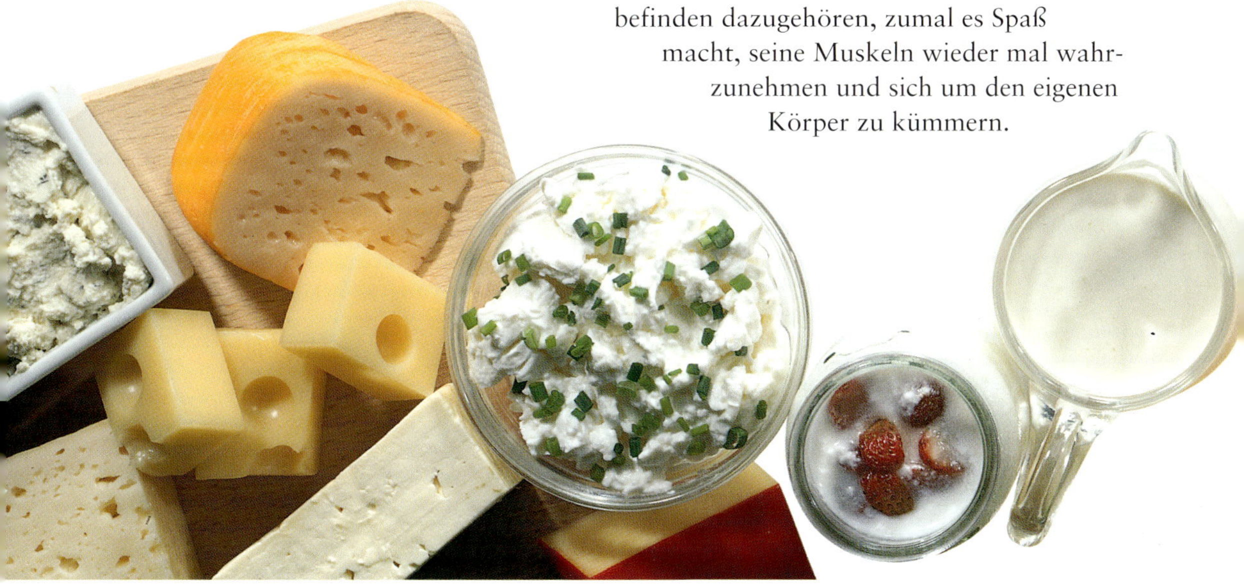

Das tut dem Körper gut!

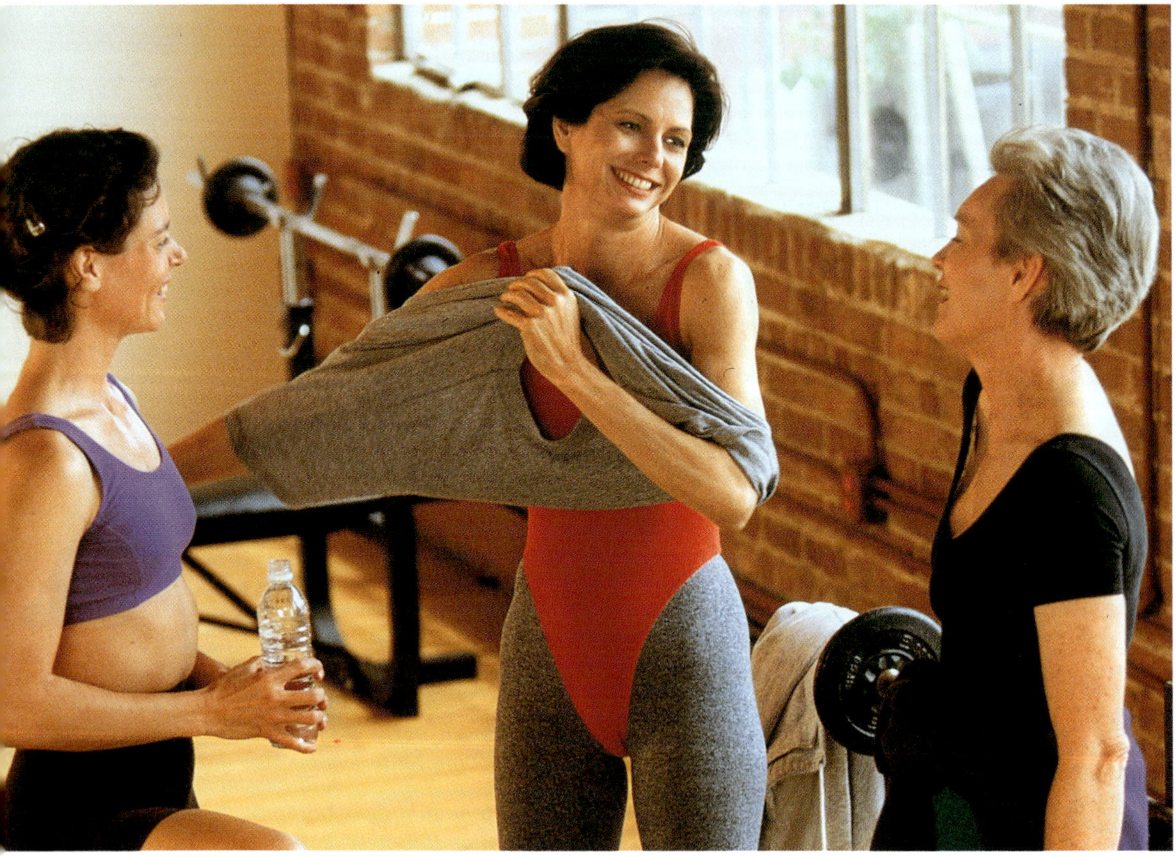

Etwas für sich und seine Gesundheit zu tun gelingt besser, wenn Sie merken, daß es Ihnen dabei gut geht. Und wer könnte ein besserer Beweis dafür sein, daß es sich lohnt und daß es Spaß macht, gesund zu sein, als der Körper selbst.

Den Körper straff und gelenkig, die Muskeln kräftig, die Haltung elastisch und die Bewegungen geschmeidig zu halten, ist nicht Selbstzweck, sondern führt dazu, daß wir uns in unserem eigenen Körper wohlfühlen und das auch ausstrahlen. Voraussetzung ist natürlich, daß wir unseren Körper überhaupt wahrnehmen und auf seine Signale hören. Doch das läßt sich üben.

Den Körper wieder spüren

Fangen Sie gleich damit an, indem Sie sich selbst fragen, wie Sie jetzt eigentlich sitzen. Wo spüren Sie Entspannung oder Anspannung in Ihrem Körper? Sitzen Sie gleichmäßig auf dem rechten wie auf dem linken Sitzknochen? Wo haben Sie Ihre Füße?

Ein Experte in Körpersprache würde sogar von außen erkennen, ob Sie sich jetzt gerade wohl fühlen. Sie selbst haben dafür Ihr inneres Gespür, wo Muskeln verspannt sind und wo locker. Könnten Sie sich nicht bequemer hinsetzen, Ihre Füße lockerer stellen oder Ihre Schultern ohne Spannung fallen lassen? Sorgen Sie zwischendurch immer mal dafür,

Tip

Gehen Sie's langsam an

Noch ein Tip für den Anfang: Wer als Ungeübte schon in 10 Minuten zu den sportlichen Höchstleistungen zurückkommen will, die sie vor 10 Jahren mal hatte, die frustrieren unerreichte Ziele und heftiger Muskelkater. Machen Sie sich's am Anfang lieber leicht, dann freuen Sie sich, wieviel Kondition Sie doch noch haben, und bekommen auch Lust, weiter zu machen.

daß Sie sich wirklich bis in den letzten Muskel hinein wohl fühlen. Hören Sie in Ihren Körper hinein. Nur wenn Sie Ihren Körper fühlen, können Sie sich auch wohl-fühlen.

Sport gibt neuen Schwung

Daß Sport dem Körper gut tut, hat vor Jahren die ersten zum Joggen verführt. Daß Fitneß attraktiv und erotisch macht, füllt mittlerweile die Sportstudios. Und daß regelmäßige Bewegung Anti-Streß- und Glückshormone freisetzt, hat eine ganze Freizeitsport-Gesellschaft entstehen lassen. Yoga und Joggen, Aikido und Aerobic: Viele unterschiedliche Sportarten liegen im ständig wechselnden Trend.
Lassen Sie sich von dem großen Angebot ruhig anregen, aber versuchen Sie selbst herauszufinden, was Ihnen am besten gefällt. Das eigene Erleben und der Spaß am eigenen Körper sollten im Vordergrund stehen.

Spaß am Sport von Anfang an

Gerade zu Beginn sollte es niemand übertreiben, sondern wirklich auf seinen Körper hören. Eine kurze Unterhaltung während des Sports muß – trotz angestrebter Ziele – noch immer möglich sein. Sport ist kein Trimmen auf Leistung, sondern ein Hobby, bei dem Sie ganz nebenbei Kondition gewinnen, Kilos und auch schmerzhafte Unbeweglichkeit verlieren.

- Haben Sie lange keinen Sport mehr betrieben und wissen nicht, womit Sie am besten beginnen sollen, dann raten Sportmediziner zu Schwimmen, Wandern, Walking, Radfahren, Tanzen, Langlauf oder Gymnastik. Diese Sportarten schonen die Gelenke und ermöglichen eine allmähliche Leistungssteigerung.
- Tennis, Joggen, Abfahrtski, Volley- oder Handball sind für eingerostete Knochen und Gelenke schon problematischer. Wenn Sie nun aber gerade dazu Lust haben, gehen Sie es langsam an!
- Falls Sie es alleine nicht vom Fernsehsessel in die Pedale oder in die Sportschuhe schaffen, dann bieten Ihnen Volkshochschulen, Sportvereine, Tanzschulen und Fitneß-Clubs eine Fülle von Angeboten. Und zusammen mit anderen fällt es auch leichter, dabei zu bleiben!

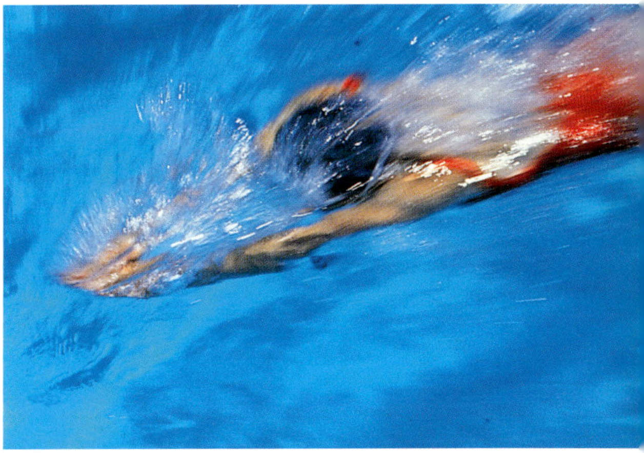

In der Bewegung nehmen wir unseren Körper aktiv wahr. Wir spüren Muskelspannung und Leistung, gefolgt von Entspannung und einem tiefen Gefühl der Befriedigung.

Mit Gymnastik gut in Form

Die hier gezeigten Gymnastikübungen sind besonders schonend und für jedes Alter geeignet. Sie finden spezielle Übungen für weibliche Problemzonen, jeweils zum Aufwärmen und für den Muskelaufbau. Doch auch ohne Problemzonen helfen Ihnen sämtliche Gymnastikübungen mit ein paar Minuten täglich in Form zu kommen und in Form zu bleiben.

Problemzone Arme und Schultern

Übung 1: Beginnen Sie mit einer Lockerungsübung für Nacken, Schultern und Arme. Gehen Sie mit gegrätschten Beinen wie ein Reiter ein bißchen in die Knie (→ Bild unten). Den Oberkörper leicht nach vorne neigen, die Arme hängen zunächst nach unten. Nun die Arme nach außen und wieder zurück weit ausschwingen lassen. Das lockert den gesamten Schultergürtelbereich. Schwingen Sie etwa 15- bis 20mal.

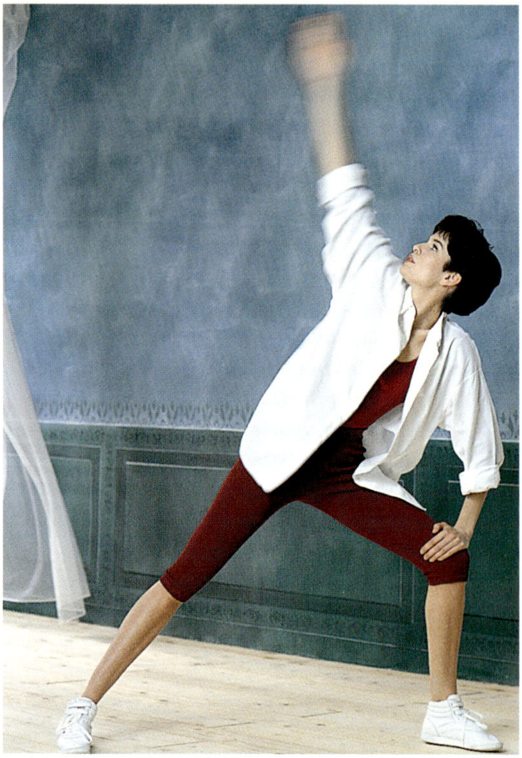

Übung 3

Damit werden Sie geschmeidig in den Schultern: Linkes Knie beugen, rechtes Bein strecken. Die linke Hand stützt sich auf, der rechte Arm führt die Bewegung aus.

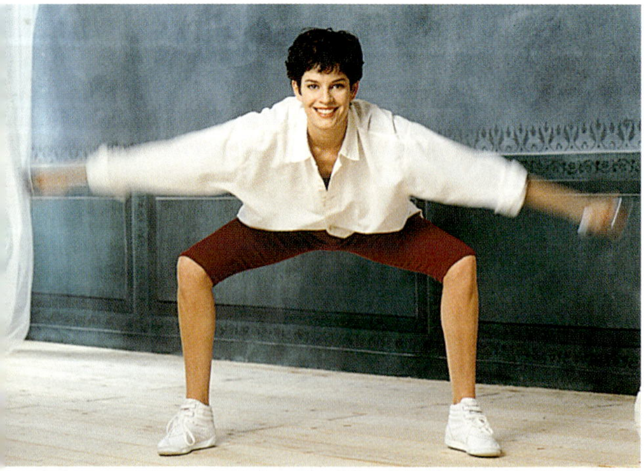

Übung 1 und 2

Das ist die Reiterposition: Beine auseinander und leicht in die Knie gehen. Den Oberkörper etwas nach vorn beugen, dabei den Po nach hinten rausstrecken.

Übung 2: Die gleiche Ausgangsstellung können Sie auch für eine Übung zur Kräftigung von Arm-, Schulter- und Brustmuskeln nutzen. Greifen Sie sich zwei Hanteln – zwei (gefüllte) Mineralwasserflaschen tun es auch – und gehen Sie wieder in die Reiterposition. Heben Sie dann die gestreckten Arme mitsamt den Gewichten langsam und ruhig seitlich nach außen, bis etwa in Schulterhöhe (→ Bild links), dann wieder langsam absenken. Den Rücken dabei bewußt gerade halten. Wiederholen Sie diese Übung zunächst nur etwa 5mal und steigern Sie dann langsam.

Übung 3: So weiten Sie Ihren Brustkorb und dehnen den Oberkörper: Stellen Sie sich leicht gegrätscht hin, beugen Sie das linke Knie und verlagern Sie das Gewicht leicht dorthin. Das rechte Bein bleibt gestreckt. Die linke Hand liegt auf dem linken Knie (→ Bild links).
Der rechte gestreckte Arm macht eine betont langsame und ruhige Bewegung im Halbkreis, von unten am rechten Bein vorbei nach oben. Wenn der Arm oben senkrecht steht, kurz halten und ihn langsam wieder in einer runden Bewegung senken. Atmen Sie dabei gleichmäßig im Rhythmus der Armbewegung mit, das füllt die Lungenspitzen aus: beim Heben des Arms einatmen, beim Senken ausatmen. Diese Halbkreisbewegung 10- bis 15mal wiederholen. Dann die Beinstellung wechseln und die gleiche ruhig-schwingende Bewegung mit dem linken Arm ausführen.

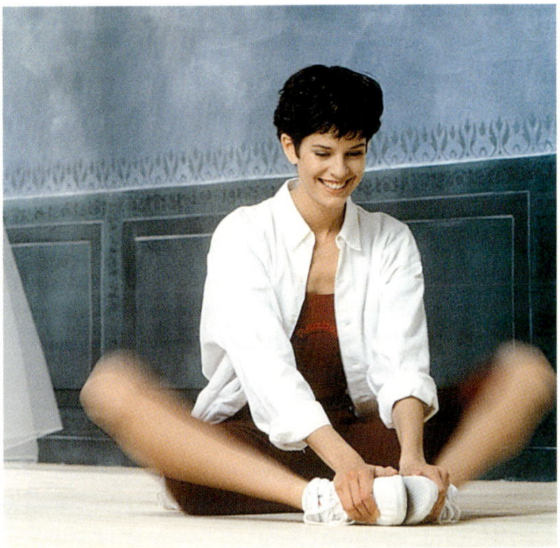

Übung 4

So dehnen Sie die inneren Beinmuskeln und öffnen Hüfte und Becken: Fußsohlen aneinanderlegen, festhalten und kräftig mit den Knien rauf und runter wippen.

Übung 5: Legen Sie sich auf den Rücken, die Hände liegen zur Unterstützung flach unter dem Kreuzbein. Po und Beine anheben und mit den Beinen in der Luft radfahren (→ Bild rechts). Nach ungefähr 20mal für eine kurze Pause die Beine senken, dann die Richtung wechseln und rückwärts fahren.

Problemzone Hüfte, Po und Oberschenkel

Übung 4: Beginnen Sie mit einer Übung, die die Muskeln dehnt und zu mehr Gelenkigkeit führt. Sie sitzen auf dem Boden, die Füße so angewinkelt, daß beide Fußsohlen aneinander liegen. Halten Sie die Füße mit den Händen fest, und achten Sie auf einen geraden Rücken (→ Bild links). Jetzt wippen Sie mit den Knien auf und ab und spannen dabei Bein- und Pomuskeln an (etwa 20- bis 30mal).
Die nächste Übung macht schöne Beine und ist ganz nebenbei auch noch gut für die Bauchmuskeln.

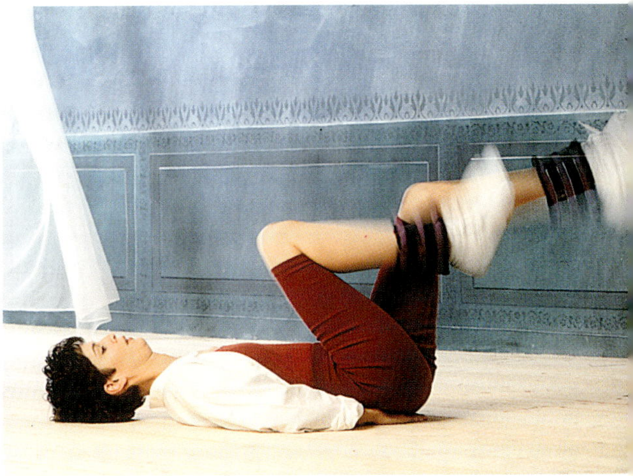

Übung 5

Das geht in die Beine und ist gut für die Kondition: auf den Rücken legen, die Beine hochheben und in der Luft radfahren – erst vorwärts dann rückwärts.

Problemzone Busen

Der Busen selbst hat zwar keine Muskeln, die man trainieren könnte, aber das Gewebe darumherum, das ihn stützt und hält.

Übung 6: Eine optimale Haltung liftet auch den Busen. Dafür spielen wir jetzt ein bißchen Primaballerina. Stellen Sie sich aufrecht hin, mit geradem Rücken, Schultern leicht nach hinten, Po und Bauch gespannt. Winkeln Sie die Arme in Taillenhöhe leicht an, als hielten Sie einen großen Ball (→ Bild). Jetzt führen Sie die Arme gemeinsam vor Ihrer Brust nach oben über den Kopf und halten Sie dort für ein paar Sekunden wie ein Ballettmädchen (→ Bild). Dann senken Sie sie seitlich nach unten und beginnen von vorn.

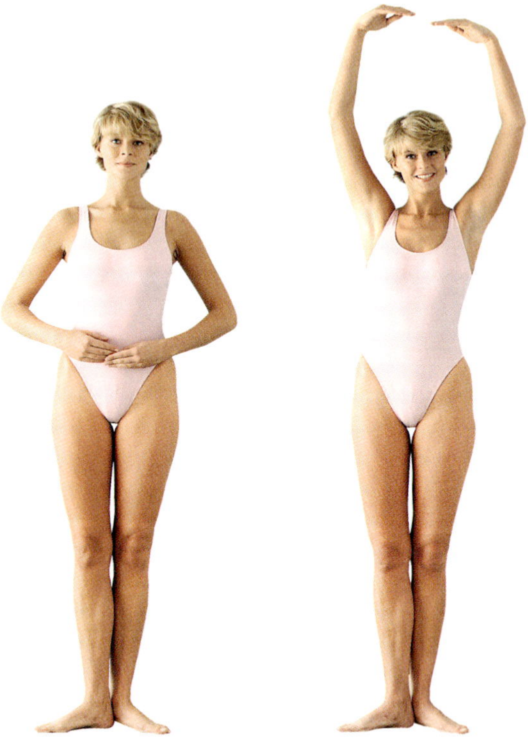

Übung 6

Die richtige Haltung macht's: Kopf und Rücken gerade halten, Schultern leicht nach hinten und Bauch einziehen. Jetzt die Arme langsam heben und senken.

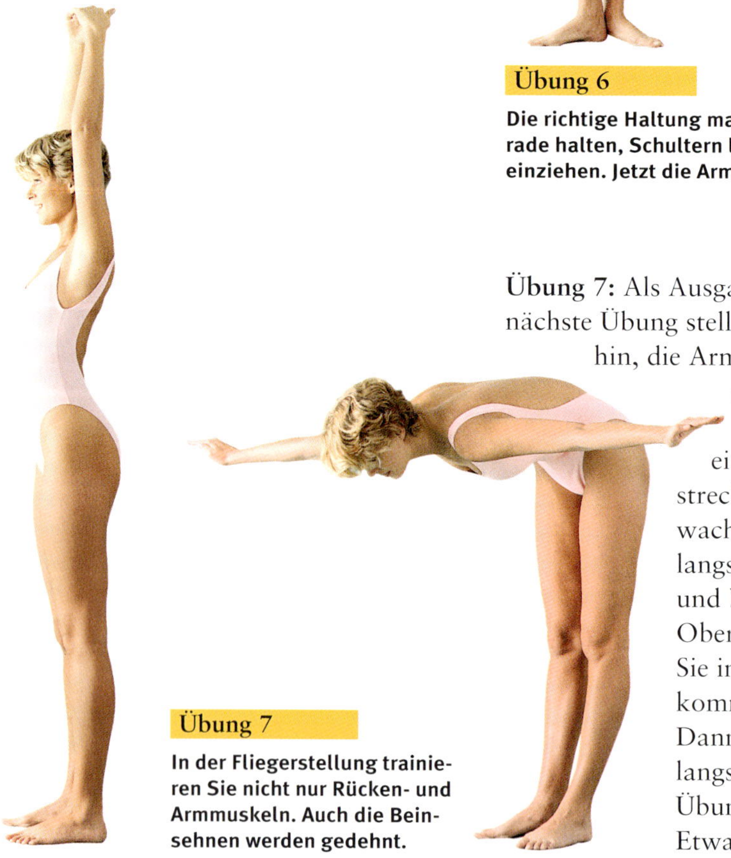

Übung 7

In der Fliegerstellung trainieren Sie nicht nur Rücken- und Armmuskeln. Auch die Beinsehnen werden gedehnt.

Übung 7: Als Ausgangsposition für die nächste Übung stellen Sie sich kerzengerade hin, die Arme zeigen ausgestreckt nach oben. Versuchen Sie sich jetzt noch ein bißchen mehr zu strecken, als wollten Sie wachsen. Dann senken Sie langsam seitlich die Arme und beugen gleichzeitig Ihren Oberkörper nach vorn, bis Sie in »Fliegerstellung« angekommen sind (→ Bild links). Dann mit rundem Rücken langsam aufrichten und die Übung von vorn beginnen. Etwa 10mal wiederholen.

Problemzone Bauch und Taille

Übung 8: Zuerst eine Übung zum Warmwerden der Bauchmuskeln, die auch den Oberschenkeln etwas zu tun gibt. Legen Sie sich auf die rechte Seite. Den rechten Arm strecken Sie flach nach oben aus, den linken stützen Sie vor Ihrer Brust auf den Boden auf. Die Beine sind gestreckt, die Muskeln von Bauch und Po angespannt. Führen Sie nun die Zehenspitze des linken Fußes ganz langsam an Ihrer rechten Wade entlang bis zum Knie (→ Bild). Dort kurz halten und langsam wieder zurück. Übung 10mal wiederholen. Dann auf die linke Seite drehen und die Übung gegengleich ausführen.

> **Powergymnastik für jeden Tag**
>
> Sie können sämtliche 9 Übungen zu einer Einheit verbinden. Dann haben Sie eine Powergymnastik für mehr Kraft und Kondition, die etwa 30 bis 45 Minuten dauert. Je langsamer Sie die Übungen durchführen, desto intensiver wirken sie. Es kommt also gar nicht so sehr auf die Zahl der Wiederholungen an! Vergessen Sie dabei auch nie, ganz normal und gleichmäßig ein- und auszuatmen. Optimal ist es, beim Anspannen der Muskeln auszuatmen und beim Entspannen Atem zu holen.

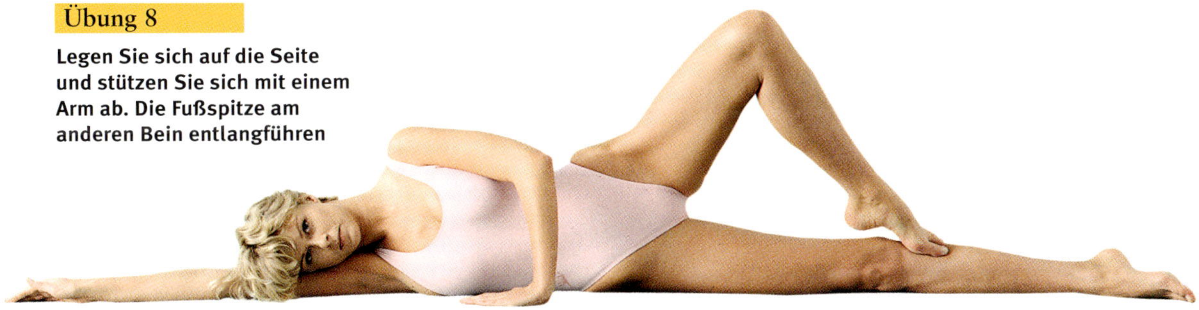

Übung 8

Legen Sie sich auf die Seite und stützen Sie sich mit einem Arm ab. Die Fußspitze am anderen Bein entlangführen

Übung 9: Bleiben Sie in der gleichen Ausgangsposition auf der Seite liegen. Bauch und Po sind gespannt. Das gestreckte linke Bein ganz langsam und so weit wie möglich anheben. Kurz oben anhalten und ganz langsam wieder absenken, dabei aber nicht ganz abstellen. Dann auf die linke Seite drehen und das rechte Bein 10mal anheben.

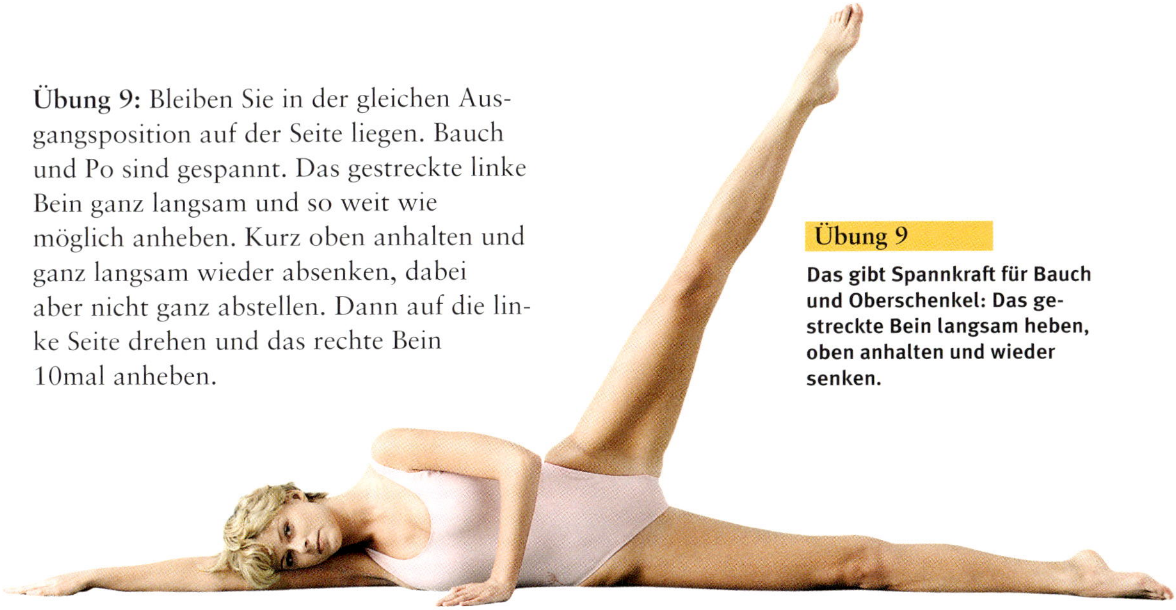

Übung 9

Das gibt Spannkraft für Bauch und Oberschenkel: Das gestreckte Bein langsam heben, oben anhalten und wieder senken.

Entspannung für innere Ruhe und Gelassenheit

Die meisten Menschen kennen sich selbst hauptsächlich unter Spannung. Oft wird auch noch die Freizeit zum Streß, wenn im Fitneß-Studio Leistung gefordert ist oder am Wochenende ein Freizeittermin dem nächsten folgt.
Wer immer wieder verspannt ist und im Alltag nicht mehr richtig abschalten kann, der sollte erste deutliche Warnhinweise wie Kopfschmerzen, Augenbrennen oder Verdauungsprobleme ernst nehmen. Es wird dann Zeit, etwas zu ändern und dem Streß auszuweichen.

Die Fünf-Minuten-Entspannung für neue Energie

Wenn Sie sich selbst kennen, wissen Sie sehr gut, in welchen Situationen Sie sich verspannen, wann die bekannten Nacken- oder Kopfschmerzen drohen. Dann wäre eine schnelle Erst-Hilfe-Übung willkommen, um kurz loszulassen und die Hektik um sich herum zu vergessen. Die anschließende kleine Übung könnte Ihnen helfen – zwischendurch im Büro, in der Mittagspause oder wann immer Sie es brauchen – durch Entspannung neue Energie zu tanken.

Kutschersitz

- Setzen Sie sich auf die Vorderkante eines Stuhles, die Beine stehen leicht geöffnet auf dem Boden. Legen Sie die Unterarme auf die Knie und neigen Sie Oberkörper und Kopf nach vorne (→ Bild). Schließen Sie die Augen und atmen Sie ruhig ein und aus.
- Versuchen Sie jetzt Schultern und Nacken, Arme und Beine bewußt zu entspannen. Spüren Sie, wie sie immer schwerer werden. Bleiben Sie in dieser Stellung einige Minuten sitzen.
- Beenden Sie die Übung, indem Sie die Arme kurz und kräftig anspannen, dabei tief durchatmen, die Augen öffnen und sich strecken. Machen Sie die kurze Übung, sooft Sie dazu Lust haben. Wenn der Kutschersitz den gewünschten Erfolg hat, dann durchzieht Sie das Gefühl eines nach der Entspannung erneut gespannten, aber nicht angespannten Körpers. Sie sind erfrischt und können wieder besser weiterarbeiten.

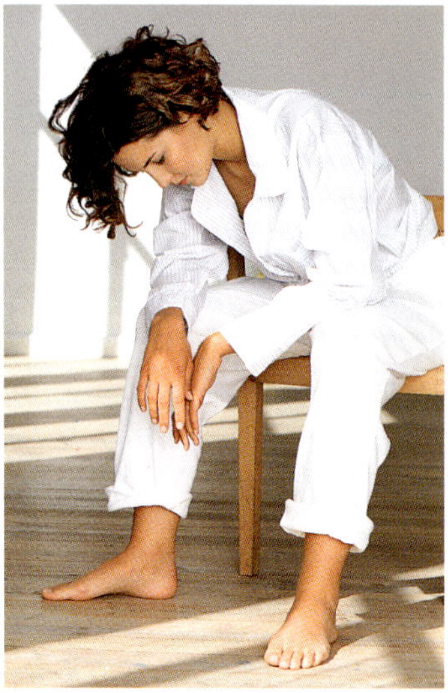

Entspannung will gelernt sein

Gönnen Sie sich und Ihrer Seele ab und zu wirklich Ruhe. Haben Sie den Mut, auch mal langweilig zu sein. Und zwar richtig: Schalten Sie vollkommen ab, und nicht den Fernseher ein. Optimal gelingt das vielen in der Sauna oder in der Badewanne. Kein Wunder, denn die wohlige Wärme lockert und entspannt die Muskulatur. Und lockere Muskeln zerren auch nicht mehr an den Nerven: Die Seele kann baumeln.

Welche Methode ist die richtige?

Es gibt viele Möglichkeiten, Entspannungsübungen zu lernen: in Volkshochschulkursen, Gesundheitszentren oder mit Hilfe von Übungsbüchern. Wir haben Ihnen eine kleine Auswahl zusammengestellt. Probieren Sie sie aus, vielleicht ist eine darunter, die Ihnen besonders liegt, dann können Sie in dieser Richtung weiter machen.

Vier Helfer zum Relaxen

• **Ätherische Öle** sind wunderbare kleine Helfer zur Beruhigung und Entspannung. Duftende Aromaöle wie Lavendel-, Bergamotte- oder Neroliöl in eine Duftlampe geben, das entspannt Sie schon beim Schnuppern. Die gleichen Öle in Ihrem Badewasser lassen Sie wohlig müde werden.

• **Wechselfußbäder** machen den Kopf klar und lassen Kopfschmerzen und andere Streßbeschwerden verschwinden. 5 Minuten beide Beine bis über die Waden in 37 °C warmes Wasser stellen und dann ein paar Sekunden in etwa 12 °C kaltes Wasser tauchen. Zweimal wiederholen und danach dicke Socken anziehen oder am besten gleich ins warme Bett.

• **Heiltees** aus Baldrian, Melisse, Johanniskraut und Pfefferminz helfen, wenn die Nerven blank liegen (→ Seite 220). Pro Tasse Wasser 1 Eßlöffel Tee mit heißem Wasser übergießen, 10 Minuten stehen lassen, den Tee abgießen und in kleinen Schlucken trinken.

• **Musik** dringt sofort bis ins Innerste vor. Welche Musik für Sie entspannend ist, können Sie nur selbst herausfinden. Suchen Sie in Ihrer CD-Sammlung nach angenehmer Musik. Legen Sie sich hin, schließen Sie die Augen und saugen Sie förmlich jeden Ton in sich auf. Wenn es die richtige Musik ist, wird Ihre Seele und dann auch Ihr Körper darauf reagieren: Wärme, Ruhe und Entspannung ziehen in Ihre Glieder ein.

Massage: Der Druck gegen den Druck

• Bei Kopfschmerzen können Sie mit kleinem, gezielten Druck an Stirn und Schläfen Spannungen beheben. Drücken Sie mit dem Handballen 30 Sekunden gegen die Schläfen, dabei ganz leicht massieren.

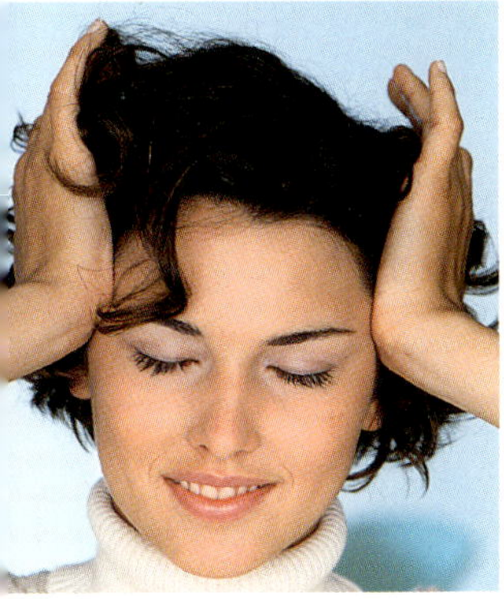

• Oder drücken Sie mit den Daumen genau dort, wo der Knochen über den Augen in den Nasenknochen übergeht. An diesen Punkten links und rechts der Nase für 30 Sekunden leicht massieren.

• Verkrampfte Schultern lösen sich durch sanftes Streichen von der Seite des Halses zu den Schultern und zurück.

• Bei seelischer Anspannung hilft manchmal eine ausgiebige Fußmassage von der Fußsohle bis in die letzten Winkel der Zehen. Wenn Ihnen diese Tips guttun, dann sind vielleicht Massage, Reflexzonenmassage oder Akupressur (→ Seite 223) für Sie das richtige. Falls auch Ihr Partner Freude am Massieren hat, gibt es sicher Kurse zur Partner- oder Eigenmassage in Ihrer Nähe. Oder Sie gönnen sich ab und zu eine professionelle Massage, die in vielen Saunen und Gesundheitszentren angeboten wird.

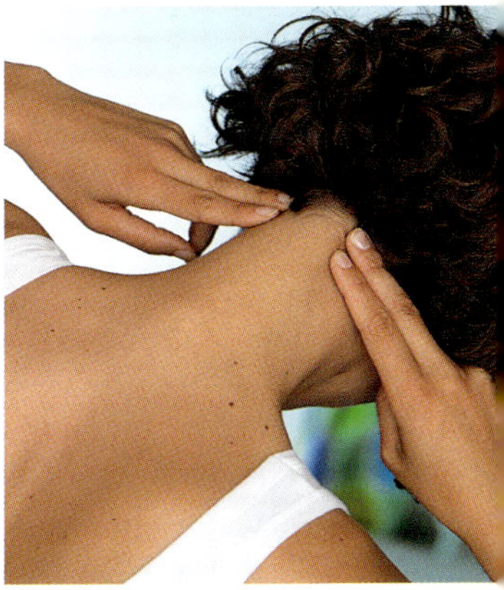

• Einem steifen Nacken helfen Sie mit sanftem, aber gezieltem Massagedruck am Genick, direkt unterhalb des Schädelknochens (→ Bild).

Yoga: Körper und Seele als Einheit

Anders als bei üblichen Gymnastikübungen kommt es beim Yoga nicht darauf an, Muskeln zu trainieren. Vielmehr sollen durch langsam und konzentriert ausgeführte Bewegungen der Körper entspannt und innere Organe und Kreislauf gestärkt werden. Diese Übung dehnt die Rückenmuskeln und löst Verspannungen in Nacken und Schultern.

- Setzen Sie sich auf den Boden, die Beine sind ausgestreckt. Nehmen Sie nun den rechten Fuß und stellen Sie ihn außen neben das linke Knie (→ Bild). Die linke Hand umfaßt diesen Fuß.
- Drehen Sie Ihren Kopf und Oberkörper weit nach rechts und stützen Sie sich dabei mit dem rechten Arm auf dem Boden ab (→ Bild).
- Blicken Sie über die Schulter nach hinten und atmen Sie dabei ruhig und gleichmäßig. Die Übung abwechselnd auf jeder Seite 2- bis 3mal ausführen.

Yoga erlernt man am besten in Kursen zusammen mit anderen, in denen auch die Hintergründe dieser alten asiatischen Technik erklärt werden.

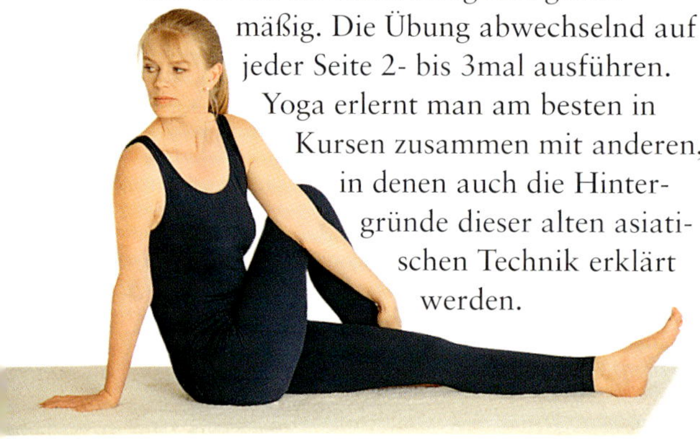

Progressive Muskelentspannung

Kurz, aber kräftig, viele Muskelgruppen anzuspannen und sie plötzlich wieder zu entspannen, kann eine tiefe Lockerung herbeiführen. Das Fühlen und Erleben dieser gegensätzlichen Zustände erhöht gleichzeitig das Körperbewußtsein.

Die nachfolgende Übung faßt bereits alle Muskelgruppen, die man auch einzeln trainieren kann, zusammen.

- Setzen Sie sich auf den Boden. Ballen Sie die Hände zu Fäusten und ziehen Sie sie zu den Oberarmen. Gleichzeitig heben Sie die Beine und ziehen die Zehen nach oben.
- Jetzt spannen Sie alle verfügbaren Muskeln gleichzeitig kräftig an, so daß der Körper vibriert. Halten Sie diese Spannung für ein paar Sekunden.
- Lösen Sie diese Spannung ganz abrupt wieder auf. Spüren Sie der Entspannung nach.

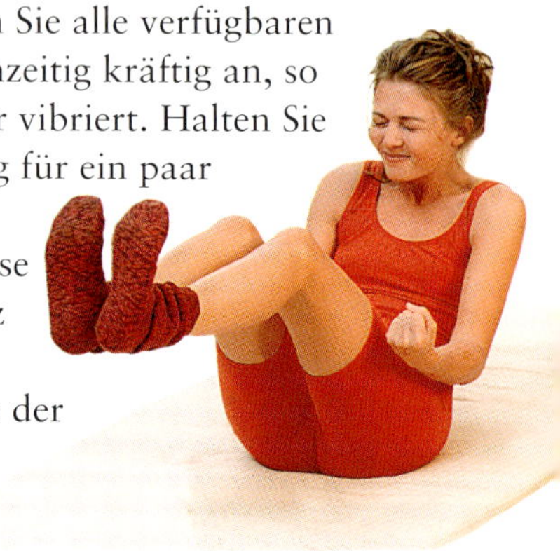

Jetzt sollten Sie sich fit und tatendurstig fühlen! Diese Methode heißt vollständig: Progressive Muskelrelaxation nach Jacobsen. Sie erlernen die Technik am besten in Kursen der Volkshochschule, bei Sportvereinen oder Fitneßstudios.

Gut geschlafen?

Morgens aufwachen und sich wie neugeboren fühlen, das würde sich jeder wünschen. Aber immer weniger Menschen kennen dieses Gefühl, denn Schlafstörungen sind auf dem besten Wege zu einer Volkskrankheit zu werden. Wir haben heutzutage das Gefühl, immer aktiv sein zu müssen, selbst abends und nachts. Das führt dazu, daß wir die Wichtigkeit des Schlafes für unsere Gesundheit unterschätzen. Wissenschaftler meinen, daß nur jeder dritte gut schläft und daß folglich die restlichen zwei Drittel langfristig mit Gesundheitsproblemen zu rechnen haben, weil sie zu kurz, zu ungesund oder auch zu lange im Bett liegen.

Auch wenn Napoleon und Cäsar angeblich mit drei bis vier Stunden Schlaf auskamen, müssen wir es ihnen nicht nachmachen. Acht Stunden Schlaf sind ein guter Durchschnitt. Erheblich weniger bedeutet Streß, weil die nächtliche Erholungsphase nicht lang genug ist, und das beeinträchtigt langfristig Wohlbefinden und Leistungsfähigkeit. Doch viele Menschen würden nur allzu gerne schlafen, haben aber dauerhaft Probleme mit dem Ein- und Durchschlafen. Falls Sie Schlafprobleme haben, greifen Sie nicht einfach zu Medikamenten, sondern probieren Sie erst, ob Ihnen nicht unsere 10 Regeln für einen gesunden Schlaf weiterhelfen.

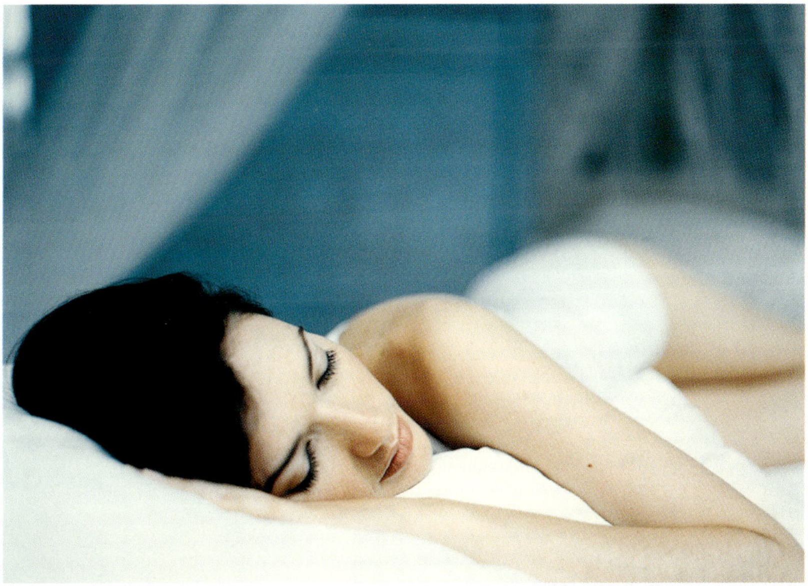

10 Regeln zum guten Einschlafen

- Benutzen Sie Ihr Bett nur zum Schlafen, nicht zum Essen, Lesen oder Fernsehen.
- Das Schlafzimmer sollte nicht zu warm, die Luft darin nicht zu trocken und die Straße direkt davor nicht zu laut sein.
- Viele Menschen reagieren sehr sensibel auf elektrische Geräte, Stereoanlagen und Fernseher im Schlafzimmer. Auch wenn Zusammenhänge bisher nicht bewiesen sind, probieren Sie mal aus, ob Sie ohne Elektrosmog besser zur Ruhe kommen.
- Schnarchen und Zähneknirschen stört nicht nur die Harmonie im Bett, sondern auch die Schlafqualität des Verursachers. Dagegen gibt es Kissen oder Anti-Knirsch-Schienen, die von den Krankenkassen bezahlt werden.
- Schwarztee, Kaffee und Cola sollten Sie möglichst nur am Vormittag trinken.
- Ein leichtes Abendessen aus kleinen Häppchen belastet nicht. Fettes, Gebratenes, Gegrilltes, aber auch Rohkostplatten liegen lange im Magen und stören den Schlaf.
- Alkohol macht zwar müde, doch den Schlaf weniger intensiv, ist also bei Schlafproblemen ungeeignet. Warme Milch mit Honig ist dagegen ein bewährter Gute-Nacht-Trunk.
- Sport am Abend puscht den Kreislauf hoch. Die Übungen besser als Muntermacher auf den frühen Morgen verschieben.
- Wenn Sie nicht einschlafen können, stehen Sie auf, lesen Sie ein Buch oder sehen Sie sich eine Nachtsendung im Fernsehen an. Sonst ärgern Sie sich nur über die verlorene Zeit und schlafen erst recht nicht ein.
- Auf regelmäßige Schlafzeiten stellt sich der Körper gut ein. Trainieren Sie sich und gehen Sie besser auch am Wochenende zur gewohnten Zeit ins Bett.

Von

Das Leben nach eigenen Plänen gestalten zu können, war lange Zeit den Männern vorbehalten. Das hat sich für die heutigen Mädchen und jungen Frauen geändert. Sie beziehen in ihre Zukunftswünsche die verschiedensten Lebensphasen mit ein: Zeiten der Selbstfindung genauso wie Familienzeiten und Berufszeiten. Gleichzeitig haben viele von ihnen ein selbstbewußtes Verhältnis zu ihrem »Frausein« und haben auch Lust es auszuleben – beste Voraussetzungen für ein buntes und erfülltes Leben.

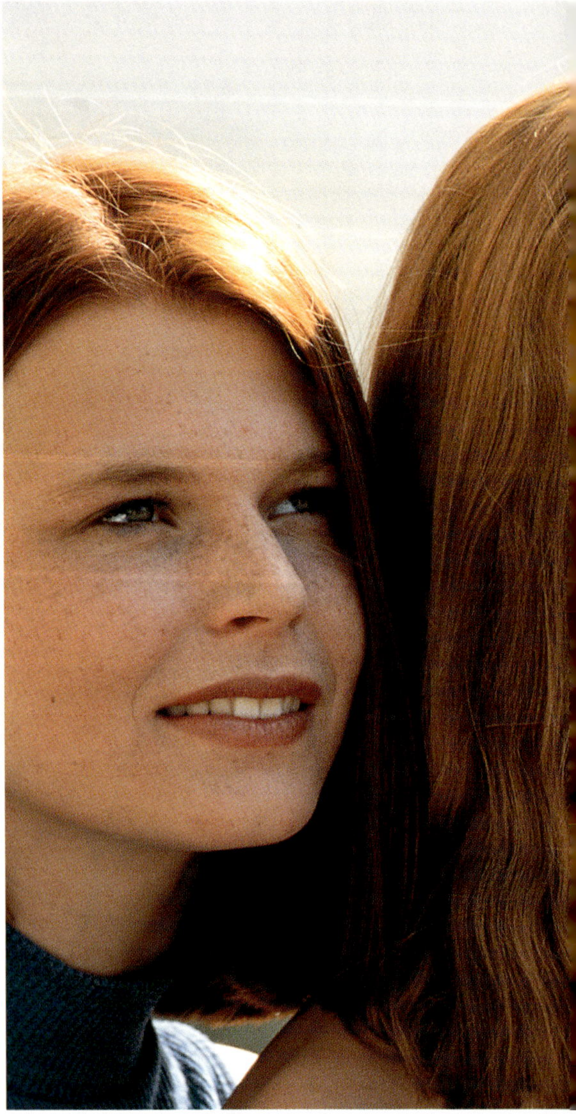

Mädchen und Frauen

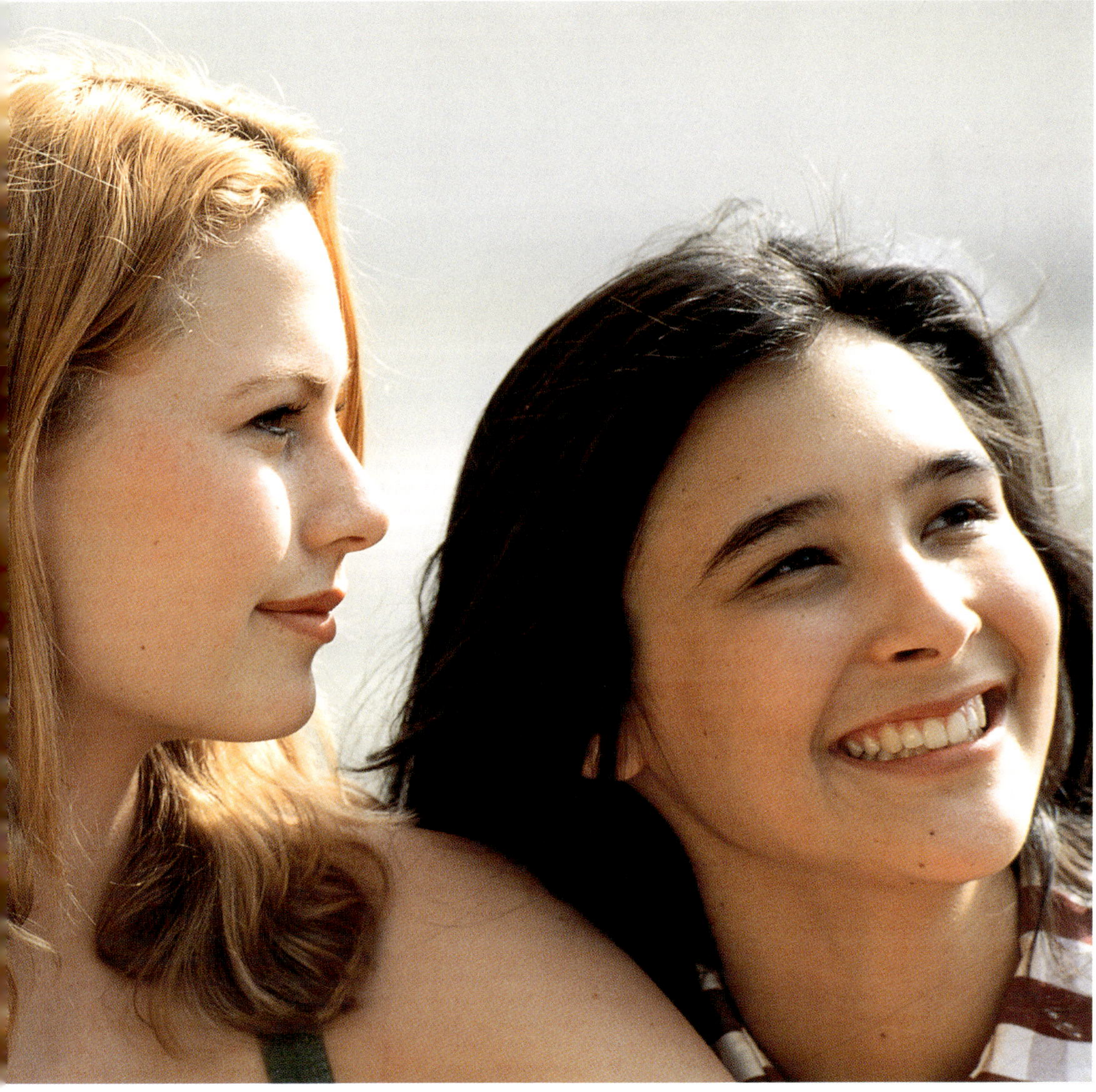

Kleine und große Mädchen

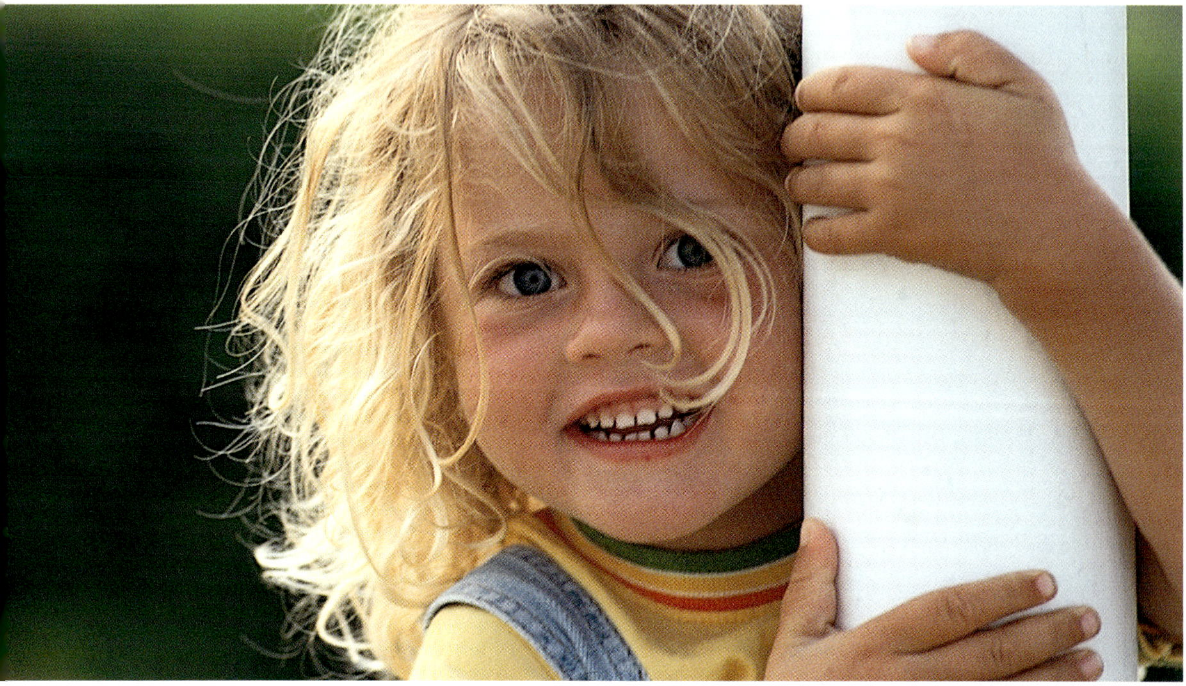

Die Feministinnen der 70er Jahre sehen es mit Freuden: Für junge Mädchen ist heute vieles selbstverständlich, wovon sie nur geträumt haben. Heute sind junge Mädchen selbstbewußt, sich ihres Frau-Seins sicher, für sie ist eine gute Ausbildung ebenso selbstverständlich, wie sich im Beruf durchzusetzen und später vielleicht trotzdem Kinder zu haben. Für die alten Zeiten des Geschlechterkampfes haben sie nur ein verständnisloses Achselzucken.
Natürlich ist die gesellschaftliche Einteilung in »typische« weibliche und männliche Rollen deshalb noch nicht verschwunden. Aber die Einsicht, daß wir zwar als Frau und Mann unterschiedlich geboren werden, diese Unterschiede aber kein »besser« oder »schlecheter« bedeuten, hat sich inwischen doch durchgesetzt. So gibt es zwar in Politik und Berufsleben noch immer viele Ungleichheiten zwischen den Geschlechtern, aber die heutige Frauengeneration hat weit mehr Freiräume, sich ihr Leben eigenverantwortlich zu gestalten.

Die ersten Jahre

Die ersten Lebensjahre sind für alle kleinen Menschen – ob Junge oder Mädchen – mit einer schier unendlichen Vielfalt von Eindrücken und Erlebnissen verknüpft. Alles ist neu, alles muß erlebt und erfahren und dann auch bewältigt werden.
Die Persönlichkeit des heranwachsenden Kindes wird zum einen von den guten und schwierigen Erfahrungen geprägt, die es in den ersten Lebensjahren macht. Die kindliche Umwelt spielt also eine große Rolle für das spätere Erwachsenenleben. Andererseits

stellen Eltern mit mehreren Kindern immer wieder überrascht fest, wie unterschiedlich auch kleine Kinder je nach ihren Charaktereigenschaften mit Einflüssen von außen umgehen und sie verarbeiten.

Kindliche Rollenverteilung

Das Gefühlsleben spielt für Kinder eine viel größere Rolle als für Erwachsene. Kinder sind »von Natur aus« empfindsam – auch für die Zwischentöne, also für das, was nicht offen ausgesprochen wird.
Mädchen entwickeln vielfach eine höhere Feinfühligkeit als Jungen – ob dies biologisch mitgegeben ist oder doch hauptsächlich sozial vermittelt wird, ist schwer zu unterscheiden.
In vielen Dingen werden Mädchen immer noch von Geburt an anders behandelt als Jungen. Viele Eltern versuchen zwar ganz bewußt ihre Kinder möglichst gleich zu erziehen. Untersuchungen zeigen aber, daß auch heute noch unbewußt Unterschiede gemacht werden: Mädchen werden generell kürzer gestillt, sie werden schon früher zu Eigenverantwortlichkeit und Ordnungsliebe erzogen und es wird schon bald einfühlsame Mitmenschlichkeit von ihnen erwartet. Jungen werden mehr Freiheiten gelassen: Ihnen wird Aufsässigkeit, Trotz und Abgrenzung gegen die Bedürfnisse anderer eher zugestanden als Mädchen. Schon in den Windeln beginnt also der soziale Prozeß des Frau-Werdens nach überlieferten Verhaltensmustern.

Bei der Geburt ist schon alles da

Schon das neugeborene Mädchen bringt seine gesamte weibliche »Ausstattung« mit auf die Welt. Fast eine halbe Million kleiner Eizellen liegen in seinen nur erbsengroßen Eierstöcken. Die Gebärmutter ist gerade mal zwei Zentimeter lang.
Bei der Geburt wirken die äußeren Schamlippen im Verhältnis oft recht groß. Das hängt mit den Hormonen der Mutter zusammen, von denen das kleine Mädchen vor der Geburt noch eine kräftige Dosis mitbekommt. Diese weiblichen Hormone lassen manchmal sogar kleine Brüste anschwellen, aus denen ein wenig Milch austreten kann. Die mütterlichen Hormone bauen sich aber schon nach wenigen Tagen, spätestens nach drei Wochen, wieder ab.

Mädchen vor der Pubertät

Mädchen und Jungen entwickeln sich in der Zeit vor der Pubertät etwa gleich schnell und haben – außer dem »kleinen Unterschied« – wenig körperliche Verschiedenheiten. Viele Mädchen werden ohne weiteres für Jungen gehalten, wenn sie Hosen und kurze Haare tragen und sich so verhalten, wie man es von Mädchen immer noch eher nicht erwartet: wild und laut.
In den ersten zehn Lebensjahren wachsen mit der Körpergröße auch die inneren Organe des Mädchens mit. Doch die Geschlechtsorgane bleiben zunächst relativ zurück.

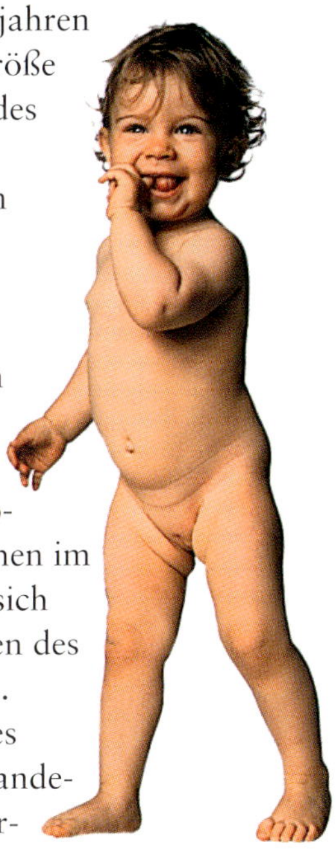

Kindliche Sexualtät

Den meisten Erwachsenen bereitet es Probleme, mit kindlicher Sexualität ungehemmt umzugehen: Moral und Konventionen stehen im Weg, und es fällt schwer, sich in das unbefangene Erleben des Kindes hineinzuversetzten.
Im Kindesalter ist sexuelles Empfinden zunächst von anderen lustvollen Körperwahr-

nehmungen nicht zu unterscheiden: das Kind reagiert intensiv auf alle Körperberührungen.
Zwischen dem 3. und 5. Lebensjahr gibt es so etwas wie sexuelle Neugier. Wird den Kindern entsprechende Freiheit gelassen, so üben sie in Rollenspielen, was sie sich in ihrer Phantasie als sexuelle Welt der Erwachsenen vorstellen. Neugier und kindliches Lustempfinden kennen zunächst keine moralischen und kulturellen Tabus. Eine freie und selbstbewußte sexuelle Entwicklung des Kindes setzt deshalb eine gelassene und bejahende Einstellung der Eltern voraus.

Weibliche Vorbilder

Für das weibliche Sebstwertgefühl des heranwachsenden Mädchens und der später erwachsenen Frau sind besonders die Frauenbilder wichtig, die das kleine Mädchen in ihrem täglichen Umfeld erlebt. Kinder nehmen unweigerlich diejenigen Erwachsenen, die ihnen nahestehen, zum Vorbild. Kleine Mädchen imitieren, was sie sehen und erleben – im Spiel stellen sie das Leben nach, spielen Vater, Mutter, Kind, wollen »wie Mami« sein, mitmachen und helfen.
Zur Entwicklung eigener Vorstellungen brauchen sie vorgegebene Muster, die sie zunächst nachahmen. Erst das Vertraute gibt ihnen den Freiraum zu erleben, daß es auch noch anderes gibt. Dann erst kann das Mädchen erproben, wie es ist, eigenständig zu sein, eigene Wünsche und unterschiedliche Gefühle zu denen der Vorbilder zu haben.

Die Geschlechtsrollen üben

Nicht nur die Mutter, auch der Vater spielt für die Entwicklung des Mädchens eine wichtige Rolle. Am Vater, der als Mann naturgegeben anders ist, kann sie ausprobieren, ob sie als Mädchen »richtig« ist. Kinder lernen durch ihre Eltern Verhaltens- und Empfindungsmöglichkeiten ihres eigenen und des anderen Geschlechts kennen. Was sie am gleichgeschlechtlichen Elternteil nachahmen und am gegengeschlechtlichen beobachten, wird ihre Vorstellungswelt und ihr späteres Verhalten als Frau prägen.

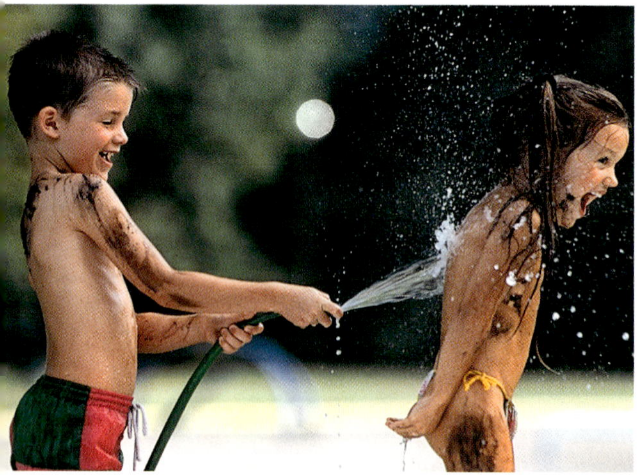

Jungen und Mädchen unterscheidet in ihrer Kindheit äußerlich nur wenig. Die schlanken, schmalen Körper müssen erst wachsen, bevor sich alles ändert.

Die Pubertät verändert alles

Bei Mädchen beginnt die Pubertät hierzulande zwischen dem 9. und 12. Lebensjahr. Sie bewirkt für das Leben des Mädchens eine rasante Veränderung alles bisher Gekannten. Die Gefühle geraten ins Schwanken, die Gedanken und Interessen verändern sich und der Körper wird zu etwas ganz Neuem.

Hormone sind der Motor der Veränderung

Wenn das Mädchen ein Gewicht von etwa 45 Kilogramm überschritten hat und damit das Körperfett einen bestimmten Anteil vom Gesamtgewebe erreicht hat, setzt die Puber-

tät ein. Man vermutet, daß dieser biologische Mechanismus dafür sorgt, daß Mädchen erst dann schwanger werden können, wenn sie selbst körperlich ausreichend ausgewachsen sind.
Dieser körperliche Reifungsschritt wird von einer zentralen Drüse im Gehirn – der Hirnanhangsdrüse – registriert. Sie beginnt daraufhin Steuerungshormone auszuschütten, die die Tätigkeit der weiblichen Organe und der weiblichen Hormone in Gang setzen: Die Pubertät beginnt.
Hormone regen die Ausreifung der Eierstöcke an und sorgen für die Bildung von Eierstockshormonen (→ Seite 52) sowie für einen geringen Anteil männlicher Hormone im Körper. Parallel dazu läßt ein Anstieg des Wachstumshormons im Blut die Mädchen noch einmal kräftig in die Länge schießen.

In drei Schritten vom Mädchen zur Frau

Die körperliche Reifung wird medizinisch in drei Schritte unterteilt:

- **Beginn der Schambehaarung** (Pubarche): Mit 8,5 bis 12,5 Jahren beginnen auf den Schamlippen die ersten Haare zu wachsen, zunächst noch glatt und ganz weich. Dies geschieht unter dem Einfluß von männlichen Hormonen. Erst nach einigen Jahren sind die Haare so fest und kraus wie bei einer erwachsenen Frau und haben die typische Dreiecksform.
- **Beginn des Brustwachstums** (Telarche): Mit 9 bis 13,5 Jahren fangen zunächst die Brustspitzen an zu wachsen und die ersten Achselhaare erscheinen. Fast nie sind beide Brüste gleich groß oder wachsen gleich schnell. Größe und Form von Busen und Brustwarzen richten sich nach ererbten Merkmalen. Nach vier bis fünf Jahren erst haben sie die Erwachsenengröße ereicht.
- **Erste Regelblutung** (Menarche): Mit 11 bis 15,5 Jahren beginnt die Periode mit kurzen Blutungen in unregelmäßigen Abständen – erst später wird der Zyklus stabil. Die bessere Ernährung und Gesundheit der Mädchen hat in den letzten 50 Jahren das Alter der ersten Blutung in immer jüngere Jahre vorgeschoben. Ein erster Hinweis auf die bevorstehende Menarche ist heller Ausfluß aus der Scheide etwa ein Jahr zuvor.

Spieglein, Spieglein an der Wand ...?

Schwierig zu verkraften sind für die meisten Mädchen die Begleiterscheinungen der Pubertät, die von der Hormonumstellung ausgelöst werden. Pickel, Mitesser und fettige Haare stören sehr das Schönheitsempfinden. Manche Mädchen werden unter einem plötzlichen Hormonschub pummelig und sind entsetzt, wenn sie dem erwünschten Schönheitsideal nun nicht mehr entsprechen. Das sensible Innere gerät oft und schon bei den geringsten Anlässen aus dem Gleichgewicht.

- Sorgfältige Körperpflege hilft in diesen Jahren die lästigen äußeren Symptome zu mildern.
- Kräuterkompressen mit Stiefmütterchentee oder Salben mit Kamillen-, Sonnenhut- oder Calendulaextrakten wirken auf natürliche Weise entzündungshemmend und fördern die Abheilung der Pickel.
- Teebaumöl hemmt wirksam das Bakterienwachstum. Etwas Öl auf die Pickel tupfen – nicht ausdrücken, das gibt nur Narben! Teebaumöl gibts in der Apotheke.
- Besonders wichtig ist es, ein positives Verhältnis zum eigenen Körper zu entwickeln. Sport und Bewegung sind dabei gute Helfer, am besten zusammen mit anderen und möglichst viel draußen. Denn körperliche Leistung stärkt das Selbstbewußtsein und setzt

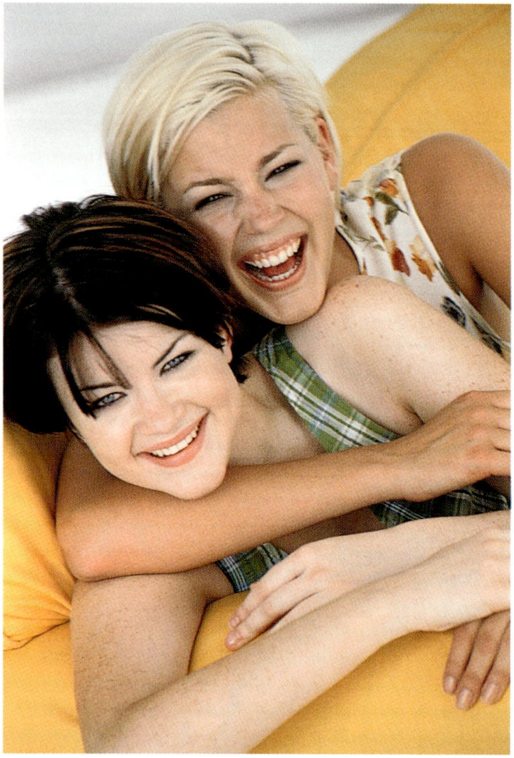

Die beste Freundin ist in dieser Zeit die wichtigste Gefährtin. Sie weiß um alle Wünsche, Gefühle und Ängste und teilt die ersten aufregenden Erfahrungen.

gleichzeitig körpereigene »Glückshormone« frei (→ Depressive Verstimmung, Seite 138).

- Durch das heute gängige überschlanke Schönheitsideal werden manche Mädchen zu falschem Eßverhalten verführt. Vorsicht ist geboten, um dem Körper dadurch nicht dauerhaften Schaden zuzufügen (→ Eßstörungen, Seite 143).

Das Interesse junger Mädchen an sich und ihrem eigenen Körper scheint den Erwachsenen manchmal übertrieben. Doch Selbstbeobachtung, Körperpflege und Schönheitsrituale helfen über Scheu und Scham hinweg und machen es der heranwachsenden jungen Frau leichter, die Veränderungen an Körper und Seele anzunehmen und zu respektieren.

Die eigene Identität finden

Die Pubertät kostet mindestens ebensoviel seelische wie körperliche Energie. Plötzlich erscheint den jungen Mädchen alles anders als vorher. Im Umschwung der Gefühle ist es nicht leicht, den neuen Standpunkt als Frau zu finden und sich von der Kinderzeit zu verabschieden. Noch für eine ganze Weile wird beides nebeneinander existieren.
Wichtige Themen dieses Lebensabschnittes sind Selbstwert, Geschlechtszugehörigkeit und Sexualität. Hier muß und möchte jedes Mädchen seine eigenen Erfahrungen machen – und die sind meist den Wünschen der Mütter entgegengesetzt. Doch gerade diese Phase ist wichtig, damit das Mädchen seine eigene und von der Mutter verschiedene Identität entwickeln kann.

An der Mutter erlebt das Mädchen, wie eine Frau sein kann und sie kann innerlich wählen, als Mädchen und Frau genau so, ähnlich oder ganz anders zu werden. Am Vater erlebt sie, wie anders sie ist als er und kann im Idealfall mit seiner Zuwendung und Unterstützung die Bestätigung und Anerkennung für ihr inneres Bild von sich finden. Doch kaum je läuft die Entwicklung vom Mädchen zur Frau so idealtypisch und günstig ab. Väter sind im Alltag viel zu häufig abwesend, als daß sich Mädchen ausreichend in ihnen »spiegeln« könnten, und Mütter lassen die Töchter oftmals entweder zu wenig oder zu forciert selbständig werden und erschweren damit deren notwendige Abgrenzung nach dem eigenen Tempo.

Als Eltern können Sie ihrer Tochter in dieser Phase helfen, indem Sie ihr keine starren Normen vorhalten, nach denen sie sich ausrichten muß. Denn nicht nur äußere, sondern vor allem die Entwicklung einer zuverlässigen inneren Eigenständigkeit sind für ein späteres ausgeglichenes Erwachsenenleben unerläßlich.

Mütter und Töchter

Weibliches Selbstwertgefühl entwickelt ein junges Mädchen nicht zuletzt durch die weiblichen Vorbilder in ihrem Leben. Das Vorbild der Mutter kann einem Mädchen vor allem dann dazu verhelfen, eine selbstbewußte Frau zu werden, wenn

- die Mutter eine eigenständige Persönlichkeit ist, die eigene Wünsche und Bedürfnisse empfindet, sie äußert und sich auch selbst dafür einsetzt, sie zu verwirklichen
- die Mutter neben dem Mutter-Sein auch ein eigenes Leben führt, selbstbewußte Partnerin des Vaters ist und einen eigenen Freundes- und Bekanntenkreis pflegt
- die Mutter einen eigenen Arbeitsbereich hat, den sie wichtig nimmt; das kann eine Erwerbstätigkeit, eine ehrenamtliche Arbeit oder die Hauswirtschaft sein – wichtig ist, daß alle spüren, daß die Mutter ihre Arbeit grundsätzlich wertschätzt, selbst wenn sie diese nicht immer gern erledigt
- die Mutter innerlich erlaubt und fördert, daß die Tochter eigene Ideen hat und diese auch umzusetzen versucht – selbst wenn sie nicht immer derselben oder sogar anderer Meinung ist.

Erste sexuelle Erfahrungen

Bei der sexuellen Entwicklung sind der körperliche und der seelische Bereich nur locker miteinander verbunden. Das wird heutzutage besonders deutlich, denn die Geschlechtsreife tritt zwar immer früher ein, die seelische Bereitschaft für eine dauerhafte Beziehung zu einem anderen Menschen verschiebt sich aber eher nach hinten. Kinder, die frühzeitig in die Pubertät kommen, verlieben sich deshalb nicht früher als andere. Die ersten sexuellen Erfahrungen machen Mädchen heute zwar insgesamt früher, jedoch sind die meisten erst zwischen 16 und 18 Jahren bereit, eine feste Partnerschaft zu versuchen, in der sie auch regelmäßig Sex haben. Für nahezu alle Mädchen stehen Zärtlichkeit, Zuwendung und Interesse aneinander im Zentrum einer Partnerbeziehung.

Fragen rund um das Thema Sexualität werden in der Pubertät nicht mehr mit den Eltern besprochen, sondern mit gleichaltrigen Freundinnen. Eltern sollten diese Grenzen respektieren und sich nicht gewaltsam zu Vetrauten ihrer Tochter machen wollen. Wichtiger ist es, das Gefühl zu vermitteln, da zu sein, wenn ein Gesprächspartner gebraucht wird.

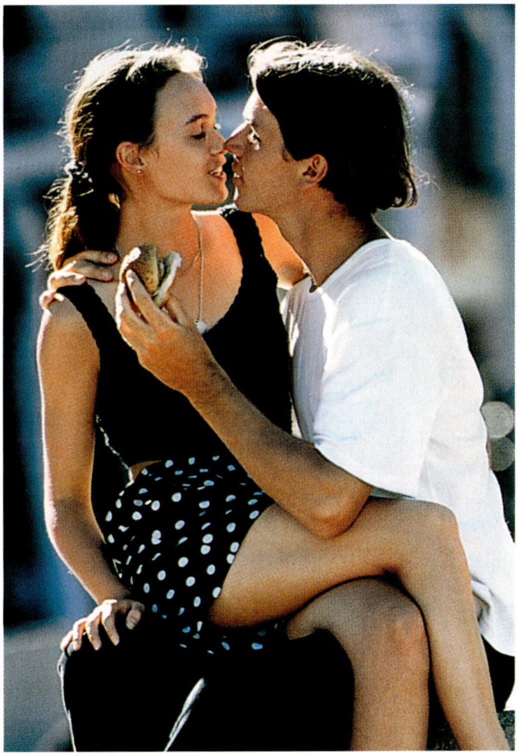

Die erste feste Partnerschaft ist begleitet von tiefen Gefühlen und dem Wunsch nach Zärtlichkeit, aber auch von Unsicherheit und Zweifeln.

Der frauliche Körper

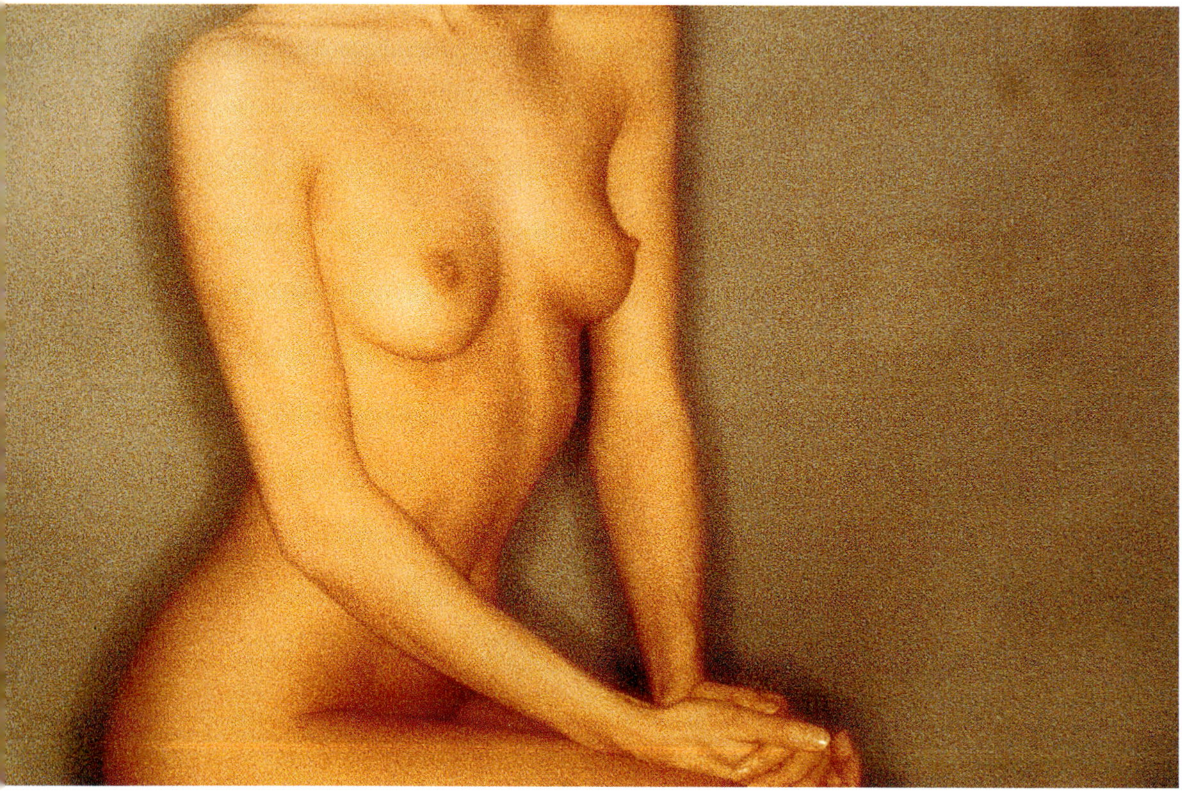

Kommt ein Kind auf die Welt, heißt die Frage immer: Junge oder Mädchen? Die erste »Schublade«, in die sich die Menschen unwillkürlich selbst einteilen, ist die Geschlechtszugehörigkeit. Das ganze Leben lang hat das Geschlecht eine besondere Bedeutung und vielfache biologische und gesellschaftliche Folgen.

Ein einziger Blick auf den »kleinen Unterschied« reicht, um Mädchen und Jungen zu unterscheiden. Diese äußerlich erkennbaren, bereits bei der Zeugung festgelegten Geschlechtsunterschiede werden von Medizinern die »primären Geschlechtsmerkmale« genannt. Bei Mädchen sind das die außen sichtbaren Venuslippen und die innen liegenden Organe Gebärmutter und Eierstöcke.

Die erst in der Pubertät unter dem Einfluß der Geschlechtshormone erwachsenden Unterschiede zwischen Frau und Mann werden die »sekundären Geschlechtsmerkmale« genannt. Das sind bei Frauen der Busen und die von den Männern unterschiedliche Form der Schambehaarung.

Da sie äußerlich nicht sichtbar sind, wissen viele Frauen nicht genau, wie ihre weiblichen Organe aussehen. Sie könnten sich nur mit Hilfe eines Spiegels betrachten und die inneren Organe nur ertasten. Den eigenen Körper kennenzulernen, kann aber vor allem jungen Mädchen helfen, unnötige Befangenheit und Ängstlichkeit abzulegen und Respekt vor der besonderen Schönheit ihres eigenen Körpers zu entwickeln.

Der Busen

Der Busen sieht bei jeder Frau anders aus. Er kann klein oder üppig, fest oder weich sein, Form und Farbe der Brustwarzen sind verschieden und meist sind auch die beiden Brüste unterschiedlich groß.
Unter dem Einfluß der Hormone beginnt der Busen in der Pubertät zu wachsen. Bei manchen Mädchen geht dieser Prozeß ganz allmählich los, bei anderen sehr früh und schnell. Das kann für das Mädchen problematisch sein, wenn beispielsweise der Körper schon sehr erwachsen aussieht, es innerlich aber noch fast ein Kind ist.

Drüsen und Hormone

Die Brüste bestehen aus Drüsen-, Fett- und Bindegewebe. Das Fettgewebe und die sie durchziehenden Bindegewebsstränge formen Größe und Festigkeit der Brüste.
Im Drüsengewebe wird zum Ende der Schwangerschaft und in der Stillzeit Milch gebildet. Die Drüsen haben die Form unzähliger kleiner Bläschen, die über feine Gänge in die größeren Milchgänge münden, die sich ihrerseits in der Brustwarze (Mamille) bündeln. Wird die Brustwarze durch Berührung oder Saugen gereizt, zieht sie sich mit Hilfe feiner Muskeln zusammen. Durch die Berührung der Brustwarze wird das Hormon Oxytocin freigesetzt. In der Stillzeit regt es die Milchbildung an, außerdem kann es die Gebärmutter zu Kontraktionen bringen. Auf diese Weise löst das Oxytocin Lustgefühle aus und trägt zum Orgasmus bei. Im Wochenbett dienen die Kontraktionen dazu, die Gebärmutter zur alten Größe zusammenzuziehen (→ Baby Blues, Seite 106).
Um die Brustwarze herum liegen viele Talgdrüsen, die das Gewebe geschmeidig halten. Auch einzelne Haare wachsen auf dem Warzenvorhof. Wen das stört, der kann sie kurz schneiden; sie herauszuzupfen, führt manchmal zu Entzündungen.

Das Netz der Lymphgefäße

Die Brustdrüsen werden von den Lymphgefäßen versorgt, die sich in den Achseln zu Lymphknoten verdichten (→ Zeichnung, Seite 151). Die Lymphgefäße bilden ein eigenes Netz im Körper, über das Flüssigkeit und Stoffwechselprodukte abtransportiert werden und Immunzellen zu ihrem Einsatzort gelangen. Kommt es im Drüsengewebe zu Entzündungen, so versuchen die Immunzellen des Lymphgewebes die Infektion einzudämmen. Zellbestandteile der Krankheitserreger werden in die Lymphknoten abtransportiert, dabei schwellen die Lymphknoten an – manchmal schmerzhaft.

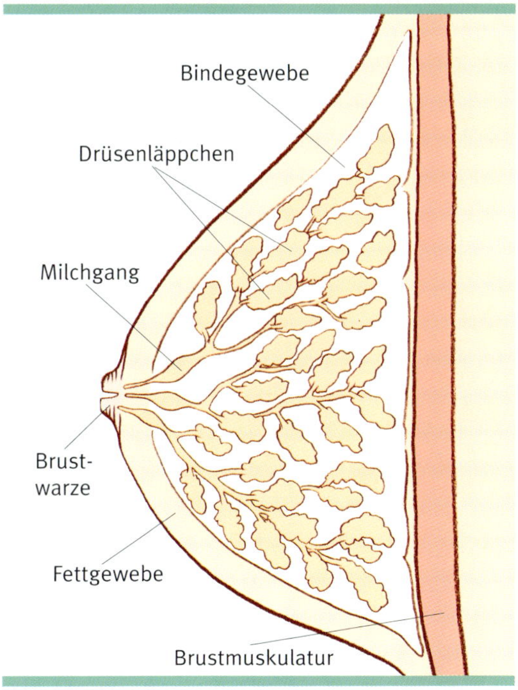

Vielfach verzweigte Drüsenläppchen durchziehen die Brust. In der Stillzeit produzieren sie die Milch, die sich in den Milchgängen zur Brustwarze hin sammelt.

Das gleiche passiert, wenn in der Brust ein Krebsherd entsteht: Die Immunzellen versuchen zunächst gegen die Krebszellen vorzugehen und sie abzutransportieren. Reicht die Kraft der Lymphabwehr nicht aus, um den Krebs zu zerstören, können auf diese Weise in den Achsellymphknoten Metastasen des Brustkrebses auftreten (→ Brustkrebs, Seite 188).

Venuslippen und Scheide
(Vulva und Vagina)

Die Geschlechtsorgane der Frau liegen im Inneren des Körpers geschützt verborgen. Von außen ist nur der Scheideneingang zu erkennen, der von den großen und kleinen Scham- oder Venuslippen bedeckt ist.

In den Venuslippen verborgen

Diese weichen Hautlippen schützen auch das Lustorgan der Frau, den Kitzler (Klitoris), der weiter vorn liegt. Zwischen Klitoris und Scheideneingang befindet sich die Öffnung der Harnröhre.
In der medizinischen Fachsprache werden Venuslippen, Klitoris, Scheiden- und Harnröhrenöffnung in ihrer Gesamtheit Vulva genannt. In der Umgangssprache wird die Vulva entweder mit verniedlichenden Bezeichnungen aus der Tierwelt oder abschätzig-obszönen Ausdrücken bezeichnet – ein Hinweis darauf, wie ungut wir mit Erotik und Sexualität im Alltag oft umgehen.
Innen ist die Vulva mit weicher und empfindsamer Schleimhaut ausgekleidet, außen ist die Haut fester und ab der Pubertät bis hin zum Venushügel mit krausem Haar bedeckt.
Die Vulva wird innen vom Sekret der Bartholin-Drüsen feucht gehalten. Diese Drüsen münden zwischen den inneren und äußeren

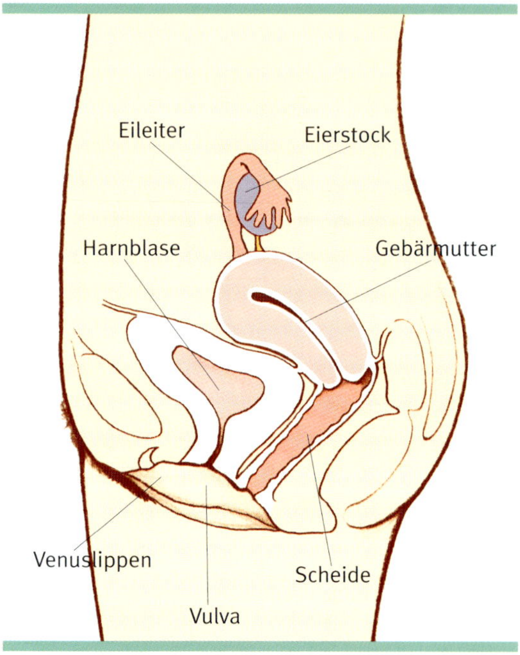

Die sogenannten primären Geschlechtsorgane liegen geschützt im Körperinneren: die Gebärmutter und die Eierstöcke. Von außen sichtbar sind nur die Venuslippen.

Venuslippen und sind als kleine rote Pünktchen sichtbar (→ Seite 154).
Zwischen Scheide und Darmausgang liegt ein fester Muskelwulst, der Damm. Er trägt zur Festigkeit des Beckenbodens bei, der die Bauchorgane nach unten abstützt (→ Beckenbodentraining, Seite 173).

Die Scheide

Die Scheide (Vagina) zieht sich nach innen bis zum Muttermund hinauf. Ihr Eingang ist erst nach dem ersten Verkehr vollständig geöffnet. Bei der Jungfrau ist die Scheide im hinteren Teil durch das sehr dehnbare Jungfernhäutchen (Hymen) halbmondförmig verschlossen. Beim ersten Verkehr reißt es nicht unbedingt ganz ein, deshalb ist auch der Schmerz oder die kleine Blutung nach dem ersten Mal bei jedem Mädchen verschieden.

Die Scheidenwände bestehen aus kräftigen und dehnbaren Muskeln, die innen mit einer Schleimhaut ausgekleidet sind. Diese liegt in weichen Falten aufeinander und hält die Scheide geschlossen. Die Scheide ist also kein offener Hohlraum, aus dem alles herausrutscht. Die Feuchtigkeit der Scheidenschleimhaut ist vom Östrogenspiegel abhängig. Bei lustvoller Erregung ist sie besonders hoch, nach den Wechseljahren geringer als in den Jugendjahren.
Die Scheidenflüssigkeit enthält milchsäurebildende Bakterien (Laktobakterien) – dieselben, die auch in naturbelassenem Joghurt vorkommen. Ihre Säure erhält die Scheide gesund und ihre Abwehrkraft stabil.
Im unteren Anteil der Scheide münden zahlreiche Nervenendigungen, im oberen Teil finden sich nahezu keine. So ist der Scheideneingang besonders empfindsam, die Region tief innen um den Muttermund herum aber kaum. Das macht auch Sinn: Erotische Berührungen können deshalb besonders lustvoll empfunden werden, aber die Dehnung des Muttermundes bei einer Entbindung ist trotzdem nicht unerträglich schmerzhaft.

Gebärmutter und Eileiter
(Uterus und Tuben)

Wenn Sie mit einem Finger tief nach innen und oben die Scheide ertasten, können Sie das untere Ende der Gebärmutter als feste halbkuglige Vorwölbung mit einem kleinen Grübchen in der Mitte – dem äußeren Muttermund (Portio) – fühlen. Weiter nach innen schließt sich der Gebärmutterhals (Cervix) an, den Sie aber selbst nicht mehr ertasten können.
Die Gebärmutter hat die Form einer auf den Kopf gestellten Birne und ist etwa zehn Zentimeter lang. Sie liegt mit ihrem kugeligen oberen Anteil entweder nach hinten zum Darm hin oder nach vorn zur Blase geneigt. Innen ist sie flach und mit einer dicken Schleimhaut (Endometrium) ausgekleidet. Diese Schleimhaut verdickt sich mit jedem Zyklus neu, und ihre oberste Schicht wird bei der Periode als Blutung abgestoßen.
Die Wand der Gebärmutter (Myometrium) besteht aus scherengitterartig verflochtenen, sehr kräftigen Muskelsträngen. Wegen des Scherengittereffektes können sich diese Muskeln während einer Schwangerschaft wie ein Ballon enorm aufdehnen und nach der Geburt wieder fest zusammenziehen. Bei den Wehen schieben sie das Kind mit großer Kraft aus der Gebärmutter heraus.
Die Gebärmutter liegt nicht »lose« im Bauchraum, sondern hat in Höhe des inneren Muttermundes beidseits straff-elastische Bänder, die sie an der Beckeninnenwand halten.
An den beiden oberen Enden läuft die Gebärmutter in den schmalen Eileitern (Tuben) aus. Sie haben ein trichterförmiges Ende mit feinen Flimmerärmchen, die das Ei nach dem Eisprung auffangen.

Begriffe rund um die Regel

- Zyklus: lateinisch für Kreis, der Zeitraum vom ersten Tag der einen bis zum ersten Tag der folgenden Blutung
- Menstruation: von lateinisch mens für Monat, Synonym für Monatsblutung, Periodenblutung
- Menarche: von griechisch archein für beginnen, erste Monatsblutung als Mädchen
- Menopause: von griechisch pauein für enden, letzte Blutung in den Wechseljahren

Im Eierstock reift jeden Monat ein Eibläschen. Die Spermien wandern den Eileiter entlang, dem Ei entgegen. Wird ein Ei befruchtet, so fängt es schon im Eileiter an sich zu teilen und nistet sich schließlich in der Gebärmutterschleimhaut ein.

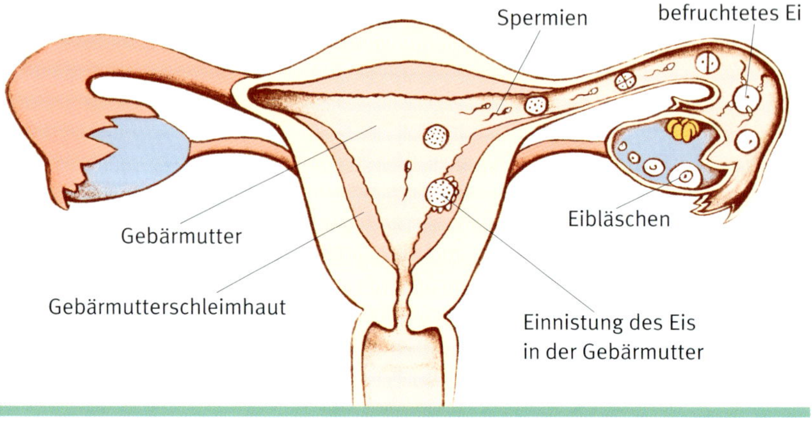

Die Eierstöcke (Ovarien)

Die beiden eiförmigen, etwa drei Zentimeter großen Eierstöcke (Ovarien) liegen rechts und links im Bauchraum unterhalb der Eileiter – von eigenen elastischen Bändern gehalten. Das neugeborene Mädchen hat bereits in seinen beiden Eierstöcken alle Eizellen angelegt, die sie je brauchen wird, zusammen fast eine Million. Es sind so viele, daß im Laufe ihres Lebens nur ein Bruchteil von ihnen heranreifen kann.

Jeden Monat ein Eisprung

In jedem Zyklus wächst mindestens ein Eibläschen (Follikel) im Eierstock heran. Es wölbt die äußere Haut des Eierstocks so weit vor, bis sie beim Eisprung platzt. Das Ei wird herausgeschwemmt und von den Eileitern aufgefangen, die sich mit den Flimmerhärchen millimeternah an die Eierstöcke schmiegen. So gehen fast nie gesprungene Eizellen verloren. Mit schlängelnden Bewegungen transportiert der Eileiter das Ei in die Gebärmutter. Dort ist die hochaufgebaute Gebärmutterschleimhaut bereit für die Einnistung des Eis (→ Zeichnung oben), falls eine Befruchtung stattfindet. Am Eierstock bleibt eine winzige Narbe zurück.

Der monatliche Zyklus

Frauen leben nach festen Regeln, jedenfalls was den monatlichen Periodenzyklus betrifft. Doch auch hier: Keine Regel ohne Ausnahme. Denn jede Frau hat ihren individuellen Zyklus, der vom Durchschnitt abweichen kann, und trotzdem für sie völlig normal ist. Einen »pünktlichen« Monatszyklus von genau 28 Tagen haben längst nicht alle Frauen. Bei der einen dauert der Zeitraum vom ersten Tag der einen bis zum ersten Tag der nächsten Blutung 26 Tage – bei der anderen 31 Tage. Sogar ein noch längerer Zeitraum kann im Einzelfall normal sein.
Mediziner teilen den Zyklus in zwei Phasen ein: die erste heißt Follikelreifungsphase, die zweite Gelbkörperphase. Diese Bezeichnungen beschreiben, was in den jeweiligen Phasen passiert (→ Zeichnung, Seite 53).

Das Eibläschen reift

Die Follikelreifungsphase reicht vom ersten Tag der Periodenblutung bis zum Eisprung. In dieser Zeit reift in den Eierstöcken normalerweise ein Eibläschen heran, manchmal auch 2 oder mehrere, die beim Eisprung aufspringen. Die Eizelle wird durch das Aufplatzen aus den Bläschen in den Eileiter hinausgespült. Diese erste Zyklusphase dauert etwa zwei Wochen. Sie ist variabel, weil sie stark von den sogenannten Steuerungshormonen im Gehirn abhängig ist.

Die Rolle der Hormone

Die beiden für den Zyklus wichtigen Steuerungshormone entstehen in der Hirnanhangsdrüse (Hypothalamus) und werden von dort über den Blutkreislauf an die Eierstöcke geleitet. Sie heißen Follikelstimulierendes Hormon (FH) und Luteinisierendes Hormon (LH) und sorgen gemeinsam für die Reifung der Eizellen im Eierstock und den Eisprung (→ Bild unten).

Der Periodenzyklus wird also vom Gehirn organisiert und gesteuert. Im Gehirn werden aber auch andere Steuerungshormone für andere Organe gebildet. Außerdem arbeiten auch die Streßhormone – beispielsweise Adrenalin und Noradrenalin – mit dem Gehirn zusammen. So ist es verständlich, daß sich Streß, seelische Belastungen und körperliche Krankheiten auf den Periodenzyklus auswirken. Sie beeinflussen die erste Zyklusphase – verkürzen oder verlängern sie – bis hin zum Ausfallen der regulären Blutung (→ Die Monatsblutung, Seite 161).

Der Gelbkörper bleibt zurück

Beim Eisprung bleibt das leere Eibläschen zurück. Es lagert winzige Mengen Fett ein und verfärbt sich dadurch gelb. Diese Verfärbung des Follikels hat der zweiten Zyklusphase ihren Namen gegeben: Gelbkörperphase. Nach einer Woche schrumpft der Gelbkörper allmählich und ist später nur noch als kleine Narbe am Eierstock zu erkennen.

Der Gelbkörper bildet selbst ein Hormon, nämlich das Progesteron. Dessen Aufgabe ist es, zusammen mit dem Östrogen, das von den Eierstöcke gebildet wird, die Gebärmutterschleimhaut zum Wachstum anzuregen, damit sich ein befruchtetes Ei gut einnisten kann.

Die Gelbkörperphase ist bei einem ausgeglichenen Hormonhaushalt immer genau 14 Tage lang (→ Bild unten). Danach hört der Gelbkörper auf, Progesteron zu bilden und schrumpft. Wenn der Progesteronspiegel sinkt, kann die verdickte Schleimhaut in der Gebärmutter nicht mehr gehalten werden. Sie wird unter Kontraktionen der Gebärmutter als Blutung abgestoßen. Jeden Monat gehen dabei etwa 50 Milliliter Blut ab – das ist etwa eine halbe Kaffeetasse voll.

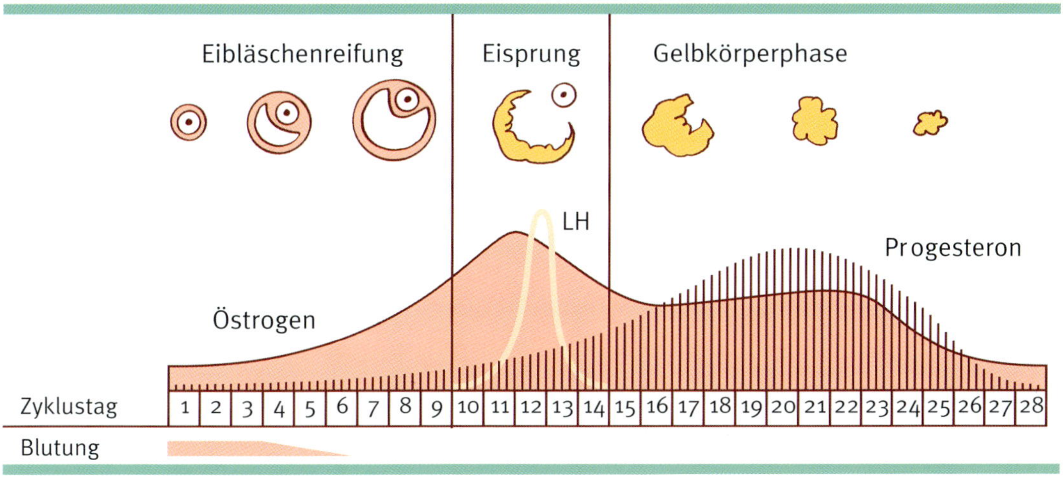

Sensibles Zusammenspiel der Hormone

• Der Hormonzyklus, der den Periodenkreislauf steuert, läuft in sehr enger Abstimmung der Hormone untereinander ab. Die Steuerungshormone im Gehirn beeinflussen die Eierstöcke, in denen Östrogen und Progesteron gebildet wird. Die Menge des jeweiligen Hormons im Blut wird von feinen Meßfühlern im Gehirn registriert und nach Bedarf reguliert. So hält sich der Kreislauf über Rückkopplungsreaktionen letztlich von selbst im Gleichgewicht.

• Nicht in jedem Zyklus findet ein Eisprung statt. Besonders in der Pubertät und den beginnenden Wechseljahren sind die Zyklen häufig ohne Eisprung (anovulatorisch). Der Gelbkörper bildet aber trotzdem ab der Zyklusmitte Progesteron. Deshalb kommt es auch nach einem Zyklus ohne Eisprung zur Periodenblutung.

• Leichte Veränderungen in der Abstimmung der verschiedenen Hormone untereinander, ausgelöst beispielsweise durch Streß, können Auswirkungen auf den Zyklus haben – bis hin zum Ausbleiben der Periode (→ Seite 165), des Eisprungs und ungewollter Kinderlosigkeit (→ Seite 68).

• Durch den erhöhten Progesteronspiegel steigt die Körpertemperatur direkt nach dem Eisprung um ein halbes Grad an. Gleichzeitig ändert sich die Zusammensetzung des Schleims im Gebärmutterhals, damit die Spermien besser eindringen können. Beide Effekte nutzt die Natürliche Familienplanung zur Bestimmung der fruchtbaren Tage (→ Seite 67).

Bemerkungen zur Monatsblutung

Auch heute noch haben sich zum Teil abergläubische Vorurteile über die Periode gehalten – wenn auch meist aus Unwissenheit. Hier einige Hinweise, falls Sie sich unsicher sind.

• **Schwimmen**: Die Scheide ist kein nach unten offenstehender Hohlraum – Wasser dringt also üblicherweise nicht in sie ein. Deshalb kann weder baden noch schwimmen schaden. Wenn Sie – beispielsweise im öffentlichen Schwimmbad – sicher gehen wollen, kein Blut ins Wasser zu verlieren, benutzen Sie Tampons.

• **Sport**: Während der Periode ist Sport keineswegs ungesund – im Gegenteil. Bewegung kann Verkrampfungen lösen und damit Periodenschmerzen mildern. Sie können alle Sportarten machen, zu denen Sie in dieser Zeit Lust haben.

• **Sex**: Manche Paare finden es besonders schön, während der Blutung Sex zu haben, andere mögen es nicht. Ein Orgasmus jedenfalls ist eine wirksame Hilfe gegen Periodenschmerzen, denn er entspannt die Gebärmutter. Es gibt keinen Grund dagegen, denn Infektionen treten nur bei mangelhafter Hygiene auf. Eine Empfängnis ist während der Periode mit großer Sicherheit ausgeschlossen.

• **Schlacken**: Die Vorstellung, während der Periode würden Schlacken aus dem Körper ausgeschieden, ist unsinnig. Sie stammt aus einer Zeit, in der man meinte, daß die Blutung eine innere Reinigung sei, und Frauen deshalb in dieser Zeit Unreines ausscheiden würden. Deshalb wurden ihnen vielfache religiöse Gebote aufgelegt: Sie durften keine Gäste bewirten, keinen Sex haben, nichts pflanzen, nicht einkochen, nicht am Gottesdienst und der Kommunion teilnehmen. Diese Vorstellungen sind unangemessen, diskriminierend und überholt. Es wird ganz normales Blut ausgeschieden, nichts weiter.

Lust und Liebe

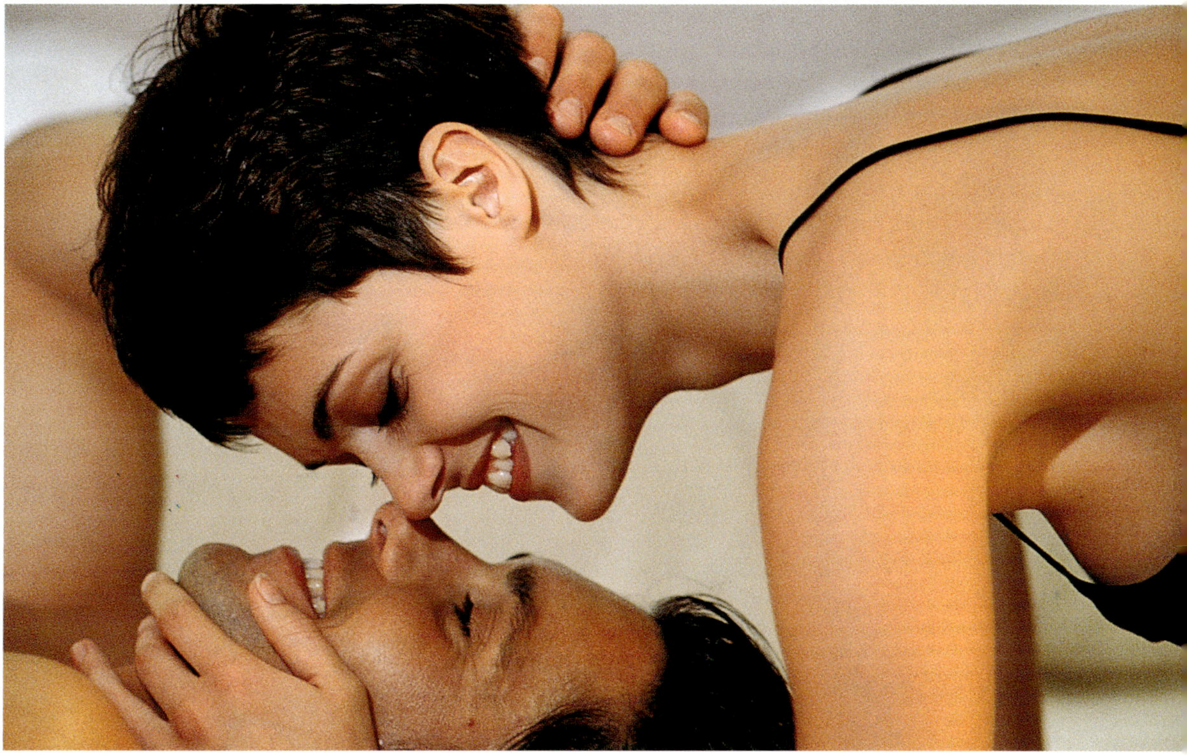

Lust und Liebe bringen im Leben vieles in Bewegung. Liebevolle, zugewandte Beziehungen zu anderen beglücken und sind eine Quelle der Lebensfreude. Die Lust der Menschen aneinander muß dabei nicht unbedingt sexuell sein. Wenn sich in Ihrem Leben beide Seiten körperlicher und seelischer Liebe ergänzen, können Sie sich glücklich schätzen.

Die Lust kennt kein Alter

Die Fähigkeit zur Lust ist allen Menschen und in allen Lebensaltern mitgegeben. Schon der Säugling saugt zufrieden an der Brust oder lutscht vergnügt an seinen Zehen. Kinder aller Altersstufen genießen es zärtlich gestreichelt zu werden, oder selbst Vulva und Penis zu berühren, um in Wohlgefühl zu sinken.

Erst mit der Pubertät ist die körperliche Lust eindeutiger sexuell geprägt. Die Fähigkeit zur sexuellen Lust und der Drang nach Befriedigung entstehen im Hormonschub der Pubertät. Jugendliche gehen zunächst ganz unbeschwert mit ihrer Lust um, ohne sie gleich sexuell konkret umsetzen zu wollen. Ernten sie dafür aber kritische Blicke oder tadelnde Äußerungen, kann sich die Freude an der Lust schnell in Hemmungen verwandeln.

Von solchen gesellschaftlichen Verhaltensregeln fühlen sich auch ältere Menschen eingeengt. Manche Mitmenschen glauben, sie seien »zu alt« für ein zärtliches Beisammensein in der Öffentlichkeit. Das sind unsinnige Normen, die außer Acht lassen, daß Erotik und Gefühle keine Altersgrenzen kennen.

Frauen lieben anders

Die 60er Jahre waren das Zeitalter der »sexuellen Revolution«. Sexualforscher machten umfassende Untersuchungen zur menschlichen Sexualität und haben vor allem die körperlichen Abläufe intensiv studiert und beschrieben. Ihre Erkenntnisse bestätigten zum Beispiel wissenschaftlich, daß Frauen durch Stimulation der Klitoris vielfache Höhepunkte hintereinander haben können und daß dazu kein vaginaler Sex nötig ist.
Seitdem legen viele Paare das Wissen um die Möglichkeiten als Leistungsdruck aus. Die Verpflichtung zur Lust engt aber letztendlich auch wieder ein und dämpft die Gelüste. Eine ausgefeilte Sexualtechnik kann zwar den Orgasmus herbeiführen, doch bleiben Sie ohne tiefe innere Befriedigung, wenn Sie sich nicht in Ihrer Gesamtheit angenommen und begehrt fühlen.
Frauen knüpfen an die körperliche Lust schneller den Wunsch nach Liebe, nach fester Beziehung und zärtlichem Interesse aneinander als Männer. Sex für den kurzen Genuß und ohne lange Bindung ist erst mit zuverlässigen Verhütungsmitteln für Frauen möglich geworden und längst nicht für alle erstrebenswert. Dahinter stehen einerseits gesellschaftliche Normen, doch wahrscheinlich auch biologische Faktoren.

Was bei der Liebe geschieht

Sexuelle Erregung verändert den Körper. Kommen Liebende sich näher, rötet sich die Haut, sie schwitzt leichter und wird sensibler für Berührungen. Der Busen wird fester und die Brustwarzen stellen sich auf. In dieser ersten Phase, der Erregungsphase, schwellen auch die Venuslippen an, die Klitoris wird prall, Scheide und Scheideneingang werden feucht.

Zu gutem Sex gehört ein lustvolles Vorspiel, in dem man gegenseitig durch intime Zärtlichkeit leidenschaftliche Erregung entfacht. Die Berührung der erogenen Zonen verändert nicht nur die Geschlechtsorgane – der ganze Körper gerät unter Spannung. Blutdruck, Atmungs- und Herzfrequenz steigen, alle Muskeln spannen sich an. Die Haut wird überall stark durchblutet, aber besonders viel Blut strömt in Vulva und Penis, die dabei anschwellen. Jede Frau erlebt die Lustempfindungen anders, mit ganz individuellen Gefühlen und entsprechendem Verhalten – und das je nach Stimmung auch nicht jeden Tag gleich.

Höhepunkt und wohlige Entspannung

Kurz vor dem Orgasmus – in der Plateauphase – wölbt sich die Scheide im inneren Bereich und die Gebärmutter hebt sich. Die Klitoris zieht sich etwas zurück. Beim Or-

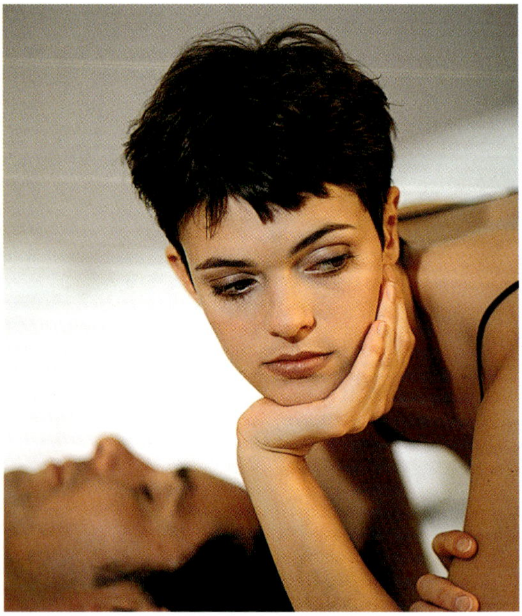

Die sexuelle Lust ändert sich mit Alltagsbelastungen, Stimmungen und Erlebnissen. Auch wenn Sie mal enttäuscht sind: Reagieren Sie gelassen.

gasmus spüren die meisten Frauen ein angenehmes, tief entspannendes rhythmisches Ziehen und Klopfen im Unterbauch und in der Scheide. Die »orgiastische Manschette« – das sind Scheidenwand, Venuslippen und der Beckenboden – ziehen sich zusammen und entspannen wieder. Dieser Moment höchster Lustgefühle dauert nur wenige Sekunden. Das angenehme Prickeln, das den Körper dabei durchströmt, stammt von den Endorphinen, den körpereigenen »Glückshormonen«.
Nach dem Orgasmus strömt das Blut aus dem Beckenbereich wieder in den übrigen Körper zurück und hinterläßt ein Gefühl wohliger Entspannung und Schläfrigkeit. Diese Rückbildungsphase ist für viele Frauen ebenfalls lustvoll und sie wünschen sich noch ausklingende Nähe und Zärtlichkeit. Auch der Höhepunkt ist bei jeder Frau anders und es gibt keine Norm für das »richtige« Empfinden und wie Sie dahin kommen. Was gefällt und Ihnen und dem Partner, der Partnerin oder Dritten nicht schadet, kann nicht falsch sein.

Störungen der Lust

Nicht alle Menschen können ihre Lust auch unbeschwert leben. Jeder muß sich erst selbst kennenlernen, um seinen persönlichen Weg zur Befriedigung zu finden. Familiäre, moralische und religiöse Normen nehmen dabei Einfluß auf die Freiheit unserer Gefühle. Diese auferlegten Regeln können einengen, hemmen und so die Lust rauben. Doch gerade weil Normen begrenzen, ermöglichen sie andererseits auch die lustvolle Überschreitung der Grenzen. Verbotenes und Unübliches ist immer aufregender als das Gewöhnliche. In der heutigen Medien-Gesellschaft gibt es allerdings auch das Leiden an der Übersättigung. Vormals exzentrische Praktiken werden plötzlich zur Norm erhoben und liebevoller Sex im Alltag wird zum »Blümchensex« abqualifiziert.

Genußfähigkeit ist nicht abrufbar

Jeder kennt es aus eigener Erfahrung: Streß aller Art, Krankheit und Schmerzen, Überarbeitung und Sorgen trüben sexuelle Freuden oder brauchen so viel Energie, daß für sexuelle Lust nichts mehr übrigbleibt.

Wohin bei Partnerschaftsproblemen?

Wenn es in der Beziehung kriselt und Unverständnis und Streit sich so breit machen, daß Sie sich nicht mehr zu helfen wissen, gibt es Möglichkeiten der Beratung. Partner- und Eheberatungen werden von freien Wohlfahrtsverbänden, Kirchen, städtischen Beratungsstellen und ärztlichen und psychologischen Psychotherapeuten angeboten. Rufen Sie ohne Scheu unverbindlich an und erkundigen sich über die verschiedenen Hilfsangebote.

- **Paartherapien** sind für Paare gedacht, die willens sind, an ihrer Beziehung zu arbeiten. Sie versuchen, die Erwartungen der Partner aneinander zu klären, gestörte Kommunikation wieder in Gang zu bringen und Anregungen zu geben, sich neu aufeinander einzulassen. Hat einer der beiden Beteiligten kein wirkliches Interesse, kann die Paartherapie nicht helfen.
- **Familientherapien** beziehen die ganze Familie mit ein: also auch Eltern und Kinder. Sie versuchen herauszuarbeiten, welche Störungen das Gespräch miteinander verhindern und regen an, neue Umgangsformen miteinander zu probieren. Das Ziel ist, die Familie zusammenzuhalten und nur im Extremfall eine Trennung zu begleiten.

Solche Probleme sind erfreulicherweise meist vorübergehend.
Viele Frauen neigen dazu, die Probleme der Partnerschaft ausschließlich sich zuzuschreiben. Keine Lust zu haben oder den Mann impotent zu erleben, führen sie auf eigene Unfähigkeit zurück, statt gemeinsam nach Ursachen zu suchen.

Wenn Sie Hilfe brauchen

Sexualwissenschaftler unterscheiden verschiedene anhaltende Störungen der Sexualität bei Frauen: Lustlosigkeit (Frigidität), das Ausbleiben des Orgasmus (Anorgasmie), Schmerzen und Scheidenverkrampfung während des Verkehrs (Vaginismus) und den Rückzug von der Sexualität. Bei vielen Betroffenen gehen die Probleme auch ineinander über. Beispielsweise verliert sich, wenn über längere Zeit der Orgasmus ausbleibt, häufig die Lust auf Sex überhaupt. Auch das Gegenteil – ständiger Partnerwechsel – kann eine Störung sein. Aus Lust am Abenteuer oder dem Gefühl »es wird zu nah« eine Beziehung zu beenden und Neues zu probieren, ist oft nicht nur Ausdruck innerer Freiheit. Hinter dieser Flucht vor tieferer Berührung können auch unbewußte Bindungsängste oder Minderwertigkeitsgefühle stehen.
Wenn Sie gerne mit jemandem über Ihre Probleme sprechen möchten, können Sie sich bei Ihrer Frauenärztin, einer Psychotherapeutin, einer Eheberatungsstelle oder einem Frauenzentrum nach professioneller Hilfe erkundigen.
Es gibt spezielle Sexualtherapien (→ Seite 239), in denen das Paar gemeinsam versucht, den Weg zueinander wiederzufinden und neue Wege miteinander auszuprobieren.

Ein Maß für die Sicherheit: der Pearl-Index

Die Sicherheit eines Verhütungsmittels ist ein wichtiges Kriterium, um für sich selbst die richtige Wahl zu treffen. Ein Maß hierfür bietet der Pearl-Index – benannt nach seinem Erfinder.

- Der Pearl-Index besagt, wieviele von 100 sexuell aktiven Frauen binnen eines Jahres trotz einer bestimmten Verhütungsmethode schwanger werden.
- Je niedriger der Index, desto sicherer die Verhütungsmethode.

Empfängnisverhütung

Nicht jedes Paar möchte, daß aus gemeinsamer Lust gleich ein Kind entsteht. Das war schon zu allen Zeiten so. Und immer war es eher Frauensache, eine unerwünschte Schwangerschaft zu verhindern.
Erst mit der Entdeckung der Hormone nach dem Zweiten Weltkrieg und der gesellschaftlichen Liberalisierung in den 60er Jahren begann der Siegeszug der Verhütungsmittel – und damit die Freiheit der Frauen, ihren Lebensplan selbst zu bestimmen.

Welche Verhütung ist die beste?

Das ideale Verhütungsmittel ist bis heute nicht gefunden. Es müßte leicht anzuwenden sein, das Liebesspiel nicht stören, sofort wirken und dabei nebenwirkungsfrei sein. Es sollte Frauen und Männer gleichermaßen in die Verantwortung einbeziehen, sexuell übertragbare Infektionen verhindern und zudem preiswert sein. Ein solches »Wundermittel« gibt es nicht, und deshalb ist es für jedes Liebespaar wichtig, eine individuell passende Methode zu wählen. Hier spielen die persönlichen Lebensumstände, das Alter, die Stabilität der Beziehung und die Zu-

Moderne Verhütungsmittel auf einen Blick

Methode	Anwendung	Vorteile	Nachteile
Natürliche Familienplanung (NFP)	den eigenen Körper beobachten, in den fruchtbaren Tagen Enthaltsamkeit	den eigenen Körper genau kennenlernen, keine Chemie	nur bei regelmäßigem Zyklus möglich
Kondom	die Spermien werden in einer Gummihülle aufgefangen	einfache Anwendung, gleichzeitig Schutz vor Infektionen	nicht bei Latex-Allergie
Diaphragma	versperrt den Samen den Weg in den Muttermund	keine Chemie	keine
Spirale	Schwächung der Spermien, so daß sie nicht in den Eileiter wandern können	für etwa 2 Jahre keine Verhütungsprobleme	stärkere, schmerzhaftere Monatsblutung
Gel, Creme	schädigt die Schutzhülle der Spermien	gleichzeitig gewisser Schutz vor Bakterien- und Pilzinfektionen	Juckreiz oder unangenehmes Wärmegefühl
Pille	Hormone täuschen dem Körper eine Schwangerschaft vor, dadurch kein Eisprung	keine Vorbereitungen beim Sex, schmerzlose Monatsblutung	mögliche Nebenwirkungen der Hormone, zum Beispiel Durchblutungsstörungen
Mini-Computer	durch Temperaturmessung und Urinproben rechnet das Gerät die fruchtbaren Tage aus	ähnlich der NFP Kennenlernen des Körpers, keine Chemie	keine

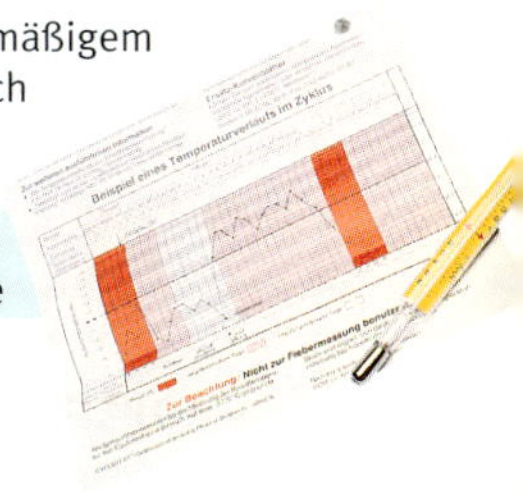

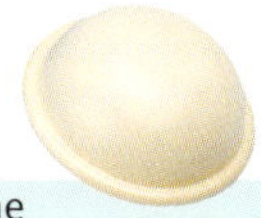

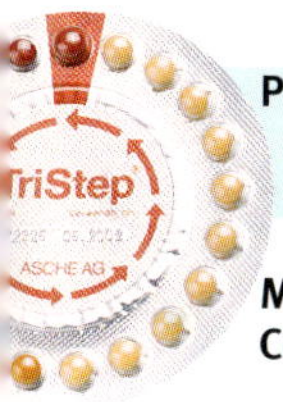

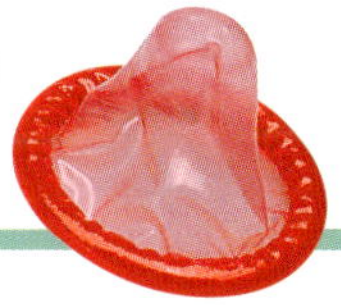

kunftspläne eine wichtige Rolle. Wir haben für Sie die heute üblichen Verhütungsmethoden zusammengestellt, damit Sie sich einen Überblick verschaffen und dann individuell entscheiden können.
Trotz verantworungsvoller Verhütung sollten Sie sich gelegentlich fragen, was werden soll, wenn die Verhütung einmal nicht klappt und sich unerwartet ein Kind ankündigt. Eine solche Frage rechtzeitig zu besprechen, kann ein wichtiger Prüfstein für die Beziehung zueinander sein.

Natürliche Familienplanung

Die natürliche Familienplanung (kurz NFP) bietet einer Frau die Möglichkeit, autonom und unabhängig von medizinischer Technik eigene Körperbeobachtungen anzuwenden. Sie läßt sich ohne aufwendige Hilfsmittel durchführen, setzt aber einen regelmäßigen Zyklus voraus.
Das Prinzip beruht darauf, die fruchtbaren Tage der Frau festzustellen. Deshalb läßt sie sich sowohl zur Verhütung, als auch zur Planung eines Babys einsetzen. Im einen Fall müssen Sie in den fruchtbaren Tagen auf sexuellen Verkehr verzichten – oder zum Beispiel Kondome benutzen – und im anderen Fall gerade dann miteinander schlafen.

- Grundsätzlich gilt: Das Ei ist nach dem Eisprung etwa 6 Stunden befruchtungsbereit – Samenfäden leben ungefähr 48 Stunden lang. Das bedeutet, daß es auch dann zur Befruchtung kommen kann, wenn Sie ein bis zwei Tage vor dem Eisprung ungeschützten Sex haben.
- Zur Feststellung der empfängnisbereiten Tage kombiniert die NFP zwei Methoden:

Temperaturmessung und Selbstuntersuchung. Beide Methoden geben für sich genommen schon Aufschluß über den Eisprung, aber kombiniert sind sie noch sicherer. Im Kapitel Kinderwunsch werden die Einzelheiten der Methode genau besprochen (→ Seite 67).

- Als Verhütungsmethode ist die Natürliche Familienplanung ohne jede Nebenwirkung und kann auch von religös gebundenen Frauen ohne moralische Bedenken angewandt werden.
- Allerdings setzt sie eine stabile Beziehung voraus, in der auch der Partner um die körperlichen Vorgänge weiß und sich auf den weiblichen Rhythmus einlassen kann. Zudem ist ein großes Maß an Disziplin seitens der Frau erforderlich, wenn die Methode einigermaßen sicher sein soll. Dann allerdings liegt der Pearl-Index bei 3.

Kondom

Das Kondom (auch Präservativ, Pariser, Gummi) ist seit dem 16. Jahrhundert als Mittel zur Verhütung und zur Vorbeugung gegen Geschlechtskrankheiten verbreitet. Zunächst wurden alle möglichen Materialien verwendet, von denen man sich Schutz versprach. Heute ist das Kondom ein Einmalartikel aus Latex, vom Hersteller auf Dichtigkeit und Reißfestigkeit überprüft.

- Das Kondom ist bisher das einzige gängige Verhütungsmittel für den Mann. Es wird über das erigierte Glied gerollt und fängt bei der Ejakulation die Samenfäden auf. Kondome sind heutzutage so dünn, daß sie die Empfindungsfähigkeit nicht mehr stören.
- In den letzten Jahren haben Kondome durch die AIDS-Kampagnen große Popularität erlangt. Heute ist es ziemlich selbstverständlich, sich im Supermarkt, der Apotheke oder im Automaten Kondome zu kaufen, und Jugendliche albern offen über Formen, Farben, Rillen und Noppen.

Verhütung per Computer

Seit neuestem gibt es kleine Mini-Computer, die, ähnlich wie die NFP, die fruchtbaren Tage bestimmen. So ist wahlweise gezielte Verhütung oder bewußter Sex bei Kinderwunsch möglich.

- In den kritischen Tagen nehmen Sie jeden Morgen eine Urinprobe und halten ein spezielles Teststäbchen hinein.
- Danach führen Sie das Teststäbchen in das Meßgerät ein, das feststellt, wieviel Luteinisierungshormon (LH) und Abbauprodukte von Östradiol im Urin vorhanden sind.

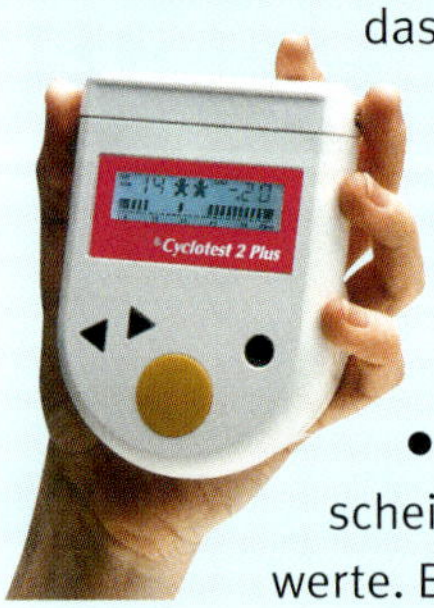

- Auf dem Monitor erscheinen dann die Hormonwerte. Es zeigt an, wenn ein Eisprung bevorsteht oder gibt entsprechend »grünes Licht« für ungeschützten Verkehr.

- Kondome sind das einzige Verhütungsmittel, das gleichzeitig Mann und Frau vor einer Übertragung von Geschlechtskrankheiten schützt, denn Penis und Scheide kommen nicht in direkten Kontakt miteinander. So können weder Pilze, Bakterien noch Viren aus Scheidensekret, Menstruationsblut oder Sperma übertragen werden.
- Kondome sind sehr einfach anzuwenden, wenn aber nach dem Orgasmus das Glied wieder abschwillt, kann es abrutschen. Deshalb ein bißchen üben und das Kondom zum Schluß festhalten. Das Kondom ist – richtig angewendet – ein sicheres Verhütungsmittel. Der Pearl-Index liegt bei 3.
- Die einzige Nebenwirkung betrifft Menschen mit einer Latexallergie. Sie können innerhalb kurzer Zeit mit Juckreiz und Hautrötungen reagieren.

Schaumzäpfchen und Cremes

Alle samenabtötenden Mittel enthalten den Wirkstoff Nonoxinol-9. Er hemmt die Beweglichkeit der Samenfäden und fördert ihren Abbau durch Scheidenenzyme. Samenabtötende (spermizide) Verhütungsmittel gibt es als Zäpfchen, Salbe, Cremes, Tabletten oder Schaumpräparate.

- Ein Vorteil der Nonoxinol-Mittel ist, daß sie innerhalb einer Viertelstunde wirken und deshalb auch ohne lange Vorplanung genutzt werden können. Allerdings sind sie relativ unsicher, der Pearl-Index liegt nur bei 6 bis 10.
- Nachteilig ist, daß die Mittel die Haut reizen können. Manche Frauen spüren nur ein starkes Wärmegefühl, aber auch Juckreiz und Rötungen von Scheide und Penis sind relativ häufig.
- Manche Cremes riechen unangenehm, werden sehr flüssig beim Verkehr oder schmecken bitter – das vergällt den Spaß an oralen Vorspielen.
- Bei häufiger Anwendung von Nonoxinol-Mitteln wird die normale Scheidenflora gestört, da auch die gesunden Milchsäurebakterien mit abgetötet werden.

Diaphragma

Das Diaphragma ist eine mechanische Barriere: Sie wird weit in die Scheide eingeführt und verschließt den Zugang zum Muttermund, so daß die Spermien nicht in die Gebärmutter eindringen können.

- Es besteht aus einem elastischen Gummiring, über den eine Latexhaut gespannt ist. In die Scheide eingesetzt, spannt es sich von innen allseits fest an die Scheidenwand und verschließt so den Zugang zum Muttermund. Den Ring gibt es in verschiedenen Größen. Damit er richtig sitzt, muß er bei der Frauenärztin, in Frauengesundheitszentren oder bei Pro Familia angepaßt werden.
- Das Diaphragma legen Sie kurz vor dem Sex selbst ein: Da es aus Gummi ist, können Sie es flach zusammendrücken, dann schieben sie es so tief wie möglich in die Scheide. Wenn Sie es loslassen, spannt es sich auf. Kontrollieren Sie den richtigen Sitz, indem Sie mit dem Finger rund um den Rand des Diaphragmas herumfahren.
- Vor dem Einlegen sollten Sie eine samenabtötende Creme (→ links) auf den Rand des Diaphragmas geben – das schafft zusätzliche Sicherheit. Nach dem Verkehr muß das Diaphragma noch etwa acht Stunden liegenbleiben, bis alle Samenfäden nicht mehr befruchtungsfähig sind. Erst dann darf es herausgenommen werden.
- Prüfen Sie regelmäßig im Gegenlicht, ob Sie einen Riß entdecken. Spätestens nach zwei Jahren Gebrauch sollten Sie es in jedem Fall ersetzen. Es läßt sich in klarem Wasser reinigen und sollte in einem Kästchen trocken und dunkel aufbewahrt werden.
- Das Diaphragma ist ein nebenwirkungsfreies Verhütungsmittel. Wichtig für die

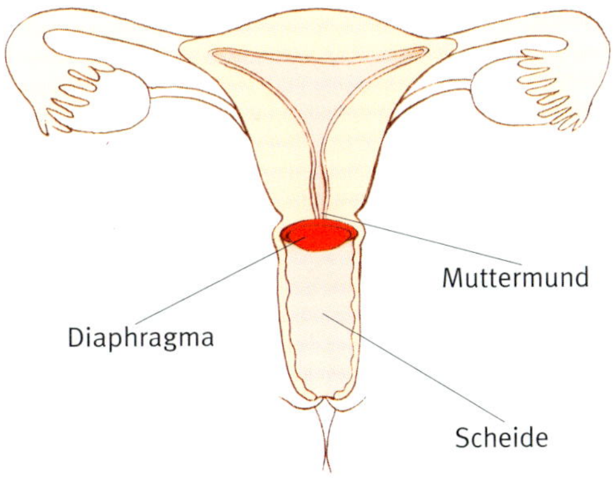

Das Diaphragma ist eine Kappe aus Latex, die jeweils vor dem Sex eingesetzt wird. Sie verschließt den Muttermund, so daß Spermien nicht eindringen können.

Sicherheit ist, daß es gut sitzt, dann liegt der Pearl-Index bei 4 bis 7. Die Paßform kann sich verändern, wenn Sie mehr als fünf Kilo zu- oder abnehmen. Für Frauen mit einer Gebärmuttersenkung (→ Seite 172) ist das Diaphragma ungünstig, weil es meist nicht gut genug sitzt.

Die Spirale

Die Spirale (auch Intrauterinpessar, IUP) ist ein Fremdkörper, der in die Gebärmutter eingeführt wird und dort eine leichte Entzündung auslöst. Der Nebeneffekt dieser lokalen Abwehrreaktion ist, daß dadurch die Befruchtungsfähigkeit von eindringenden Spermien gehemmt und die Einnistung eines Eis in der Gebärmtter verhindert wird.

Die Vorgänge in der Gebärmutter

- Im Inneren der Gebärmutter kommt es zu einer ständigen milden Entzündungsreaktion. In der sich kein befruchtetes Ei einnisten kann. Da die »Spiralenentzündung« nicht bakteriell oder viral bedingt ist, ist sie ungefährlich – sie »überlistet« aber den Organismus.
- Eine der ersten Spiralen in den 20er Jahren war ein Spiralring aus Silberdraht, daher der Name. Heute bestehen sie aus glattem und reizarmem Kunststoff. Sie haben verschiedenartige Formen und Größen. Je nach Gebärmutter wird die passende ausgesucht. Am leichtesten lassen sich die T- und 7-förmigen Spiralen einlegen.
- Bei einigen Modellen ist der Stiel zusätzlich mit feinem Kupferdraht umwickelt. Die freiwerdenden Kupfer-Ionen bremsen die Beweglichkeit der Samenfäden und verzögern so zusätzlich deren Befruchtungsfähigkeit. Verhütung mit Spirale ist also nicht unbedingt eine frühzeitige Abtreibung, wie es manche Abtreibungsgegner sehen.

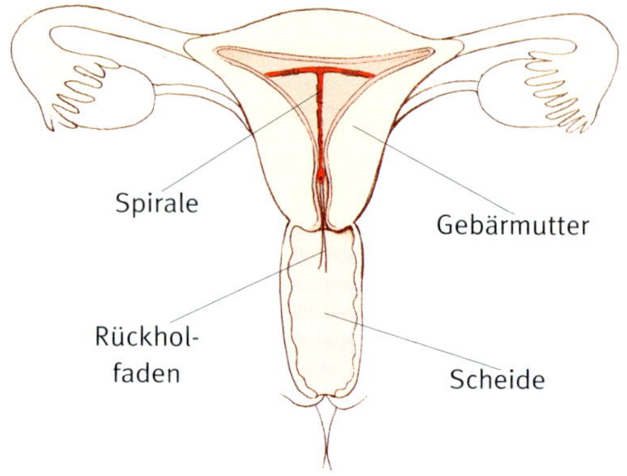

Eine Spirale wird von der Frauenärztin in die Gebärmutter eingesetzt und kann dort für mehrere Jahre bleiben. Dieser Fremdkörper verhindert die Befruchtung.

Das Einsetzen der Spirale

- Die Spirale muß von der Frauenärztin eingelegt werden. Sie wird durch den Muttermund in die Gebärmutter hineingeschoben. Normalerweise ist das nicht sehr schmerzhaft – Sie spüren nur ein kurzes Ziehen. Eine örtliche Betäubung oder Narkose ist nicht nötig.
- Im Anschluß wird durch Ultraschall die Lage der Spirale überprüft. Zur Kontrolle werden Sie sieben bis zehn Tage später nochmals einbestellt.
- Sie können selbst überprüfen, ob das IUP richtig sitzt: Aus dem Muttermund ragen die Rückholfädchen aus dünnem Nylon. Ist die Spirale herausgerutscht, spüren Sie einen harten kleinen Knoten im Muttermund – dann sollten Sie am besten gleich zur Untersuchung gehen.
- Ein gut sitzendes IUP kann bis zu acht Jahren die Verhütung sichern. Spiralenbenutzerinnen sind mit ihrer Verhütung insgesamt zufriedener als Frauen, die andere Mittel verwenden.

Risiken und Nebenwirkungen

- Durch den chronischen Reiz der Gebärmutterschleimhaut löst die Spirale üblicherweise stärkere und längere Periodenblutungen aus: meist fünf Tage und nachfolgend leichte Schmierblutungen. Auch kann die Periode etwas schmerzhafter sein als zuvor gewohnt. Sehr junge Frauen, deren Gebärmutter noch wächst, sollten deshalb nicht mit IUP verhüten. Bei ihnen sind diese Nebenwirkung meistens zu stark.
- Frauen, die mit der Spirale verhüten, haben ein fünf- bis zehnmal höheres Risiko für eine Eileiterschwangerschaft (→ Seite 177). Da die Eileiterbewegungen gehemmt werden, könnte sich ein befruchtetes Ei dort einnisten. Sollte also die Periode ausbleiben, machen Sie möglichst bald einen Schwangerschaftstest.
- Das Hauptrisiko der Spirale sind Entzündungen von Gebärmutter (→ Seite 171) oder Eileitern (→ Seite 176), die schlimmstenfalls zur Unfruchtbarkeit führen können. Deshalb wird Frauen, die sich in Zukunft noch Kinder wünschen, von manchen Ärzten von der Spirale abgeraten. Die meisten Infektionen treten kurz nach dem Einlegen der Spirale auf. Liegt das IUP erst einmal, gibt es nur noch selten Probleme. Die Spirale ist relativ sicher: Der Pearl-Index liegt bei 1 bis 2.

Die »Pille«

Als 1961 die erste »Pille« auf den europäischen Markt kam, wurde sie von der Frauenbewegung als großer Fortschritt und als bedeutsame Befreiung von der Angst vor ungewollter Schwangerschaft begrüßt. Es stand nun ein einfach anzuwendendes und sehr sicheres Verhütungsmittel breiten Schichten der Bevölkerung zur Verfügung. Die Grundidee ist, dem Körper mit künstlichen Hormonen eine Schwangerschaft vorzutäuschen und so einen Eisprung zu unterdrücken.

Die Wirkung der Hormone

- In den heutigen Pillen sind meist zwei Wirkstoffe enthalten, Östrogene und Gestagene. Die Östrogene sorgen hauptsächlich dafür, daß der Zyklus auf 28 Tage stabilisiert wird und daß keine Zwischenblutungen auftreten. Die Gestagene ähneln dem natürlichen Progesteron, dem Hormon, das für den Erhalt einer Schwangerschaft sorgt. Beide Hormone zusammen täuschen der Hirnanhangsdrüse einen Hormonspiegel wie in einer Schwangerschaft vor. Sie drosselt daraufhin die Produktion von Luteinisierendem Hormon, das normalerweise den Eisprung auslöst (→ Seite 53).
- Auch wenn in den Packungen 28 Pillen enthalten sind, sind nur in den ersten 21 Dragees auch Hormone drin. Die übrigen sieben sind wirkstoffrei, so daß es durch das Absinken der Hormonkonzentration zu einer Monatsblutung kommen kann.

Einnahmeregeln

- Hormonelle Verhütung ist einfach: Sie schlucken jeden Tag zur gleichen Zeit eine Pille. Die Regelmäßigkeit ist wichtig, sonst kommt der Hormonhaushalt aus dem künstlichen Gleichgewicht.
- Im ersten Einnahmemonat beginnen Sie am ersten Tag Ihrer Menstruation mit der ersten Pille. Sie nehmen die Pille 21 Tage lang und machen dann entweder sieben Tage Pause oder nehmen die restlichen sieben wirkstofffreien Dragees, um einen gleichmäßigen Einnahmerhythmus beizubehalten. Im ersten Zyklus kommt die Regel eine Woche früher als gewohnt. In jedem weiteren Zyklus kommt die Blutung in den ersten beiden wirkstoffreien Tagen – pünktlich alle 28 Tage.

• Es ist auch möglich, die Blutung ganz zu unterdrücken. Diesen Trick nutzen manche Frauen, um die Blutung zum Beispiel im Urlaub ausfallen zu lassen. Sie fangen einfach nach 21 Tagen Pilleneinnahme mit der nächsten Packung an, dann fällt die Blutung aus.

• Wenn Sie die Pille wieder absetzen, kann es sein, daß die Blutung zunächst unregelmäßig oder in einem anderen Rhythmus kommt. Ihr eigener Zyklus muß sich erst wieder einpendeln. Manche Frauen haben auch einige Monate gar keine Regel (»post-pill«-Amenorrhoe, → Seite 165). Ebensowenig ist es sicher, daß Sie gleich wieder einen Eisprung haben werden.

• Die Pille kann außer zur Verhütung auch als Medikament bei bestimmten hormonverursachten Beschwerden genommen werden. Beispielsweise können durch die Pillenhormone Myome schrumpfen (→ Seite 174), sich Zysten an den Eierstöcken (→ Seite 179) und Endometriose (→ Seite 181) zurückbilden. Auch Blutungsstörungen und Zwischenblutungen können sich bessern, weil sich der Organismus auf den Pillenzyklus einstellt.

• Wegen der heutzutage niedrigen Hormondosierungen können auch junge Mädchen, die noch im Wachstum sind und gerade eine besonders sichere Verhütung brauchen, die Pille nehmen.

• Die Pille hat einen Pearl-Index von 0,2 bis 0,3. Damit ist sie das sicherste Verhütungsmittel.

Was enthält welche Pille?

Es gibt verschiedene Sorten von Pillen, die Östrogene und Gestagene in unterschiedlichen Kombinationen und Dosierungen enthalten. Welche für Sie die richtige ist, hängt von Ihrem Alter, Ihrem Hormonstatus, eventuellen Erkrankungen und davon ab, wie Sie sie vertragen.

• **Einphasenpräparate** enthalten in allen 21 wirkstoffhaltigen Pillen die gleiche Konzentration von Östrogen und Gestagen.

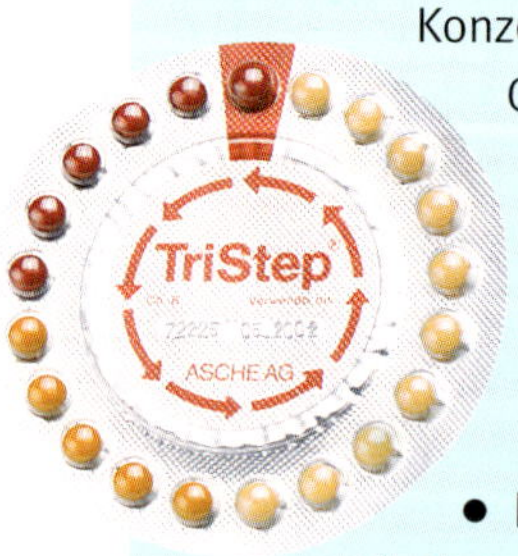

• **Zweiphasenpräparate** enthalten in den ersten sieben Tagen nur Östrogen und erst danach auch zusätzlich Gestagen.

• **Dreistufenpräparate** enthalten Östrogene und Gestagene in wechselnden Anteilen, die dem natürlichen Zyklus besser angeglichen sind.

• **Minipillen** enthalten nur Gestagene, sie sind zum Beispiel in der Stillzeit geeignet.

• **Mikropillen** sind die neueste Pillengeneration – sie enthalten die bisher niedrigste Menge an Östrogenen, dafür aber etwas mehr Gestagen.

Risiken und Nebenwirkungen

• Pillen sind hochwirksame Arzneimittel und deshalb verschreibungspflichtig. Wenn Sie mit der Pille verhüten möchten, müssen Sie auf jeden Fall bei der Frauenärztin vor der ersten Einnahme alle Risikofaktoren ausschließen lassen.

• Die Pille greift in den Hormonhaushalt und den Stoffwechsel ein. Heute ist sie im allgemeinen so niedrig dosiert, daß sie ohne Nebenwirkungen verträglich ist. Das sollte aber nicht darüber hinwegtäuschen, daß sie ein sehr wirkungsvolles Medikament mit möglichen Risiken ist.

• Vor allem Thrombosen mit Embolien sind gefährliche Nebenwirkungen. Denn die Hormone – insbesondere die Östrogene – verkürzen die Gerinnungszeit des Blutes und machen es dickflüssiger. So kann es im schlimmsten Fall verklumpen und die Blut-

Die Pille danach

Für Paare, bei denen die Verhütung nicht geklappt hat – ob nun ein gerissenes Kondom oder überwältigende Leidenschaft dafür verantwortlich war – gibt es Hilfe mit der »Pille danach«. Sie ist eine Möglichkeit für den Notfall – keine Dauerlösung.

- Die »Pille danach« besteht eigentlich aus vier Pillen. Zwei müssen spätestens 72 Stunden nach dem Verkehr und die beiden anderen nach weiteren zwölf Stunden eingenommen werden. Insgesamt enthalten sie soviel Östrogen und Gestagen, wie in vier Dragees einer normal dosierten Pille enthalten wäre.
- Sie lösen nach etwa drei bis sieben Tagen eine verfrühte Periodenblutung aus – die Einnistung eines Eis wird dadurch unmöglich.
- Sie bringt den üblichen Monatszyklus völlig durcheinander, deshalb ist es auch nicht ratsam, sie häufiger anzuwenden.
- Sollten Sie nach zwei Wochen keine Blutung haben, machen Sie besser einen Schwangerschaftstest.

gefäße verstopfen. Dieses Risiko besteht nach neuesten Untersuchungen auch bei den niedrigdosierten »Mikropillen«.

- Die niedrig dosierten Mikropillen verursachen bei manchen Frauen ungefährliche Zwischenblutungen. Hier hilft die Umstellung auf eine geringgradig höher dosierte Pille.
- Die Pille selbst löst – soweit die Wissenschaft es bisher beurteilen kann – keinen Krebs aus. Dennoch sollten vor allem Frauen mit Brustkrebs sich ausführlich beraten lassen, ob für sie nicht eine andere Verhütung günstiger ist.
- Manche Nebenwirkungen der Pille können auch psyosomatisch bedingt sein. Nicht jede Frau nimmt die Pille ganz freiwillig, möchte vielleicht auch nicht immer »verfügbar« sein oder auf eine uneingestanden ersehnte Schwangerschaft und ein Kind verzichten.

Sterilisation

Die Sterilisation sorgt für eine dauerhafte Unfruchtbarkeit durch Verschluß der Eileiter bei der Frau und der Samenleiter beim Mann. Nur mit mikrochirurgischem Geschick läßt sie sich unter hohem Aufwand wieder rückgängig machen. Der Entschluß sollte deshalb wohl bedacht sein.

- Bei der Sterilisation werden die Eileiter mit Hitze verschweißt oder mit einem kleinen Plastikclip zugeklemmt. So kann keine Eizelle mehr durch den Eileiter in die Gebärmutter gelangen und umgekehrt können auch die Spermien nicht bis in die Eileiter hochwandern.
- Der Eingriff wird bei der Frau in Narkose über eine Bauchspiegelung vorgenommen (→ Seite 243) und kann ambulant im Krankenhaus stattfinden. Beim Mann ist die Sterilisation noch einfacher: Es reicht örtliche Betäubung.
- Der Monatszyklus wird durch die Sterilisation nicht beeinflußt: Es findet weiter der monatliche Eisprung statt und auch die Hormone zirkulieren ungestört. Die unbefruchtete Eizelle löst sich im Eileiter auf.
- Bevor Sie sich zur Sterilisation entscheiden, sollten Sie den Entschluß in Ruhe bedenken. Lassen Sie sich genügend Zeit, bis Sie ganz sicher sind, denn der Eingriff läßt sich nicht ohne weiteres rückgängig machen. Es ist ungünstig, sich in eine Sterilisation hineindrängen zu lassen – ob von Eltern, Partnern oder Ärzten. Ein guter Grund wäre, wenn Sie schon viele Kinder geboren haben, und sich ganz sicher sind, kein weiteres mehr zu wollen.

Familienplanung

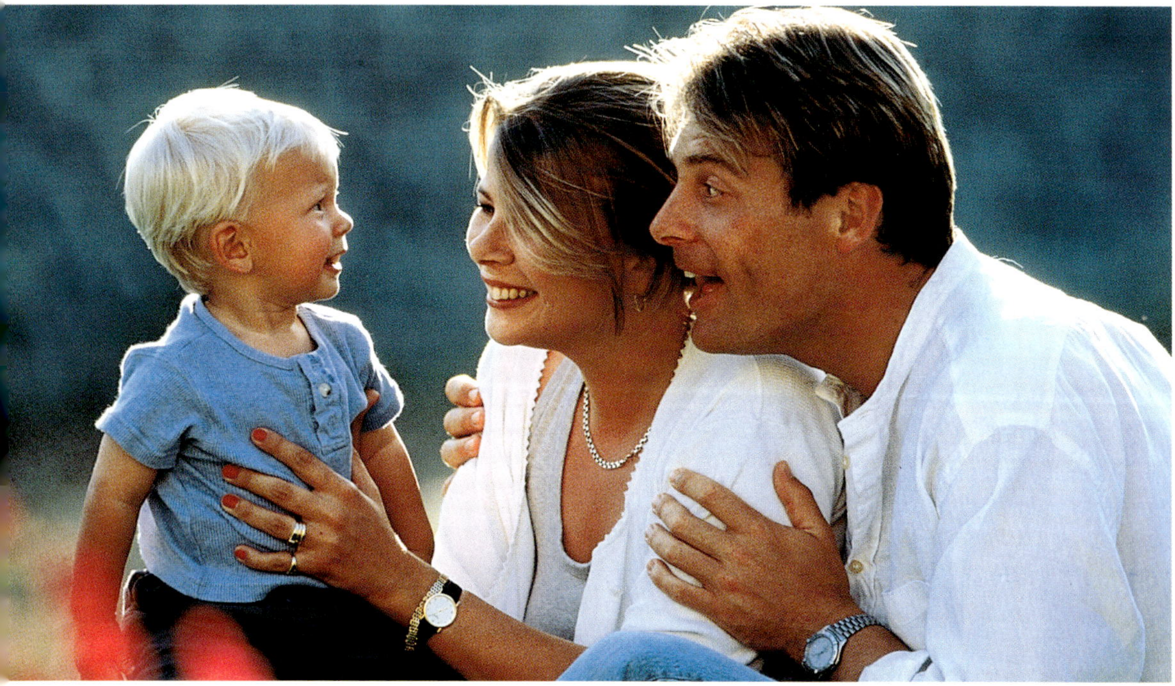

Seit es selbstverständlich geworden ist, über Jahre hinaus die Empfängnis eines Kindes zu verhüten, um sich so den nötigen Freiraum für Berufsausbildung, Studium und erste unbeschwerte Jahre einer Partnerschaft zu verschaffen, hat unsere Gesellschaft ein neuartiges Problem. Was früher ein Produkt des Zufalls war, als »Geschenk des Himmels» bezeichnet und mit dem »Zustand guter Hoffnung» umschrieben wurde, ist heute für viele Paare der Anlaß für strategische Planungsspiele oder Ergebnis medizinischer Kunstfertigkeit.

Die bewußte Entscheidung für ein Kind

Die Frauen, die heute im fruchtbaren Alter sind, haben es dank zuverlässiger Verhütungsmittel einerseits leichter als frühere Generationen. Ungewollt werden sie selten schwanger. Doch haben diese Frauen das Problem, daß sie sich bewußt für ein Kind entscheiden müssen. Zunächst gilt es, dafür gezielt die Verhütung abzusetzen. Und wenn dann – womöglich nach einem längeren Entscheidungsprozeß – die Schwangerschaft doch ausbleibt, fällt es vielen sehr schwer, geduldig abzuwarten, bis es schließlich »klappt».

Das Wunschkind

Für viele Eltern wird heute ein Kind noch mehr als früher zum Hoffnungsträger für die eigenen unerfüllten Erwartungen an das Leben. Je weniger Kinder die Familien haben, desto größer werden die Wünsche an das einzelne Kind. Es soll in allem besonders sein, möglichst makellos, hübsch, klug, stabil und gesund. Moderne Medizintechnik, wie beispielsweise die Fruchtwasseruntersuchung oder die Gentechnik, verstärken diese Erwartungen und täuschen unbegrenzte »Machbarkeit« und Sicherheit vor. Unfreiwillig kinderlose Paare haben heute größere Chancen auf ein Kind. Doch gerade die übergroße Erwartung an die moderne Medizin, ein Kind »machen» zu können, läßt auch die Enttäuschung wachsen, wenn der Wunsch sich trotz aller Mühen nicht verwirklicht.

Natürliche Familienplanung

Die Methoden der Natürlichen Familienplanung (NFP) bieten nicht nur die Möglichkeit zu verhüten. In heutigen Zeiten, in denen junge Paare ihre Elternschaft planen und nur noch wenig dem Zufall überlassen, wird die Möglichkeit, durch Kenntnis des eigenen Körpers eine Schwangerschaft bewußt zu fördern, von vielen genutzt.

Den eigenen Körper kennenlernen

Das Ei ist nach dem Eisprung etwa für 6 Stunden bereit zur Befruchtung. Wenn man mit einbezieht, daß Spermien etwa 48 Stunden lang überleben, so gibt es innerhalb eines Monatszyklus ungefähr 2 Tage, an denen es möglich ist, schwanger zu werden. Mit Hilfe der natürlichen Familienplanung können Sie Ihre fruchtbaren Tage herausfinden und gerade dann miteinander schlafen.
Die NFP kombiniert zwei Methoden: die Temperaturmessung und die Selbstuntersuchung. Beide Methoden geben für sich genommen Aufschluß über den Eisprung, aber kombiniert sind sie noch sicherer.

Die Temperatur steigt

Die Körpertemperatur wird unter anderem auch vom Progesteronspiegel im Blut beeinflußt. Zur Zeit des Eisprunges liegt die Körpertemperatur am niedrigsten. Etwa einen Tag nach dem Eisprung erhöht sie sich zusammen mit dem ansteigenden Progesteron um etwa 0,5 °C. Sie fällt mit dem sinkendem Progesteronspiegel kurz vor der Periode wieder ab. Sind Sie schwanger geworden, bleibt die Temperatur erhöht.

Der Schleim wird spinnbar

Die Zusammensetzung des Muttermundschleims ändert sich in den Tagen des Eisprungs, er wird durchlässiger für die Spermien. Auf dem Höhepunkt der fruchtbaren Tage ist er reichlich in der Scheide vorhanden, glasig und fädenziehend – man sagt dazu »spinnbar«.
An den übrigen Tagen ist der Schleim kaum in der Scheide vorhanden – die »trockenen«

Temperatur messen

- Morgens noch vor dem Aufstehen möglichst immer zur selben Zeit und an immer derselben Körperstelle messen: in Mund, Scheide oder Darm.
- Verwenden Sie dazu ein spezielles Vaginalthermometer mit einer größeren Skala, das läßt sich genauer ablesen.
- Tragen Sie den Meßwert in ein spezielles Kurvenblatt ein. Sie erhalten die Blätter in der Apotheke, bei einer Frauenberatungsstelle oder Ihrer Frauenärztin. Mit dem ersten Tag der Periodenblutung beginnt der neue Zyklus und ein neues Kurvenblatt.
- Um Faktoren zu erkennen, die die Temperatur zusätzlich beeinflussen, tragen Sie alle Besonderheiten mit in die Kurve ein, zum Beispiel Medikamenteneinnahme oder Krankheiten.

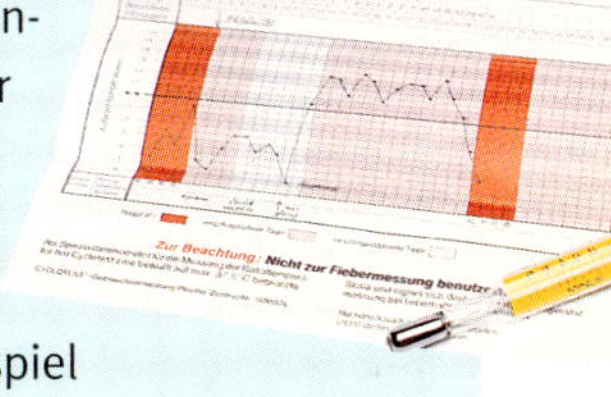

Tage im Gegensatz zu den »feuchten«. Er ist dann eher weißlich und pappig. Diese Art von Schleim bildet Barrieren im Muttermund und hält Keime und auch Samenfäden ab, in die Gebärmutter vorzudringen.

Falls Sie verhüten wollen

Mit der NFP können Sie Ihre fruchtbaren Tage ziemlich genau feststellen – auf die unfruchtbaren Tage müssen Sie schließen. Das bedeutet, daß Sie nur bei einem regelmäßigen Zyklus sagen können, wann üblicherweise Ihr Eisprung erfolgen wird und wann sie in der Zeit davor nicht fruchtbar sind. Als Regel mit Sicherheitszone gilt: Die unfruchtbaren Tage dauern vom fünften Tag nach dem Eisprung bis fünf Tage vor dem nächsten Eisprung. In dieser Zeit können Sie ungeschützt Verkehr haben. Falls Sie in der fruchtbaren Zeit nicht schwanger werden wollen, müssen Sie zur Verhütung entweder auf vaginalen Sex verzichten oder Ihr Partner muß Kondome benutzen.

Den Muttermundschleim testen

- Führen Sie einen Finger – am besten den Mittelfinger – tief in die Scheide ein. Ganz oben fühlen Sie den kugelig sich vorwölbenden Gebärmutterhals und in der Mitte wie ein Grübchen den Muttermund.
- Tupfen Sie mit dem Finger auf den Muttermund und betrachten Sie die Art des Schleims, der an der Fingerspitze hängenbleibt: glasig oder weißlich.
- Zur Feststellung der »Spinnbarkeit« versuchen Sie zwischen Finger und Daumen den Schleim auseinanderzuziehen: ob er Fäden zieht oder pappig ist.
- Den Schleimbefund tragen Sie ebenfalls auf die Temperaturkurve ein – dann haben Sie alle wichtigen Daten beisammen.

Wenn Sie sich ein Kind wünschen

Um schwanger zu werden, müssen Sie nur genau in den fruchtbaren Tagen miteinander schlafen. Am günstigsten ist der Tag vor dem Eisprung. Die Spermien haben dann einen Tag lang Zeit in die Eileiter hochzuwandern und dort das Ei zu befruchten.
Um die Chancen auf eine Schwangerschaft noch weiter zu verbessern, sollten Sie sich in der Woche vor den fruchtbaren Tagen enthalten, damit die Samenflüssigkeit mehr Spermien enthält. In den fruchtbaren Tagen selbst ist es sinnvoll, an mehreren Tagen Sex zu haben.
Männer können ihre Zeugungskraft steigern, indem sie sich nicht durch knappe Hosen einengen. Die Hoden brauchen niedrigere Temperaturen als der übrige Körper, deshalb sind luftige und atmungsaktive Kleidung wichtig. Streß, zu viel Alkohol und Nikotin und unzureichend behandelte chronische Krankheiten beeinträchtigen bei Männern und Frauen gleichermaßen die Fruchtbarkeit.
Frauen, deren Gebärmutter nach vorn geneigt ist – das ist bei den meisten Frauen so –, können den Samen in Rückenlage am leichtesten empfangen. Ihr Muttermund taucht in dieser Lage am längsten in die Samenflüssigkeit in der Scheide ein. Bleiben Sie nach dem Höhepunkt noch etwas liegen, damit die »Liebessäfte« auch Zeit haben zu wirken.

Unerfüllter Kinderwunsch

Etwa 10 bis 20 Prozent der Partnerschaften sind ungewollt kinderlos. Das entspricht etwa zwei Millionen Paaren in Deutschland. Manche Wissenschaftler vermuten, daß durch Umweltbelastungen und Streß diese Zahl in den letzten Jahrzehnten gestiegen ist. Die Gründe für die Kinderlosigkeit sind durch verfeinerte Untersuchungsmethoden in vielen Fällen genau zu festzustellen. Doch bei etwa einem Drittel der Paare bleibt die Ursache nach wie vor uneindeutig. Wahrscheinlich stecken unbewußte seelische Probleme des einen oder anderen Partners, hohe Familienerwartungen oder Beziehungsprobleme dahinter.

Unerfüllter Kinderwunsch läßt sich jedoch behandeln. Immerhin sind heute über drei Prozent der Neugeborenen – also gut 20000 Kinder im Jahr – mit Hilfe einer Sterilitätstherapie gezeugt worden. Die Behandlung ist allerdings mit viel Zeit und Aufwand verbunden. Die Stimmung gerät bei vielen bald ins Schlingern zwischen Hoffnung und Enttäuschung. Auch die ausgefeilteste medizinische Technik bringt nicht sofort und manchmal auch gar keinen Erfolg. Darauf sollten Sie sich vorsichtshalber innerlich einstellen. Vergessen Sie über der Beschäftigung mit dem Wunschkind nicht Ihre Partnerschaft. Liebe und Zuneigung füreinander haben Sie zusammengebracht und sollten nicht in Vergessenheit geraten.

Tip

Was Paare tun können, wenn es nicht gleich klappt

- **Sich oft lieben.** Häufiger Sex erhöht die Chance auf eine Schwangerschaft.
- **Andere Stellungen im Liebesspiel ausprobieren.** Je nach Lage der Gebärmutter kann eine andere Stellung für die Empfängnis günstiger sein.
- **Gesund leben.** Durch erhöhten Nikotinkonsum wird beispielsweise die Befruchtung der Eizelle erschwert. Bei Männern nimmt durch zuviel Alkohol die Spermienqualität ab.
- **Über- und Untergewicht vermeiden.** Beides kann zu Zyklusstörungen und fehlendem Eisprung führen.
- **Genügend schlafen.** Auch andauernder Schlafmangel führt zu Zyklusstörungen.
- **Gelassen bleiben.** Sich selbst und den Partner trotzdem gern haben, auch wenn nicht alles so klappt, wie man es sich vorstellt.

Körperliche Ursachen

Ungewollte Kinderlosigkeit gilt inzwischen als behandlungsbedürftiges Leiden – die Krankenkassen übernehmen die Kosten der Behandlung. Aufwendige Therapien jedoch werden nicht unbegrenzt bezahlt: nur solange eine reelle Chance auf Erfolg besteht. Bevor Sie eine Therapie beginnen, brauchen Sie deshalb die Kostenzusage Ihrer Kasse.

Die körperlichen Ursachen für ungewollte Kinderlosigkeit verteilen sich statistisch etwa zur Hälfte auf beide Partner. Beim Mann sind die Störungen leichter zu erkennen als bei der Frau: Es muß dazu zunächst nur sein Samen untersucht werden. Deshalb steht am Beginn jeder Kinderwunschbehandlung die urologische Untersuchung des Mannes.

Genetische Gründe

Bei manchen Paaren liegt als Ursache für Kinderlosigkeit oder gehäufte Fehlgeburten auch eine genetische Besonderheit vor. Wenn bei einem Menschen nicht in allen Zellen des Körpers der gleiche Chromosomensatz vorhanden ist, nennen Mediziner dies einen »Mosaiktyp«. Bei einer Befruchtung würde ein Kind mit Chromosomenstörungen entstehen. Die Natur hat für solche »Notfälle« schon selbst vorgesorgt: Schwerkranke oder nicht lebensfähige Embryonen nisten sich entweder gar nicht erst in die Gebärmutter ein oder gehen etwas später als Fehlgeburt ab (→ Seite 210).

Eine solche Störung bleibt zunächst unerkannt, weil sie keine Symptome hervorruft.

Besteht der Verdacht auf eine genetische Ursache Ihres unerfüllten Kinderwunsches, werden Sie zur Beratung und Untersuchung an eine genetische Beratungsstelle überwiesen und dort mit speziellen Tests untersucht. Falls sich der Verdacht bestätigt, müssen Sie sich leider mit der Tatsache abfinden, daß Sie keine Kinder bekommen können.

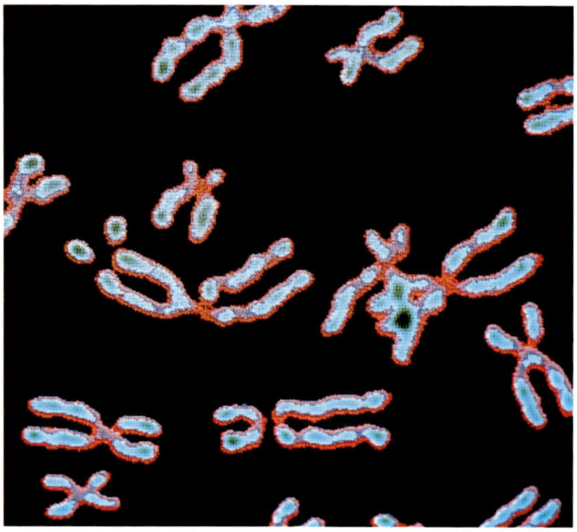

Menschliche Chromosomen unterscheiden sich in Form und Größe. Bei einer Chromosomenanalyse wird überprüft, ob genetische Veränderungen vorliegen.

Fehlender Eisprung

Die Grundvoraussetzung bei der Frau für eine Schwangerschaft ist eine befruchtungsfähige Eizelle. Bei jeder siebten Frau ist das Ausbleiben des Eisprungs der Grund dafür, daß keine Schwangerschaft zustande kommt.

- Ein halbes Jahr »Probieren« ist völlig normal. Wenn es danach noch nicht geklappt hat, können Sie sich ärztlichen Rat holen. Genau läßt sich der Eisprung an der Temperaturkurve ablesen (→ Natürliche Familienplanung, Seite 67), die Sie über mindestens drei Monate führen sollten. Bleibt der Eisprung aus, so steigt die Temperatur nicht an, sondern bleibt über den ganzen Zyklus in etwa gleich.
- Auch in den fruchtbarsten Jahren zwischen 20 und 30 kommt es nicht in jedem Zyklus zum Eisprung. Wenn zwei oder drei Monate hintereinander kein Eisprung zu erkennen ist, sollten Sie nicht gleich besorgt sein – besonders dann nicht, wenn sie zuvor mit der Pille verhütet haben (→ Seite 63).
- Wenn weder in der Temperaturkurve, noch durch Hormonuntersuchungen oder im Ultraschall ein Eisprung nachzuweisen ist, werden Sie mit Medikamenten behandelt.
- Gezielte Hilfe können zunächst verschiedene Heilkräuter leisten, die entweder pflanzliche Östrogene enthalten oder östrogenähnliche Wirkungen haben. Diese Mittel wirken mild und nebenwirkungsfrei, aber langsam. Sie müssen über mehrere Monate eingenommen werden. Die wichtigsten Pflanzenmittel sind Mönchspfeffer (Vitex agnus castus) und Wolfstrapp (Lycopus), die beide hemmend auf den Prolaktinspiegel wirken (→ Seite 218 und 219).
- Als nächstes kommt der chemische Wirkstoff Clomifen in Frage. Seine Wirkung ist nicht bis ins Detail geklärt. Wahrscheinlich täuscht er dem Organismus einen niedrigen Östrogenspiegel vor. Darauf reagiert die Hirnanhangsdrüse mit gesteigerter FSH- und LH-Bildung (→ Seite 53) und die Eireifung wird angeregt. Etwa 40 Prozent der behandelten Frauen werden danach schwanger. Clomifen läßt allerdings häufig mehrere Eizellen gleichzeitig heranreifen, und eine Mehrlingsschwangerschaft (→ Seite 94) kann die Folge sein.
- Wirkt das Clomifen nicht, ist eine Hormontherapie mit FSH und LH möglich.

Hindernisse beim Eitransport

Auch wenn die Eizelle nachweislich springt, kann sie auf dem Weg zur Befruchtung behindert werden und die Gebärmutter gar nicht erreichen.

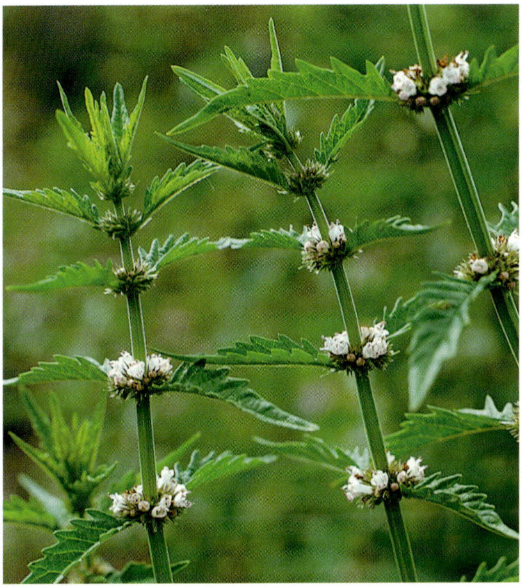

Wolfstrapp enthält hormonähnliche Substanzen, die den Prolaktinspiegel im Blut senken und damit die Produktion von Östrogen und Progesteron fördern.

• Die Ursache können verschlossene, zu enge oder zu stark geschlängelte Eileiter mit schwacher Muskulatur sein. Zur Diagnose macht man eine Eileiterdurchblasung, eine Röntgendarstellung der Eileiter oder eine Bauchspiegelung (→ Seite 243).
• Verklebungen der Eileiter können als Folge von Eierstocks- und Eileiterentzündungen (→ Seite 176) entstehen, etwa durch Chlamydieninfektionen (→ Seite 159), oder durch Endometrioseherde (→ Seite 181).
• Unter Umständen ist es möglich, den verklebten Abschnitt des Eileiters operativ herauszuschneiden und die Enden wieder zu verbinden. Die Ärzte verwenden dazu mikrochirurgische Techniken mit besonders feinen Instrumenten und haardünnem Nahtmaterial, um die zarten Organe nicht durch spätere Narben zu belasten.
• Wenn der Eingriff ohne Erfolg bleibt, ist die In-vitro-Fertilisation (IVF, »Retortenbaby«) der nächste Schritt (→ Seite 72).

Keine Einnistung in der Gebärmutter

Damit aus dem befruchteten Ei das ersehnte Baby werden kann, muß es sich in die Schleimhaut der Gebärmutter einnnisten und dort heranwachsen. Wiederholte frühe Fehlgeburten (→ Seite 210) können ein Hinweis auf Probleme bei der Einnistung sein.
• Ein zu niedriger Progesteronspiegel kann die Ursache dafür sein, daß sich die Schleimhaut in der Gebärmutter nicht ausreichend aufbaut, um dem befruchteten Ei ein »Nest« zu bieten.
• In seltenen Fällen kann eine allergische Unverträglichkeit zwischen Mann und Frau eine Abstoßung des Embryos verursachen.
• Die Hormonspiegel lassen sich in einer Blutuntersuchung klären. Ist es eindeutig erwiesen, daß zu niedriges Progesteron die Einnistung stört, kann dieses Hormon in Form von Tabletten oder Zäpfchen ersetzt werden. Versuchen Sie gegen niedrige Progesteronspiegel auch eine Behandlung mit den Heilpflanzen Mönchspfeffer oder Wolfstrapp (→ Seite 218 und 219).

Künstliche Befruchtung (Insemination)

Voraussetzung dafür ist, daß ein Eibläschen herangereift ist und kurz vor dem Eisprung steht. In der Arztpraxis muß der Mann seinen Samen in ein Glasröhrchen onanieren. Es wird abgewartet, bis sich nach etwa einer halben Stunde im oberen Bereich des Röhrchens die Spermien konzentriert haben. Dann werden sie in eine Spritze aufgezogen und mit einem dünnen Kunststoffschlauch direkt in die Gebärmutter hineingespritzt (inseminiert).
Der Eingriff ist risikolos und Sie spüren es kaum, wenn der Katheter durch den Muttermund geschoben wird. Nach der Insemination bleiben Sie noch etwa zehn Minuten auf dem Untersuchungsstuhl liegen. Dann heißt es abwarten, ob es geklappt hat.

In-vitro-Fertilisation (IVF, Retortenbaby)

In-vitro-Fertilisation bedeutet Befruchtung im Reagenzglas. Zunächst werden der Frau eine oder mehrere Eizellen bei einer Punktion entnommen und in einem Glasschälchen mit dem Samen des Mannes zusammengebracht. Im Brutschrank werden sie bebrütet und wenn es zur Befruchtung gekommen ist, noch so lange dort aufbewahrt, bis sich die Eizelle mehrfach geteilt hat. Der winzige Organismus, der so entstanden ist, wird zurück in die Gebärmutter gepflanzt. Dort muß sich der Embryo einnisten. Erst nach zwei bis vier Wochen besteht Gewißheit: schwanger oder nicht. Nur ein Viertel aller Versuche mit der IVF-Technik führen tatsächlich zu einer Schwangerschaft.
Die moderne Reproduktionsmedizin hat noch verschiedene andere verfeinerte Verfahren entwickelt. Beispielsweise ist es möglich, unter dem Mikroskop eine Samenzelle direkt in die entnommene Eizelle hineinzuspritzen.

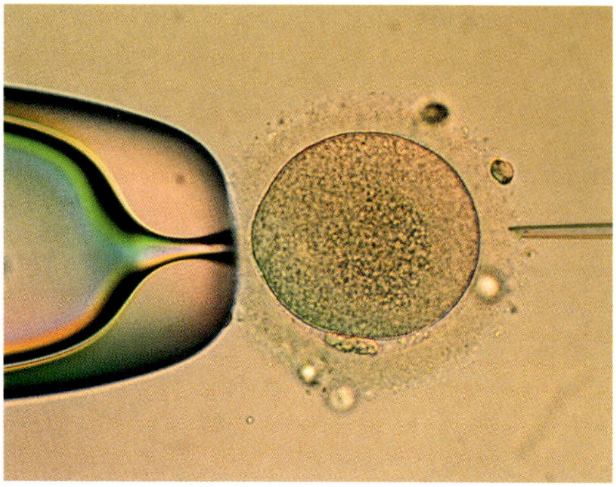

Die moderne Medizintechnik macht's möglich: Unter dem Mikroskop wird eine Eizelle durch eine feine Kanüle direkt mit einer Samenzelle befruchtet.

Seelische Folgen eines unerfüllten Kinderwunsches

Ungewollte Kinderlosigkeit kann für viele Paare zur Qual werden. Im Teufelskreis aus hochgespannten Wünschen, fehlschlagenden Versuchen und unerfüllter Sehnsucht entsteht zum Teil massiver Streß. Da die Streßhormone Adrenalin und Noradrenalin in den Haushalt der Geschlechtshormone eingreifen, mindern sie die Fruchtbarkeit noch mehr. Schließlich kann keiner mehr sagen, was zuerst da war: das Leid an der Kinderlosigkeit oder Kinderlosigkeit aus Leiden. Diese Situation kennen vor allem die Paare, die es schon länger versuchen. Die hochspezialisierten Techniken der Reproduktionsmedizin führen im schlimmsten Fall zu einem Leben nach Terminkalender ohne spontanes Vergnügen: Enthaltsamkeit zur Förderung der Samenqualität, Tabletten und Spritzen, vielfache Ultraschall- und Blutuntersuchungen, Sex nach der Uhr und den Anweisungen des Arztes, Kontrollen zur Überprüfung des »Ergebnisses«.

Wenn der Kinderwunsch übermächtig wird

Manche Frauen klammern sich derart an ihrem Problem Kinderwunsch fest, daß sie an nichts anderes mehr denken können. Sie sehen in der Alltagswelt nur noch die »dicken Bäuche« anderer Frauen, fröhliche Nachbarskinder, Spielzeugabteilungen im Kaufhaus, Geschäfte mit Kinderkleidung. Für sie hat das Leben nur dann Wert und Bestand, wenn sie es mit einem Kind bereichern können.
Kinderwunsch ist ein tiefes menschliches Bedürfnis und an sich keinesfalls krankhaft. Doch wenn Frauen an diesem Wunsch zu leiden beginnen, wird es problematisch. Erfahrene Beraterinnen einer Frauenberatungsstelle, »Mitleidende« in einer Selbsthilfegruppe für Kinderlose oder eine Psychotherapie (→ Seite 234) können Ihnen einiges von dem Druck nehmen, den das »leere Nest« erzeugt. Viele Frauen beginnen dann erst um das Kind, das nicht kommen möch-

te, zu trauern. Nachdenklichkeit und Trauer ermöglichen aber, sich neu zu orientieren. Sich ernsthaft ein Leben ohne Kind vorzustellen und einzurichten hat schon bei vielen Kinderlosen den entscheidenden inneren Anstoß gegeben: nur Wochen später kündigt sich das ersehnte Baby an.

Schwangerschaftsabbruch

Nicht jede Schwangerschaft wird mit Freude begrüßt. Dafür kann es vielfache Gründe geben: schwanger nach einer vorübergegangenen Liebe, mitten in einer Beziehungskrise, ohne finanzielle Basis, in der Ausbildung oder schlimmstenfalls nach einer Vergewaltigung. Ein Abbruch kann in solchen unlösbaren Krisen die einzige Rettung sein. Aber keine Frau wird sich leichtfertig und ohne Emotionen zum Abbruch entscheiden.

Rechtliche Lage

Seit der Neuregelung des § 218 ist der Schwangerschaftsabbruch in Deutschland prinzipiell rechtswidrig; schon das befruchtete Ei wird als schützenswertes Leben angesehen. Dennoch ist ein Schwangerschaftsabbruch bis zur 12. Woche straffrei, wenn die Frau den gesetzlich vorgeschriebenen Weg einhält.

Sie muß sich dafür einer Beratung in einer der zugelassenen Beratungsstellen mindestens drei Tage vor dem Abbruch unterziehen. Den Eingriff selbst dürfen nur dafür zugelassene Ärzte vornehmen.

Die Krankenkasse bezahlt den Abbruch nur dann, wenn eine der drei nicht-rechtswidrigen Indikationen vorliegt: medizinische Indikation (Gefahr für die Gesundheit der Mutter), embryopathische Indikation (Schädigung des Embyos) oder kriminologische Indikation (Schwangerschaft nach Vergewaltigung).

Der Abbruch

Bis zur zwölften Woche kann eine Schwangerschaft durch die Absaugmethode beendet werden. In örtlicher Betäubung oder Kurznarkose wird ein dünner Kunststoffschlauch durch den Muttermund in die Gebärmutter geschoben und die Fruchtblase abgesaugt. Der Eingiff ist nach etwa zehn Minuten beendet.

Anschließend wird meist mit einer Curettage (→ Seite 245) die oberste Schicht der Gebärmutterschleimhaut ausgeschabt, um Nachblutungen und Infektionsgefahr vorzubeugen. Nach einer Ruhepause können Sie nach Hause gehen.

Prostaglandinmethode

Ist die zwölfte Schwangerschaftswoche überschritten, sind Fruchtblase und Embryo schon zu groß, um noch abgesaugt zu werden. Im Krankenhaus muß eine Fehlgeburt eingeleitet werden. Dazu wird das wehenauslösende Hormon Prostaglandin entweder als Zäpfchen oder Gel in Muttermund und Scheide gegeben. Da Prostaglandin nur langsam wirkt, kann sich der Eingriff ein bis zwei Tage hinziehen. Meist ist er sehr schmerzhaft.

Im Anschluß weden die Plazenta- und Schleimhautreste durch eine Curettage (→ Seite 245) entfernt, um Infektionen und Nachblutungen vorzubeugen.

Häufig wird ein später Abbruch mit Prostaglandin wegen schwerer Krankheiten oder Behinderungen des Kindes vorgenommen. Es braucht Zeit, um die Gedanken an das Kind, die Fragen nach dem »Warum?« und die Sorge um eine Wiederholung zu verarbeiten. Wenn Gespräche mit dem Partner oder nahestehenden Menschen Ihnen nicht ausreichend weiterhelfen, können Sie sich an Ihre Frauenärztin oder eine Psychotherapeutin um Unterstützung wenden.

Die schöne Mitte des Lebens

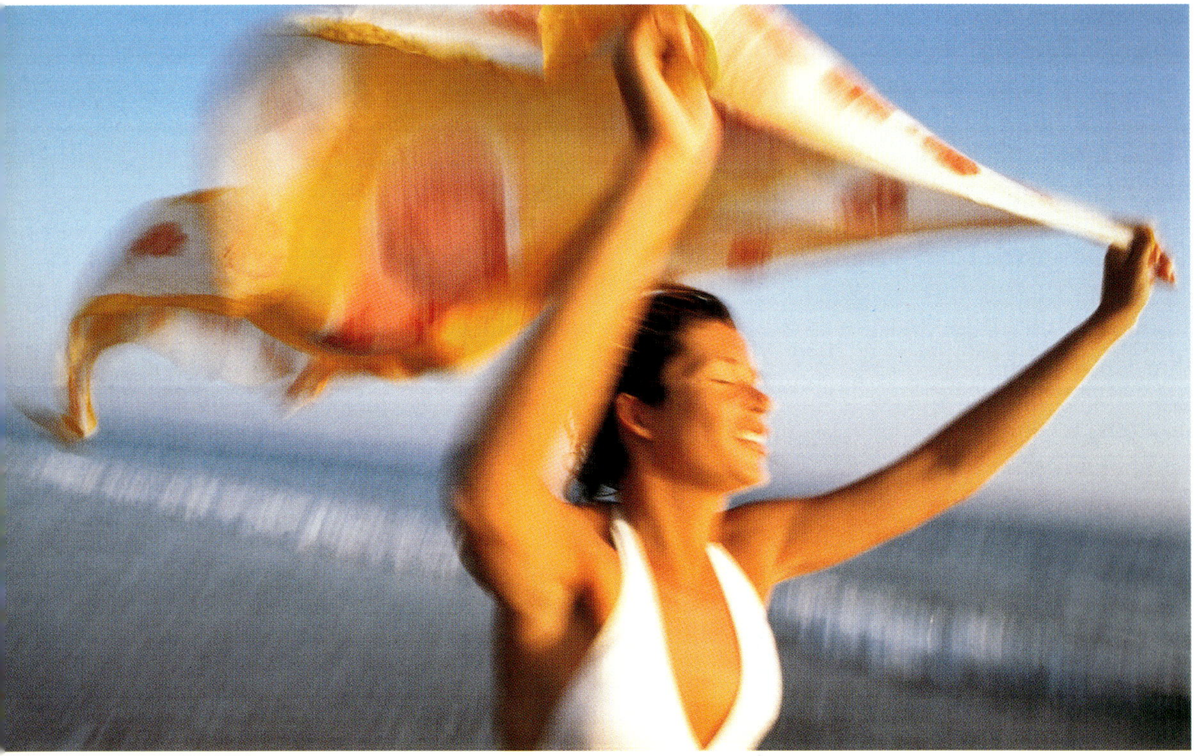

Die Wechseljahre gelten Vielen als die große Zeit der Veränderung im Leben einer Frau. Dabei vernachlässigen sie, daß Frauen schon sehr unterschiedliche Phasen durchleben, bevor sie überhaupt in das Alter des Wechsels kommen. Gerade Frauen sind geübt darin, sich auf Lebensveränderungen einzustellen und vielfältige Rollen und Aufgaben zu übernehmen. So individuell, wie jede Frau ihr Leben gestaltet, so erlebt sie persönlich auch die Wechseljahre.

In den Vierzigern

In den Jahren zwischen vierzig und fünfzig verändert sich der Körper deutlicher als in den Jahren zuvor. Die erwachsene weibliche Gestalt, die die meisten Frauen mit Anfang 20 erreichen, bleibt lange Zeit mit wenigen Veränderung erhalten. Aber nun entdecken Sie die ersten Zeichen des Älterwerdens: Fältchen um Augen und Mund, gegen jede Diät widerspenstige Rundungen an den Hüften, ein weicher werdender Busen. Unsichtbar verändert das Alter zudem das Innere des Körpers: Ab 30 beginnen beispielsweise Gelenke und Blutgefäße ganz allmählich zu altern.

Innere Stabilität

Entgegen weitverbreiteten Vorurteilen sind Frauen in diesen Jahren keineswegs depressiver als Jüngere, ganz im Gegenteil. Viele Frauen in den Vierzigern beschreiben ihr Lebensgefühl als ausgeglichen, stabil, sich ihrer selbst und ihrer Erfahrungen sicherer denn jemals vorher. Die meisten nehmen das Älterwerden als gegebenen Teil ihres Lebens an. Sie leben weiter wie bisher und arrangieren sich mit den Änderungen. Die bevorstehenden Wechseljahre sind aber sicher ein Anlaß zum Nachdenken. Sie werden sich vielleicht fragen, wie die Zunkunft werden wird, wie es um die Partnerschaft bestellt ist, wie es wohl sein wird zu altern.

Die Wechseljahre kündigen sich an

Jede Frau kennt ihren Körper gut und bemerkt, wenn die Periodenblutungen unregelmäßig werden. Es ist eines der deutlichsten Zeichen für den Beginn der Wechseljahre. Doch bis sie schließlich ganz ausbleiben, verändert sich noch manches.

Die Rolle der Hormone

Von den bis zu 400 000 Eizellen, die das neugeborene Mädchen mit auf die Welt bringt, reift nur ein Bruchteil in den fruchtbaren Jahren der Frau von etwa 16 bis 45 Jahren. In der Pubertät beginnt die erste große hormonelle Umstellung vom Mädchen zur Frau (→ Seite 44). Die Eierstöcke werden zum Wachstum angeregt und produzieren dann Hormone, die aus dem Kind die Erwachsene werden lassen. Viele Jahre lang lebt eine Frau dann im rhythmischen Zyklus von Blutung, Eisprung und erneuter Menstruation.
In den Wechseljahren drosseln die Eierstöcke langsam und allmählich die Hormonproduktion. Der Eisprung bleibt aus. Dementsprechend sinken die Östrogen- und Gestagenspiegel im Blut. Die Folge ist, daß die Schleimhaut in der Gebärmutter nicht mehr wie gewohnt aufgebaut wird und nicht mehr so regelmäßig abblutet. Schließlich hören die Perioden ganz auf. Damit ist die Menopause eingetreten.

Ein ganz normaler Prozeß

Diese Veränderungen gehören zu den ganz normalen Alterserscheinungen aller Frauen. Die Menopause ist nicht die Folge eines krankhaften Hormonmangels, wie manche – männliche – Wissenschaftler immer wieder behaupten. Dann müßten Mädchen vor der Pubertät ebenfalls als Produkte mangelhafter Hormonausstattung gelten. Wer so denkt, mißversteht die Wechseljahre gründlich, denn sie sind mit ihren typischen Hormonspiegeln ein Anzeichen gesunden, normalen Alterns.

Jede Frau erlebt sie anders

Nicht bei jeder Frau verlaufen die Wechseljahre harmonisch oder beinahe unmerklich. Sie machen sich durchaus und nicht immer angenehm als Meilenstein im Leben bemerkbar. Das liegt zu einem Großteil an den

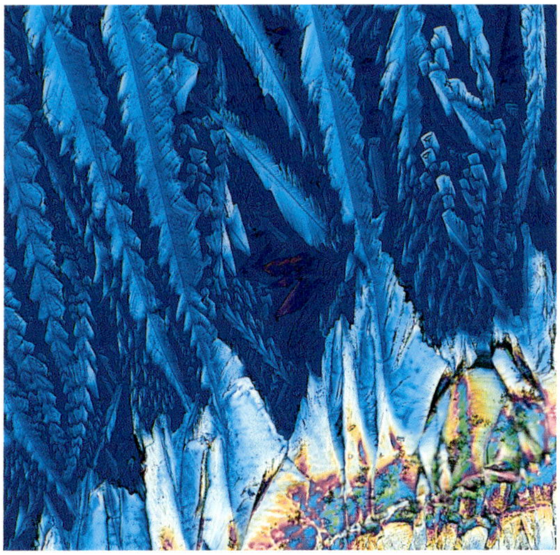

Das Hormon Östrogen ist der Angelpunkt: Sinkende Östrogenspiegel im Blut lösen die Wechseljahre und viele ihrer Begleiterscheinungen aus.

Hormonen selbst. Denn sie sinken häufig nicht kontinuierlich, sondern in Sprüngen. Das hat oft störende Folgen: Hitzewallungen, dünner werdende Schleimhäute, Schlafstörungen und Nervosität.
Diese Begleiterscheinungen der Wechseljahre empfindet nicht jede Frau als belastend, doch für manche können sie quälend werden. Jeder Frau steht offen, mit diesen Symptomen so umzugehen, wie sie es für sich selbst passend findet: sie einfach auszuhalten, sich abzulenken, sich mit Pflanzenmitteln zu behandeln (→ 12 Heilpflanzen für Frauen, Seite 218) oder Hormone einzunehmen (→ Hormone in den Wechseljahren, Seite 227).

Hitzewellen kommen und gehen

Eine der häufigsten Begleiterscheinungen der Wechseljahre sind die Hitzewallungen, die plötzlich und ohne sich vorher anzumelden einfach da sind. Eine heiße Welle schießt durch den Körper, das Herz beginnt zu rasen und der Schweiß bricht aus. Unter Frösteln verschwindet die Wallung wieder. Manchmal stehen die Hitzen im Zusammenhang mit Anspannung und Aufregung – doch oftmals kommen sie ganz spontan und ohne erkennbaren Grund. Manche Frauen wachen nachts von Schweißausbrüchen auf. Das stört die zur Erholung so wichtigen Traumphasen und kann zu belastenden Schlafstörungen führen (→ Seite 38).

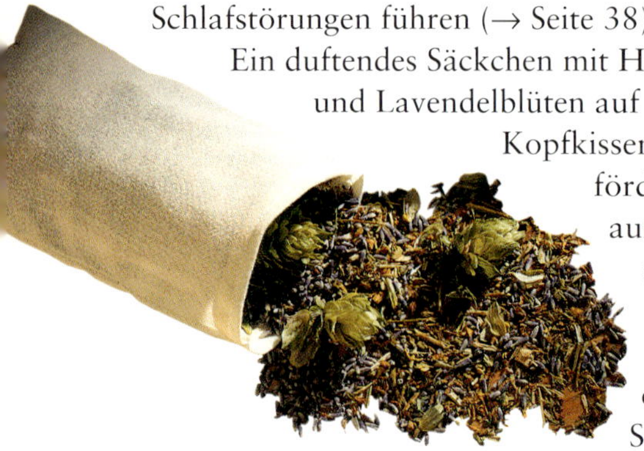

Ein duftendes Säckchen mit Hopfen- und Lavendelblüten auf dem Kopfkissen fördert auf natürliche Weise den Schlaf.

Über die Ursache der Hitzewellen sind sich die Mediziner noch uneins, doch liegt es wahrscheinlich an den Östrogenschwankungen. Das Temperaturzentrum im Gehirn wird vor allem von den Schilddrüsen- und Geschlechtshormonen beeinflußt. Wenn nun die Östrogenspiegel schwanken, beginnt die Gegenregulierung: sinkende Östrogenspiegel regen das Temperaturzentrum an. Daraufhin glaubt der Organismus an Überhitzung und scheidet die scheinbar überschüssige Hitze aus: Herzklopfen, erweiterte Blutgefäße in der Haut und Schwitzen sind die Folge. Diese an sich natürlichen Reaktionen auf Überhitzung sind in dieser speziellen Situation allerdings unnötig, denn es ist nur der Regler nach unten verstellt. Nach der Wallung frieren Sie entsprechend, denn Sie haben wertvolle Wärme verloren.

Mit Fächer und Lavendelwasser

Einigen Frauen hilft es über die Unannehmlichkeiten der Hitzen hinweg, wenn sie die Wallungen als inneren Antrieb zu neuen Aktivitäten deuten. Andere finden sie einfach lästig und ignorieren sie, wieder andere fühlen sich belästigt oder sogar stark eingeschränkt. Eine selbstbewußte Einstellung zu den Veränderungen des Wechsels kann Ihnen über Probleme hinweghelfen.

- Sich souverän mit einem Fächer frische Luft zuzuwedeln, ist eine Möglichkeit, oder sich nach dem Zwiebelschalenprinzip zu kleiden und bei Bedarf mehrere Kleiderhüllen abzulegen, eine andere.
- Sie können die Ellenbeugen unter kühles Wasser halten oder sich mit Pfefferminz- oder Lavendelwasser erfrischen.
- Wenn Sie festgestellt haben, daß die Wallungen mit bestimmten Ereignissen in Zusammenhang stehen, stellen Sie sich entweder rechtzeitig auf die Hitzen ein oder meiden Sie einfach die Situation.

• Reichen diese Hilfen allein nicht aus, können Sie mit einem pflanzlichen (→ Seite 218) oder hormonhaltigen Präparat (→ Seite 227) den Hormonhaushalt ausbalancieren. Mönchspfeffer (→ Seite 218), Silberkerze (→ Seite 218), türkischer Rhabarber und Rosmarin wirken östrogenähnlich und stimulieren die Östrogenbildung.

• Auch entsprechende Ernährung bietet die Möglichkeit, Hitzewallungen zu mildern. Pflanzenöstrogene sind besonders reichlich in Soja- und Alfalfabohnen, Granatäpfeln, Leinsamen, Hopfen, Äpfeln, Kirschen, Kohl, Zwiebeln, Karotten und Senf enthalten. Mit Hilfe der Darmbakterien werden die Pflanzenöstrogene in einen Wirkstoff umgewandelt, der dem Östradiol chemisch ähnelt. Allerdings ist ihre Wirkung zwar ausgleichend, aber insgesamt nicht sehr stark.

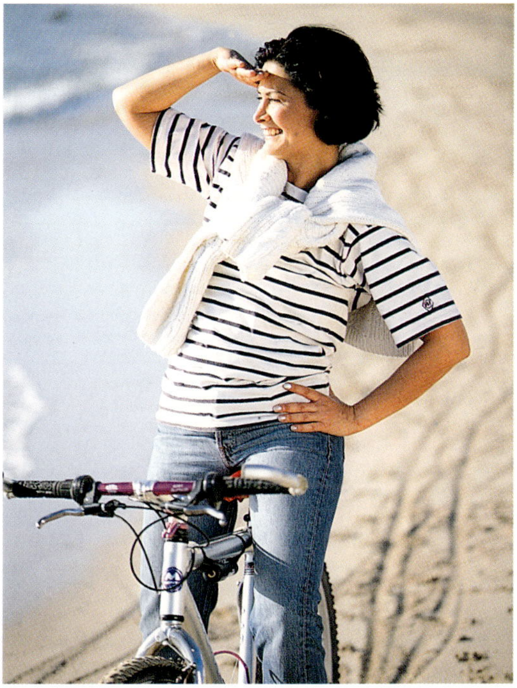

Viel Bewegung bei Sonnenlicht und frischer Luft mildert nicht nur Wechseljahresbeschwerden, sondern belebt und aktiviert auch die seelischen Kräfte.

Abschied und Neubeginn

Genau wissen Sie es erst im Nachhinein, daß die vor Wochen abgeklungene Menstruation die letzte war – und so wachsen Sie wie zufällig in die neue Lebensphase hinein. Doch ist diese letzte Blutung nur ein Ereignis innnerhalb einer Entwicklung, die immerhin gut 10 bis 15 Jahre umfaßt.

Zwischen Selbstbewußtsein und Selbstzweifeln

In dieser Zeit des Übergangs fragt sich wohl jede Frau, wie es weitergehen wird, hat vielleicht Ängste, blickt zurück und zieht Bilanz. Je nach persönlicher Lebenseinstellung wird sie die Antworten auf ihre Weise finden.
Für die eine ist es schwer, von jugendlichen Schönheitsidealen Abstand zu gewinnen, die andere macht sich Sorgen darüber, wie leistungsfähig sie im Vergleich zu Jüngeren noch ist. Wieder eine andere ist froh darüber, aus dem »Hamsterrad« der Jugend auszusteigen und ist stolz auf ihre gelassene Lebenserfahrung. Und eine weitere registriert die zunehmenden Falten mehr im Vorübergehen, geht mit den Enkeln auf den Spielplatz und abends zu einem Rendevous.

Ein neuer Lebensabschnitt

Natürlich bedeuten die Wechseljahre einen Einschnitt, der auch Verluste mit sich bringt. Die körperliche Fruchtbarkeit geht unweigerlich zu Ende, Kinder lösen sich allmählich von zu Hause ab, und Sie haben die Mitte Ihres Lebens nun bereits überschritten. Ein Grund zur Trauer vielleicht, doch keinesfalls zur Resignation.
Lassen Sie Ihr Bedauern zu, damit Sie auch darüber hinweggekommen können. Dann werden Sie feststellen, daß innerlich wieder

Raum für Neues frei wird und Sie immer noch genügend Energie haben, Ihre Zukunft zu gestalten. Immerhin können Sie auf einen reichen Schatz an Lebenserfahrung zurückgreifen und sich künftig auf Ihre innere Stärke, Ihr Wissen und Ihre Lebensfreude verlassen. Laut einer Studie fühlen sich dreiviertel aller Frauen nach den Wechseljahren gesünder und glücklicher als zuvor.

Falten gehören nun mal dazu

Mit der Menopause werden auch äußere Anzeichen des Alters deutlich: Die Haare ergrauen, Falten bleiben, das Bindegewebe lockert sich und die Haut wird trockener. Diese Veränderungen lassen sich nicht aufhalten, denn die Hautalterung hat mit ihrem Kollagen- und Elastingehalt zu tun. Diese Bindegewebsfasern speichern in der Jugend Wasser und lassen dann die Haut prall und glatt erscheinen. Mit den Jahren verlieren sie ihre Speicherkapazität und die Haut runzelt. Sie können jedoch den Alterungsprozeß etwas verlangsamen, indem Sie Haut und Haare pflegen. Feuchtigkeits- und fetthaltige Cremes, milde, rückfettende Seifen, eine ausgeglichene Ernährung (→ Seite 22) und Sonnenschutz schonen Ihre Haut.

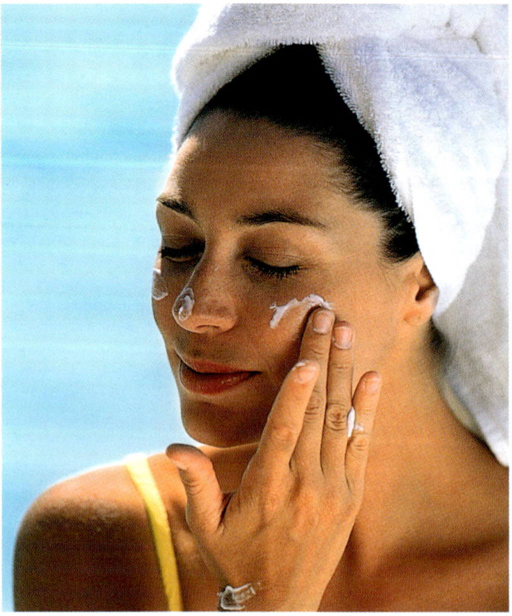

Regelmäßige Pflege mit feuchtigkeits- und fetthaltigen Cremes verhindert trockene Haut und verlangsamt damit die natürliche Hautalterung.

Ein bißchen rund hält gesund

Die Natur hat dafür vorgesorgt, daß die Hormonumstellung in den Wechseljahren milde verlaufen kann. Im Körperfett der Frauen werden nämlich die normalerweise auch bei Frauen vorkommenden Androgene in Östrogene umgewandelt – damit fängt der Organismus die sinkenden Östrogen-Spiegel auf. Und damit dieses körpereigene Sicherheitsnetz auch funktioniert, nehmen Frauen trotz Sport und Diät in den Wechseljahren zwischen 4 und 8 Kilogramm zu. Für schlankheitsbewußte Frauen ist es sehr schwer, diese natürlichen und sinnvollen Veränderungen Ihrer Figur zu akzeptieren. Doch ist modisches Untergewicht gerade in den Wechseljahren mit gesundheitlichen Risiken verbunden: Belastende Hormonschwankungen und Osteoporose sind mögliche Folgen. Sie müssen selbst entscheiden, was für Sie persönlich im Vordergrund steht: die »makellose« Figur oder gesundheitliche Stabilität.

- Versuchen Sie, sich an Ihre neue Gestalt zu gewöhnen, sie mit regelmäßigem Ausdauersport zu erhalten und sich nicht mit unsinnigen Diäten zu quälen, die Ihnen Ihre Jungmädchenfigur wiedererschaffen sollen.
- Auf Seite 14 zeigt Ihnen die BMI-Skala, ob Ihr Gewicht und Ihr Body-Mass-Index im altersentsprechenden Normalbereich liegen.
- Eine angenehme Folge Ihrer neuen Rundungen ist, daß das Fettgewebe in der Unterhaut das Bindegewebe stützt und auf diese Weise Falten milde aufpolstert.

Kerngesunde Knochen

Regelmäßige körperliche Aktivität verbessert die Muskelkraft, fördert die Beweglichkeit, erhöht die Reaktionsschnelligkeit und trainiert das Gleichgewichtsvermögen.
Gründe genug also, ein »bewegtes Leben« zu führen. Wenn Sie mit Sport und Training gezielt etwas gegen Osteoporose tun wollen, lassen Sie sich von einer Krankengymnastin Übungen zeigen, die genau auf Ihre Probleme abgestimmt sind. Dazu gehören außer Gymnastik auch leichtes Krafttraining und Druck- und Zugübungen.
Als Beispiele für einfache Osteoporose-Vorbeugung stellen wir Ihnen zwei Übungen vor, die Sie leicht und ohne große Vorbereitungen zu Hause machen können.

- **Den Rücken kräftigen:** Gehen Sie in den »Vierfüßlerstand«, das heißt Sie knien sich hin, stützen sich auf die Arme und machen den Rücken gerade. Strecken Sie nun ein Bein waagerecht nach hinten (→ Bild links), halten Sie es dort für ein paar Sekunden in der Luft und setzen es dann wieder ab. 5mal wiederholen und dann zum anderen Bein wechseln.
- **Schultern und Arme kräftigen**: Gehen Sie wieder in den »Vierfüßlerstand« und stützen Sie sich auf die Arme, die Hände zeigen jetzt leicht nach innen. Nun beugen Sie die Ellbogen, so daß der Oberkörper sich senkt, bis die Nase fast den Boden berührt (→ Bild rechts). Drücken Sie sich dann mit den Armen nach oben, bis sie wieder gestreckt sind. 10mal heben und senken reicht fürs erste.

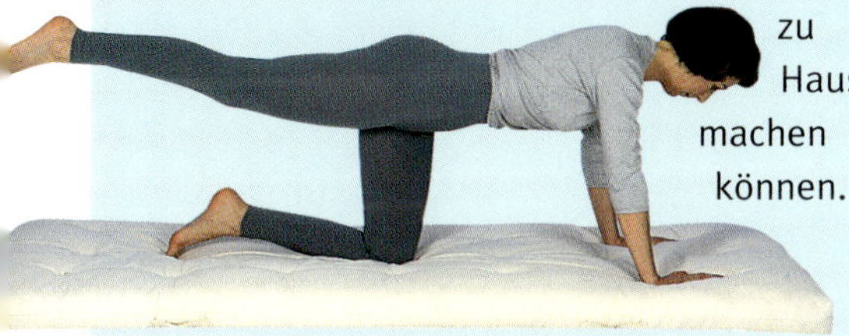

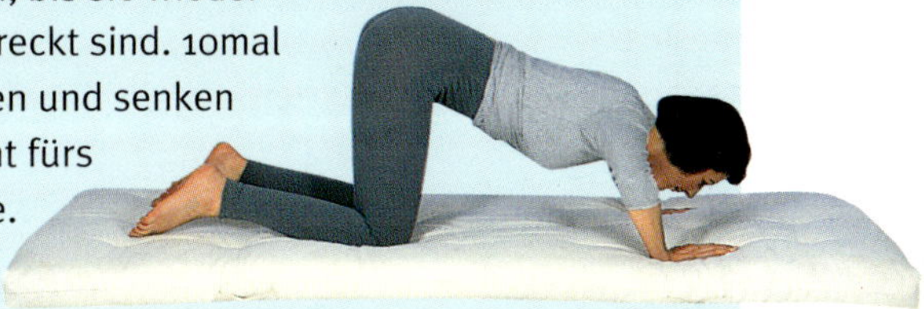

Wer rastet, der rostet

Über die Stabilität ihrer Knochen machen sich die meisten Menschen in jungen Jahren wenig Gedanken. Mit zunehmendem Alter wird der Abbau der Knochensubstanz aber zu einem Problem. Auf einmal kann jedes harmlose Stolpern zu einem Sturz mit gefährlichen Folgen werden.
Von Osteoporose, dem Schwinden der Knochensubstanz, sind vor allem Frauen nach den Wechseljahren betroffen. Denn das Hormon Östrogen sorgte für genügend Kalziumaufnahme aus der Nahrung (→ Seite 28). Wenn nun der Schutz des Östrogens wegfällt, wird verstärkt Kalzium aus den Knochen ab- statt aufgebaut. Mit der Zeit werden die Knochen porös und können im Extremfall schon bei geringer Belastung brechen.

Vorbeugung ist möglich

Wie gesund Ihre Knochen im Alter sind, hängt von verschiedenen Faktoren ab:
- Die Basis legen Sie in den Jugendjahren mit der richtigen Ernährung und genügend Bewegung (→ Gesunde Knochen ein Leben lang, Seite 28).
- Gerade als Frau müssen Sie darauf achten stets genügend Kalzium mit der Nahrung zu sich zu nehmen (→ Gute Kalziumquellen, Seite 29). Pro Tag sollllten es 1000 bis 1500 Milligramm Kalzium sein.
- Ein Knochen der belastet wird, lagert von

sich aus Kalzium ein, ein unbelasteter nicht. Deshalb ist regelmäßige Bewegung gerade für älter werdende Menschen wichtig. Auf diese Weise können schon begonnene Abbauprozesse gestoppt und teilweise sogar rückgängig gemacht werden. Wir haben für Sie ein paar Übungen zur Osteoporose-Vorbeugung zusammengestellt (→ Kasten, Seite 79).

- Eine Zeit lang waren Ärzte und Patientinnen sehr begeistert von der Möglichkeit, den Östrogen-Mangel nach den Wechseljahren durch künstliche Hormongaben auszugleichen (→ Hormone in den Wechseljahren, Seite 227). Dadurch ließen sich die Wechseljahresbeschwerden aufheben und einer Osteoporose vorbeugen. Inwischen weiß man, daß die jahrelange Hormoneinnahme auch negative Folgen haben kann, beispielsweise ein erhöhtes Krebsrisiko. Heute wird eine Östrogen-Therapie bei Osteoporose nur gezielt empfohlen, das heißt, wenn eine familiäre Veranlagung zur Osteoporose besteht oder die Erkrankung schon fortgeschritten ist.
- Frauen ohne Risikofaktoren brauchen keine vorbeugende Hormontherapie. Wenn Sie sich regelmäßig und ausdauernd bewegen und entsprechend ernähren, beugen Sie auf natürliche Weise ausreichend vor.

Aufbruch in die dritte Lebensphase

Im täglichen Ablauf verändert sich durch die Menopause nicht viel. Wenn Sie berufstätig sind, gehen Sie Ihrer Arbeit weiter nach, arbeiten Sie als Hausfrau, werden die Alltagspflichten nicht weniger. Vielleicht wird Ihr Haushalt allmählich kleiner, weil die Kinder aus dem Hause gehen. Vielleicht rückt schon die Pensionierung näher und Sie beginnen, die Jahre zu zählen, die Sie noch vor sich haben, und Pläne zu machen. Allerdings wird auch so manche Frau mit dieser Lebensphase nicht allein fertig und leidet unter Einsamkeit und Depressionen (→ Seite 138). Warten Sie nicht, bis Sie nicht mehr ein noch aus wissen, sondern wenden Sie sich ohne Scheu zur Beratung an eine Psychotherapeutin oder ein Frauenberatungszentrum (→ Psychotherapie, Seite 234).

Fruchtbarkeit in neuer Form

Mit der Menopause geht die bislang so selbstverständlich erlebte körperliche Fruchtbarkeit zu Ende. Manche Frauen sehen es mit Erleichterung, denn sie brauchen sich nun nicht mehr um Verhütung zu sorgen und sind die lästigen Begleiterscheinungen los.

Frauen, die sich erfolglos Kinder gewünscht haben, bleibt nun die schwere Aufgabe, diesen endgültigen Verzicht zu verschmerzen. Das dauert seine Zeit und der Abschied von diesem Wunsch kann sehr bitter sein. Doch mit Sicherheit gibt es in der Familie und bei Freunden Kinder, die sich über erwachsene Bezugspersonen und Vertraute freuen, die ihren Weg mit Aufmerksamkeit und Zuneigung begleiten. Auf diese Weise können sich lebenslange, enge Bindungen ergeben, die beiden Seiten viel bedeuten.

Fruchtbarkeit ist nicht nur an Hormone gebunden. Man kann es durchaus so sehen, daß nach der Menopause die körperliche Fruchtbarkeit in anderer Form, im Kontakt zu anderen Menschen weiterbesteht, im geistigen Austausch, in gegenseitiger Anregung und in der persönlichen Weiterentwicklung.

Innerlich jung bleiben

Ganz unabhängig vom Geburtstag gelten in unserer Gesellschaft bestimmte Eigenschaften als »jung«. Dabei verwenden wir diesen Begriff als positive Wertung und nicht allein

als Beschreibung des Lebensalters. Wir sagen anerkennend: »Wie jung Du aussiehst!« und meinen damit die lebendige Ausstrahlung eines Menschen.
Zu solch einer Ausstrahlung gehört die Sympathie, mit der ein Mensch warmherzig am Leben teilhat und es für sich und andere gestaltet. Menschen, die auf die Zukunft ausgerichtet sind, Optimismus, eine realistische Weltsicht, Humor und die Fähigkeit zu innerer Umstellung und Hoffnung besitzen, können mit Schwierigkeiten, Notlagen, Trauer und Verzweiflung ganz anders umgehen.

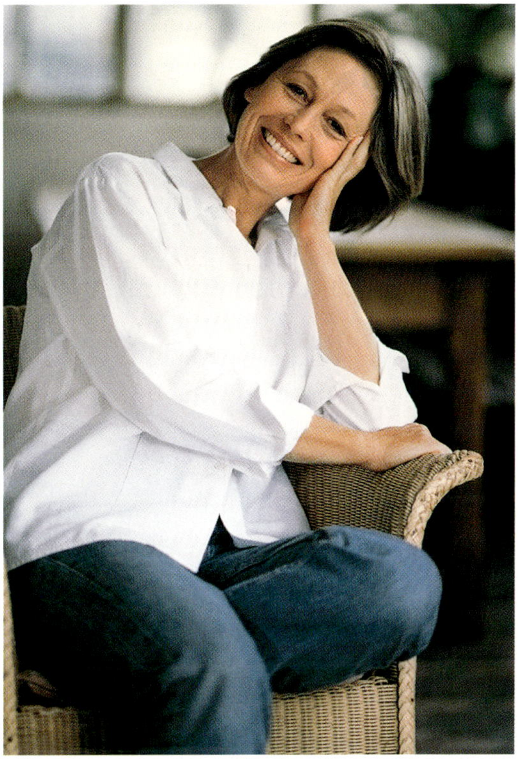

Lebendige menschliche Beziehungen

Zu lebendiger Beweglichkeit gehört auch, sich den Mitmenschen aufgeschlossen und ohne festgefahrene Vorurteile zuzuwenden, Freundschaften zu knüpfen und zu pflegen, sich mit den Mitmenschen auszutauschen und sich für die Weltsicht anderer zu interessieren, etwa die der Jüngeren oder von Menschen anderer Kulturkreise.
In der Beziehung zu anderen spielt nicht nur intellektueller Austausch eine Rolle, sondern auch die erotische Anziehungskraft zwischen Menschen. Damit ist keineswegs die körperliche Sexualität gemeint, und schon gar nicht nur die zwischen Frauen und Männern. Es geht vielmehr um die Fähigkeit, einen anderen Menschen begehren, begeistern und »verführen« zu können – mit Blicken, Gesten oder Worten – unabhängig vom Alter, Geschlecht oder vom besprochenen Thema.

Mit Gelassenheit in die Zukunft

Die meisten Frauen sind froh, nach der Menopause endlich über die unruhige Phase der Wechseljahre hinweggelangt zu sein. Sie können nun mit mehr innerer Gelassenheit die folgende Lebenszeit angehen. Immerhin liegt – statistisch gesehen – gut ein Drittel Ihres Lebens noch vor Ihnen und will gestaltet sein.
Im Idealfall genießen Sie jetzt die Früchte Ihrer Lebenserfahrungen. Das kann für jede Frau etwas anderes bedeuten: Die eine zieht sich endlich von Trubel und Verpflichtungen ins Privatleben zurück, die andere knüpft endlich wieder neue Kontakte mit der Außenwelt.
Es gibt eine Einstellung zum Leben, die sich auf Erfahrung gründet, sich also naturgegeben erst in einem gewissen Alter entfalten kann. Sie erleben, wie befriedigend es sein kann, aus Fehlern zu lernen, sich zu versöhnen, Abschied zu nehmen, den Lauf der Dinge zu respektieren und sich selbst in den verschiedenen Facetten der eigenen Persönlichkeit anzunehmen. Und Sie werden feststellen: Älterwerden kann sehr schön sein.

Glücksgefühle
Wenn Frauen

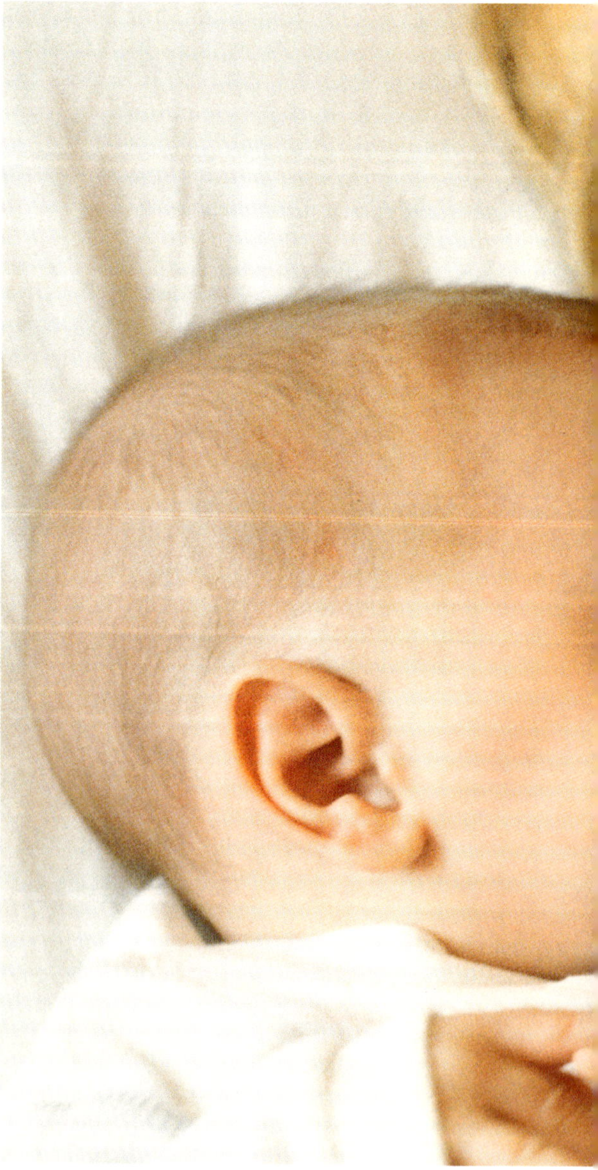

Der Gedanke, schwanger zu werden, hat etwas Verlockendes. Die körperliche Wandlung zu erfahren, das heranwachsende Leben zu spüren, und schließlich das unfaßbare Glück, ein lebendiges Menschenwesen im Arm zu halten, das in einem selbst entstanden ist. Das alles eröffnet eine zusätzliche Dimension des Frauseins. Doch erleben Sie in der Schwangerschaft nicht nur Glücksgefühle. Im Wechselbad zwischen angespannter Ängstlichkeit und überschäumender Lebensfreude wartet auf Sie ein neuer Lebensabschnitt, der alles Gewohnte und auch Sie selbst verändern wird.

Mütter werden

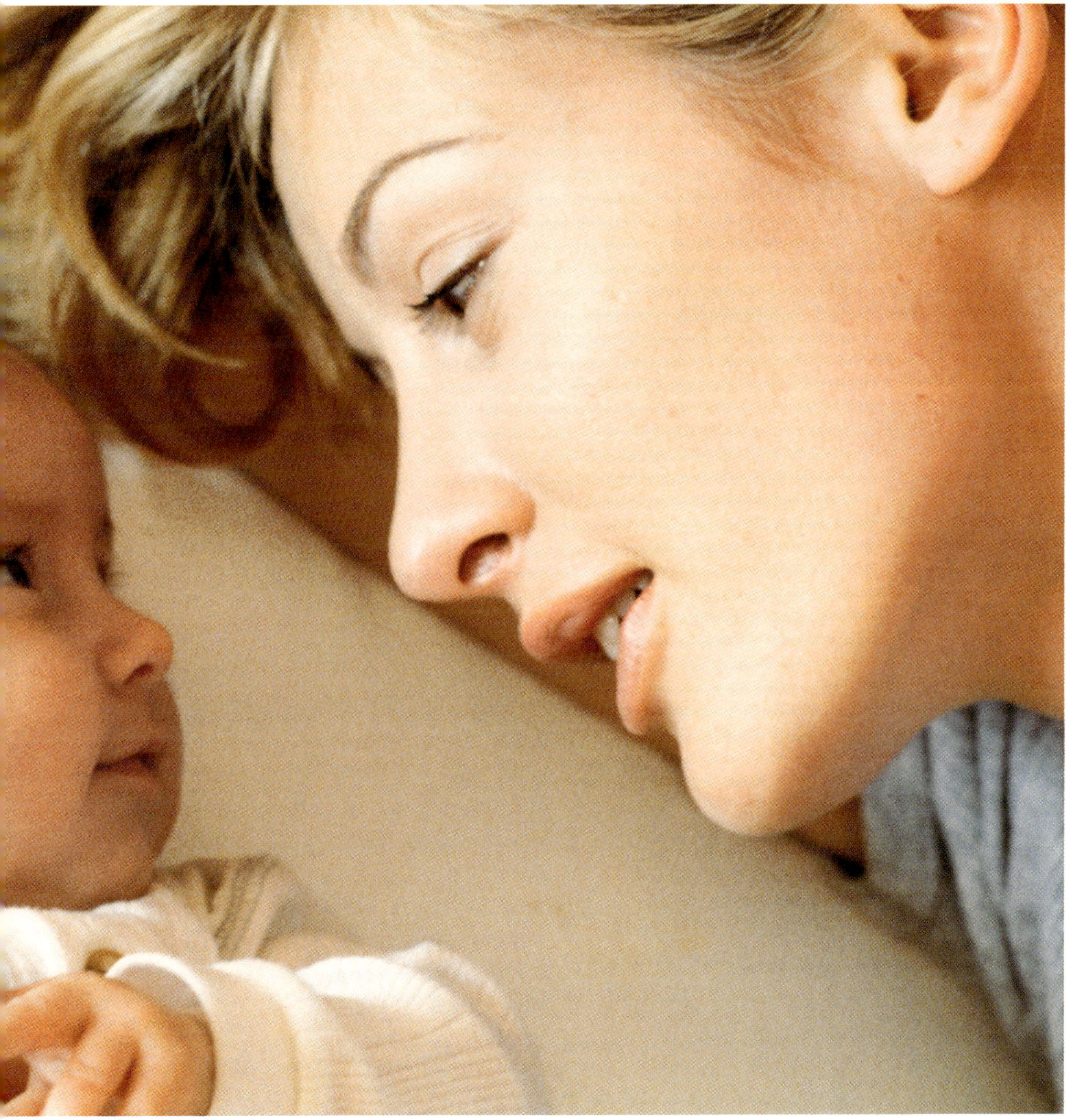

Ich bin schwanger!

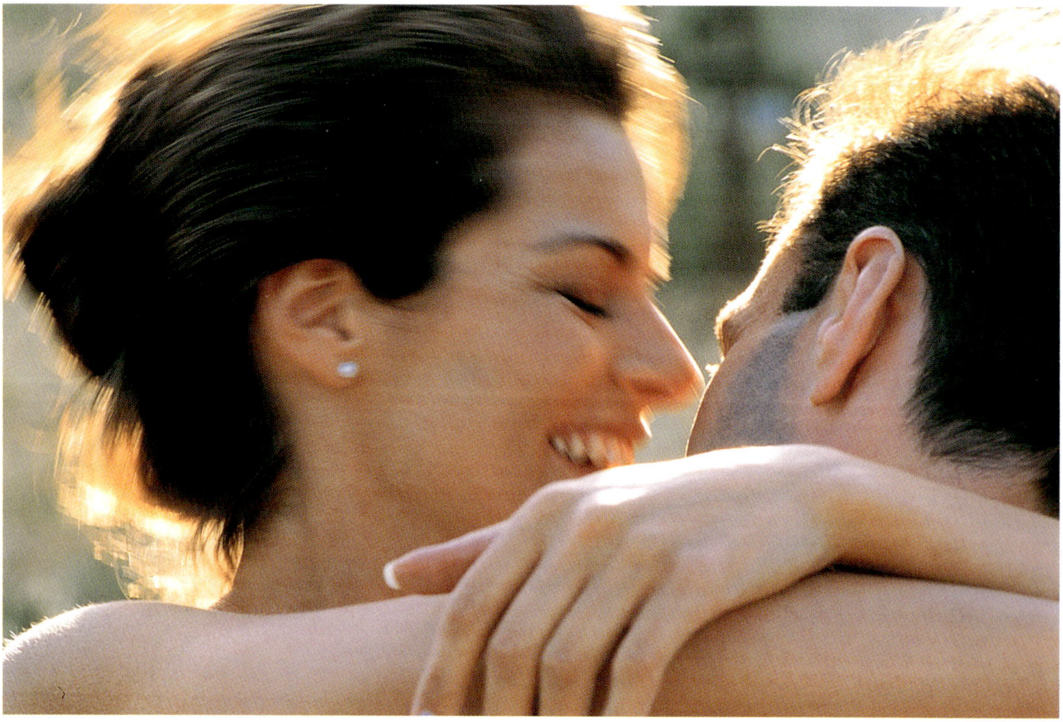

Eine Schwangerschaft ist für jede Frau ein außergewöhnliches Erlebnis. In der Schwangerschaft verwandelt sich der Körper in ungewohnter Weise, und die meisten Frauen spüren sich viel bewußter. Nicht immer ist dies angenehm, doch für fast alle etwas ganz Besonderes. Je deutlicher sich das Kind bemerkbar macht, desto intensiver wird die innere Beziehung zum Baby. Wenn das Baby schließlich auf der Welt ist, ordnet sich das ganze Leben neu, und in den ersten Jahren richtet sich fast alles nach dem Kind.

Heimliches Wachstum

In den ersten Wochen der Schwangerschaft wissen viele Frauen noch gar nicht, daß sie ein Kind erwarten. Der erste Hinweis ist, daß die Monatsblutung ausbleibt (→ Seite 165). Die berühmte morgendliche Übelkeit trifft zwar viele, aber auch nicht alle Frauen, so daß die Unsicherheit zunächst einmal groß ist.

Ein Schwangerschaftstest bringt Gewißheit

Schwangerschaftstests können Sie in der Apotheke kaufen. Lesen Sie sich zuerst die Anleitung genau durch, um keine Fehler zu machen. Zur Bestimmung geben Sie direkt nach dem Aufstehen eine kleine Menge Morgenurin auf das Teststäbchen aus der Packung. Entweder verfärbt sich der Teststreifen in bestimmter vorgegebener Weise, oder er zeigt ein farbiges Plus- oder Minuszeichen. In 90 Prozent der Fälle ist der Test zuverlässig und reagiert schon, wenn die erste Blutung ausgeblieben ist, also etwa

14 Tage nach der Befruchtung. Wenn Sie ganz sicher sein wollen, wiederholen Sie den Test zwei Wochen später.
Falls Sie jetzt schon zur Frauenärztin gehen, ist es mit etwas Glück möglich, die Fruchtblase bereits im Ultraschall zu sehen – ganz sicher können Sie den Embryo mit etwa sechs Wochen erkennen.
Wenn Sie einen Abbruch erwägen (→ Seite 73), sollten Sie sich möglichst früh ärztlich beraten lassen – je früher ein Abbruch erfolgt, desto leichter ist er auch für Sie selbst zu verkraften.

Das Baby nimmt bereits Gestalt an

Der Embryo wächst von einem kleinen Zellklümpchen nach der Befruchtung zunächst etwas in die Länge. Innerhalb weniger Wochen ist schon die spätere Körperform im wesentlichen zu erkennen. Der Kopf ist fast ebenso groß wie der Körper, das Gesicht nimmt deutlich erkennbare Formen an, und das Baby hat bereits kurze Arme und Beine mit Finger- und Zehenansätzen. Die inneren Organe, das Nervensystem, Gehirn, Knochen und Wirbelsäule bilden sich aus. Sein Herz schlägt mit fast 150 Schlägen in der Minute. Seine Haut ist durchscheinend dünn, und ihm wachsen die ersten Flaumhaare am ganzen Körper. Es könnte sogar schon auf Berührungen reagieren!

Ankomme, Freitag den ...

Ihre Ärztin rechnet den wahrscheinlichen Geburtstermin mit Hilfe einer Tabelle oder einer speziellen Drehscheibe aus. Sie können den Termin auch selbst bestimmen, wenn Sie ein bißchen rechnen: Schauen Sie nach, wann Ihre letzte Regel begonnen hat. Zählen Sie zu diesem Tag sieben Tage dazu, und ziehen davon drei Monate ab. Das ist das Datum, an dem im nächsten Jahr Ihr Baby kommen soll.
Wenn Sie einen längeren Zyklus als 28 Tage haben, addieren Sie zum errechneten Termin noch die Anzahl Tage, die Ihr Zyklus länger dauert. Wenn er kürzer ist, ziehen Sie die entsprechenden Tage ab.
Längst nicht alle Babys kommen genau zum Termin: Sogar nur vier Prozent sind tatsächlich derart »pünktlich«. Es ist völlig normal, wenn das Baby den errechneten Termin (ET) um 10 bis 14 Tage überschreitet. Erst dann spricht man von einer »Übertragung« (→ Seite 105).

Bin ich wirklich schwanger?

Kurz nach der Befruchtung reagiert bereits Ihr Körper, und Sie können an sich selbst die sogenannten unsicheren Schwangerschaftszeichen bemerken:

- die Monatsblutung bleibt aus
- der Busen wird größer, fester und druckempfindlich, die Brustwarzen verfärben sich leicht bräunlich
- Sie empfinden morgens Übelkeit und müssen unter Umständen auch erbrechen (→ Seite 200)
- Sie fühlen sich müde und wenig belastbar
- die Venuslippen werden dunkler und fester, der normale Ausfluß wird etwas stärker
- die Haut wird trockener und empfindlich, manche Frauen bekommen unreine Haut.

Wenn Sie jetzt zur Frauenärztin gehen, kann sie Ihren Verdacht mit zwei Untersuchungen bestätigen:

- der Schwangerschaftstest im Urin oder – noch sicherer – im Blut ist positiv
- schon sechs Wochen nach der letzten Periode ist im Ultraschall eine Fruchtblase erkennbar, eine Woche später der Embryo und nach einer weiteren Woche sein Herzschlag!

Der Körper verändert sich

Schon ganz zu Beginn der Schwangerschaft verändern sich der Stoffwechsel und viele andere Körperfunktionen. Beispielsweise steigt das Atemvolumen um bis zu 40 Prozent, der Herzschlag beschleunigt sich um 10 bis 16 Schläge pro Minute, und die Transportleistung Ihres Herzens erhöht sich sogar um 30 bis 50 Prozent. Durchschnittlich vergrößert sich Ihr Blutvolumen schon gegen Ende der 12. Woche um etwa eineinhalb Liter – Herz und Kreislauf haben also erheblich mehr Arbeit zu leisten. Das spüren Sie recht bald an Müdigkeit und Kurzatmigkeit, obwohl sich Ihr Bauch noch gar nicht sichtbar rundet. Damit die gestiegene Blutmenge Ihren Blutdruck nicht übermäßig erhöht, weiten sich die Blutgefäße. Das macht sich bei manchen Frauen durch schwere Beine bemerkbar. Wenn Sie schwaches Bindegewebe haben, können in der Schwangerschaft Krampfadern entstehen.

Den Körper entlasten

Wenn Sie zur Ansammlung von Wasser im Körper neigen, hilft ein Entlastungstag pro Woche, um das überschüssige Gewebswasser auszuschwemmen.

- **Der Reistag**

Sie brauchen 400 Gramm Naturreis, zwei Äpfel, je 200 Gramm Brokkoli, Möhren und Tomaten und 2 Bananen als Zwischenmahlzeit. Kochen Sie den Reis am Vortag und mischen Sie 2 Eßlöffel Weizenkeimöl unter. Zum Frühstück gibt es geraspelte Äpfel mit einem Viertel Reis, etwas Zimt und Orangensaft, mittags zwei Viertel Reis mit dem gedünsteten Gemüse und abends das restliche Viertel Reis mit Tomaten und etwas Schnittlauch.

Täglich einen Apfel mehr

Ihr Grundumsatz steigt jetzt um etwa 20 Prozent. Sie brauchen etwa 2200 bis 2500 Kalorien pro Tag, das entspricht etwa 40 bis 50 Kalorien pro Kilogramm Ihres Körpergewichtes. Mit vollwertiger Kost (→ Seite 22) ernähren Sie sich in jedem Fall sinnvoll und gut. Die Grundnährstoffe sollten richtig aufgeteilt sein: 80 bis 100 Gramm Eiweiß (Proteine), 320 bis 380 Gramm Kohlenhydrate und etwa 50 Gramm Fett pro Tag (→ Essen für zwei?, Seite 23).

Das kann Ihrem Baby schaden

Was Ihnen selbst nicht guttut, schadet um so mehr dem Baby. Verzichten Sie für einige Monate auf ein paar ungesunde Gewohnheiten:

- Fasten
- Alkohol und Nikotin
- mehr als zwei bis drei Tassen Tee oder Kaffee pro Tag
- konservierte Lebensmittel, Fertigessen, Speisen, die viele Farbstoffe, Salz, Nitrat und Konservierungsmittel enthalten
- Rohmilch und daraus hergestellte Produkte, rohes oder nicht durchgebratenes Fleisch und aufgewärmte Fertiggerichte sollten Sie wegen der Infektionsgefahr für das Baby (→ Seite 202) meiden.

Zu zweit beim Arzt

Als werdende Mutter genießen Sie besonderen Schutz (→ Schutz für Mutter und Kind, Seite 254). Dazu gehören auch regelmäßige Vorsorgeuntersuchungen, die die gesetzlichen Krankenkassen jeder Schwangeren kostenlos anbieten. Scheuen Sie sich nicht, bei den Untersuchungen Ihrer Ärztin alle Fragen zu stellen, die Sie beschäftigen oder die Ihnen Sorgen machen.

Der Mutterpaß

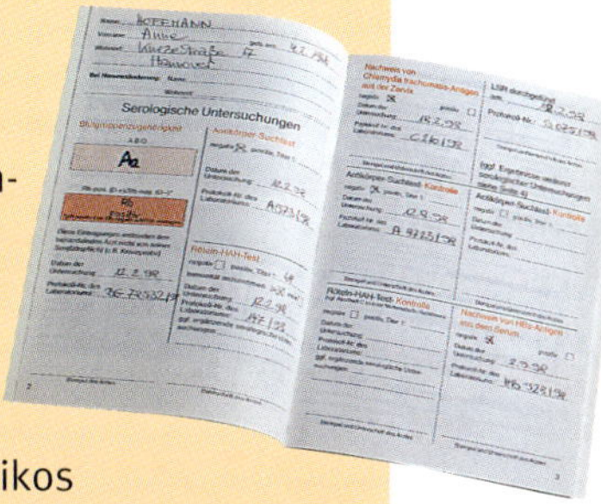

Der Mutterpaß begleitet Sie Ihre ganze Schwangerschaft hindurch. Hier werden alle für Sie und das Kind wichtigen medizinischen Informationen eingetragen:

- Ihre Adresse sowie die Ihrer Ärztin und Ihrer Hebamme
- Ihre Untersuchungstermine zur Schwangerschaftsvorsorge
- Ihre medizinische Vorgeschichte, die Ergebnisse aller körperlichen Untersuchungen und aller Laboruntersuchungen
- Informationen über die jetzige und frühere Schwangerschaften sowie etwaige Besonderheiten
- der zu erwartende Geburtstermin (ET) und eine Beurteilung des Geburtsrisikos
- alle Befunde rund um Ihr Kind, seine Herztöne, sein Wachstum und die Ultraschallbefunde
- der Verlauf der Geburt, Ihres Wochenbetts sowie das Ergebnis Ihrer Nachuntersuchung.

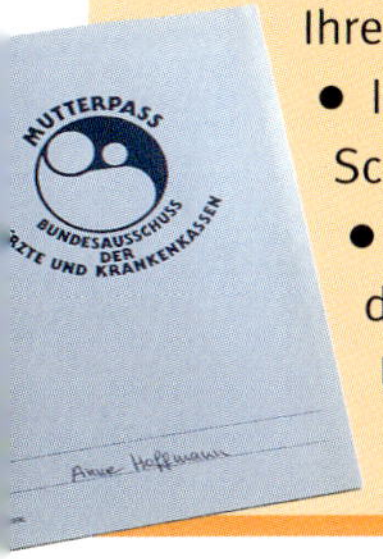

Die Schwangerschaftsvorsorge

- Beim ersten Termin wird zunächst festgestellt, ob Ihre Vermutung stimmt und Sie schwanger sind. Ihre Ärztin macht dazu einen Schwangerschaftstest aus dem Urin und sucht mit dem Ultraschall nach einer sichtbaren Fruchtblase in der Gebärmutter.
- Als nächstes wird für Sie ein Mutterpaß angelegt (→ Kasten). Dazu stellt Ihnen die Ärztin einige Fragen und nimmt Blut ab, um die Blutgruppe feststellen und einige Bluttests machen zu lassen (→ Blutgruppenunverträglichkeit, Seite 206).
- Um Infektionen auszuschließen, werden bei der ersten Vorsorgeuntersuchung auch ein Abstrich aus der Scheide und ein PAP-Abstrich (→ Seite 130) vorgenommen.
- Zu jeder Schwangerschaftsvorsorge gehört eine Tastuntersuchung. In der Frühschwangerschaft ist die Gebärmutter noch so klein, daß sie vom Bauch her nur schwer tastbar ist – deshalb fühlt Ihre Ärztin von der Scheide aus nach dem Muttermund und der Gebärmuttergröße.
- Jenseits der 16. Woche ist die Gebärmutter schon so weit gewachsen, daß sie sich gut von außen tasten läßt. Hebamme oder Ärztin werden mit geübten Handgriffen nach der Lage Ihres Babys tasten. Nach den Erfahrungswerten läßt sich sagen, ob Ihr Baby zeitgerecht entwickelt ist, und später, ob seine Lage für die Geburt günstig ist.
- Bei jeder Untersuchung werden Ihr Blutdruck (→ Schwangerschaftshochdruck, Seite 201) und Ihr Gewicht überprüft. Ergänzend werden Sie auf Krampfadern untersucht.
- Alle Ergebnisse werden im Mutterpaß dokumentiert.

Ultraschall ist kein »Baby-TV«

Die Ultraschalltechnik hat viele neue Erkenntnisse über das Ungeborene möglich gemacht. Gleichzeitig lenkt sie aber die Aufmerksamkeit vom Spürbaren sehr auf das Sichtbare. Manche Psychotherapeuten befürchten, daß dadurch auch die Beziehung zum Kind zu sehr über das Auge geht und weniger über das ausschließlich Fühlbare. Ultraschall (→ Seite 131) gilt in den angewendeten Dosierungen nach ausführlichen Studien als ungefährliche Untersuchungsmethode für Mutter und Kind. Dennoch empfehlen kritische Mediziner, das Baby

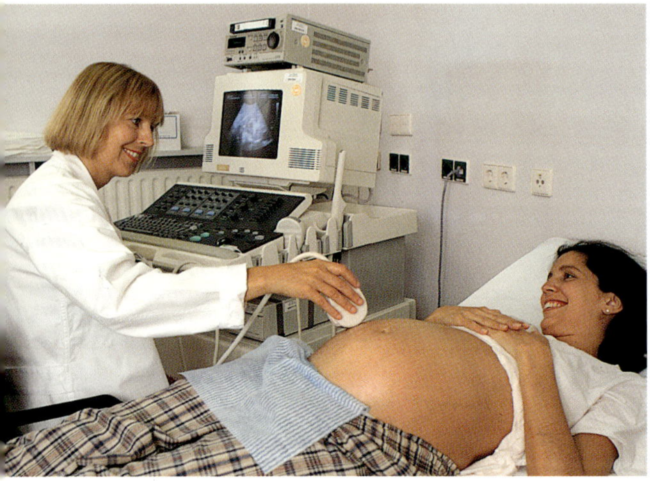

Die Ultraschalltechnik ermöglicht es – ohne Gefahr für Mutter und Kind – zu überprüfen, ob Wachstum und Reifung des Babys normal verlaufen.

nicht ohne wichtigen Grund auf den Fernsehschirm zu holen.
Normalerweise gehören drei Ultraschall-Untersuchungen zu einer gesund verlaufenden Schwangerschaft dazu:

- Die erste Untersuchung wird zwischen der 9. und 12. Woche vorgenommen. Ihre Ärztin achtet vor allem darauf, ob der Embryo in der Gebärmutter gut sichtbar ist und sein Herz schlägt. Falls Sie Mehrlinge erwarten (→ Seite 94), kann man dies erkennen. Kopf- und Bauchdurchmesser sowie die Länge vom Scheitel bis zum Steiß geben Hinweise auf eine zeitgerechte Entwicklung Ihres Kindes.
- Die zweite Untersuchung findet in der 19. bis 22. Woche statt. Der Fetus ist nun so weit entwickelt, daß die inneren Organe im Ultraschallbild deutlich erkennbar sind. Ihre Ärztin untersucht vor allem das Herz, Nieren und Blase, den Magen, die Wirbelsäule und das Gehirn sowie Arme und Beine. Falls irgendwelche Fehlbildungen auffallen, werden zur Abklärung weitere Untersuchungen eingeleitet, zum Beispiel eine Chromosomenuntersuchung (→ rechts).
- Die dritte Ultraschall-Untersuchung wird zwischen der 29. und 32. Woche gemacht. Wie bei den vorangegangenen wird auf Größe und Wachstum des Kindes geachtet. Wichtig ist aber jetzt auch die Lage des Babys. Liegt es mit dem Steiß zuunterst, wird die Ärztin bei den nächsten Untersuchungen besonders darauf achten, ob es sich nochmal gedreht hat. Denn mit dem Kopf voran ist die Geburt um einiges leichter.

Frühzeitig Probleme erkennen: die Pränataldiagnostik

Eine vorgeburtliche Untersuchung Ihres Kindes ist dann sinnvoll, wenn der Verdacht auf eine schwere, unbehandelbare Erbkrankheit besteht und deshalb eine Abtreibung erwogen wird. Müttern ab 35 wird die Untersuchung ebenfalls angeboten, da die Möglichkeit eines Down-Syndroms (Mongolismus) beim Kind mit dem Alter der Mutter zunimmt.

In den Zellen lesen

Es gibt zwei verschiedene Möglichkeiten, Zellen des Kindes zu gewinnen, ohne die Schwangerschaft zu stören:

- Bei der *Amniozentese* wird mit einer feinen Kanüle eine Probe aus dem Fruchtwasser entnommen. Im Fruchtwasser schwimmen reichlich abgeschilferte Hautzellen des Kindes, die unter dem Mikroskop zum Beispiel auf Chromosomenzahl und -form hin untersucht werden können. Die Amniozentese kann erst ab der 14. Schwangerschaftswoche durchgeführt werden.
Bei routinierten Untersuchern gibt es nur ganz selten Probleme nach dem Eingriff: Blutungen oder Fehlgeburten treten nur in 0,5 bis 1 Prozent der Fälle auf.
- Bereits ab der 8. Woche gibt die *Chorionbiopsie* Aufschluß über die Erbanlagen Ihres Kindes. Bei dieser Untersuchung wird nicht

das Fruchtwasser untersucht, sondern eine kleine Gewebeprobe von der Plazenta entnommen. Der Vorteil dieser Methode ist, daß die Ergebnisse schon sehr früh in der Schwangerschaft vorliegen und ein eventueller Abbruch einfacher erfolgen kann. Allerdings ist das Risiko einer Fehlgeburt nach einer Chorionbiopsie um etwa 2 Prozent höher als die natürliche Fehlgeburtenrate.

Was Blut verraten kann

Seit einigen Jahren können Sie ab der 16. Woche den sogenannten *Triple-Test* vornehmen lassen. In einer Blutprobe von Ihnen werden die 3 Werte des Östriol, des Plazentahormons HCG und des in der Schwangerschaft auftretenden α-Fetoproteins bestimmt. Mit dieser Untersuchung läßt sich ermitteln, wie hoch das Risiko ist, daß Ihr Kind ein Down-Syndrom oder einen offenen Rücken haben könnte. Erst bei begründetem Verdacht wird Ihnen die Ärztin dann eine Amniozentese empfehlen.

Wissen bringt Verantwortung

Die Methoden der pränatalen Diagnostik sind für viele Eltern sicher eine große Entlastung von den Sorgen um ihr werdendes Kind. Dennoch sollten Sie sich vor einer solchen Untersuchung die möglichen Konsequenzen deutlich vor Augen führen. In einem gemeinsamen Gespräch mit Ihrer Ärztin oder Hebamme können Sie sich als werdende Eltern über die Verantwortung klarwerden, die Sie für Ihr Kind tragen und mit der Sie Entscheidungen über sein Leben fällen. Eine genetische Beratungsstelle kann Sie mit Informationen unterstützen, damit Sie zu einem für Sie emotional und moralisch tragfähigen Entschluß finden.

Zwischen Glück und Ängstlichkeit

Das erste Drittel der Schwangerschaft ist für alle Frauen sehr aufregend. Sie erfahren beglückt die freudige Nachricht oder erschrecken darüber, weil sie nicht mit einem Kind gerechnet haben.

Gelassen nachdenken

Für diejenigen, die das Baby behalten können und wollen, steht die Freude über den Ankömmling an erster Stelle. Doch auch in das Glück mischen sich Sorge und Zweifel, ob Sie Ihren neuen Aufgaben gewachsen sein werden. Das geht allen Frauen so, und es ist ganz bestimmt kein Hinweis darauf, daß Sie mit dem Kind in Zukunft nicht zurechtkommen werden.

Viele Entscheidungen und Überlegungen stehen nun an: Wie soll es weitergehen, welche Folgen hat ein Kind für die Partnerschaft? Manche Paare brauchen in Zukunft eine größere Wohnung, und die Ausgaben steigen durch Anschaffungen, die Sie für das Baby tätigen müssen.

Sie werden sich beruflich umstellen müssen, und es gilt, sich mit dem Partner zusammen zu überlegen, wer das Baby einmal versorgen soll: Sie, er, die Großeltern, eine Tagesmutter oder eine Kinderkrippe. Glücklicherweise müssen Sie nicht alles auf einmal entscheiden.

Die Wogen glätten sich

Ganz am Anfang der Schwangerschaft bewegen sich die meisten zwischen überschäumender Lebensfreude und angespannter Ängstlichkeit. Die Stimmung schwankt, chronische Müdigkeit, verstärkter Appetit und merkwürdige Gelüste, Überlegungen zur Zukunft und Sorge vor einer Fehlgeburt belasten das seelische Gleichmaß. Wenn die

ersten Monate verstrichen sind, werden Sie erleben, daß die Wogen sich glätten und Sie seelisch und körperlich stabiler werden.
Bis zur 12. Woche pendeln sich die körperlichen Veränderungen bei der werdenden Mutter ein. Sie werden nicht mehr so starke Hormonschwankungen erleben und deshalb weniger an Übelkeit leiden. Der Bauch beginnt sich langsam zu runden, Sie nehmen an Gewicht zu und fühlen sich mehr und mehr so »richtig schwanger«.

Schon mit Hand und Fuß

Ihr Baby wächst schnell heran und sieht ab der 12. Woche nun schon wie ein kleiner Mensch aus. Alle Organe sind vorhanden,

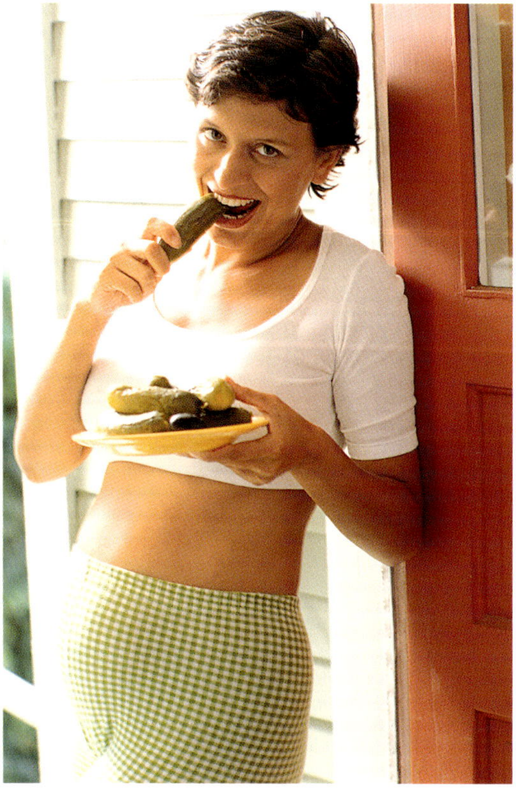

Im ersten Drittel der Schwangerschaft erleben Sie manchmal merkwürdige Gelüste auf saure Gurken, Cremetorten oder Hamburger. Nur zu, das ist ganz normal!

die knorpelweichen Knochen schimmern durch Haut und Muskulatur, Nägel wachsen an Fingern und Zehen, und die Geschlechtsorgane werden erkennbar. Das Kind läßt sich im Fruchtwasser treiben – zwischenzeitig dehnt es sich und zieht sich mit Muskelkraft wieder ruckartig zusammen. So trainiert es schon früh seine Kräfte und regt damit die Muskeln zum Wachstum an. Es kann auch schon die Stirn runzeln und seinen Mund zum Schlucken öffnen.

Versorgungsleitung Nabelschnur

Der Fetus – wie das Kind nun medizinisch genannt wird – ernährt sich durch die Nabelschnur, die ihn mit dem Mutterkuchen, der Plazenta, verbindet. In der Plazenta werden Sauerstoff und Nährstoffe aus dem Blutkreislauf der Mutter durch eine dünne Membran hindurch zum Kind gefiltert. Der Blutkreislauf des Kindes transportiert die Nährstoffe durch die Nabelschnur in seinen Organismus. Gleichzeitig werden Abfallprodukte des kindlichen Stoffwechsels – wie beispielsweise Harnstoff und Kohlendioxid – in den Organismus der Mutter abgegeben.
Doch werden nicht nur gesunde und wertvolle Nährstoffe in der Plazenta ausgetauscht. Das Kind »trinkt« und »raucht« mit, und es wird von Ihren Medikamenten unausweichlich mitbehandelt. Deshalb sollten Sie zunächst grundsätzlich keinen oder in der späteren Schwangerschaft nur sehr wenig Alkohol trinken und auf das Rauchen ganz verzichten.
Nicht alle Medikamente sind grundsätzlich schädlich für Ihr Kind. Sie sollten aber bei jeder Arznei – auch bei Naturheilmitteln und Homöopathika (→ Seite 217 und 224) – möglichst frühzeitig mit Ihrer Ärztin abklären, welche Sie nehmen dürfen und welche Sie besser absetzen.

Der Bauch wächst

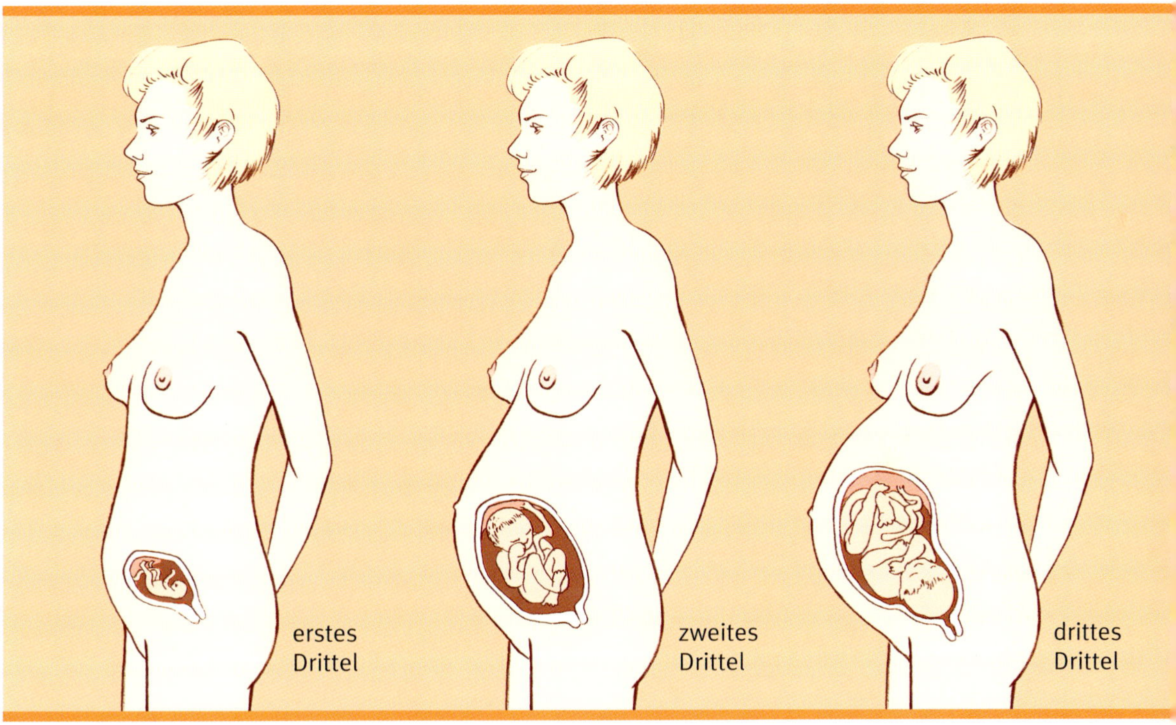

Veränderungen rundherum

Nach den ersten turbulenten Wochen kommen Sie jetzt in ruhigeres »Fahrwasser«. Die anfänglichen Sorgen sind vorbei, und Sie stellen sich innerlich immer mehr auf Ihr Baby ein. Bis zur 16. Woche rundet sich Ihr Bauch, die Gebärmutter wird größer, die Brustwarzen färben sich dunkel und sind empfindlicher für Berührungen. Der Busen wird schwer, und die Venen schimmern bläulich durch die Brusthaut. Schwangerschaftsstreifen am Bauch sind meist die Folge von schwachem Bindegewebe. Sie lassen sich leider trotz täglicher Ölmassagen nicht ganz vermeiden. Wenn Sie zu Krampfadern neigen, sollten Sie möglichst frühzeitig Stützstrümpfe tragen.

Ihr Baby wird sinnlich

In der 16. Woche wird Ihr Baby immer vollkommener. Nun bilden sich auch seine Sinnesorgane aus: Es kann bereits schmecken und Geräusche aus der Außenwelt hören wie Stimmen, Musik, aber auch Lärm und Krach. Vor allem hört Ihr Kind die Laute der Innenwelt: das Grummeln Ihres Darmes, Ihren Herzschlag und das Rauschen des Blutes in Ihren Adern, Ihre Stimme, Ihr Husten. Ihr Kind kann auch schon Helligkeit erkennen – obwohl seine Augenlider noch fest verschlossen sind –, denn die Haut ist durchscheinend und noch ohne Pigmente. Mit 16 Wochen wiegt der Fetus nicht ganz 200 Gramm und ist mit ausgestreckten Beinchen knapp 16 Zentimeter groß.

So klein und doch gewichtig

Die deutlichsten Veränderungen erkennen Sie nun an Ihrer Figur. Ihre Taille verschwindet, denn die Gebärmutter wächst und rundet den Bauch. Manche Frauen »tragen nach vorn«, bei anderen wölbt sich der Bauch seitlich, und die Hüften werden rundlich. Das ist individuell ganz verschieden. Nun brauchen Sie auch weitere Kleidung, in der Sie sich bequem bewegen können.
Der runde Bauch verlagert Ihren Körperschwerpunkt, achten Sie deshalb auf Ihre Haltung. Denn viele Frauen neigen in der Schwangerschaft zum Hohlkreuz, und das führt zu Verspannungen und Kreuzschmerzen. Achten Sie darauf, möglichst aufrecht zu sitzen und zu stehen, tragen Sie einigermaßen flache Schuhe und stecken Sie sich beim Sitzen ein kleines Polster »ins Kreuz«.

Fast Halbzeit

Bis zur 20. Woche können Sie Ihr Baby meist schon ganz deutlich spüren. Seine Bewegungen fühlen sich wie leises Klopfen

Beweglichkeit für Becken und Rücken

Wenn Sie im Rücken beweglich sind und die Muskulatur gut trainiert ist, kommt Ihr Rükken besser mit dem zunehmenden Gewicht, das an ihm zieht, zurecht. Ein paar kleine Übungen, die Sie jederzeit in den Alltag einbauen können, helfen Ihnen dabei.

- **Becken wiegen**: Stellen Sie sich aufrecht hin, die Füße hüftbreit auseinander. Konzentrieren Sie sich auf Ihr Becken und kippen Sie es vorsichtig nach vorn – das geht am leichtesten, wenn Sie die Bauchmuskeln ein wenig anspannen und den Bauch etwas einziehen. Pendeln Sie nun mit dem Becken ganz sacht vor und zurück – als ob Sie Ihr Baby wie in einer bequemen Schüssel hin und her wiegen wollten. Diese Übung hilft, aus dem Hohlkreuz herauszukommen.
- **Sitzbein-Tanz:** Machen Sie im Sitzen die gleiche Beckenbewegung: das Becken zunächst vor- und zurückkippen. Beziehen Sie jetzt auch noch die beiden Seiten mit ein: Verlagern Sie das Gewicht abwechselnd vom rechten Sitzknochen auf den linken. Wenn Sie diese Abläufe kombinieren, entsteht eine kreisförmige Bewegung. Spüren Sie dabei, wie die Wirbelsäule beweglich wird und die Muskulatur sich lockert. Falls Sie einen großen Gymnastikball zu Hause haben, ist die Übung auf dem Ball noch einfacher.
- **Rückenrolle**: Stellen Sie sich mit dem Rükken vor eine Wand oder einen breiten Türrahmen. Die Füße stehen wieder hüftbreit auseinander, die Knie sind leicht gebeugt. Stecken Sie einen kleinen Ball oder eine Rolle zwischen Ihr Kreuz und die Wand. Nun bewegen Sie sich in den Knien sanft rollend auf und ab. Dabei massieren und entspannen Sie den Rücken. Die Kraft dazu kommt aus den Knien, stützen Sie sich nicht an der Wand ab.
- Weitere Übungen, die Ihren Körper für das Gewicht des Babys fit halten, lernen Sie in der Schwangerschaftsgymnastik.

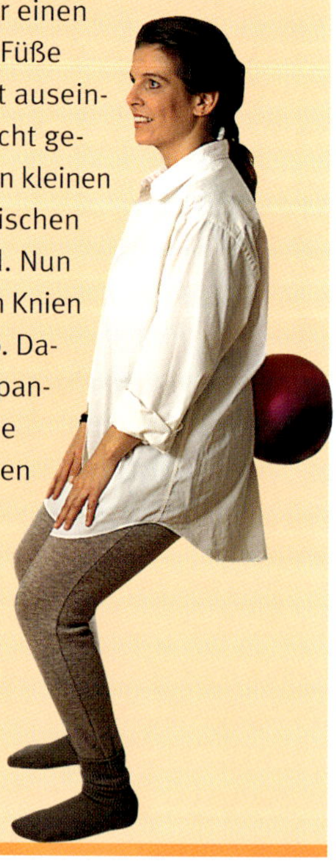

und Ziehen an und sind wunderlich und schön zugleich. Allmählich merken Sie, wie sich Ihr Kreislauf umgestellt hat: Treppensteigen und selbst leichte Gymnastik können Sie schon ins Schwitzen bringen und Sie kurzatmig werden lassen. Lassen Sie sich davon nicht abschrecken, denn Bewegung beugt nicht nur Krampfadern vor, sondern macht auch Spaß.

Der kleine Turner

Das Baby ist jetzt fast 20 Zentimeter groß. Seine Geschlechtsorgane bilden sich sichtbar aus, und mit etwas Glück können Sie im Ultraschall schon erkennen, ob Sie einen Jungen oder ein Mädchen erwarten. Das Baby kann jetzt schon greifen, es streckt sich im Mutterleib und wendet sich hin und her. So trainiert es unbewußt seine Muskeln, und seine Nervenzellen werden zum Wachstum angeregt. Ihr Kind kann jetzt schon sehr gut hören und gewöhnt sich an die vertrauten Stimmen in Ihrer Umgebung. Es wird unruhig, wenn Sie sich in Lärm und Krach aufhalten: Ab der 20. Woche ist die Disko mit hämmernden Beats nicht mehr der rechte Aufenthaltsort. Noch ist Ihr Baby sehr dünn und hat kaum Fettpolster. Seine Haut ist mit feinen Haaren und der sogenannten Käseschmiere bedeckt. Diese Schutzschicht reguliert seine Temperatur und schützt die Haut vor dem Aufquellen im Fruchtwasser.

Und die Liebe?

Viele Frauen genießen die Sexualität in der Schwangerschaft intensiver als zuvor. Sie sind mit allen Poren offen für die Nähe Ihres Partners, mit dem Sie sich durch das Kind besonders verbunden fühlen.

- Ihr ganzer Körper ist wesentlich sensibler und leichter erregbar als zuvor. Ihr Busen ist besonders empfindsam und der Orgasmus meist länger und intensiver.

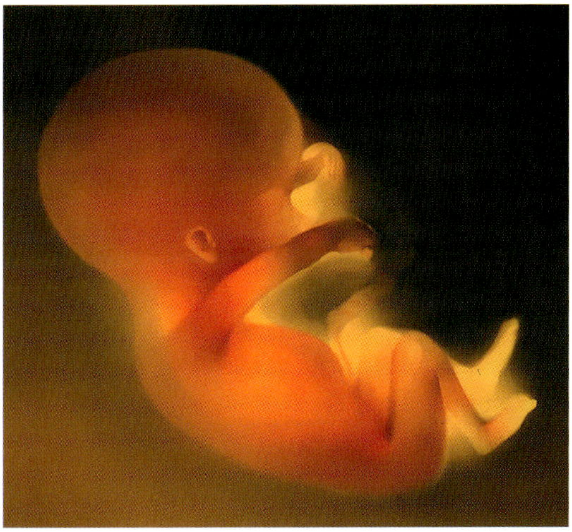

Mit 20 Wochen ist Ihr Baby schon fast vollkommen. Es kann greifen, streckt sich im Mutterleib und Sie spüren seine Bewegungen deutlich als leises Klopfen.

- Ihre veränderten Körperformen sind für Sie und Ihren Partner sicher gewöhnungsbedürftig. Viele Männer lieben jedoch gerade die neugewonnene sinnlich-füllige Figur ihrer Frau.
- Sex kann Ihrem Baby nicht schaden. Sie merken selbst, welche Lage Ihnen gefällt und was nicht mehr so angenehm ist. Die lustvollen Kontraktionen des Orgasmus lösen auch keine vorzeitigen Wehen aus – also keine Angst!
- Sex am Geburtstermin kann allerdings die Wehen einleiten, der Muttermund reagiert dann auf die Prostaglandine im Sperma: ein altes Hausmittel, um ein übertragenes Kind (→ Seite 105) in die Welt zu locken.

Kugelrund und kerngesund

Bis zur 24. Woche steigt die Gebärmutter kräftig nach oben und stößt im Rücken schon gegen den unteren Rippenbogen an. Das macht es eng in Ihrem Bauch. Ihr Darm wird zur Seite gedrängt und reagiert ver-

Die große Überraschung: zwei oder mehr Babys

Für die meisten ist es erst einmal eine Überraschung, wenn ihr Arzt im Ultraschall feststellt, daß sie gleich zwei oder mehr Babys bekommen.

Der Zufall spielt mit

Es können sich durchaus auch mehrere befruchtete Eier in der Gebärmutter einnisten und weiterentwickeln.

- Eineiige Zwillinge entstehen zufällig aus einer einzigen befruchteten Eizelle. Wenn die Eizelle sich zu teilen beginnt, spaltet sie sich dabei in zwei einzelne und voneinander unabhängige Zellen auf, die jeweils einen eigenen Organismus bilden. Eineiige Zwillinge haben den gleichen Chromosomensatz, deshalb auch das gleiche Geschlecht, und sehen sich später sehr ähnlich.
- Zweieiige Zwillinge entstehen, wenn zwei Eizellen gleichzeitig befruchtet werden. Das kann ganz natürlich bei familiärer Anlage oder bei höherem Alter der Mutter geschehen. Zweieiige Zwillinge stehen zueinander wie zwei normale Geschwister. Sie können sehr verschieden aussehen und ein anderes Geschlecht haben, denn ihre Chromosomen sind nicht die gleichen.
- Wurden Sie wegen unerfülltem Kinderwunsch mit In-vitro-Fertilisation behandelt (→ Seite 72), sind zweieiige Zwillinge eine häufige Folge. Auch Drillinge, Vierlinge oder noch mehr Kinder sind möglich.

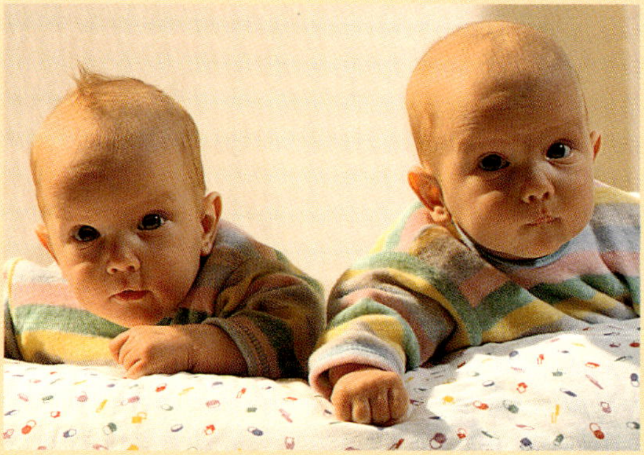

Es wird eng

Ein einzelner Embryo hat im Uterus reichlich Platz, um sich zu bewegen und zu wachsen. Die Muskulatur der Gebärmutter ist durch ihren besonderen scherengitterartigen Aufbau extrem dehnbar und dennoch reißfest. Zwillinge können sich noch ganz gut in der Gebärmutter entwickeln. Etwa 40 Prozent der Pärchen legen sich von selbst in die 69-Stellung: einander zugewandt eins mit dem Kopf nach oben und eins mit dem Kopf nach unten. Bei dreien und mehr wird es sehr eng. So kommt es bei Mehrlingen oft zu vorzeitigen Wehen, und viele dieser Babys kommen sogar noch vor der 36. Woche zur Welt (→ Frühgeburt, Seite 105).

stärkt mit Darmträgheit und Verstopfung. Sie können sich mit Backpflaumen, ballaststoffreicher Kost (→ Seite 24) und viel Trinken gut darüber hinweghelfen. Ihr Magen wird hochgeschoben, und Sie können Sodbrennen bekommen. Mehrere kleine Mahlzeiten und ab und zu ein Glas Milch zum Neutralisieren des Magensaftes mindern dieses Problem. Wenn sich das Sodbrennen gar nicht bessern sollte, fragen Sie Ihre Ärztin nach einem harmlosen Säureblocker.

Ihr Baby denkt jetzt mit

Ihr Kind entwickelt sich immer weiter. In der 24. Woche wiegt es etwa 1000 Gramm. Seine Lungen reifen: Lungenbläschen bilden

sich, und die Durchblutung der Lunge verbessert sich. Das Kind kann sogar schon Schluckauf haben und Atembewegungen machen – obwohl es in der Gebärmutter natürlich noch keine Luft atmen kann.
Das Gehirn reift mehr und mehr. Seine Gehirnströme (EEG) sind dem eines Neugeborenen schon sehr ähnlich. Ihr Baby kann sich jetzt sogar schon erinnern: Es lernt, auf Reize gezielt zu reagieren, beispielsweise sich unter Ihre Hand zu schmiegen, wenn Sie diese auf Ihren Bauch legen. Obwohl die Erinnerungen nicht bis zum Erwachsenenalter im Bewußtsein bleiben, muß man annehmen, daß vorgeburtliche Erfahrungen einen unbewußten Einfluß auf das Baby haben können.

Wie wird das weitergehen?

In der 28. Woche können Sie sich Ihr Kind schon gar nicht mehr wegdenken. Je größer Ihr Bauch wird, desto beschwerlicher wird Ihr Alltag, was aber Ihrer Freude keinen Abbruch tut. Rückenschmerzen bei langem Stehen oder Sitzen, Harndrang durch Druck der Gebärmutter auf die Blase und Schlafstörungen durch den unförmigen Bauch werden Ihre täglichen Begleiter.
Wenn Sie mit beiden Händen Ihren Bauch abtasten, können Sie schon Kopf und Rücken des Kindes durch die Haut hindurch spüren. Die Bewegungen Ihres Kindes werden immer deutlicher, und Sie merken, daß es schon einem eigenen Schlaf-Wach-Rhythmus folgt.

Wachsen und reifen

Eigentlich ist ab der 24. Woche im Kind alles angelegt, es muß jetzt nur noch reifen und sich strecken. Es ist jetzt fast 1500 Gramm schwer und hat schon mehr schützendes und temperaturregulierendes Fett unter seiner rosigen Haut. Das Knochenmark bildet die Blutkörperchen aus, die Nieren scheiden täglich einen halben Liter Urin aus, das Kind kann schlucken und saugen und sogar schon sehen. Es kann seine Augenlider öffnen und Licht fixieren. Das Gehirn macht rasante Fortschritte: Es wächst und reift, und die Nervenfasern umgeben sich mit einem schützenden Fettmantel, der eine ungestörte Weiterleitung von Impulsen ermöglicht.

Schön und beschwerlich zugleich

Bis zur 32. Woche nehmen Sie nun etwa 500 Gramm in der Woche zu. Ihr Bauch wächst immer mehr, und die Bauchdecke dehnt sich derart, daß Ihr Nabel ganz flach wird. Oft nehmen Ihnen die Bewegungen und plötzliche Tritte Ihres Babys regelrecht den Atem – vor allem, wenn es nach oben boxt. Der Rand der Gebärmutter drückt allmählich von unten gegen die Rippen.
Ab und zu werden Sie spüren, wie sich die Gebärmutter zusammenzieht und erste Wehen übt. Das ist kein Grund zur Sorge, so-

Herztonaufzeichnung

Ab der 32. Woche werden die Herztöne des Babys häufig nicht mehr nur mit dem Hörrohr abgehorcht, sondern Ihre Ärztin macht eine Herztonaufzeichnung (**C**ardio**t**oko**g**raphie, CTG).
Das CTG zeichnet auf einem Kurvenstreifen die Herztöne Ihres Kindes und eventuelle Wehentätigkeit parallel zueinander auf. Es zeigt, ob die Herztöne normal schnell und regelmäßig sind. Man kann auch erkennen, wie das Baby auf die kurzen Wehen reagiert: ob die Herztöne langsamer werden und wie es sich danach erholt.

lange sich die Kontraktionen nicht häufen und stündlich mehrfach auftreten (→ Vorzeitige Wehen, Seite 208). Sie werden wahrscheinlich schon bemerkt haben, daß Sie manchmal Milch aus der Brust verlieren. Diese Vormilch ist dünnflüssig und zuckerhaltig. Sie ist noch nicht besonders nahrhaft, könnte aber schon jetzt den Durst Ihres Babys stillen.

Wohnlich, aber schon ein bißchen eng

In der 32. Woche wiegt Ihr Baby nun schon fast 2500 Gramm. Es wächst und gedeiht und wird immer reifer. Haare und Nägel wachsen, die Haut ist dicker, gut gepolstert und mit reichlich Käseschmiere bedeckt. Allmählich wird es für das Baby eng: Es kann sich nicht mehr strecken, sondern muß in der Hocke mit angezogenen Beinchen bleiben. Diese Haltung wird es auch als Neugeborenes noch lange spontan einnehmen.

> **Ich – Du – Wir**
>
> Die Zeit mitten in der Schwangerschaft ist für viele Frauen die angenehmste. Aufregung und Veränderungen der Anfangszeit sind vorbei, und die Geburt des Kindes ist noch in relativ weiter Ferne.
> Viele nutzen die Zeit der Ruhe für Hoffnungen und Pläne. Träume und Wünsche knüpfen sich an das Kind. Viele Erinnerungen an die eigene Kindheit tauchen auf. Vergessen Sie über den Gedanken an das Kind aber Ihren Partner nicht. Versuchen Sie, ihn schon während der Schwangerschaft am Leben des Kindes teilhaben zu lassen. Das Gefühl, sich gemeinsam um das Kind zu kümmern, erleichtert die von Unsicherheit bestimmte Zeit kurz nach der Geburt und ist eine gute Basis für Ihre künftige »Dreierbeziehung«.

Übungen helfen zu entlasten

Manche Frauen haben ab der 36. Woche Gelenkschmerzen – vor allem im Kreuz- und Schambeinbereich. In der Schwangerschaft lagert sich Wasser in die Gelenkknorpel ein, damit sie sich bei der Entbindung leichter dehnen können. Das kann im Beckenbereich allerdings auch zu schmerzhaften Beschwerden bis hin zum Ischias führen. Rückenstärkende Übungen helfen gegen die Schmerzen (→ Seite 92). Ebenso die Übungen, die Sie im Geburtsvorbereitungskurs lernen. Manche Frauen sitzen nun lieber auf einem dicken Gymnastikball als auf einem Stuhl. Probieren Sie aus, was Ihnen am besten gefällt. Der umfangreiche Bauch läßt viele kaum noch eine angenehme Stellung zum Einschlafen finden. Legen Sie sich vor allem auf die Seite, das entlastet Sie und das Baby.

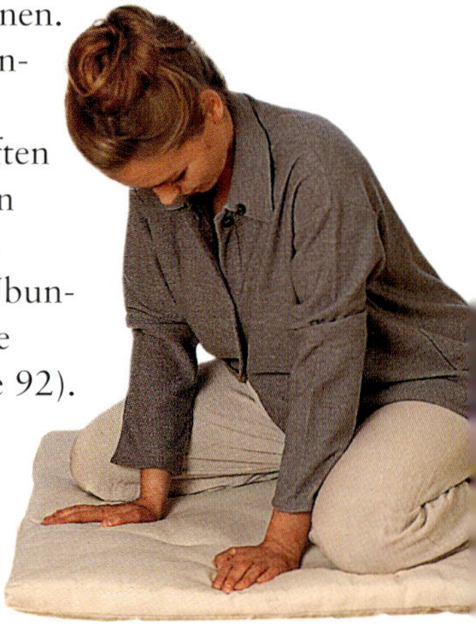

In dieser Stellung entlasten Sie Ihren Rücken.

Babyspeck

Ihr Baby legt sich nun Babyspeck zu. Ab der 36. Woche wird sein Körper rundlich, und es wiegt schon etwa 3000 Gramm. Die Flaumbehaarung hat es fast völlig verloren: Sie schwimmt im Fruchtwasser. Das Baby trinkt jeden Tag vom Fruchtwasser und schluckt dabei die Haare mit herunter. Sie bilden, zusammen mit abgeschilferten Darmzellen und Sekreten, das tiefschwarze schleimige Kindspech: den ersten Stuhlgang Ihres Babys. Jetzt wird auch die Lage Ihres Babys endgültig: Über 95 Prozent der Kinder drehen sich aus der Steißlage mit dem Kopf nach unten.

Bald ist es soweit

Je weiter die Schwangerschaft voranschreitet, desto glücklicher werden Sie darüber sein, daß es bald dem Ende zugeht. Viele Fragen sind noch zu lösen: der Geburtsablauf, der Name, die Ausstattung. Sechs Wochen vor der mutmaßlichen Entbindung beginnt Ihr Mutterschutz (→ Seite 255): die ersehnte Ruhezeit für die Berufstätigen. Doch merken die meisten recht bald, daß sie sich für die wenigen Wochen vor der Geburt viel zu viel vorgenommen haben. Nutzen Sie die Zeit lieber zum Entspannen – und lassen Sie die Dinge langsam auf sich zukommen.

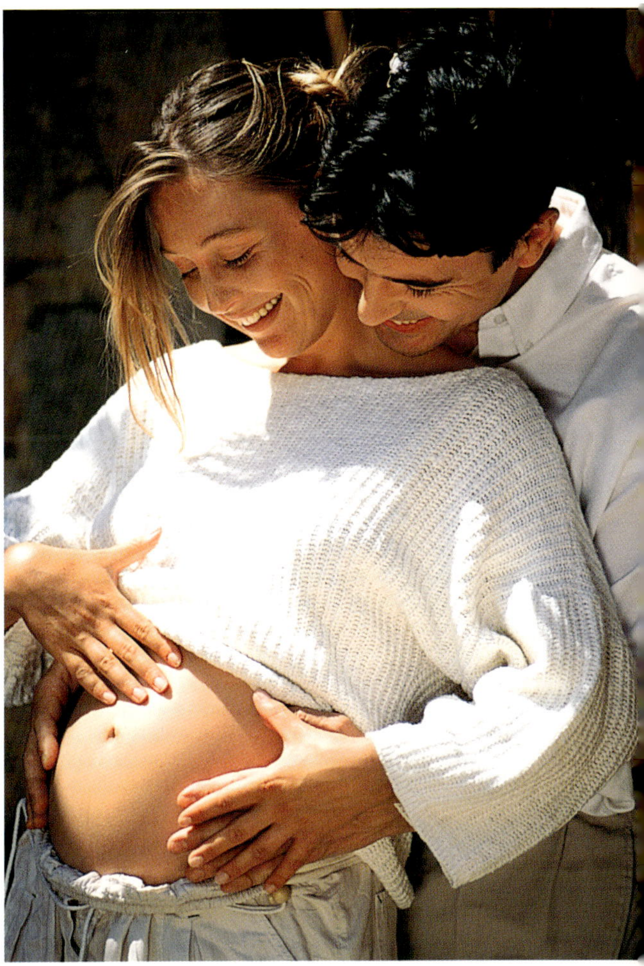

Wohin zur Entbindung?

Die Auswahlmöglichkeiten sind heute so groß wie nie zuvor. Die Wahl braucht aber für Sie nicht zur Qual zu werden, wenn Sie sich frühzeitig umsehen und bei der Hebamme und Ihrer Frauenärztin erkundigen.

Hausgeburt und Geburtshaus

Die Hausgeburt ist natürlich die älteste Methode, das Licht der Welt zu erblicken. Noch in den 50er Jahren wurde ein Großteil der Frauen zu Hause entbunden, heute sind es nur noch etwa 2 Prozent, die sich in ihrer häuslichen Geborgenheit von einer Hebamme helfen lassen.
Bequemer ist die Entbindung in einem Geburtshaus. Hier sorgen ausschließlich Hebammen für Sie und Ihr Kind. Die Hebammen nutzen das breite Spektrum natürlicher Geburtshilfen, haben aber ebenso technische Hilfen wie das CTG (→ Seite 95) zur Hand. Nach der Entbindung bleiben Sie noch für ein paar Stunden dort und können dann mit Ihrem Baby nach Hause.

Etwas Neues: die ambulante Entbindung

In den letzten Jahren hat sich eine neue Variante etabliert: die ambulante Entbindung im Krankenhaus. Bisher nutzen erst 4 Prozent der Frauen diese Möglichkeit, dabei vereint sie mehrere Vorteile: Sie werden bei der Geburt von Hebammen betreut – Ärzte sind aber sofort zur Stelle, falls sie gebraucht werden. Im Hintergrund steht das gesamte Spektrum moderner Risikogeburtshilfe zur Verfügung, so daß im Notfall keine Zeit versäumt wird. Wenn alles glatt gegangen ist, können Sie sich für einige Stunden ausruhen und dann mit Ihrem Baby nach Hause zurückkehren. Dort betreut Sie zehn Tage lang täglich eine Hebamme, und der niedergelassene Kinderarzt untersucht zu Hause das Kind.

Heute die Regel: die Klinikgeburt

Fast alle Kinder werden heute in einer Klinik zur Welt gebracht. Nahezu 96 Prozent der neuen Erdenbürger bleiben mit ihren Müttern danach noch für drei bis fünf Tage in der Klinik. In dieser Zeit können Sie sich ausschließlich sich selbst und Ihrem Kind widmen – ohne Rücksicht auf Haushalt, Arbeit und die Wünsche anderer nehmen zu müssen.
Sie werden rundum betreut: Hebammen und Schwestern unterstützen Sie bei der anfangs manchmal ungewohnten Versorgung Ihres Kindes und helfen bei Problemen mit dem Stillen. Für die ersten Untersuchungstermine (U1 und U2) kommt ein Kinderarzt der Klinik zu Ihnen. So können Sie in Ruhe Kontakt zu Ihrem Baby finden. Der Nachteil: Sie sind eingebunden in einen Klinikalltag, den Sie nur begrenzt beeinflussen können und der nicht unbedingt mit Ihren Bedürfnissen zusammenpaßt.

Das Klinik-Köfferchen

Wenn schon die Wehen kommen, haben Sie keine Nerven mehr, Ihren Koffer zu packen. Stellen Sie also besser in den Wochen davor in Ruhe alles zusammen:

- Halten Sie Ihre Papiere – Mutterpaß, Personalausweis und Stammbuch – griffbereit, und denken Sie an eine Telefonkarte und Kleingeld.
- Sie brauchen mehrere Nachthemden, die Sie zum Stillen vorne aufknöpfen können, Stillbüstenhalter, Morgenmantel, Hausschuhe, Unterwäsche, Stilleinlagen, extra saugfähige Monatsbinden und Ihre persönlichen Toilettenartikel.
- Für die Entbindung reichen ein altes Nachthemd oder T-Shirt und warme Socken.
- Für Ihr Baby brauchen Sie nur die Kleidung, die es beim Nach-Hause-Fahren tragen soll. In der Klinik bekommt es für die ersten Tage Strampler und Hemdchen. Vergessen Sie ein warmes Umschlag- oder Tragetuch und in der kalten Jahreszeit das Mützchen nicht!

Endspurt

Bald wird es ernst. Letzte Vorbereitungen müssen getroffen und die wenigen Wochen bis zur Geburt organisiert werden. Wahrscheinlich schauen Sie jetzt oft auf den Kalender und denken an den Geburtstermin.

Alles ist beschwerlich

Der Bauch ist schwer, Ihr Atem kurz, weder stehen, sitzen noch liegen ist angenehm. Selbst im Liegen kann das Baby auf Ihre Pfortader drücken und damit Schwindelgefühl und Übelkeit verursachen. Für das Baby ist die flache Rückenlage ungünstig, denn die Durchblutung der Plazenta vermindert sich dadurch. Wenn Sie trotzdem auf dem Rücken schlafen wollen, legen Sie sich ein flaches Kissen rechts halb unter den Rücken. Dann liegen Sie ein wenig nach links gekippt und entlasten die Blutgefäße im Unterbauch.

Wenn nur alles gutgeht

Wahrscheinlich merken Sie, daß Ihre Stimmung nun umschlägt. Die meisten Frauen machen sich nahe am Entbindungstermin

wieder verstärkt Sorgen. Das ist auch völlig verständlich und nachvollziehbar, denn Sie können nicht völlig gewiß sein, daß alles gut ausgehen wird. Sie werden merken, daß es entlastet, sich dies zuzugestehen und zu respektieren. Dann relativieren sich Ihre Sorgen wieder: Schließlich verläuft ein Großteil aller Entbindungen problemlos und alles geht glücklich aus.
Ihre Träume werden möglicherweise wild und beunruhigend werden. Auch das ist völlig normal. In der Spätphase der Schwangerschaft läßt Sie schon Ihr praller Bauch körperlich nicht mehr vollkommen entspannen und drückt auf Ihre inneren Organe und auf das Gemüt. Hinzu kommen tiefreichende, archaische Ängste vor der Entbindung, die alle Frauen begleiten.
Die Angst vor den körperlichen Schmerzen ist bei allen Frauen groß – die meisten trauen sich nur nicht darüber zu sprechen. In Ihren Träumen kann sich auch verborgener oder verleugneter Ärger Luft machen: Immerhin wird das Baby zukünftig Ihren bisherigen vertrauten Lebensablauf unwiderruflich stören. Erlauben Sie sich diese Gefühle außerhalb des üblichen Mutter-Klischees. Sie sind deshalb noch lange keine Rabenmutter und lieben Ihr Baby – auch wenn es Sie schon jetzt manchmal »nervt«.

Nestbau ohne Streß

Nachdem Ihr Baby Sie in den letzten Wochen immer mehr außer Atem gebracht hat, bekommen Sie nun auf einmal besser Luft. Mit den ersten Senkwehen schiebt sich das Baby ein wenig nach unten ins Becken hinein. Dadurch senkt sich der Bauch und schiebt sich nach vorn. Nun paßt wieder ein Fingerbreit zwischen Gebärmutter und Rippenbogen, und Sie können etwas aufatmen.
Allmählich werden Sie unruhig. Die meisten Frauen entwickeln jetzt ungeahnte Kräfte beim Aufräumen, Putzen, Kramen und letzten Besorgungen, um das Nest für den Neuankömmling rechtzeitig fertig zu haben. Überanstrengen Sie sich nicht, machen Sie Pausen zwischendrin und versuchen Sie trotzdem ruhig zu bleiben.
Sie werden merken, daß Sie sich allmählich wünschen, das Kind endlich »loszuwerden«. Diesen Wunsch zu empfinden und sich zu erlauben, ist eine wichtige Voraussetzung für die Loslösung von ihrem Baby und für einen günstigen Geburtsverlauf.

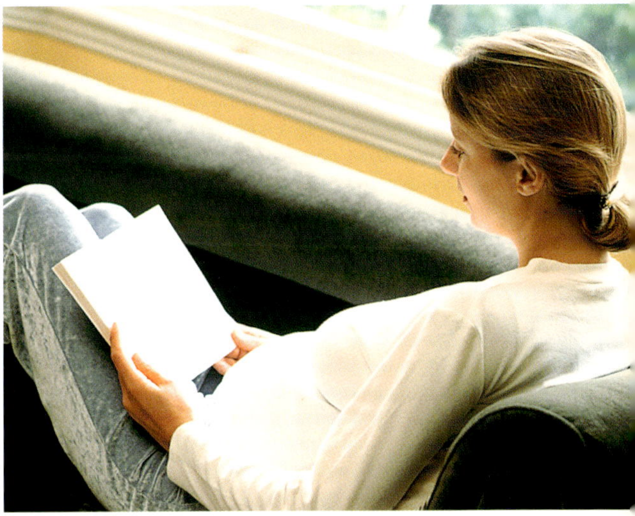

Gegen Ende der Schwangerschaft möchten Sie für das Baby alles vorbereitet haben. Doch überanstrengen Sie sich nicht, gönnen Sie sich auch entspannte Ruhepausen.

Die letzten Veränderungen

- Regelmäßig treten in der 40. Woche Senkwehen auf: alle ein- bis zwei Stunden kann der Bauch im oberen Anteil fest werden. Aber keine Sorge, es ist noch nicht soweit!
- Ab etwa einer Woche vor der Entbindung werden Sie das sogenannte Zeichnen bemerken: Der Schleimpfropf aus dem Muttermund – zäher Schleim mit etwas Blut ver-

Partnerübungen zur Geburtsvorbereitung

Wenn die Wehen kommen, können Sie sich einen Teil der Kraft und Entlastung, die Sie brauchen, beim Partner holen. Die vollständigen Übungen lernen Sie gemeinsam im Vorbereitungskurs.

- **Eröffnungsphase**: Sie stehen mit dem Gesicht einander zugewandt. Sie legen Ihrem Partner die Arme um den Hals und gehen leicht in die Knie. Ihr Partner stützt Sie unter den Achseln und legt die Hände um Ihren Brustkorb. Lassen Sie sich so weit wie möglich hängen und achten Sie darauf, daß Ihr Becken locker ist.
- **Unterstützung bei der Geburt**: Setzen Sie sich vor Ihren Partner – mit dem Rücken an seinen Bauch und seine Brust gelehnt. Der Partner muß eine feste Rückenlehne haben. Er kann Sie von hinten umfangen, warm halten und stützen. Bei Wehen greift er vorsichtig mit seinen Händen unter Ihre Oberschenkel und zieht sie sanft öffnend an sich heran.
- **Austreibungsphase**: Gehen Sie vor Ihrem Partner, der auf einem Stuhl sitzt, in die Hocke. Er umfängt Sie mit seinen Beinen und hält Sie mit seinen Armen unter den Achseln. Sie stützen sich mit den Ellbogen auf seine Oberschenkel (→ Bild). Die Beine Ihres Partners sollten so eng wie möglich stehen, das gibt Ihnen mehr Halt.

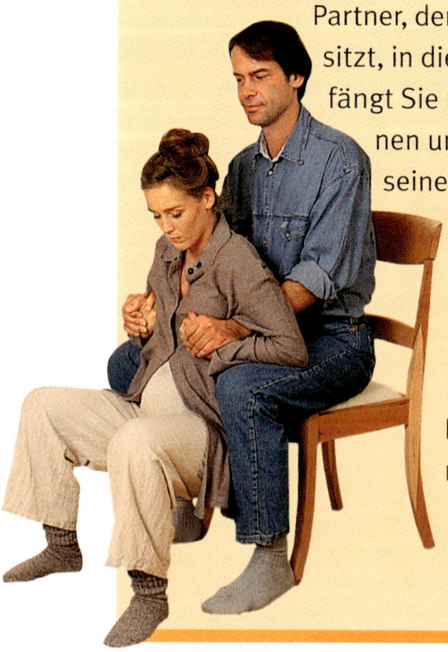

mengt – löst sich. Oft, aber nicht immer, beginnen bald danach die Geburtswehen.

- Um sich körperlich auf die Entbindung vorzubereiten, ist es wichtig die Übungen aus dem Geburtsvorbereitungskurs täglich zu machen. Dehnen Sie die Oberschenkel und das Becken und kräftigen Sie Ihren Rücken, indem Sie sich bei jeder Gelegenheit mit weit gespreizten Beinen oder im Schneidersitz auf den Boden setzen (→ Seite 96).
- Vieles wird zum Termin hin beschwerlich. Sie werden sehr häufig Wasserlassen müssen, denn das Kind drückt so weit nach unten, daß die Blase nur noch wenig Urin halten kann. Trotzdem sollten Sie ausreichend trinken, also 2 bis 3 Liter Flüssigkeit pro Tag.
- Viele Frauen leiden verstärkt an Sodbrennen – meist bessert es sich aber, wenn der Bauch sich erst gesenkt hat.
- Gegen Wadenkrämpfe ist Magnesium hilfreich. Da Magnesium auch als mildes Abführmittel wirkt, können Sie sich so gleichzeitig gegen Verstopfung helfen.
- Ihr Baby ist nun reif für das Leben draußen. Es legt noch einiges an Babyspeck zu und ist um den Termin herum meist zwischen 3500 und 4000 Gramm schwer.

Gemeinsam geht es leichter

Frauen, die während der Niederkunft Angst haben, leiden viel stärkere Schmerzen, die ihrerseits wieder Angst auslösen. Wenn Sie sich wünschen, daß Ihr Partner bei der Entbindung dabei ist, vergessen Sie nicht, ihn rechtzeitig mit zu den Geburtsvorbereitungskursen anzumelden. Gemeinsam erwerben Sie das Wissen über Schwangerschaft, Geburt und Babypflege, Ernährung und Erziehung. Sie erlernen Entspannungsmethoden und bereiten sich mit Partnerübungen auf die Wehen vor.

Der große Tag

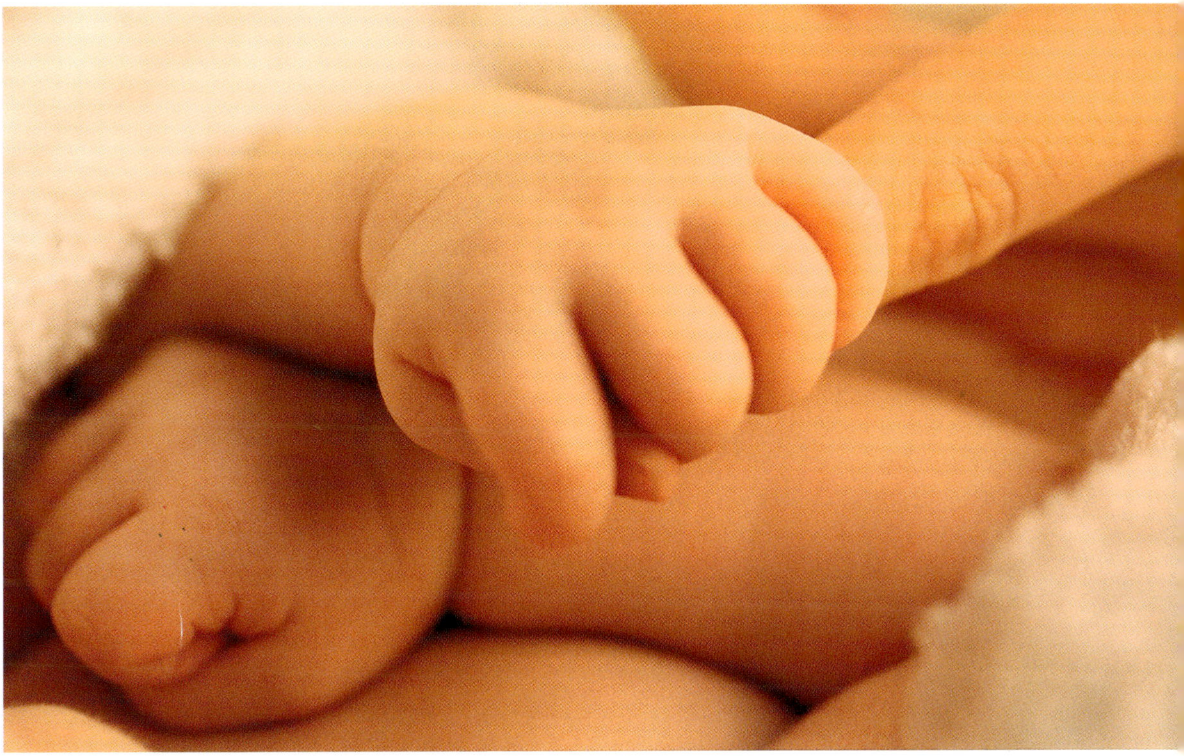

Vor allem wenn Sie Ihr erstes Kind bekommen, werden Sie sich immer wieder fragen: Wie merke ich, daß die Geburt beginnt? Selbst wenn Ihnen Hebamme und Ärztin versichern, daß Sie die Zeichen gewiß erkennen werden, bleibt doch reichliche Unsicherheit.

Es geht los!

Geburtswehen fühlen sich anders an als Senkwehen, die Sie schon kennen. Sie kommen häufiger, sind fester und schmerzhafter und ziehen besonders im unteren Bereich der Gebärmutter. Wenn sich allmählich der Muttermund zur Entbindung öffnet, kann es sich anfühlen wie starke Periodenschmerzen tief im Becken und im Kreuz.

Alle fünf Minuten

Geburtswehen kommen etwa alle fünf bis zehn Minuten, meist setzen sie allmählich ein und werden stärker. Sie wiederholen sich nach einem regelmäßigen Muster – im Gegensatz zu den Vorwehen, die ganz unregelmäßig kamen und gingen.
Besonders beim ersten Baby dauert die Entbindung länger – im Durchschnitt 12 Stunden –, und Sie brauchen nicht gleich hektisch aufzubrechen. Lassen Sie sich ruhig noch etwas Zeit, wenn die Wehen beginnen – es gibt keinen Grund zu überhasteter Eile.

Das Tor zur Welt

Damit Ihr Kind durch den engen Kanal hindurchtreten kann, braucht es einige Zeit, und weitreichende Veränderungen am Muttermund sind notwendig. Während der Schwangerschaft ist der Muttermund geschlossen und relativ fest. Zum Geburtstermin hin wird er weich und öffnet sich ein wenig.

Die Eröffnungsphase

Damit sich der Muttermund noch viel weiter öffnen kann, muß sich zunächst der Gebärmutterhals entfalten. In dieser Eröffnungsphase drückt der Kopf des Babys bei jeder Wehe fest nach unten und walzt ganz allmählich den Gebärmutterhals aus. Erst wenn der ebenso dünn und flach wie der Gebärmuttermuskel geworden ist, öffnet sich bei Erstgebärenden der Muttermund. In dieser Phase springt meist auch ganz von allein die Fruchtblase. Schwallartig läuft dabei gut ein Liter Wasser ab. Die Wehen kommen danach stärker und häufiger.

Die Übergangsphase

Das Baby kann jetzt noch fester und gezielter auf den Muttermund drücken als mit dem Wasserpolster der Fruchtblase vor dem Kopf. Auf zehn Zentimeter Durchmesser muß sich der Muttermund in der jetzt folgenden Übergangsphase öffnen, um das Kind hindurchgleiten zu lassen.
Die Übergangsphase ist besonders anstrengend und schmerzhaft. Viele Frauen werden reizbar und verlieren fast den Mut. Beruhigende Massagen, wenn möglich ein warmes Bad zwischendrin und eventuell Schmerzmittel entspannen, fördern Ihre Reserven und lassen Sie auch diese Anstrengung schließlich bewältigen.

In der Hocke oder im Liegen?

Die Frage nach der Gebärhaltung ist wichtig für Sie, um Ihr Kind möglichst leicht zur Welt bringen zu können.

- Im Stehen, Sitzen und Hocken nutzen Sie die Schwerkraft für sich. Ihr Baby sinkt besser nach unten, und Sie können gezielter mithelfen. Rücken-, Bauch- und Beckenmuskulatur spielen harmonischer zusammen, wenn Sie nach unten pressen können.
- Während der Eröffnungsphase ist es vielen Frauen angenehm, sich zu bewegen und umherzugehen. Wenn dann Wehen kommen, können Sie sich aufstützen, und das Baby rutscht besser ins Becken hinein.
- Die Entbindung auf dem Gebärhocker ist in der Austreibungsphase besonders günstig.

Einatmen, ausatmen und loslassen

Die verschiedenen Phasen der Entbindung erfordern unterschiedliche Atemtechniken. Sie können sie schon während der Schwangerschaft gelegentlich üben.

- In der Eröffnungsphase geht es vor allem darum weich und offen zu werden und trotz Schmerzen locker zu bleiben. Stellen Sie sich vor, wie bei jedem Einatmen Ihr Baby mit frischem Sauerstoff versorgt wird. Beim Ausatmen strömt der Atem warm durch das Becken und öffnet Ihren Beckenboden. Respektieren Sie die natürliche Atempause nach dem Ausatmen.
- Während starker Wehen und auch beim Pressen wird das Atmen oft schwierig: Hier hilft das Hecheln. Konzentrieren Sie sich auf den oberen Brustraum. Lassen Sie den Atem ungestört ein- und ausströmen. Atmen Sie dabei in kurzen, flachen und relativ schnellen Atemstößen ein und aus. Danach einmal tief durchatmen und das Hecheln wiederholen.

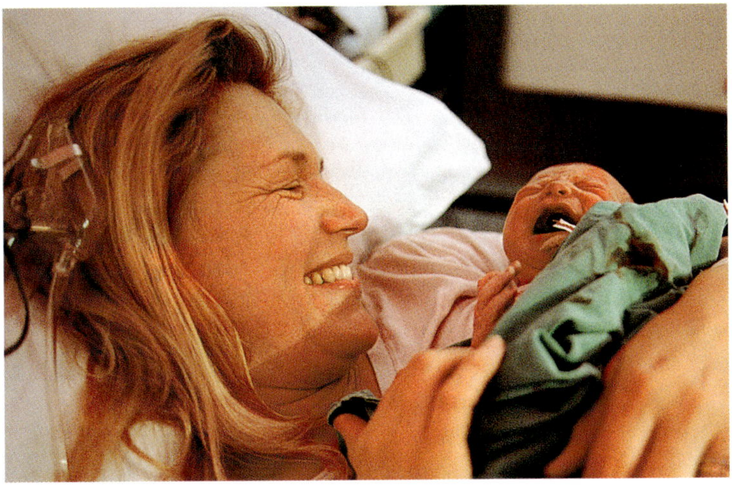

Das Baby ist geboren! Nach Stunden größter Anstrengung hält seine Mutter das schreiende Wesen zum ersten Mal im Arm, glücklich und erleichtert.

Auf dem Hocker können Sie sitzen und die Beine entlasten – das ist im Hocken ohne Stütze viel schwerer.

- Wenn Sie für die Austreibungsphase auf dem Rücken liegen, machen Sie es vor allem den Helfern leicht. Notwendig ist die Rükkenlage allerdings, wenn bei Komplikationen Zange oder Saugglocke zu Hilfe genommen werden müssen.
- Wenn Sie in einem Kreißsaal sind, in dem unterschiedliche Haltungen zur Entbindung möglich sind, können Sie immer diejenige wählen, die Ihnen gerade am bequemsten ist. So geht die Entbindung besonders gut voran.

Auf einen Rutsch

Die letzte Phase der Entbindung ist die kürzeste. Wenn der Muttermund vollständig eröffnet ist, macht sich das Baby auf den Weg durch die Scheide. Die strammen Muskeln des Beckenbodens, die sonst die Scheide geschlossen halten und den Bauchraum von unten stützen, werden nun ganz allmählich gedehnt und auseinandergeschoben. Sie spüren diesen Druck als unwiderstehlichen, reflexhaften Drang zu pressen.

Die Austreibungsphase

In dieser Phase ist es besonders wichtig, den Hilfen und Anweisungen der Hebamme zu folgen. Die Hebamme wird in der Austreibungsphase den Kopf des Babys zum Schutz des Dammes mit sanftem Gegendruck steuern. So wird Ihrem Damm ausreichend Zeit gegeben, sich ganz langsam zu weiten, und ein Dammschnitt wird nicht nötig (→ Seite 250).
Die Käseschmiere am Kopf Ihres Kindes und reichlich warmes Wasser machen Haut und Gewebe weich und geschmeidig. So kann das Baby leichter durch die Scheide gleiten. Atmen Sie nach jeder Wehe langsam und tief bis ins Becken hinein durch. Der Druck auf den Damm wird dadurch etwas erträglicher, und Ihr Baby und Sie können sich kurz erholen.
Die Entspannung ist wichtig, denn die Wehen kommen jetzt sehr häufig: etwa alle drei Minuten. Ihr Partner kann Ihnen auch in dieser Phase viel helfen, indem er Ihnen gut zuredet, Sie körperlich stützt, Ihnen den Schweiß von der Stirn wischt, die Lippen befeuchtet oder kühle Luft zufächelt. Verabreden Sie jedoch vorher, daß er sich ganz auf Ihre Bedürfnisse einstellt und nur das tut, was Sie wünschen und ihm sagen.

Die letzten Preßwehen

Ist das Baby mit seinem Hinterkopf voran bis auf den Beckenboden hinabgeglitten,

können Sie den Kopf in der Scheidenöffnung spüren, denn die Venuslippen öffnen sich nun. Vielen Frauen hilft es sehr, den Kopf des Babys jetzt zu berühren: Sie wissen dann, daß es nicht mehr lang dauern wird, bis es auf der Welt ist. Das gibt Kraft für die wenigen letzten Preßwehen.
Für das letzte Stückchen Weg brauchen Sie meist nicht mehr mitzupressen. Ist der Kopf des Kindes mit dem Hinterkopf zuerst geboren, ist das Schwerste schon geschafft. Das Baby dreht sich nun spontan nach rechts oder links, und erst eine, dann die andere Schulter gleiten mit Unterstützung der Hebamme heraus. Der schmale Körper »flutscht« dann schon ohne Wehe von selbst auf die Welt.

Wenn die Zeit knapp wird

Manchmal ist am Ende der Entbindung Eile geboten, wenn es dem Baby im Verlauf einer langen Entbindung nicht mehr gut geht. Es wird dann mit Hilfe einer Saugglocke oder einer Geburtszange zur Welt geholt.

- Saugglocke oder Zange werden dann eingesetzt, wenn der Kopf des Kindes schon kurz vor dem Beckenausgang angekommen ist. Ist es noch nicht weit genug nach unten gerutscht, muß im Notfall ein Kaiserschnitt gemacht werden (→ Seite 251).
- Die Saugglocke besteht aus einem handtellergroßen Schüsselchen, das Ihr Geburtshelfer auf den Kopf des Kindes aufsetzt. Dann wird zwischen Kopf und Saugglocke ein Vakuum hergestellt. Sitzt die Saugglocke fest, wird das Baby mit den nächsten Wehen und während Sie gezielt und fest pressen, zur Welt gezogen.
- Die Geburtszange besteht aus zwei Löffeln, deren Griffe ineinander verhakt sind. Die Löffel werden rechts und links an die Schläfen des Kindes angelegt. Wie bei der Saugglocke geleiten die Geburtshelfer den Kopf des Kindes während einer Wehe nach draußen.

Ihr Baby ist geboren!

Ihre Rührung, Freude und Erleichterung stecken alle an. Ihr Kind wird jetzt seinen ersten tiefen Atemzug machen, vielleicht wird es krähen oder etwas schreien. Das hilft ihm, seine Lungen zu entfalten und den Kreislauf umzustellen. Die Nabelschnur kann nun durchtrennt werden.
Wenn Sie Ihr Kind an die Brust legen, beginnt es oft gleich zu saugen. Dadurch wird in Ihrem Körper das Hormon Oxytocin ausgeschüttet, und Sie spüren, daß sich die Gebärmutter in Nachwehen zusammenzieht. Die Plazenta löst sich dadurch ab und wird als Nachgeburt ausgestoßen. Heute wird die Nachgeburt der Plazenta in der Regel mit einem Medikament unterstützt, um starke Nachblutungen zu vermeiden.

Unter Schmerzen gebären?

Jede Frau verarbeitet Schmerzen anders. Sie wissen, daß die Wehenschmerzen nicht unendlich andauern werden. Das allein kann schon eine große Entlastung sein. Dennoch sind Wehen stark und unglaublich schmerzhaft. Da Sie vorher nicht wissen, wie die Entbindung ablaufen wird, ist es sicher am günstigsten, sich offenzuhalten, ob und welche Schmerzmittel Sie nutzen wollen.
Sprechen Sie vor der Entbindung mit Ihrer Hebamme und Ihrer Ärztin, und lassen Sie sich alle schmerzstillenden Möglichkeiten erklären. Scheuen Sie sich nicht während der Entbindung darum zu bitten. Respektieren Sie Ihr eigenes Gefühl: Wenn Sie den Eindruck haben, daß Sie die Schmerzen nicht mehr aushalten können, überlasten Sie sich nicht mit unsinnigen Durchhalteparolen.

Wer nicht kommt zur rechten Zeit

Nicht jedes Baby hält sich an seinen errechneten Termin. Statistisch gesehen kommen sogar nur 4 Prozent aller Babys pünktlich. Manche drängt es allerdings viel zu früh auf die Welt.

Zu früh und zu zart

Medizinisch gesehen gelten alle Kinder, die mit weniger als 37 Wochen auf die Welt kommen als Frühgeburt. Babys, die weniger als 2500 Gramm wiegen, brauchen besonders sorgfältige Pflege. Da Frühgeborene noch nicht alle Reifungsschritte durchlaufen haben, die zum Leben notwendig sind, brauchen sie Zeit um nachzureifen.
Sie können ihre Körpertemperatur noch nicht gut halten, denn sie haben fast keinen Babyspeck. Deshalb müssen sie einige Zeit im Wärmebettchen (Inkubator) verbringen. Viele können auch noch nicht von allein atmen, da die Lungen erst nach der 36. Woche ausgereift sind. Dann müssen sie zusätzlich künstlich beatmet werden. Auch das Trinken und die Verdauung klappen oft noch nicht, und die Babys bekommen daher Infusionen.

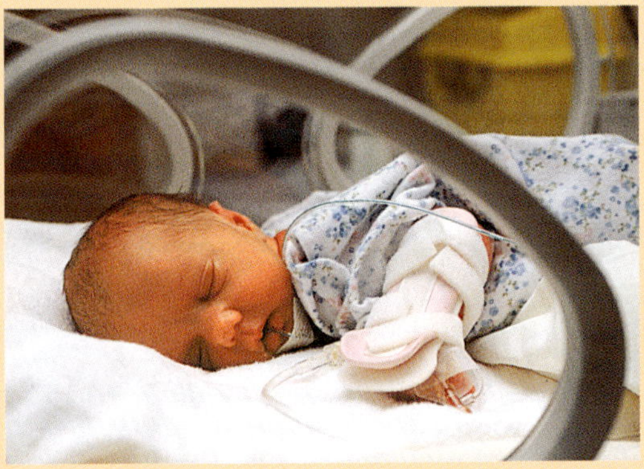
Zu früh geborene Babys werden im Brutkasten betreut.

Sehr wichtig ist es, Kontakt zu Ihrem Baby aufzubauen. Frühchen brauchen Ruhe und Dunkelheit, aber auch tägliche Streicheleinheiten und zärtliche Zusprache. Viele Kliniken unterstützen Sie dabei, das Baby für einige Stunden am Tag aus dem Inkubator zu nehmen und auf der Haut unter Ihren Kleidern zu halten: die Känguruh-Methode. Damit fördern Sie die körperliche und seelische Reifung Ihres Kindes, stärken den Kontakt zueinander und verlieren Ihre Scheu vor diesem manchmal geradezu unheimlich kleinen und zarten Wesen. So wird Ihr Baby gewiß schnell nachholen, was es bis zur Geburt an Entwicklung nicht schaffen konnte.

Manch einer läßt sich Zeit

Manche Babys machen »Überstunden« im Leib ihrer Mutter. Mediziner sprechen aber erst dann von einer Übertragung, wenn das Kind 14 Tage nach dem errechneten Termin noch nicht geboren ist. Da die Plazenta altert, kann ein übertragenes Baby allmählich unter zu wenig Sauerstoff und Nährstoffen leiden. Wenn Sie über dem Termin liegen, müssen Sie daher alle zwei Tage zur frauenärztlichen Untersuchung gehen.
Hilfe bietet die Behandlung mit Prostaglandin. Das Mittel wird als Gel oder Zäpfchen auf den Muttermund aufgetragen, nach wenigen Stunden beginnen dann meist die Wehen. Wenn trotz aller Hilfsmittel die Wehen nicht einsetzen, wird die Entbindung künstlich eingeleitet. Hierzu erhalten Sie Infusionen mit Wehenhormonen – so lang, bis Ihr Baby geboren ist. Übertragene Babys haben oft Schwierigkeiten, sich an die neuen Lebensbedingungen zu gewöhnen, und leiden – ähnlich wie Frühgeborene – an Anpassungsstörungen.

Baby Blues

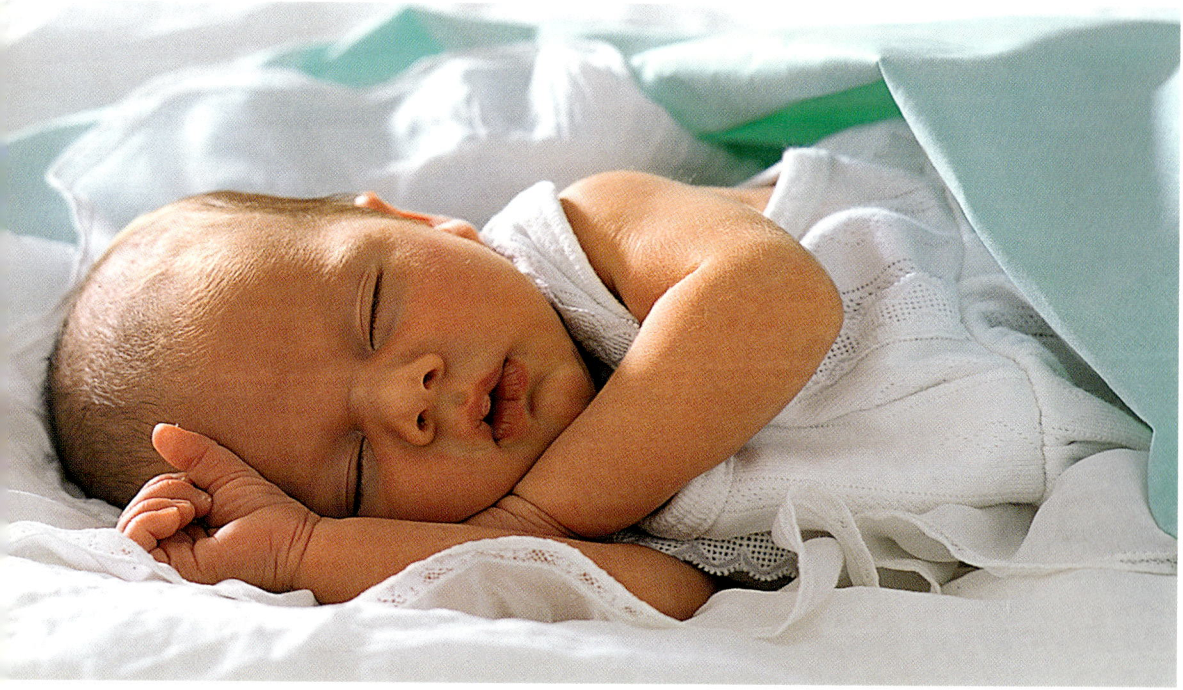

Die Zeit im Wochenbett

Nicht nur äußerlich, auch innerlich gehen kurz nach der Geburt nochmal außergewöhnliche Veränderungen in Ihrem Körper vor sich. Die ausgedehnten Strukturen müssen sich zurückbilden, die Zusammensetzung der Hormone ändert sich, und die Milch schießt in Ihre Brust.

Die Gebärmutter zieht sich zurück

Nachdem die Gebärmutter ihre besondere Aufgabe erfüllt hat, zieht sie sich innerhalb weniger Tage von 30 Zentimetern Länge auf 10 Zentimeter zusammen und schrumpft von 1 Kilogramm auf nur noch 50 Gramm. In den nächsten Wochen erreicht sie dann wieder ihre normale Größe. Diese enorme Leistung kommt durch die Nachwehen zustande. Sie werden es bei jedem Stillen merken: Kaum haben Sie Ihr Baby angelegt, beginnt es im Bauch zu ziehen, und der Wochenfluß läuft reichlicher als zuvor. Das Hormon Oxytocin regt diese Nachwehen an (→ Seite 49).
An der Ablösungsstelle der Plazenta bildet sich der Wochenfluß. Zunächst blutet dieser Bereich ähnlich einer Schürfwunde. Innerhalb weniger Tage geht diese Blutung in bräunlichen Ausfluß über, der sich nach etwa zehn Tagen weißlich verfärbt. Die meisten Frauen haben etwa 4 bis 6 Wochen Wochenfluß. Achten Sie auf seinen Geruch: Sobald er faulig oder stechend riecht, sollten Sie sich untersuchen lassen, denn das weist auf eine Infektion hin. Zur Vorbeugung ge-

gen Infektionen sollte der Ausfluß von selbst abfließen können: Benutzen Sie deshalb keine Tampons, sondern lieber Binden.

Auch der Körper muß sich erholen

Ihr Beckenboden wird nach der Entbindung brennen und sich wund anfühlen. Besonders beim Wasserlassen ist das zunächst sehr unangenehm. Sie sollten jedoch trotz der Beschwerden die Blase oft genug entleeren – um so schneller kommt alles wieder ins Lot.
Bei manchen Frauen ist die Schwellung der Scheide so stark, daß die Harnröhre verkrampft und das Wasserlassen kaum möglich ist. Versuchen Sie es in einem warmen Sitzbad: Der Urin fließt durch die entspannende Wärme leichter.
Der Darm ist nach einer Entbindung meist etwas träger als zuvor. Das ist völlig normal: Sie werden wahrscheinlich erst nach zwei Tagen wieder Stuhldrang spüren. Achten Sie darauf reichlich zu trinken und fördern Sie Ihre Verdauung mit Backpflaumen und ballaststoffreicher Ernährung.
Wenn Sie einen Dammschnitt hatten (→ Seite 250) haben Sie wahrscheinlich besonders beim Sitzen Schmerzen. Ein weiches Kissen oder ein Sitzring entlasten die Nahtstelle. Bei starken Beschwerden sind Eisbeutel oder Gels mit örtlich betäubenden Mitteln hilfreich. Achten Sie unbedingt auf Reinlichkeit, um Infektionen vorzubeugen: nach dem Stuhlgang abduschen und vorsichtig trockentupfen.

Warum bin ich so traurig?

Die Umstellungen der ersten Tage sind gewaltig. Plötzlich ist ein kleiner Mensch da, der ein Eigenleben mit eigensinnigen Tages- und Nachtzeiten führt, aber dabei ganz abhängig ist von seinen Eltern und vor allem der stillenden Mutter. Das zehrt an den Kräften. Dazu kommen die körperlichen Veränderungen: Der Bauch ist »leer«, aber trotzdem noch rundlich, die Brüste spannen durch die ungewohnte Milch, Wochenfluß stört über mehrere Wochen, Scheide und Vulva sind empfindlich, der Hormonhaushalt stellt sich um.
Die Folge sind Stimmungsschwankungen, Ängste und Sich-durcheinander-Fühlen – Traurigkeit und Gereiztheit wechseln sich ab. Solche Gefühle sind aber vollkommen normal. Sehr viele Frauen erleben einen »Baby Blues« für 3 bis 5 Tage. Danach stabilisiert sich zusammen mit dem Hormonhaushalt auch die Stimmung wieder, und bei aller Anstrengung kommt mehr und mehr Freude am Kind auf.

Verlangen Sie nicht zuviel von sich

Die Erwartungen sind hoch an die frischgebackene Ideal-Mutter: Strahlendes Glück, Zufriedenheit, aufmerksame Fürsorge soll sie ausstrahlen, sich selbst zurückstellen im Interesse des Kindes, in Zukunft wieder attraktive Partnerin sein, und Haushalt und Beruf sollen sich noch wie von selbst erledigen. Das kann keine Frau schaffen!
Wenn die Gefühle verzweifelter Hilflosigkeit und Niedergeschlagenheit nicht aufhören wollen, Sie den Eindruck haben, keiner liebte Sie und daß Sie allen Anforderungen niemals gerecht werden, ist aus dem Baby Blues eine Wochenbett-Depression geworden. Bei etwa 10 Prozent der gerade entbundenen Frauen ist dies der Fall. Das kann so weit gehen, daß Sie das Baby am liebsten wieder loswerden wollen. Solche Gedanken zu haben, bereitet noch zusätzliche Schuldgefühle, denn sie passen ganz und gar nicht zum Klischee der allzeit liebevollen Mutter. Schämen Sie sich Ihrer Gedanken und Gefühle nicht, sondern fragen Sie so bald wie möglich um Rat. Ihre Frauenärztin kennt diese Situationen und wird Ihnen mit

Rückbildungsgymnastik nach der Schwangerschaft

Durch die Schwangerschaft ist das Gewebe Ihres Körpers zum Teil kräftig überdehnt worden, vor allem die Bauchmuskeln und der Beckenboden.

- Der Beckenboden braucht dringend Training, denn er hat an Kraft verloren, um die Blase, Gebärmutter und den Darm an ihrem Platz zu halten. Damit sie sich nicht absenken, helfen regelmäßige Gymnastikübungen (→ Kleines Beckenbodentraining, Seite 173)
- Auch die Bauchmuskulatur muß gestärkt werden, da sich die Bauchdecke in der Schwangerschaft in der Mitte zu einem Spalt geöffnet hat. Damit sich der Spalt nicht noch vergrößert, dürfen nur die schrägen Bauchmuskeln trainiert werden. Die bekannten Sit-ups sind also nicht angebracht. Hier ist eine Übung zur gezielten Kräftigung der schrägen Bauchmuskulatur:

Schräge Bauchmuskeln stärken

Legen Sie sich auf den Rücken, die Beine angewinkelt, die Hände hinter dem Nacken verschränkt. Setzen Sie den rechten Fuß auf das angewinkelte linke Knie. Heben Sie Kopf und Oberkörper an und versuchen Sie mit dem linken Ellbogen das rechte Knie beinahe zu berühren (→ Bild). Dann den Oberkörper wieder zurücklegen. Nach 5- bis 10mal die Fußstellung wechseln und versuchen, mit dem rechten Ellbogen das linke Knie zu erreichen. So bekommen Sie bald wieder einen flachen Bauch und stärken Ihre Bauchdecke.

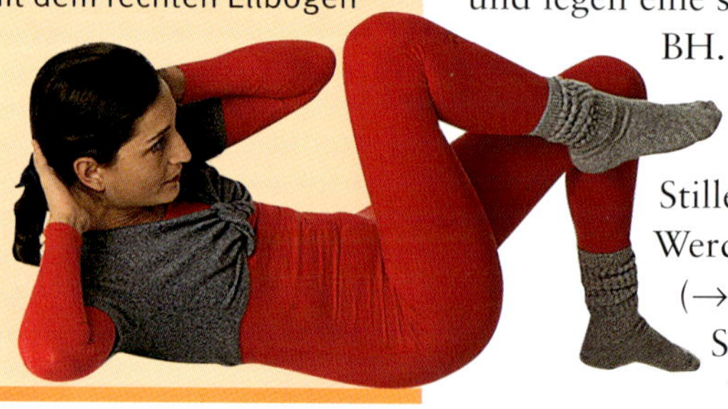

pflanzlichen Mitteln, Medikamenten oder psychotherapeutischer Hilfe zur Seite stehen, bis es Ihnen besser geht.

Stillen – die ganz besondere Beziehung

Viele Stunden des Tages werden Sie künftig damit verbringen Ihr Baby zu füttern. Es bringt alle Fähigkeiten zum Saugen mit auf die Welt. Zu Anfang kann es etwas schmerzhaft sein, weil die Brustwarzen meist noch relativ weich und untrainiert sind. Wenn Sie in der Schwangerschaft schon regelmäßig Zupfmassage gemacht haben, werden Sie es leichter haben.
In den ersten Tagen saugt das Baby die dicklich-gelbe Vormilch (Kolostrum), die besonders viele Immunstoffe enthält. Erst nach drei bis fünf Tagen »schießt« die Milch in die Brüste ein – manchmal mit schmerzhaftem Druck. Wenn Sie Ihr Baby nach Bedarf stillen, balanciert sich bald ein Gleichgewicht ein, und Sie produzieren so viel Milch, wie Ihr Kind braucht, um satt zu werden.

Pflege ist wichtig

Um Ihre Brüste während der Stillzeit gesund zu erhalten, ist es wichtig, die Haut zu pflegen, sie geschmeidig zu halten und Verletzungen zu vermeiden. Nach dem Stillen wischen Sie die Brustwarzen einfach mit ein wenig Wasser ab, lassen sie gut trocknen und legen eine saubere Stilleinlage in den BH. Die Einlagen gibt es als Einmalartikel, Sie können jedoch auch waschbare Stilleinlagen bekommen.
Werden sie doch einmal wund (→ Entzündungen der Brust, Seite 148), pflegen Sie die Warzen mit Honig, Schwarz-

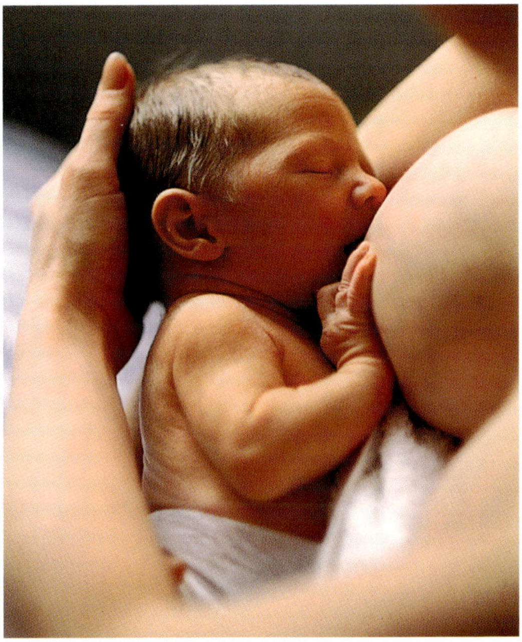

Muttermilch enthält alles, was das Baby braucht: Nährstoffe, Vitamine und Immunfaktoren. Durch Haut und Geruch der Mutter entstehen Nähe und Vertrautheit.

teebeuteln oder Wundsalbe – Ihre Hebamme oder Ihre Ärztin wissen mit Sicherheit guten Rat. Manchen Frauen ist es vor allem beim ersten Kind eine große Hilfe, sich einer Stillgruppe anzuschließen, beispielsweise der La-Leche-Liga (→ Seite 262). So können Sie sich mit anderen austauschen und gegenseitig unterstützen.

Worauf Väter manchmal neidisch sind

Während Sie stillen oder füttern, sucht das Kind Ihren Blick und freut sich über Ihren liebevollen und freundlichen Zuspruch. Auch wenn Sie aus bestimmten Gründen nicht stillen können, machen Sie zum Füttern mit der Flasche eine Brust frei und legen Sie das Baby auf die nackte Haut. Wichtig ist der emotionale Kontakt zwischen Ihnen und Ihrem Baby. Wenn Sie sich an einen ruhigen Ort zurückziehen, trinkt Ihr Kind viel konzentrierter, und es spürt schon früh, daß Essen in einer angenehmen und ungestörten Umgebung besser schmeckt. So kann das Stillen für Sie und Ihr Kind »still-sein« bedeuten und zu einem ganz besonderen Erlebnis und einer Freude für Sie beide werden.

Lassen Sie sich Zeit

In den ersten Wochen nach der Entbindung haben die meisten Frauen zunächst keine Lust auf Sexualität. Für beide Partner ist das Leben mit Kind eine große Umstellung, und auch viele Männer möchten sich zunächst in Ruhe auf das neue Leben einstellen. Bei jedem Paar ist es anders: Einige haben nach drei Wochen wieder sexuelle Kontakte, andere erst nach Monaten. Vertrauen Sie auf Ihre eigenen Empfindungen und nicht auf zweifelhafte Normvorstellungen. Geben Sie sich und Ihrem Partner die Zeit, die Sie beide brauchen.
Medizinisch gesehen, können Sie schon drei bis vier Wochen nach der Entbindung wieder miteinander schlafen. Sie sollten allerdings abwarten, bis der Wochenfluß aufgehört hat, oder Kondome benutzen, um aufsteigenden Infektionen vorzubeugen.

Gesundheit in der Muttermilch

- Muttermilch ist optimal auf den Bedarf an Nährstoffen, Vitaminen und Mineralstoffen des Neugeborenen eingerichtet.
- Sie enthält Immunfaktoren, die das Baby vor Infektionen schützen und sein eigenes Immunsystem anregen.
- In der Muttermilch ist auch ein Wirkfaktor, der das Wachstum von Milchsäurebakterien im Darm anregt. Das erleichtert dem Kind die Verdauung von Milcheiweiß und wehrt schädliche Darmbakterien ab.

Tip

Sicher ist sicher

Man sollte sich lieber nicht auf das Gerücht verlassen, eine Frau könne in der Stillzeit nicht schwanger werden. Die Periode kommt etwa 8 bis 16 Wochen nach der Entbindung zum ersten Mal wieder.

- Wenn Sie sicher sein wollen, benutzen Sie in der ersten Zeit zur Verhütung Kondome oder ein Diaphragma (→ Seite 62).
- Wenn der Wochenfluß aufgehört hat, können Sie sich auch eine Spirale (→ Seite 63) einsetzen lassen.
- Stillen und Pille vertragen sich nicht, denn die Östrogene hemmen den Milchfluß. Wenn Sie nur teilweise stillen, können Sie sich nach etwa 6 Wochen die Minipille verschreiben lassen, denn sie enthält nur Gestagene.

Wahrscheinlich wird sich die Lust zunächst anders anfühlen als vor der Geburt Ihres Kindes oder während der Schwangerschaft. Vielleicht haben Sie zunächst auch mehr Vergnügen an zärtlichem Streicheln als an vaginalem Sex. Probieren Sie in Ruhe aus, woran Sie Freude haben, und bitten Sie Ihren Partner, darauf einzugehen.

Alles ist nun anders

Kinder verändern Ihr Leben von Grund auf, das bedeutet allerdings keinesfalls, daß Sie Ihr Leben ganz dem Kind widmen müßten oder sollten. Denn wie kann Ihr Kind später Selbständigkeit erlernen, wenn es diese nicht von seinen Eltern vorgelebt bekommt? Am Beispiel der Beziehung der Eltern zueinander lernen die Kleinen frühzeitig zu unterscheiden zwischen »mein«, »dein« und »unser«. Das zu lernen ist wichtig, um unabhängig von den Eltern eine eigene Persönlichkeit zu entwickeln.

Dreierbeziehung

Bei aller Fürsorge und Liebe zu Ihrem Baby: Vergessen Sie sich selbst und die Beziehung zu Ihrem Partner nicht. Nicht jedes Paar übersteht eine Schwangerschaft und die erste Zeit mit dem Baby völlig unbeschadet. Manche Männer ziehen sich zurück, und Frauen, die dies spüren, versuchen oft mit allen Mitteln den Partner zurückzugewinnen.
Umgekehrt kann es passieren, daß Frauen unbewußt ihren Partner aus der Beziehung zum Baby ausschließen. Entsprechend fühlt sich der Mann zurückgestoßen und isoliert. Wenn Sie solche Tendenzen in Ihrer Beziehung bemerken, sind offene Gespräche sehr wichtig. Kommen Sie so nicht miteinander zurecht, helfen Ihre Frauenärztin, eine Psychotherapeutin oder eine Eheberatungsstelle weiter.

Der neue Lebensmittelpunkt

Sie werden gewiß von Ihrem Baby ganz fasziniert sein, jeden Quietscher, jedes Lächeln, jede kleine Bewegung voll Staunen und Aufmerksamkeit beobachten wollen. Später wird Ihr Kind das Interesse der ganzen Familie auf sich lenken, wenn es zwischen den Beinen der Großen umherkrabbelt, erste Zähnchen bekommt, zu sprechen beginnt und jeden Tag Neues lernt. Dem Charme kleiner Kinder kann sich kaum ein Erwachsener entziehen. Und dennoch sind Sie nicht nur Mutter. Sie haben ein Recht auf Ihr persönliches Eigenleben und erwachsene Nähe zu Ihrem Partner und anderen Menschen, auch außerhalb von Kinderzimmer und Krabbelgruppe.

Kleine, heile Welt?

In den ersten Lebensmonaten Ihres Kindes müssen Sie auf manches verzichten, das fällt vielen schwer. Keine Nacht durchschlafen zu können, zehrt an den Nerven. Tagsüber zieht das Baby ständig die Aufmerksamkeit auf sich, denn nicht immer schläft es, und es kann sich noch nicht allein beschäftigen. Das erfordert von Ihnen, sich einzuschränken und sich auf das Kind zu konzentrieren. Manche Frauen beginnen in dieser Zeit ihren berufstätigen Partner zu beneiden. Doch auch für ihn haben sich die Dinge verändert. Vielleicht beneidet er Sie um die vertraute Häuslichkeit und Gemeinsamkeit mit dem Baby, das er abends immer nur schlafend oder nachts hungrig weinend antrifft. Er ist plötzlich Alleinverdiener – eine Verantwortung, die nicht jeder gern trägt. Andere abhängig von sich zu wissen ist nicht jedem unbedingt angenehm, sondern bisweilen auch eine Last.

Baby und Beruf

Berufstätige Frauen geraten häufig in einen Teufelskreis von Schuldgefühlen, Verantwortungsbewußtsein und Sehnsucht nach ihrem Baby. Überdies ist die Umwelt in Beruf und Familie längst nicht so tolerant, wie sie es vorgibt zu sein. Untersuchungen haben jedoch nachgewiesen, daß Kinder berufstätiger Mütter im Erwachsenenleben nicht mehr Schwierigkeiten haben als andere Menschen. Das ist trotz allem nur ein schwacher Trost für diejenigen, die zwischen den Erwartungen der Umwelt, den eigenen Ansprüchen und finanziellen Nöten abwägen müssen.
Doch längst nicht alle berufstätigen Mütter haben Schuldgefühle. Sie werden feststellen, daß Ihre eigene Einstellung zur Mutterrolle und zur Berufstätigkeit mit Ihren eigenen Erfahrungen als Kind zusammenhängt. Es lohnt sich, einmal zu überdenken, welche Werte Ihnen Ihre Eltern mitgegeben haben und wie Sie dazu stehen.
Selbst wenn Sie sehr genaue Vorstellungen von Ihrem Leben haben, werden Sie merken, daß schließlich im Alltag mit dem Baby alles anders kommen kann als gedacht. Deshalb ist es wichtig, sich zwar gut zu überlegen, was Sie idealerweise erreichen möchten, doch dabei möglichst flexibel zu bleiben. Leichter gesagt als getan – aber mit Kind ist das Leben nicht mehr so exakt planbar. Dafür ist es vielfach bunter und voller Überraschungen. Sie können von Ihrem Baby vieles lernen – wenn Sie sich auf das Neue einlassen.

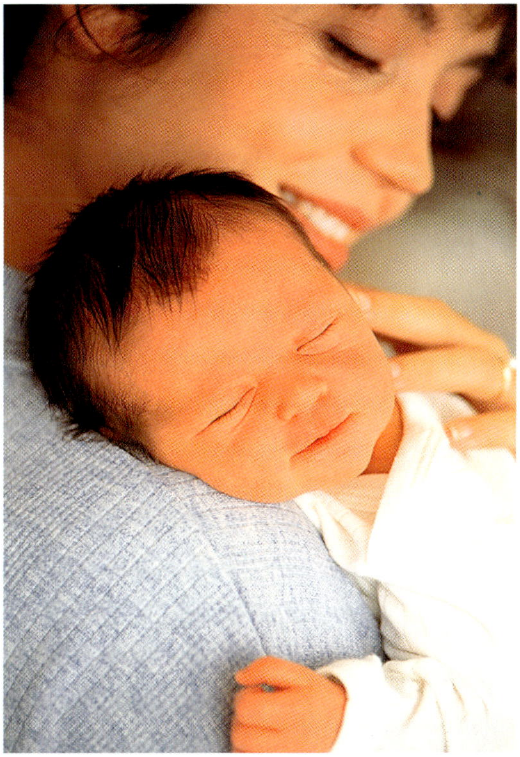

Ein Kind verändert Ihr Leben von Grund auf. Vergessen Sie aber über dem großen Glück sich selbst und Ihre ganz persönlichen Wünsche nicht.

Frauengesund
Frauen

Viele Frauen möchten heute – mehr als früher – ein Wort bei Entscheidungen über ihre Gesundheit mitreden. Sie möchten selbst über ihren Körper Bescheid wissen, sich über Behandlungsmöglichkeiten informieren und einen Teil der Verantwortung für ihre Gesundheit selbst übernehmen. Mit diesem Kapitel möchten wir Sie darin unterstützen und Sie ermutigen, Ärzte vor allem als Partner zu sehen, deren Aufgabe es ist, Sie aufzuklären und Ihnen alle Fragen zu beantworten, die Sie rund um Ihre Gesundheit beschäftigen.

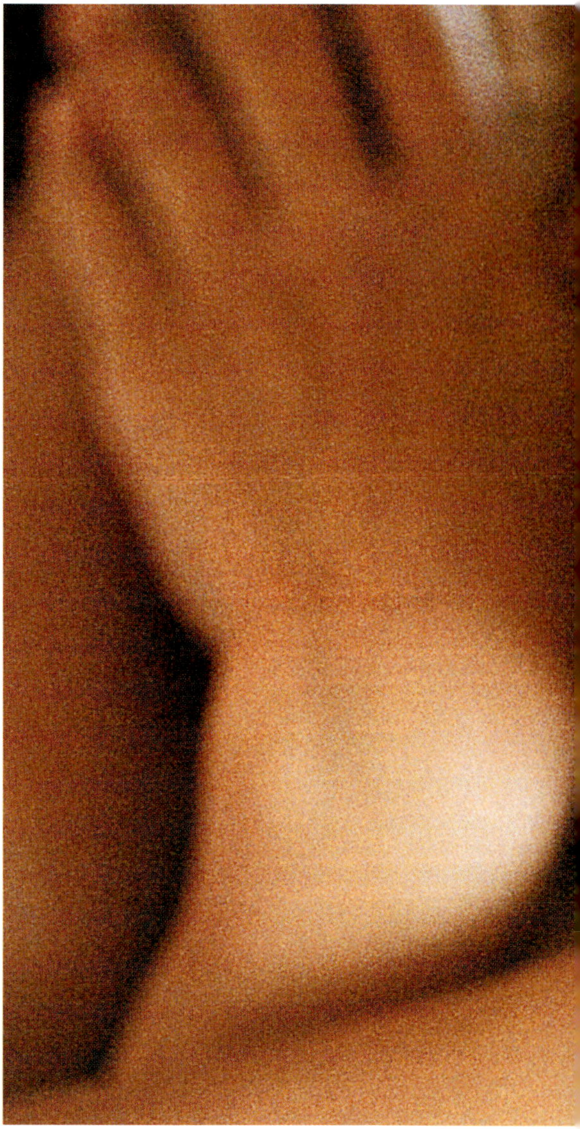

heit –
krankheiten

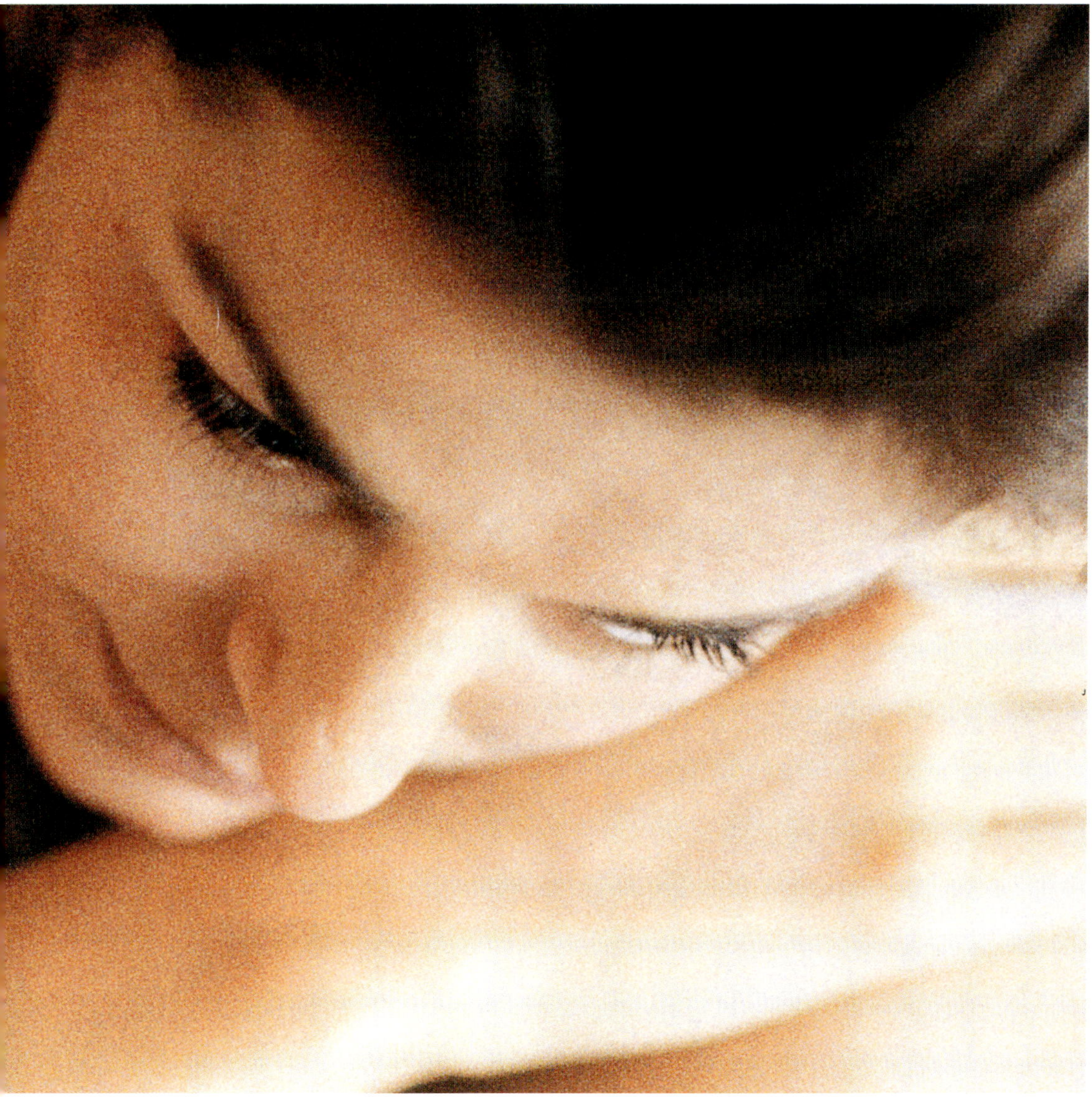

Symptome erkennen – richtig handeln

Tabelle typischer Frauenbeschwerden und Frauenkrankheiten

In dieser Tabelle finden Sie die häufigsten, speziell bei Frauen vorkommenden Beschwerden alphabetisch aufgeführt. Sie soll Ihnen helfen, bei Symptomen, die Sie an sich selbst feststellen, einen ersten Überblick über die möglichen Ursachen zu bekommen.
Unter jedem Hauptstichwort sind in der linken Spalte weitere typische Symptome genannt, die Ihnen helfen, die Krankheit genauer einzugrenzen. Die Verweise machen Sie auf die entsprechenden Seiten im Buch aufmerksam. So dient Ihnen die Tabelle gleichzeitig als Wegweiser in das Kapitel »Frauenkrankheiten und psychosomatische Störungen«, wo jede Erkrankung ausführlich erklärt und Möglichkeiten der Selbsthilfe genannt werden.

Außerdem hilft Ihnen dieses Verzeichnis dabei, sinnvolle und notwendige ärztliche Behandlungsschritte einzuleiten. Bei allen Problemen, die mit »!!« gekennzeichnet sind, suchen Sie bitte baldmöglichst Ihre Ärztin/Ihren Arzt auf, bei »!!!« wenden Sie sich bitte sofort an eine Klinik oder den ärztlichen Notdienst, denn es könnte sich um einen Notfall handeln.
Natürlich kann auch eine nicht-gynäkologische Erkrankung der Grund für Ihre Beschwerden sein. Diese konnten nicht alle mit in die Tabelle aufgenommen werden, da das den Rahmen dieses Buches sprengen würde. Wenn Sie also Beschwerden haben, die Sie nicht zuordnen können, fragen Sie bitte in jedem Fall Ihre Ärztin/Ihren Arzt!

Beschwerden	Mögliche Ursachen	Information	Behandlung
Ausfluß – aus den Brustwarzen			
in der Schwangerschaft klarer oder weißer Ausfluß aus beiden Brustwarzen	– beginnende Milchbildung	– Seite 96	keine
klarer oder weißer Ausfluß aus beiden Brustwarzen	– Hormonstörung durch erhöhtes Prolaktin	– Seite 149	!! ärztliche Behandlung notwendig
klarer oder weißer Ausfluß nur aus einer Brustwarze	– Mastopathie – Brustkrebs in einem Milchgang	– Seite 150 – Seite 188	!! ärztliche Behandlung notwendig
Ausfluß – aus der Scheide			
weißer cremiger Ausfluß mit frisch-säuerlichem Geruch	– gesunder Scheidenausfluß mit abwehrkräftigen Döderlein-Bakterien	– Seite 153	keine
weißer cremiger Ausfluß, stärker als üblich	– psychosomatische Reaktion bei Streß, Überlastung, seelischen Problemen	– Seite 153	Entspannung (Seite 36), ärztliches oder psychotherapeutisches Gespräch sinnvoll

Beschwerden	Mögliche Ursachen	Information	Behandlung
dünnflüssiger heller Ausfluß für zwei bis drei Tage zwischen zwei Regelblutungen	– normale Begleiterscheinung des Eisprungs	– Seite 67	keine
stärkerer Ausfluß als üblich bei Gebrauch von »Pille« oder Spirale	– Hormonveränderungen – ungefährliche Muttermundreizung	– Seite 63 – Seite 62	ärztliche Abklärung sinnvoll
dünnflüssiger, stechend fischartig riechender Ausfluß nach dem Sex	– Scheideninfektion mit anaeroben Bakterien	– Seite 158	!! ärztliche Behandlung notwendig
leichter dünnflüssiger Ausfluß, oft mit Unterbauchschmerzen, Beschwerden beim Wasserlassen	– Chlamydieninfektion	– Seite 159	!! ärztliche Behandlung notwendig
ständiger dünnflüssiger Ausfluß, oft hellrosa oder gelblich verfärbt und übelriechend	– Muttermundkrebs – Gebärmutterhalskrebs	– Seite 193 – Seite 194	!! ärztliche Behandlung notwendig
weißer krümeliger Ausfluß wie Quark, manchmal stechender Geruch, gerötete Venuslippen und Juckreiz	– Scheideninfektion durch Pilze	– Seite 158	!! ärztliche Behandlung notwendig
gelblicher oder grünlicher Ausfluß, stechender Geruch, gerötete Venuslippen, oft mit Juckreiz	– Scheideninfektion durch Bakterien	– Seite 155	!! ärztliche Behandlung notwendig
trotz Behandlung immer wiederkehrender Ausfluß, krümlig-weiß oder gelblich-grünlich	– chronische Scheideninfektion durch mangelnde Hygiene, wechselnde Partner – chronische Scheideninfektion durch Immunschwäche (z.B. bei Streß, seelischen Belastungen, Zuckerkrankheit, AIDS)	– Seite 155 – Seite 155	!! ärztliche Behandlung notwendig
Ausfluß zusammen mit Unterbauchschmerzen, oft mit Fieber	– Eileiter- oder Eierstockinfektion, meist durch Bakterien	– Seite 176	!! ärztliche Behandlung notwendig

Blutungen – aus den Brustwarzen

schwache Blutung aus den Brustwarzen in der Stillzeit	– Wundsein beim Stillen	– Seite 148	Sich selbst helfen (Seite 148) oder Hebamme befragen
schwache Blutung beim Reiben einer Brustwarze	– Hautekzem – Hautkrebs	– Hautarzt befragen	!! ärztliche Behandlung notwendig
Austritt von bräunlichem oder rotem Blut bei Druck auf den Busen	– Zysten im Milchgang – Brustkrebs	– Seite 150 – Seite 188	!! ärztliche Behandlung notwendig

Beschwerden	Mögliche Ursachen	Information	Behandlung

Blutungen – aus der Scheide

bräunlicher Ausfluß für 2 bis 3 Tage zwischen zwei Regelblutungen	– Zwischenblutung als Begleiterscheinung des Eisprungs	– Seite 167	keine
während Einnahme der »Pille« bräunlicher Ausfluß zwischen zwei Regelblutungen	– Zwischenblutung, besonders bei niedrig dosierten »Mikropillen«	– Seite 63 – Seite 167	ärztliche Abklärung sinnvoll, eventuell auf andere »Pille« umstellen
etwa sechs Wochen nach der letzten Regel bräunliche Schmierblutung, oft mit starken Unterbauchschmerzen	– Eileiterschwangerschaft	– Seite 177	!!! sofortige ärztliche Behandlung
blutig-bräunlicher Ausfluß unregelmäßig zwischen den Regelblutungen	– Hormonstörungen – Nebenwirkung von hormonhaltigen Medikamenten – Polypen am Muttermund – Gebärmutterentzündung – Gebärmutterkrebs	– Seite 167 – Seite 226 – Seite 170 – Seite 171 – Seite 194	!! ärztliche Behandlung notwendig
Schmierblutungen einige Stunden nach dem Sex	– Kontaktblutungen durch Muttermundveränderungen – Polypen am Muttermund – Muttermundkrebs	– Seite 170 – Seite 170 – Seite 193	!! ärztliche Behandlung notwendig
Blutungen nach der Menopause	– Hormonschwankungen, noch nicht abgeschlossene Wechseljahre – Nebenwirkung von hormonhaltigen Medikamenten – Polypen am Muttermund – Gebärmutterkrebs	– Seite 75 – Seite 226 – Seite 170 – Seite 194	!! ärztliche Behandlung notwendig
Zwischenblutungen und verstärkte Monatsblutung, oft mit Unterbauchschmerzen	– Myome an der Gebärmutter	– Seite 174	!! ärztliche Behandlung notwendig
Zwischenblutungen mit wäßrigem, übelriechenden Ausfluß, oft mit Unterbauchschmerzen	– Gebärmutterentzündung – Gebärmutterkrebs – Muttermundkrebs	– Seite 171 – Seite 194 – Seite 193	!! ärztliche Behandlung notwendig
bei Schwangeren zum Entbindungstermin bräunlich-schleimige Blutung	– Abgang des Schleimpfropfes aus dem Muttermund, kündigt die bevorstehende Entbindung an	– Seite 101	Untersuchung durch Hebamme oder Ärztin sinnvoll
Blutungen während der Schwangerschaft	– drohende Fehlgeburt	– Seite 210	!!! sofortige ärztliche Behandlung
im letzten Drittel der Schwangerschaft periodenstarke oder stärkere Blutung	– drohende Frühgeburt	– Seite 208 – Seite 105	!!! sofortige ärztliche Behandlung

Beschwerden	Mögliche Ursachen	Information	Behandlung

Gewichtsabnahme

sinkendes Gewicht bei Streß oder seelischen Problemen	– psychosomatische Reaktion	– Seite 135 – Seite 36 (Entspannung)	ärztliches oder psychotherapeutisches Gespräch sinnvoll
sinkendes Gewicht mit Heißhungerattacken und anschließendem Erbrechen	– Eß-Brech-Sucht (Bulimie)	– Seite 141, 142	!! ärztliche und psychotherapeutische Behandlung notwendig
Untergewicht, Verzicht auf Essen, Angst dicker zu werden, eventuell Ausbleiben der Regelblutung	– Magersucht (Anorexie)	– Seite 141, 142	!! ärztliche und psychotherapeutische Behandlung notwendig

Gewichtszunahme

steigendes Gewicht bei Streß oder seelischen Problemen	– psychosomatische Reaktion	– Seite 135 – Seite 36 (Entspannung)	ärztliches oder psychotherapeutisches Gespräch sinnvoll
steigendes Gewicht bei Einnahme der »Pille« oder anderer Hormonpräparate	– Nebenwirkung hormonhaltiger Medikamente	– Seite 63 – Seite 226	ärztliche Abklärung sinnvoll, eventuell auf andere »Pille« umstellen
steigendes Gewicht wenige Tage vor der Regelblutung	– hormonbedingte Wassereinlagerung, Prämenstruelles Syndrom	– Seite 163	ärztliches Abklärung sinnvoll
starkes Übergewicht, ungebremste Heißhungerattacken, keine Sättigungsgrenze	– Fettsucht (Adipositas)	– Seite 144	!! ärztliche und psychotherapeutische Behandlung notwendig
in der Schwangerschaft überdurchschnittlich steigendes Gewicht mit geschwollenen Händen, Beinen und Gesicht	– Schwangerschaftshochdruck	– Seite 201	!!! sofortige ärztliche Behandlung

Juckreiz – an Venuslippen und Scheide

kurzzeitig anhaltender Juckreiz (Minuten oder höchstens Stunden)	– Hautreizung (z.B. durch Waschmittel, synthetische Unterwäsche, Slipeinlagen, Intimdeo oder Schaumzäpfchen zur Verhütung)	– Seite 61	Auslöser herausfinden und Gewohnheiten ändern
Juckreiz mit trockener Scheide während und nach den Wechseljahren	– Östrogenmangel	– Seite 227	ärztliche Abklärung sinnvoll
chronischer, unerträglicher Juckreiz ohne andere Begleiterscheinungen	– psychosomatische Reaktion	– Seite 135	!! ärztliche und psychotherapeutische Behandlung notwendig

Beschwerden	Mögliche Ursachen	Information	Behandlung
Juckreiz und Rötung der Venuslippen, oft mit weißlich-krümeligem oder gelblich-grünlichem Ausfluß	– Scheideninfektion durch Pilze – Scheideninfektion durch Bakterien	– Seite 155, 158	!! ärztliche Behandlung notwendig
Juckreiz mit Rötung und Hautveränderungen an den Venuslippen	– Herpes-Infektion – Feigwarzen	– Seite 159	!! ärztliche Behandlung notwendig
Juckreiz mit juckenden Hautveränderungen auch am übrigen Körper	– Neurodermitis oder anderes Ekzem	– befragen Sie einen Hautarzt	!! ärztliche Behandlung notwendig
Juckreiz mit weißlichen Hautveränderungen und/oder nässender Wunde an den Venuslippen	– Krebs an der Scheide oder Vulva	– Seite 199	!!! sofortige ärztliche Behandlung

Kinderlosigkeit – ungewollte

Kinderlosigkeit, dabei Unklarheit über die biologischen Zusammenhänge	– unzureichendes Wissen über Fruchtbarkeit und fruchtbare Tage der Frau	– Seite 52 – Seite 67	sich selbst informieren, ärztliches Gespräch sinnvoll
Kinderlosigkeit bei Streß, Partnerschaftsproblemen, depressiver Verstimmung oder anderen psychischen Problemen	– psychosomatische Störung als Folge seelischer Belastung	– Seite 68	ärztliches und psychotherapeutisches Gespräch sinnvoll
Kinderlosigkeit bei unregelmäßiger Regelblutung, Über- oder Untergewicht, Schilddrüsenstörung, Zuckerkrankheit	– Hormonstörung	– Seite 165 – Seite 142 – Seite 70	!! ärztliche Behandlung notwendig, bei Eßstörungen auch psychotherapeutische Behandlung
Kinderlosigkeit bei Frauen, die mit Chemikalien, Medikamenten und Giften arbeiten	– Störung der Eireifung durch Chemikalien oder Umweltgifte	– Seite 70	!! ärztliche Behandlung notwendig
Kinderlosigkeit trotz scheinbarer körperlicher und seelischer Gesundheit beider Partner und Beachtung der fruchtbaren Tage	– organische Störung bei Frau und/oder Mann – Chlamydieninfektion – Endometriose	– Seite 68 – Seite 159 – Seite 181	!! ärztliche Untersuchung beider Partner notwendig

Knoten – in den Brüsten

Spannung und Knoten in beiden Brüsten, verstärkt in den Tagen vor der Regel tastbar	– Mastopathie	– Seite 150	!! ärztliche Behandlung notwendig
schmerzhafte oder schmerzlose Knoten in einer Brust	– Zyste in der Brust – gutartiger Gewebsknoten – Brustkrebs	– Seite 150 – Seite 151 – Seite 188	!! ärztliche Behandlung notwendig
geschwollene Lymphknoten in der Achsel	– Schwellung durch Infektion – Hinweis auf Brustkrebs – Hinweis auf AIDS	 – Seite 188 – Seite 156	!! ärztliche Behandlung notwendig

Beschwerden	Mögliche Ursachen	Information	Behandlung

Kopfschmerzen

Kopfschmerzen nach einer »langen Nacht« mit Alkohol, Rauchen und wenig Schlaf	– »Kater« durch Neben- und Nachwirkungen von Alkohol und Nikotin	– Seite 135 – Seite 36 (Entspannung)	Sich selbst helfen (Seite 136), ausschlafen, frische Luft
Kopfschmerzen bei Streß, Überlastung oder seelischen Problemen	– psychosomatische Störung	– Seite 135 – Seite 36 (Entspannung)	ärztliches oder psychotherapeutisches Gespräch sinnvoll
dumpfer, drückender Kopfschmerz, oft mit Verspannung der Nacken- und Schultermuskulatur	– Spannungskopfschmerz	– Seite 135 – Seite 36 (Entspannung)	Sich selbst helfen (Seite 136), ärztliche Abklärung sinnvoll
Kopfschmerzen in den Tagen vor der Regel, oft mit Reizbarkeit, Anspannung, Bauchschmerzen	– Hormonschwankungen, Prämenstruelles Syndrom	– Seite 163	Sich selbst helfen (Seite 136), ärztliche Abklärung sinnvoll
Kopfschmerzen in der »Pillenpause« oder nach Einnahme anderer Hormone	– Kopfschmerzen durch Hormonentzug	– Seite 63	!! ärztliche Behandlung notwendig, eventuell »Pille« wechseln
anfallsartiger, einseitiger Kopfschmerz oft mit Übelkeit, Licht- und Lärmempfindlichkeit, Sehstörungen	– Migräne	– Seite 135	!! ärztliche Behandlung notwendig
in der Schwangerschaft starke Kopfschmerzen, oft mit Schwindelgefühl, Wassereinlagerung in den Beinen und starker Gewichtszunahme	– Schwangerschaftshochdruck	– Seite 201	!!! sofortige ärztliche Behandlung

Monatsblutung – schmerzhafte

schmerzhafte Monatsblutungen nach dem Absetzen der »Pille«	– normale Stärke der Blutungen, nach früherer Abschwächung durch die Pillenhormone	– Seite 161	keine
Schmerzen und stärkere Monatsblutungen seit dem Einsetzen einer Spirale	– Nebenwirkung der Verhütung mit Spirale	– Seite 62	ärztliche Abklärung sinnvoll
während jeder Monatsblutung krampfartige Bauchschmerzen	– Hormonstörungen – psychosomatische Reaktion – Myome an der Gebärmutter	– Seite 161 – Seite 145 – Seite 174	!! ärztliche Behandlung notwendig
in den Tagen vor der Periode starke Bauchschmerzen, oft mit aufgetriebenem Unterbauch	– Prämenstruelles Syndrom – Hormonstörungen – psychosomatische Reaktion – beginnende Wechseljahre – ganz frühe Fehlgeburt	– Seite 163 – Seite 161 – Seite 145 – Seite 75 – Seite 210	!! ärztliche Behandlung notwendig

Beschwerden	Mögliche Ursachen	Information	Behandlung
in den Tagen vor jeder Periode krampfartige Bauchschmerzen, dann starke und schmerzhafte Blutung, im Laufe der Zeit sich steigernd	– Endometriose	– Seite 181	!! ärztliche Behandlung notwendig

Monatsblutung – unregelmäßige

unregelmäßige Perioden, von der ersten Monatsblutung bis zum Alter von etwa 20 Jahren	– pubertätsbedingte Unreife des Hormonhaushalts	– Seite 44	zunächst keine, ärztliche Abklärung erst nach dem 18. Lebensjahr sinnvoll
unregelmäßige Perioden von 45 Jahren bis zur Menopause	– wechseljahresbedingte Umstellungen des Hormonhaushalts	– Seite 75	ärztliche Abklärung nur bei zusätzlichen Beschwerden sinnvoll
unregelmäßige Perioden bei Streß, Überlastung, seelischen und körperlichen Veränderungen	– psychosomatische Reaktion	– Seite 165	ärztliche Abklärung nur bei andauernden Beschwerden sinnvoll
unregelmäßige Perioden während Medikamenteneinnahme	– Nebenwirkung hormonhaltiger Medikamente	– Seite 226	ärztliche Abklärung sinnvoll
unregelmäßige Perioden bei Schilddrüsenerkrankungen oder Eßstörungen	– Hormonstörungen	– Seite 142	!! ärztliche Behandlung notwendig, bei Eßstörungen auch psychotherapeutische Behandlung

Niedergeschlagenheit, Depressionen

Niedergeschlagenheit zum Beispiel nach Verlusten, Trennungen, bei Streß, Überlastung	– normale Reaktion auf seelische Belastungen	– Seite 138	Sich selbst helfen (Seite 139), Gespräche mit Vertrauten, psychotherapeutisches Gespräch sinnvoll
Niedergeschlagenheit in den Tagen vor der Regelblutung	– Hormonschwankungen, Prämenstruelles Syndrom	– Seite 163	Sich selbst helfen (Seite 139), ärztliches Gespräch sinnvoll
in den Wechseljahren ab und zu auftretende Niedergeschlagenheit und Stimmungsschwankungen	– wechseljahresbedingte Umstellungen des Hormonhaushalts – Auseinandersetzung mit dem Älterwerden	– Seite 75 – Seite 80	ärztliches oder psychotherapeutisches Gespräch sinnvoll
Niedergeschlagenheit in den ersten Tagen nach der Entbindung	– »Baby Blues«, ausgelöst durch Umstellungen des Hormonhaushalts	– Seite 106	Geduld und Nachsicht mit sich selbst
über Wochen andauernde Niedergeschlagenheit, innere Leere, Lustlosigkeit, Todesgedanken – auch nach einer Entbindung möglich	– depressive Verstimmung, Depression – Wochenbettdepression	– Seite 138 – Seite 107	!! ärztliche und psychotherapeutische Behandlung notwendig

Beschwerden	Mögliche Ursachen	Information	Behandlung

Schlafstörungen

Beschwerden	Mögliche Ursachen	Information	Behandlung
Schlafstörungen nach Überanstrengungen, Streß oder späten und zu üppigen Mahlzeiten	– Überreiztheit und körperliche Überlastung	– Seite 38	Ursache herausfinden und Gewohnheiten ändern
Schlafstörungen durch Grübeln	– seelische Probleme	– Seite 234	ärztliches oder psychotherapeutisches Gespräch sinnvoll
Schlafstörungen in den Wechseljahren, oft mit Schweißausbrüchen	– Hormonschwankungen mit »fliegender Hitze«	– Seite 76	ärztliches Gespräch sinnvoll

Schmerzen – in den Brüsten

Beschwerden	Mögliche Ursachen	Information	Behandlung
Spannungsgefühl im Busen in den Tagen vor der Regel	– normale Hormonschwankungen, Prämenstruelles Syndrom	– Seite 163	Sich selbst helfen (Seite 164)
in der Frühschwangerschaft Spannungsgefühl und Vergrößerung des Busens	– normale Folge der Hormonumstellung	– Seite 84	keine
Spannungsgefühl und Vergrößerung des Busens bei Einnahme der »Pille« oder anderer Hormonpräparate	– Östrogenüberschuß im Hormonpräparat	– Seite 63, 228	ärztliche Abklärung sinnvoll, eventuell Medikament wechseln
in den ersten Tagen nach der Entbindung starke Spannung in den Brüsten, oft erhöhte Temperatur	– Milcheinschuß (»Milchfieber«)	– Seite 108	Sich selbst helfen (Seite 148)
in der Stillzeit schmerzhafte Schwellung, Hautrötung, oft mit Fieber und Verhärtung der Brust	– Brustentzündung beim Stillen	– Seite 148	!! Behandlung durch Hebamme oder Ärztin notwendig
schmerzhafte Schwellung meist einer Brust, Hautrötung, oft mit Fieber	– Brustentzündung	– Seite 148	!! ärztliche Behandlung notwendig
schmerzhafte Spannung und Knoten in beiden Brüsten, verstärkt in den Tagen vor der Regel tastbar	– Mastopathie	– Seite 150	!! ärztliche Behandlung notwendig

Schmerzen – im Unterbauch

Beschwerden	Mögliche Ursachen	Information	Behandlung
chronische Unterbauchschmerzen bei Streß, Überlastung, vor wichtigen Entscheidungen, nach Trennung, Verlusten	– psychosomatische Reaktion	– Seite 145	!! ärztliche und psychotherapeutische Behandlung notwendig
Schmerzen im Unterbauch, mit Ausfluß und/oder Fieber	– Eileiterentzündung – Eierstockentzündung – Gebärmutterentzündung	– Seite 176 – Seite 179 – Seite 171	!! ärztliche Behandlung notwendig

Beschwerden	Mögliche Ursachen	Information	Behandlung
Druckgefühl im Unterbauch, meist einseitig, oft mit aufgetriebenem Bauch	– Zyste am Eierstock – Eierstockkrebs	– Seite 179 – Seite 196	!! ärztliche Behandlung notwendig
Druckgefühl im Unterbauch, oft mit Schmerzen, verstärkte Monatsblutungen, zunehmender Bauchumfang	– Myome an der Gebärmutter	– Seite 174	!! ärztliche Behandlung notwendig
etwa sechs Wochen nach Ausbleiben der Monatsblutung stechende oder reißende Unterbauchschmerzen, oft mit Schmierblutung	– Eileiterschwangerschaft	– Seite 177	!!! sofortige ärztliche Behandlung

Schmerzen – im Unterbauch in der Schwangerschaft

um den Entbindungstermin rhythmisches Ziehen und Hartwerden des Bauches, oft mit Flüssigkeitsabgang	– Einsetzen der Geburtswehen	– Seite 101	Hebamme und/oder Ärztin benachrichtigen
um den Entbindungstermin unkontrollierbarer Abgang von wasserheller Flüssigkeit, oft mit leichten Wehen	– Blasensprung	– Seite 208	!! sofort Hebamme benachrichtigen, hinlegen und Becken hochlagern
einige Zeit vor dem Entbindungstermin rhythmisches Ziehen und Hartwerden des Bauches, eventuell mit Blutungen oder Flüssigkeitsabgang	– vorzeitige Wehen – Frühgeburt	– Seite 208 – Seite 210	!!! sofortige ärztliche Behandlung
zu Beginn der Schwangerschaft heftige, ziehende Unterbauchschmerzen	– drohende Fehlgeburt	– Seite 210	!!! sofortige ärztliche Behandlung
gegen Ende der Schwangerschaft heftiger, stechender Schmerz, Hartwerden des Bauches, eventuell mit Blutungen	– vorzeitige Plazentaablösung	– Seite 208	!!! sofortige ärztliche Behandlung

Schmerzen – beim Sex

Schmerzen beim Sex durch trockene Scheide	– Hormonstörung – sexuelle Unlust – Östrogenmangel in den Wechseljahren	– Seite 226 – Seite 57 – Seite 227	ärztliche Abklärung sinnvoll
Schmerzen beim Sex bei Streß, Überlastung, Partnerproblemen, Ängsten, Abneigung gegen den Partner, übergroßen Erwartungen	– psychosomatische Reaktion	– Seite 57 – Seite 239 (Sexualtherapie)	!! ärztliche oder psychotherapeutische Behandlung notwendig

Beschwerden	Mögliche Ursachen	Information	Behandlung
brennende Schmerzen in der Scheide während oder nach dem Sex	– Scheideninfektion durch Pilze – Scheideninfektion durch Bakterien	– Seite 155, 158	!! ärztliche Behandlung notwendig
stechende oder drückende Schmerzen im Unterbauch beim Eindringen des Penis	– Zyste am Eierstock – Eileiterentzündung – Polypen am Muttermund – Gebärmutterentzündung – Myome an der Gebärmutter	– Seite 179 – Seite 176 – Seite 170 – Seite 171 – Seite 174	!! ärztliche Behandlung notwendig
Schmerzen beim Sex nach einer Entbindung	– Wundheilung noch nicht abgeschlossen, Gewebe noch gereizt	– Seite 109	noch etwas warten oder andere Formen der Zärtlichkeit ausprobieren

Sexuelle Probleme

Beschwerden	Mögliche Ursachen	Information	Behandlung
Unlust bei Abgespanntheit, Streß, Überlastung, akuter oder chronischer Krankheit	– normale Überforderungsreaktion	– Seite 36	Entspannung suchen, Geduld mit sich selbst haben
Unlust oder ausbleibender Orgasmus nach einer Entbindung	– normale Reaktion auf die neuen Lebensumstände	– Seite 109	Geduld mit sich selbst haben, mit dem Partner darüber sprechen
Unlust durch dauerhaft ausbleibenden Orgasmus	– seelische Probleme – Partner nicht einfühlsam oder egozentrisch	– Seite 234 – Seite 57	ärztliches oder psychotherapeutisches Gespräch sinnvoll, eventuell Sexualtherapie oder Paartherapie
Abneigung speziell gegen männliche Sexualpartner	– bisher uneingestandene oder unerkannte Homosexualität		neue, lesbische Kontakte versuchen
Unlust und Abneigung gegen Sexualität allgemein	– psychosomatische Reaktion bei seelischen Problemen – unbewußte Ängste oder Depressionen – Angst und Ekel nach Vergewaltigung	– Seite 234 – Seite 138 – Seite 261	!! ärztliche oder psychotherapeutische Behandlung notwendig, eventuell Sexualtherapie oder Paartherapie

Übelkeit, Erbrechen

Beschwerden	Mögliche Ursachen	Information	Behandlung
Übelkeit in der Frühschwangerschaft	– normale Reaktion auf Hormonveränderungen	– Seite 84 – Seite 200	keine
Übelkeit bei Streß, Überlastung, vor wichtigen Entscheidungen, aus Angst, Nervosität	– psychosomatische Reaktion	– Seite 36	Entspannungübungen, psychotherapeutisches Gespräch sinnvoll
Übelkeit bei Einnahme der »Pille« oder anderer Hormonpräparate	– Nebenwirkung der Hormone	– Seite 63	!! ärztliche Behandlung notwendig, eventuell Medikament wechseln

Beschwerden	Mögliche Ursachen	Information	Behandlung
während der Schwangerschaft Übelkeit in Verbindung mit Schwindelgefühl, Kopfschmerzen und Wassereinlagerungen in den Beinen	– Schwangerschaftshochdruck	– Seite 201	!!! sofortige ärztliche Behandlung
Erbrechen nach dem Essen, Angst dick zu werden	– Eßstörung (Bulimie oder Magersucht)	– Seite 142	!! ärztliche und psychotherapeutische Behandlung notwendig

Wasserlassen – Probleme

häufiges Wasserlassen ohne Schmerzen bei Streß, Überlastung, vor wichtigen Entscheidungen, aus Angst, Nervosität	– psychosomatische Reaktion	– Seite 184	Entspannungsübungen (Seite 36), ärztliches oder psychotherapeutisches Gespräch sinnvoll
häufiges Wasserlassen in der Schwangerschaft	– normale Begleiterscheinung durch geringeres Fassungsvermögen der Blase	– Seite 95	keine
häufiges Wasserlassen in der Schwangerschaft mit verstärktem Durst	– Diabetes in der Schwangerschaft	– Seite 204	!! ärztliche Behandlung notwendig
häufiges Wasserlassen in nur kleinen Mengen, Druckgefühl im Unterbauch	– Gebärmuttersenkung	– Seite 172	!! ärztliche Behandlung notwendig
unwillkürlicher Harnverlust beim Lachen, Husten, Niesen, Pressen	– Blasenschwäche	– Seite 185	!! ärztliche Behandlung notwendig
Schmerzen und Brennen beim Wasserlassen, oft Schmerzen im Unterbauch, eventuell mit Blut im Urin	– Blaseninfektion	– Seite 183	!! ärztliche Behandlung notwendig
Schmerzen und Brennen beim Wasserlassen mit weißlich-krümligem oder gelblich-grünlichem Ausfluß aus der Scheide	– Scheideninfektion durch Pilze – Scheideninfektion durch Bakterien	– Seite 155, 158	!! ärztliche Behandlung notwendig

In der Frauenarztpraxis

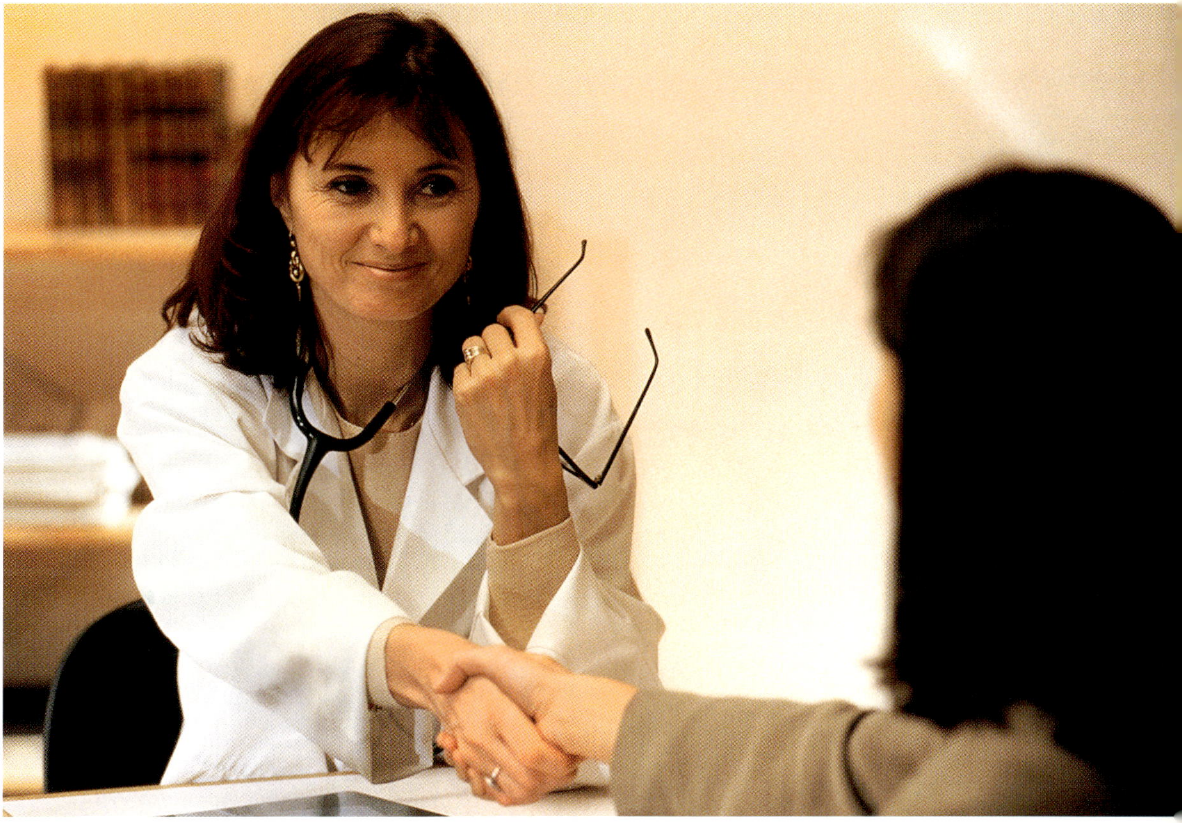

Noch immer sind die meisten niedergelassenen Frauenärzte männlich. Nur relativ wenige Frauenärztinnen sind in einer freien Praxis tätig. In Großstädten ist die Situation günstiger. Ärztinnen sind hier häufiger und oft auch in Praxisgemeinschaften tätig.

Zur Ärztin oder zum Arzt?

Viele Frauen lassen sich bei gynäkologischen Untersuchungen lieber von einer Ärztin behandeln, weil sie dann weniger Schamgefühl empfinden, auf die Erfahrungen der Ärztin als Frau vertrauen und sich deshalb besser verstanden fühlen. Anderen wieder ist die objektive, weil nicht »betroffene« Einstellung eines männlichen Arztes angenehmer.

Sie müssen letztlich selbst herausfinden, ob Sie lieber von einer Frau oder einem Mann untersucht, beraten und behandelt werden möchten. Am besten lassen Sie sich von Ihrem Gefühl leiten und suchen eine Ärztin oder einen Arzt, bei dem Sie sich fachlich und persönlich gut betreut fühlen. Denn sowohl Männer wie Frauen können einfühlsame Ärzte sein oder nur unpersönlich und routinemäßig arbeiten.

Der Einfachheit halber werden wir im folgenden von der »Ärztin« sprechen, auch wenn alle Erklärungen genausogut auf einen Arzt zutreffen.

Woran Sie eine gute Arztpraxis erkennen

- In der Praxis herrscht ein freundlicher und respektvoller Umgangston mit den Patientinnen.
- Wenn Sie länger als eine halbe Stunde warten müssen, erhalten Sie auch ungefragt eine Erklärung und auf Wunsch einen neuen Termin.
- Sie fühlen sich mit Ihrem Anliegen ernst genommen und nicht pauschal als »Fall« abgehandelt.
- Vor der Untersuchung führt die Ärztin mit Ihnen ein Gespräch über Ihr Problem.
- Während der Untersuchung erklärt die Ärztin, was sie gerade tut – auch ungefragt.
- Nach der Untersuchung findet eine ausführliche Besprechung statt, in der Ihre Fragen zum Untersuchungsergebnis, zur vorgesehenen Behandlung und zu möglichen Alternativen beantwortet werden.
- Zeichnet sich ab, daß sich Ihr Problem nicht in einem einzelnen kurzen Gespräch klären läßt, erhalten Sie einen weiteren Termin.
- Partner und Kinder sind in der Praxis ebenfalls willkommen.
- Zur Untersuchung und Therapie außergewöhnlicher Probleme werden Sie frühzeitig an eine Spezialpraxis überwiesen.

Eine besondere Situation

Frauenärzte sind für die intimste Körperregion zuständig und damit auch für besonders schwierige Themen, über die man nicht so leicht spricht: die weiblichen Organe, Sexualität, Kinderwunsch, Partnerschaft. Deshalb ist ein vertrauensvolles Verhältnis zur Frauenärztin besonders wichtig. Ihre empfindsamsten Zonen öffnen Frauen sonst nur ihrem Partner. Sich in der sachlichen Atmosphäre einer Praxis auszuziehen und die Beine zu öffnen ist für jede Frau kein angenehmes Gefühl.
Im Idealfall entwickeln Frauen zu ihrer Frauenärztin ein eher mütterliches oder schwesterliches Verhältnis, das das Unangenehme der Situation auffängt. Gleichzeitig besteht zwischen Frauen kein so starkes hierarchisches Gefälle. Die Ärztin ist eher Partnerin als Autoritätsperson, und offene Gespräche sind daher einfacher.

Den Arzt wechseln?

Wenn Sie mit einer Arztpraxis nicht mehr zufrieden sind, sich nicht gut behandelt fühlen oder es zu Spannungen und Mißverständnissen zwischen Ihnen und Ihrer Ärztin gekommen ist, ist oft der erste Impuls: wegbleiben. Damit bleibt das Problem aber unausgesprochen und ungelöst.
Versuchen Sie, beim nächsten Mal anzusprechen, was sie stört. Vielleicht ist es Ihrer Ärztin in der Alltagshektik nicht aufgefallen, daß Sie unzufrieden sind, und sie ist dankbar für ein offenes Wort. Möglicherweise ist das Gespräch darüber der richtige Schritt zu einer Verbesserung Ihrer Arzt-Patienten-Beziehung.
Andererseits haben Sie als Patientin natürlich jederzeit das Recht den Arzt zu wechseln, denn bei uns gilt die freie Arztwahl. Durch die Einführung der Chipkarte bei den Krankenkassen brauchen Sie dazu nicht einmal mehr einen Überweisungsschein Ihres Hausarztes.

Anlässe für einen Besuch beim Frauenarzt

Ein Großteil der Frauen, die in die gynäkologische Praxis kommen, sind vollkommen gesund und möchten nur eine sogenannte Vorsorge- oder besser Früherkennungsuntersuchung machen lassen (→ Seite 131).
Andere haben konkrete Fragen zu Empfäng-

nisverhütung oder Kinderwunsch oder kommen als Schwangere zur Betreuung.
Nur ein Teil der Patientinnen hat körperliche Beschwerden oder eine Erkrankung. In diesem Fall wird die Ärztin durch Gespräche und Untersuchungen versuchen, die Ursache der Symptome oder Beschwerden zu klären. Ob und wie diese dann behandelt werden, sollte eine gemeinsame Entscheidung der betroffenen Frau zusammen mit ihrer Ärztin sein.

Das Gespräch

Am Anfang jeder ärztlichen Untersuchung steht ein Gespräch mit der Ärztin. Hier beschreiben Sie, weshalb Sie kommen, was Ihnen Beschwerden oder Sorgen macht und welche Fragen zur Gesundheit Sie haben.
Bei Ihrem ersten Besuch in dieser Praxis werden Sie von der Ärztin besonders intensiv befragt, damit sie sich ein Bild von Ihrem allgemeinen Gesundheitszustand und möglichen grundsätzlichen Problemen machen kann. Damit Sie während des ärztlichen Gesprächs genügend Ruhe haben, findet es in einem eigenen Raum oder an einem abgetrennten Schreibtisch statt. So können Sie zunächst von Ihrem Anliegen erzählen, und Ihre Ärztin kann einen ersten Eindruck gewinnen. Außerdem sind Sie bei der späteren Untersuchung viel entspannter, wenn sich vorher schon einige Fragen klären ließen.

Wie gehts weiter?

Nach der körperlichen Untersuchung wird das Gespräch fortgeführt. Nun ist oft schon

Fragen, die die Frauenärztin stellt

Fragen zu Ihrer Vorgeschichte:

- In welchem Alter hatten Sie Ihre erste Periode?
- Wie regelmäßig ist Ihr Zyklus, welche Beschwerden haben Sie gewöhnlich?
- Welche Verhütungsmittel benutzen Sie, haben Sie Probleme damit?
- Gab es frühere Schwangerschaften und wie war ihr Verlauf?
- Hatten Sie Fehlgeburten oder Abbrüche?
- Hatten Sie schon einmal spezielle Frauenkrankheiten, beispielsweise Scheideninfektionen?
- Leiden Sie an einer chronischen Krankheit?
- Welche schwerwiegenden Erkrankungen und welche Operationen hatten Sie?
- Welche Krankheiten gibt es in Ihrer Familie, zum Beispiel Bluthochdruck oder Krebserkrankungen?
- Nehmen Sie regelmäßig Medikamente ein, wenn ja, welche?
- Rauchen Sie, wieviel Alkohol trinken Sie?
- Wie verläuft Ihr Familien- und Berufsleben?
- Gibt es Schwierigkeiten in der Partnerschaft oder sexuelle Probleme?

Fragen zu Ihren Beschwerden:

- Wo im Körper haben Sie die Beschwerden?
- Wie fühlen sie sich an (heftiger Schmerz, dumpfer Schmerz, andere Empfindung)?
- Wann am Tag treten sie auf?
- Wie lange schon?
- Welche Symptome haben Sie außerdem (wie Müdigkeit, Fieber, Juckreiz)?
- Wann und wie war die letzte Periode?
- Sind Zwischenblutungen oder Ausfluß aufgetreten?
- Haben Sie Verhärtungen in der Brust festgestellt?

die Diagnose für Ihr Problem klar, und es geht darum, gemeinsam zu überlegen, ob und welche weiteren Schritte sinnvoll sind. Unter Umständen wird Ihnen jetzt noch Blut für Laboruntersuchungen abgenommen, zum Beispiel für Hormonbestimmungen. Für Spezialuntersuchungen werden Sie an einen Facharzt überwiesen, etwa eine Röntgenpraxis oder eine Genetische Beratungsstelle. Wenn Sie zur Behandlung Ihrer Beschwerden Medikamente verordnet bekommen, erklärt Ihnen Ihre Ärztin genau, wie Sie sie einnehmen müssen, welche Nebenwirkungen auftreten könnten und wie Sie sich dann verhalten sollen. Zum Schluß vereinbaren Sie den nächsten Termin für die Nachuntersuchung.

Falls Sie besondere Fragen haben

Nicht immer reicht die Zeit in der täglichen Praxisroutine aus, um schwierigere Sachverhalte ausführlich zu erklären oder seelische Probleme zu besprechen. Dafür braucht es mehr Ruhe und Gelegenheit zum Nachdenken.
Wenn Sie schon bei der Anmeldung wissen, daß Sie mehr Zeit brauchen werden, lassen Sie sich von der Helferin gleich einen längeren Termin vormerken. Manchmal zeichnet sich der Bedarf aber erst im Verlauf der Untersuchung ab. Dann brauchen Sie einen zweiten Termin in den nächsten Tagen.

Tip

- Wenn Ihnen irgend etwas unklar ist, zum Beispiel bezüglich Ihrer Erkrankung oder der vorgesehenen Behandlung, dann fragen Sie ruhig so lange nach, bis Sie alles verstanden haben.
- Die letzte Entscheidung für eine Behandlungsart treffen Sie selbst. Wenn Ihnen alles zu schnell geht und Sie erst einmal über das Gesagte nachdenken wollen, bevor Sie sich entscheiden, bitten Sie um ein oder zwei Tage Bedenkzeit.

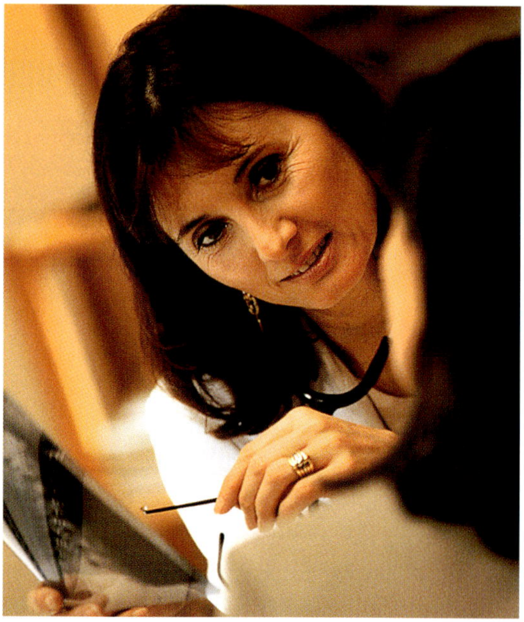

Nach der Untersuchung erklärt Ihnen Ihre Ärztin die Ergebnisse. Fragen Sie so lange nach, bis Sie alles verstanden haben. Sprechen Sie auch über Ihre Sorgen.

Therapeutische Gespräche

Immer mehr Frauenärztinnen und -ärzte haben eine psychosomatische Zusatzausbildung und führen auch psychotherapeutische Gespräche. Sie sehen körperliche Probleme nicht nur organisch, sondern beziehen seelische und soziale Umstände mit ein. Sie versuchen ganzheitlich zu denken und bemühen sich, mit Ihnen gemeinsam herauszufinden, ob ein persönlicher Hintergrund bei Ihren Beschwerden mit hineinspielt.
Viele Probleme lassen sich bereits in wenigen Gesprächen zufriedenstellend lösen. Manchmal ist jedoch eine weitergehende Psychotherapie sinnvoll. Dazu überweist Sie Ihre Ärztin an einen ärztlichen oder psychologischen Psychotherapeuten (→ Seite 234).

Die gynäkologische Untersuchung

Wenn im Gespräch ausreichend Informationen zusammengekommen sind, werden Sie körperlich untersucht. Ihre Ärztin geht dabei quasi »von außen nach innen« vor: Sie betrachtet Ihren Körper zunächst und tastet ihn ab, erst dann untersucht sie die inneren Organe.
Es ist praktisch, bei der frauenärztlichen Untersuchung zum Rock oder zur Hose ein separates Oberteil zu tragen. So können Sie sich leichter auskleiden: zur Untersuchung der Brust zunächst nur das Oberteil ablegen, sich danach »obenherum« wieder anziehen und dann erst den Slip ausziehen. Auch bei vollbesetztem Sprechzimmer ist Zeit genug, um sich zwischen den Untersuchungsschritten wieder anzuziehen. Es gibt keinen medizinischen Grund, sich beim Frauenarzt komplett zu entkleiden.

Der Busen

Äußerliche Prüfung

Zunächst stellt die Ärztin fest, ob Form und Größe der beiden Brüste in etwa gleich ist. Dann prüft sie, ob irgendwo Hautveränderungen, -einziehungen oder -vorwölbungen zu sehen sind. Aus den Brustwarzen austretende Flüssigkeit wird auf ein Glasplättchen ausgestrichen und zur mikroskopischen Untersuchung ins Labor gegeben.

Tastuntersuchung der Brust

Zur Abtastung des Busens lassen Sie zunächst die Arme herabhängen. Die Ärztin streicht zu Beginn mit etwas Druck über die gesamte Brust, um die äußeren Gewebeschichten zu fühlen. Sie ertastet dann die Lymphknoten in den Schlüsselbeingruben und in den Achseln. Sie sind gewöhnlich weich und kaum zu spüren.

Dann heben Sie die Arme etwas hoch, und die Ärztin untersucht eine Brust nach der anderen systematisch zwischen zwei Händen. Sie tastet dabei auch gründlich in die Tiefe des Gewebes. Wenn ihr Knoten oder Verhärtungen auffallen oder Sie besondere Schmerzen spüren, müssen diese Symptome weiter abgeklärt werden (→ Knoten in der Brust, Seite 151).

Früherkennung durch Selbstuntersuchung

Die meisten Brustveränderungen fallen den betroffenen Frauen selbst auf – viel eher als ihren Ärzten. Denn sie haben den besseren Vergleich: Sie kennen ihre Brüste gut, zum Beispiel vom täglichen Waschen.
Untersuchen Sie sich regelmäßig selbst, das ist die beste Vorsorge, die Sie treffen können. Auf Seite 190 finden Sie eine genaue Anleitung dazu mit anschaulichen Fotos. Alle auffallenden Befunde sollten Sie Ihrer Ärztin mitteilen. Wenn es um die Früherkennung von Krebskrankheiten geht, gilt immer die Regel: Lieber stellen Sie wiederholt fest, daß alles in Ordnung ist, als daß Sie aus Gleichgültigkeit zu spät kommen.

Der gynäkologische Stuhl

Im 19. Jahrhundert wurden Frauen zum ersten Mal von Ärzten gynäkologisch untersucht. Auf historischen Abbildungen kniet der Frauenarzt im Straßenanzug vor der anstandshalber vollkommen bekleideten, stehenden Frau und ertastet unter den Röcken die Lage der Gebärmutter.
Heutzutage nehmen Sie zur Untersuchung der Gebärmutter auf einem speziellen gynäkologischen Untersuchungsstuhl Platz. Dieser Stuhl ist in den meisten Praxen bequem gepolstert, manchmal sogar gewärmt. Sie legen die Beine auf die Kniestützen und rutschen auf dem Stuhl möglichst weit nach vorn, um den Beckenboden zu entspannen.

Anders können die verborgenen weiblichen Organe nicht genau untersucht werden. Vielen Frauen ist die Untersuchung anfangs peinlich. Ein freundlicher und sachlicher Umgangston in der Praxis hilft, dieses Gefühl zu überwinden.

Die Spiegeluntersuchung

Um den Muttermund sehen und den Früherkennungsabstrich machen zu können, führt die Ärztin, während Sie auf dem Stuhl liegen, einen Untersuchungsspiegel in die Scheide ein. Das Spekulum besteht aus zwei metallenen Löffeln, der obere eher flach, der untere rillenförmig vertieft. Mit diesem Hilfsinstrument werden die Scheidenwände auseinandergehalten, und eine Lampe beleuchtet das Innere. Der Muttermund wird dann in der Tiefe der Scheide sichtbar.
Die Ärztin entnimmt mit einem Wattetupfer etwas Schleim vom Muttermund und vom Gebärmutterhals und streicht ihn auf einem Objektträger zur späteren mikroskopischen Untersuchung aus (→ PAP-Abstrich, unten). Veränderungen auf der glatten Oberfläche des Muttermundes können mit Hilfe einer Lupenvergrößerung genauer beurteilt werden.

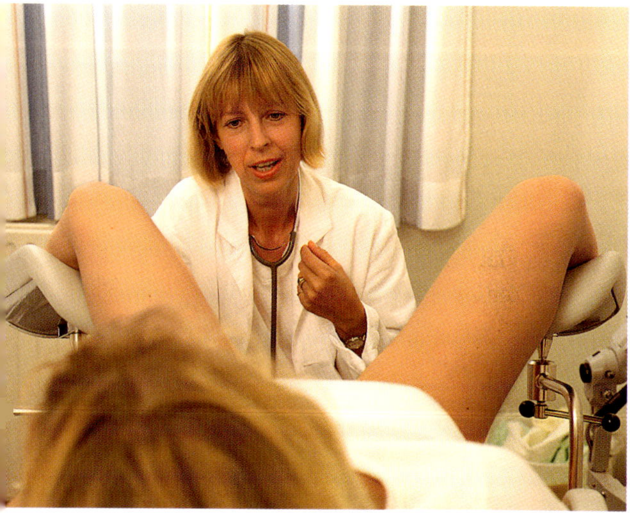

Die verborgenen weiblichen Organe lassen sich am besten untersuchen, wenn Sie auf einem Spezialstuhl liegen. Die Ärztin erklärt Ihnen dabei, was sie tut.

Die Ärztin entnimmt bei dieser Gelegenheit außerdem etwas Scheidenflüssigkeit. Diese wird unter dem Mikroskop überprüft, und man kann an der Art der Bakterien meist sofort erkennen, ob eine Entzündung vorliegt.
Auch Jungfrauen und selbst kleine Mädchen können – wenn es beispielsweise beim Verdacht auf eine Scheidenentzündung nötig ist – entsprechend vorsichtig vaginal mit einem Spekulum untersucht werden. Es gibt dazu spezielle Kinderspekula, die nur fingerbreit sind.

Der PAP-Abstrich

Der bei der Spiegeluntersuchung entnommene Abstrich vom Muttermund wird in einem spezialisierten Labor zytologisch untersucht. So können Krebsveränderungen an den Muttermundzellen erkannt werden. Den Befund erfahren Sie nach wenigen Tagen. Er gibt allerdings keinen Hinweis auf Veränderungen innerhalb der Gebärmutter.

Was der PAP-Befund bedeutet

Der PAP-Abstrich hat seinen Namen nach dem griechischen Arzt Papanicolaou, der ihn 1928 entwickelte. Die Muttermundzellen werden danach in fünf Gruppen eingeteilt; es sind Abstufungen zwischen ganz gesund und krebsverändert.
- PAP I: gesunde Zellen – nächste Untersuchung in einem Jahr oder später
- PAP II: leichte Entzündungszeichen oder Zellveränderungen durch Östrogenmangel – Behandlung der Störung und nächste Kontrolle drei bis sechs Monate danach
- PAP III: schwere Entzündungszeichen – Behandlung der Entzündung und Kontrolle

drei Monate danach, da das Ergebnis schwierig einzuschätzen ist

- PAP III / D: chronische Entzündung oder Verdacht auf ganz frühe Krebsveränderungen – Behandlung und erneute Kontrolle gleich danach
- PAP IV: Verdacht auf Krebsveränderung – genauere Klärung durch eine Gewebeentnahme (→ Konisation, Seite 247)
- PAP V: eindeutiger Krebsbefund – sofortige umfassende Diagnostik (→ Muttermundkrebs, Seite 193).

Die Tastuntersuchung

Um die inneren Geschlechtsorgane abzutasten, führt die Ärztin Zeige- und Mittelfinger der einen Hand in Ihre Scheide ein und legt die andere Hand flach von außen auf Ihre Bauchdecke. Zwischen beiden Händen tastet Sie nach der Gebärmutter und den Eierstöcken. Die inneren Organe lassen sich dabei leicht verschieben – ihre Größe und Form können so beurteilt werden. Diese Untersuchung schmerzt nicht, es sei denn, es liegt eine Entzündung oder eine andere Veränderung vor.

Die Untersuchung des Enddarmes schließt die Tastuntersuchung ab. Die Ärztin führt einen Finger in den Enddarm ein und tastet die Darmwände und das Beckengewebe hinter der Gebärmutter sorgfältig ab.

Untersuchungen mit technischen Geräten

Ultraschall (Sonographie)

Die Ultraschalluntersuchung gehört schon seit Jahren zu den Standardverfahren in der Frauenheilkunde. Alle bisherigen wissen-

Früherkennungsuntersuchung

Für eine gesunde Frau ist der häufigste Grund für einen Besuch beim Frauenarzt die sogenannte Krebsvorsorge. Der Begriff »Vorsorge« ist allerdings mißverständlich, denn diese Untersuchungen können eine Krebserkrankung nicht verhindern. Sie soll im möglichst frühen Stadium erkannt werden, wenn die Heilungschancen noch sehr groß sind. Die Untersuchung entspricht im Grunde der ganz normalen frauenärztlichen Kontrolluntersuchung.

Zur kompletten Vorsorge, bei der auch nach Frühzeichen von Bluthochdruck, Darm-, Nieren-, Blasen- und Hautkrebs gesucht wird, gehören:

- Blutdruckmessung
- Urinuntersuchung durch Teststäbchen
- Untersuchung der Haut auf Pigmentveränderungen
- Tastuntersuchung von Gebärmutter und Eierstöcken – eventuell ergänzt durch Ultraschall
- PAP-Abstrich vom Muttermund ab dem 20. Lebensjahr
- Tastuntersuchung der Brüste und Achselhöhlen – eventuell ergänzt durch Ultraschall – ab dem 30. Lebensjahr
- Tastuntersuchung des Enddarmes ab dem 45. Lebensjahr
- Untersuchung einer Stuhlprobe auf Blut im Stuhl ab dem 45. Lebensjahr.

Besteht eine familiäre Vorbelastung oder gibt es andere Verdachtsmomente, können diese Untersuchungen auch schon früher durchgeführt werden.

Ähnliche Regelungen gelten auch in Österreich und der Schweiz; bitte informieren Sie sich über Einzelheiten bei Ihrer Krankenkasse.

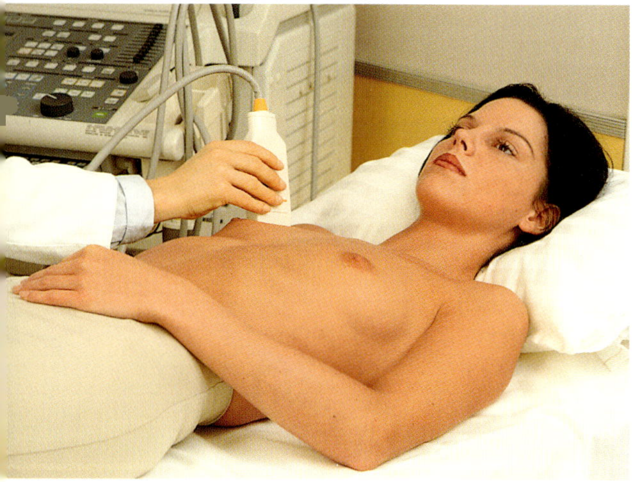

Bei einer Ultraschalluntersuchung erscheint das Gewebe der Brust auf dem Bildschirm. Auf diese Weise kann man Zysten von festen Knoten unterscheiden.

schaftlichen Studien deuten darauf hin, daß dieses Verfahren unschädlich ist, selbst wenn es wiederholt angewendet wird. Das bedeutet, daß auch schwangere Frauen und Ungeborene auf diese Weise gefahrlos untersucht werden können.
Die Methode basiert darauf, daß Schallwellen von den Außenflächen der Organe reflektiert werden – wie beim Echolot. Der Schallkopf, mit dem die Untersuchung durchgeführt wird, sendet hochfrequente, für unsere Ohren unhörbare Schallwellen in das Gewebe und fängt die reflektierten Wellen wieder auf. Eine Elektronik im Gerät setzt die Schallwellen in ein sichtbares Bild auf einem Monitor um.

Ultraschalluntersuchung der Brust

Durch verbesserte Technik ist die Ultraschalluntersuchung der Brust in den letzten Jahren wesentlich aussagekräftiger geworden. Wenn beispielsweise in der Brust ein Knoten getastet wurde, kann ein Ultraschall ohne Strahlenbelastung erste Hinweise darauf geben, ob es sich um eine Zyste handelt – die meistens harmlos ist – oder um einen gewebedichten Knoten. Nur der Knoten muß dann durch Röntgen genauer untersucht werden.

Die Röntgenaufnahme

Seit der Arzt Wilhelm Conrad Röntgen Ende des vorigen Jahrhunderts die geheimnisvollen »X-Strahlen« entdeckte, ist das Innere des Körpers für uns durchsichtig geworden. Röntgenstrahlen werden durch den Körper hindurchgeschickt und schwärzen eine dahinterliegende Filmplatte. Je nachdem, wie dicht das Gewebe ist, durch das sie hindurchgehen, werden sie mehr oder weniger abgeschwächt. Auf dem Film entsteht so ein Negativbild, auf dem wir weiße (weil strahlendichte) Knochen und graue (weil durchlässigere) Weichteile sehen können.

Risiken durch Röntgen

Röntgenstrahlen können – je nach Dosis – lebendes, sich teilendes Gewebe schädigen und die Erbinformationen verändern. Besonders gefährdet sind deshalb die Zellen von Eierstöcken und Hoden. Nach Ansicht der Wissenschaftler gibt es keine untere Grenze, an der Röntgenstrahlen vollkommen unschädlich sind.

- Die Risiken von Röntgenstrahlen summieren sich. Nutzen Sie deshalb den Röntgenpaß, in den Sie alle Ihre Bestrahlungen eintragen, damit Sie den Überblick nicht verlieren. Sie erhalten ihn bei Ihrer Krankenkasse.
- Beim Röntgen müssen – wann immer möglich – die Eierstöcke durch eine Bleischürze geschützt werden.
- Schwangere dürfen nur im Notfall geröntgt werden. Besonders in der Frühschwangerschaft besteht sonst ein Fehlbildungsrisiko für das Kind.

Röntgenaufnahme der Brust
(Mammographie)

Die wichtigste frauenärztliche Röntgenuntersuchung ist die Mammographie. Sie gilt als zuverlässigste Methode zur Früherkennung von Brustkrebs. Schon Knoten unter einem Zentimeter, die sich noch gar nicht tasten lassen, können auf einer Röntgenaufnahme sichtbar werden.
Bei der Mammographie wird jede Brust einzeln aufgenommen und dafür zwischen zwei Plexiglasscheiben relativ fest zusammengedrückt, was etwas schmerzhaft sein kann. Aber je flacher die Brust gedrückt wird, desto klarer werden die Aufnahmen.
Wie sinnvoll regelmäßige Röntgenaufnahmen zur Krebsfrüherkennung sind, wird viel diskutiert. Es gibt Frauenärzte, die eine Basisaufnahme zwischen dem 35. und 40. Lebensjahr und danach Kontrollaufnahmen in Abständen von zwei- bis vier Jahren empfehlen. Andererseits werden mit so häufigen Untersuchungen auch immer wieder Ängste geschürt, abgesehen von der sich summierenden Strahlenbelastung.

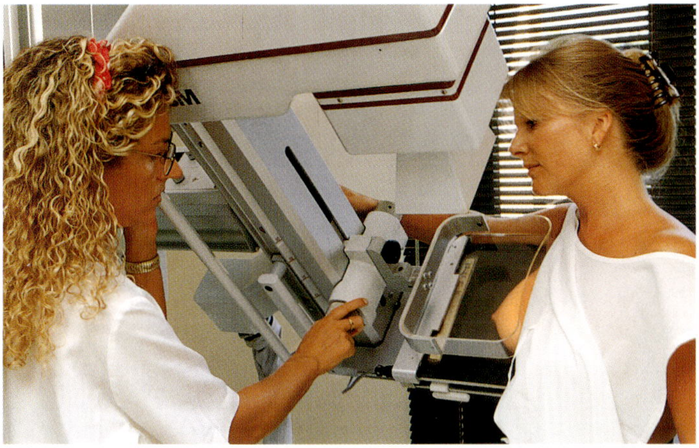

Die Mammographie ist eine Röntgenuntersuchung der Brust. Sie spürt Knoten in den Brüsten auf und gibt Auskunft über deren Größe und Beschaffenheit.

Röntgenaufnahme der Milchgänge

Eine besondere Form der Mammographie ist die Darstellung der Milchgänge (Galaktographie). Sie wird dann notwendig, wenn Blut oder Flüssigkeit aus der Warze ausgetreten sind. Dazu werden die Milchgänge vor der Aufnahme mit Hilfe einer feinen Kanüle mit Kontrastmittel gefüllt, so daß sie auf dem Röntgenbild sichtbar werden. Auf diese Weise läßt sich feststellen, ob ein Geschwür in einem Milchgang die Ursache ist.

CT und MRT

Hinter diesen Abkürzungen verbergen sich die Begriffe Computertomographie (CT) und Magnetresonanz-Tomographie (MRT). Diese beiden neueren Spezialverfahren sind zwar relativ aufwendig, liefern aber detailgenaue Aufnahmen vom Körper. Sie werden in der Frauenheilkunde eingesetzt, wenn Röntgenuntersuchungen und Ultraschall nicht ausreichen.
Beim CT werden die Organe in millimeterdünnen Schnitten geröntgt. Die vielen Bilder, die dabei entstehen, geben einen dreidimensionalen Eindruck des Untersuchungsbefundes. So können vor allem Veränderungen innerhalb eines Organs festgestellt werden.
Die MRT nutzt Magnetwellen zur Untersuchung. Vergleichbar dem Ultraschall werden sie von einem starken Magneten ausgesendet, aufgefangen und per Computer in ein Bild umgesetzt.
Für beide Untersuchungen wird die Patientin in eine überdimensionale Röhre geschoben. Obwohl sonst nichts weiter Unangenehmes passiert, fühlen sich viele beim Aufenthalt in der Röhre sehr beengt.

Frauenkrankheiten und psychosomatische Störungen

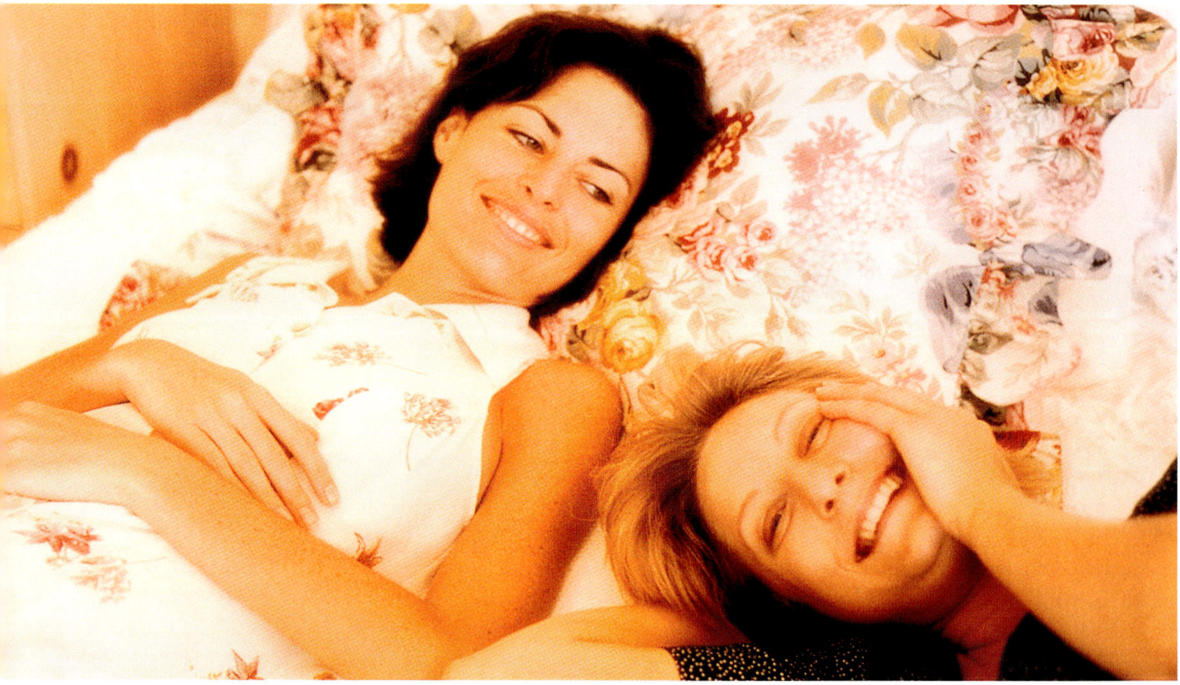

In diesem Kapitel finden Sie grundlegende Informationen über die wichtigsten Krankheiten, die Frauen betreffen können. Außer den typischen Frauenkrankheiten sind auch einige psychosomatische Beschwerden mit aufgenommen, mit denen Frauen häufiger als Männer auf extreme Belastungen reagieren.

Übersichtlich und einfach

Jede Erkrankung wird nach einem übersichtlichen Schema erklärt, so daß Sie sich leicht zurechtfinden:
Die häufigsten *Symptome* sollen Ihnen ermöglichen festzustellen, ob Sie selbst von einer Störung betroffen sind. Indem Sie etwas über die *Ursachen* einer Erkrankung erfahren, verstehen Sie vielleicht sich selbst und die Reaktionen Ihres Körpers besser.

Nicht bei jeder Beschwerde ist sofort eine ärztliche Behandlung notwendig. Unter der Überschrift *Sich selbst helfen* erfahren Sie, wie Sie durch Hausmittel, pflanzliche Heilmittel oder die richtige Vorbeugung eine beginnende Störung auffangen oder begleitende Beschwerden mildern können.
Dieses Buch kann ein vertrauensvolles Gespräch mit Ihrer Ärztin nicht ersetzen und will es auch gar nicht. Der Abschnitt *Ärztliche Behandlung* informiert Sie aber über die nach dem heutigen Wissensstand üblichen Behandlungsmöglichkeiten. Sie erfahren außer über die schulmedizinischen Therapien auch etwas über Naturheilverfahren, Akupunktur und Homöopathie, die von Ärzten und Heilpraktikern angewandt werden, die in diesen Richtungen ausgebildet sind.

Psychosomatische Störungen

Jeder eigentlich gesunde Mensch leidet statistisch gesehen alle vier Tage an Störungen des allgemeinen Befindens. Diese »Unpäßlichkeiten« machen zwar nicht direkt krank, trüben aber das tägliche Wohlbefinden. Typisch dafür ist, daß die Beschwerden ohne Behandlung meist innerhalb von ein paar Stunden oder Tagen von selbst vergehen. Sie sind fast immer psychosomatisch bedingt: Folgen von Streß, Sorgen, Langeweile oder Überreizung.
Kurzzeitige Befindlichkeitsstörungen sind ein Zeichen dafür, daß Menschen nun einmal keine Maschinen sind, die unentwegt störungsfrei funktionieren, sondern lebendige Wesen, die auch mal Ruhe und Entspannung brauchen, um ihre Aufgaben erfüllen zu können.

Kopfschmerzen und Migräne

Symptome

Spannungskopfschmerz:
- dumpfer, drückender Kopfschmerz, oft von Nacken und Hinterkopf ausstrahlend
- verhärtete Nacken- und Schultermuskeln

Migräne:
- anfallsartiger, über Stunden oder Tage anhaltender, meist halbseitiger Kopfschmerz
- Sehstörungen, Übelkeit, Erbrechen
- Überempfindlichkeit gegen Licht und Geräusche

Nicht jeder Kopfschmerz fühlt sich gleich an, und nicht alle haben die gleichen Ursachen. Die beiden häufigsten Schmerztypen sind der Spannungskopfschmerz und die Migräne. Bei Verspannungsschmerzen zieht der Schmerz typischerweise von Nacken und Schultern über den Hinterkopf bis in Stirn und Schläfen. Er kann auch umgekehrt von der Stirn her über den ganzen Kopf ausstrahlen. Zusätzlich sind meist Schulter- und Nackenmuskeln verspannt.
Die Migräne tritt dagegen fast immer einseitig auf. Der Schmerz befällt anfallsartig eine Gesichtsseite, alle Sinne sind überreizt und empfindlich. Viele Betroffene spüren Übelkeit bis hin zum Erbrechen, bekommen Sehstörungen und haben ein großes Bedürfnis nach Ruhe und Rückzug.

Ursachen
Der Spannungskopfschmerz ist ein psychosomatisches Leiden: Anstrengungen, zu wenig Schlaf, chronische Belastungen, zu viel Alkohol und Rauchen, zu wenig Bewegung und fehlender körperlicher und seelischer Ausgleich lösen ihn aus. Wer schon verspannt ins Bett geht und deshalb nicht die richtige Schlafhaltung findet, steht morgens noch verspannter auf. Die Kopfschmerzen drücken auf die Stimmung und machen reizbar. So entsteht ein Teufelskreis aus Verspannung, Schmerz und Mißstimmung.
Die Migräne dagegen ist ein körperliches Leiden mit psychischen Folgen – wie jede chronische Störung. Sie wird von verschiedenen Faktoren verursacht, unter anderem können Gefäßkrämpfe im Gehirn oder chronische Entzündungen der feinen Hirngefäße dafür verantwortlich sein.
Viele Menschen tragen eine Bereitschaft zur Migränereaktion in sich, doch nicht bei allen wirken die gleichen Faktoren als Auslöser. Solche sogenannten »Trigger« sind grelles, flackerndes Licht, Störungen des Schlaf-Wach-Rhythmus, die Entspannungsphase nach großen Überanstrengungen oder

der Nahrungsbestandteil Tyramin, der unter anderem in Rotwein, Sekt, Schimmelkäsen und Schokolade vorkommt.

Sich selbst helfen

An erster Stelle steht die Selbstbeobachtung: Legen Sie ein Schmerztagebuch an und überprüfen Sie für mindestens drei Monate, in welchem Zusammenhang und mit welchen ersten Anzeichen Schmerzen auftreten. So können Sie oft schon selbst erkennen, ob Ihre Beschwerden mit dem Zyklus, mit privaten Problemen oder beruflichen Anstrengungen in Zusammenhang stehen oder ob einer der oben genannten Migräne-Auslöser verantwortlich sein könnte.

Haben Sie den mutmaßlichen Anlaß gefunden, können Sie beginnen Verhaltensänderungen einzuführen und damit den Schmerzattacken vorbeugen: zum Beispiel bestimmte Nahrungsmittel meiden, anstrengende Arbeiten auf die Woche nach der Periode verschieben oder private Konflikte nicht ungeklärt lassen.

Hausmittel & Co.

- Wenn Sie frühe Anzeichen Ihrer Spannungskopfschmerzen erkennen, versuchen Sie rechtzeitig gegenzusteuern: Unterbrechen Sie anstrengende Arbeiten mit gezielten Dehnungsübungen (→ Kasten) oder Entspannungsübungen (→ Seite 36). Für wen es möglich ist, bietet ein 15minütiges »Nickerchen« zwischendurch eine optimale Erfrischung.

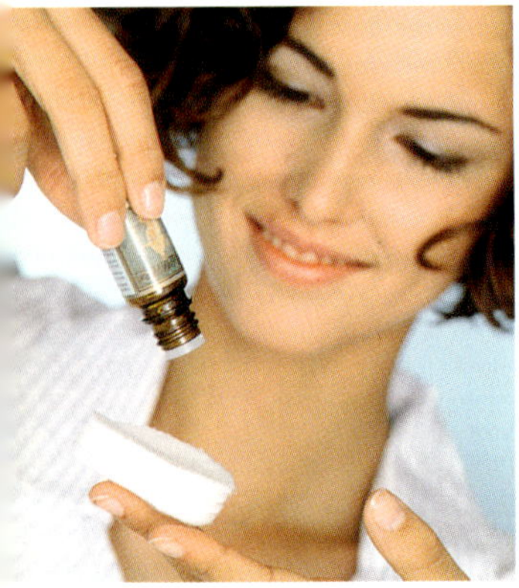

- Reiben Sie Schläfen, Stirn und Nacken mit ein paar Tropfen echtem Pfefferminzöl ein. Es wirkt nicht nur kühlend, sondern zuverlässig schmerzlindernd.
- Kälte mildert akute Schmerzen. Legen Sie ein sogenanntes »Cold pack« aus der Apotheke für einige Minuten ins Gefrierfach – ein feuchter Waschlappen tuts auch – und kühlen Sie damit den Nacken oder die Stirn.

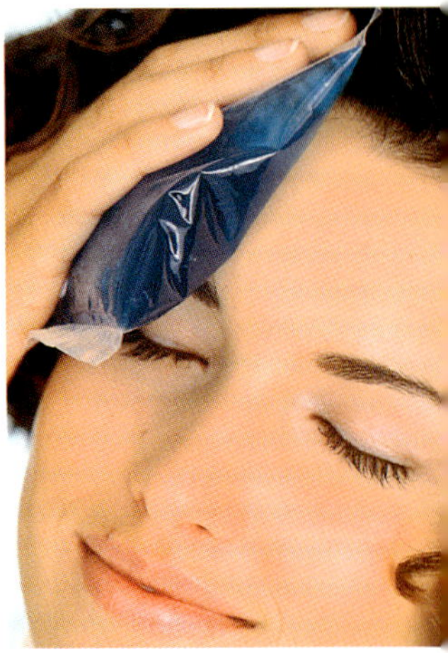

- Haben die Schmerzen bereits begonnen, kann gezielte Akupressur (→ Seite 223) helfen. Im Bereich des Haaransatzes, wo Stirn und Schläfen ineinander übergehen, liegen Akupressurpunkte, die Sie sanft massieren können. Leichter Druck über der Nasenwurzel hilft gegen Stirnkopfschmerz. Die genaue Lage weiterer Punkte wird auf der → hinteren Umschlagklappe erklärt.

Mit Medikamenten

- Es ist sinnvoll, schon bei Frühzeichen einer Migräne-Attacke Schmerzmittel zu nehmen, nicht erst, wenn die Kopfschmerzen unerträglich geworden sind – beispielsweise Paracetamol. Die Einnahme von Medikamenten bei Migräne sollten Sie allerdings immer mit Ihrer Ärztin/Ihrem Arzt absprechen – am besten einem Neurologen (→ Ärztliche Behandlung, Seite 137).
- Gegen die gelegentliche Einnahme von pflanzlichen Mitteln gegen Kopfschmerzen ist nichts einzuwenden. Sie enthalten als Hauptbestandteil meist Weidenrinde mit dem Wirkstoff Salizylsäure und werden als Tee oder Fertigpräparate angeboten. Fragen Sie in Ihrer Apotheke.

Sich dehnen entspannt

Alle Katzenfreunde wissen: Sich räkeln und strecken macht Katzen zufrieden. Sie selbst können sich mit gezielten Dehnübungen entspannen und etwas gegen Ihre Kopfschmerzen tun.

Setzen Sie sich aufrecht hin – auf einen Stuhl oder im Schneidersitz auf den Boden. Wiederholen Sie alle Übungen etwa 5mal.

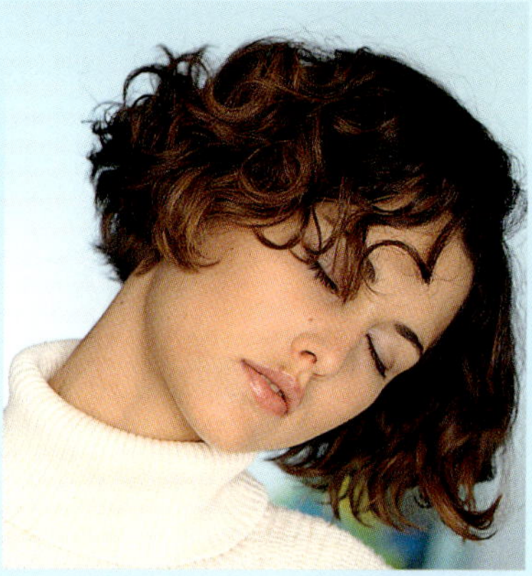

- **Nackendehnung:** Langsam und vorsichtig den Kopf erst zur einen, dann zur anderen Seite neigen, bis Sie die Dehnung deutlich spüren (→ Bild). Dann den Kopf langsam nach vorn senken, so daß der Nacken bis in die Rückenmuskeln hinein gedehnt wird.
- **Rücken kräftigen:** Verschränken Sie die Hände hinter dem Kopf im Nacken. Richten Sie sich gerade auf, atmen Sie ein und drücken Sie – bei bewußt gesenkten Schultern – die Schulterblätter kräftig zusammen. Spannung kurz halten und mit der Ausatmung entspannen.
- **Schulterdehnung:** Heben Sie den linken Arm langsam zur Decke und lassen Sie dann den Unterarm hinter den Kopf sinken, bis die Hand den Nacken berührt. Nun mit der rechten Hand über dem Kopf vorsichtig gegen den Ellenbogen drücken, so daß sich die Linke weiter nach unten über den Rücken schiebt. Den Ellenbogen loslassen und nun mit der rechten Hand von unten her versuchen, die linke Hand im Rücken zu greifen. Spannung halten, Arme ausschütteln und mit der anderen Seite üben.

Ärztliche Behandlung

Die Informationen aus Ihrem Schmerztagebuch helfen Ihrer Ärztin, die genaue Diagnose zu stellen und zwischen Spannungskopfschmerz, Migräne und anderen Formen zu unterscheiden. Manche Menschen leiden sogar an mehreren Störungen, die sich zeitweilig überlagern.

Ihre Ärztin wird Ihnen Hilfen zur Selbsthilfe empfehlen und – falls es nötig ist – gezielt und kontrolliert Schmerzmittel verschreiben. Vor allem Migräne sollte schon bei den ersten Anzeichen behandelt werden, um den Schmerzanfall zu mildern.

- Medikamente, die Ihnen gegen Migräne-Kopfschmerzen verordnet werden, sind entweder Paractamol in einer Dosis von 500 bis 1000 Milligramm (das sind ein bis zwei Tabletten) oder 1000 Milligramm Acetylsalicylsäure. Präparate mit den Wirkstoffen Ergotamin oder Sumatriptan ziehen die bei einer Schmerzattacke erweiterten Blutgefäße im Gehirn zusammen und sind bei schweren Migräneanfällen angezeigt. Ein Mittel gegen die begleitende Übelkeit ist Metoclopramid.
- Eine Akupunkturbehandlung (→ Seite 222) kann die Therapie ergänzen und hat gerade bei Spannungskopfschmerz schon zu sehr guten Erfolgen geführt.
- Da es verschiedene Auslöser für Kopf-

schmerzen gibt, stehen auch – je nach Ihren Leitsymptomen und Ihrer seelischen Verfassung – sehr verschiedene homöopathische Arzneimittel zu Verfügung, die Ihnen helfen könnten. Lassen Sie sich von Ihrem homöopathisch ausgebildeten Arzt oder Heilpraktiker beraten.

- Bei psychisch bedingten Kopfschmerzen ist neben Naturheilmitteln und Medikamenten auch eine Psychotherapie (→ Seite 234) sinnvoll.
- Sollten Sie unter chronischen Kopfschmerzen leiden, können Ihnen verhaltenstherapeutische Übungen zur Schmerzbewältigung (→ Seite 238) helfen, mit der dauerhaften Störung zu leben. Spezialisierte Schmerzkliniken bieten auch stationäre Behandlungen für chronisch Schmerzkranke an.

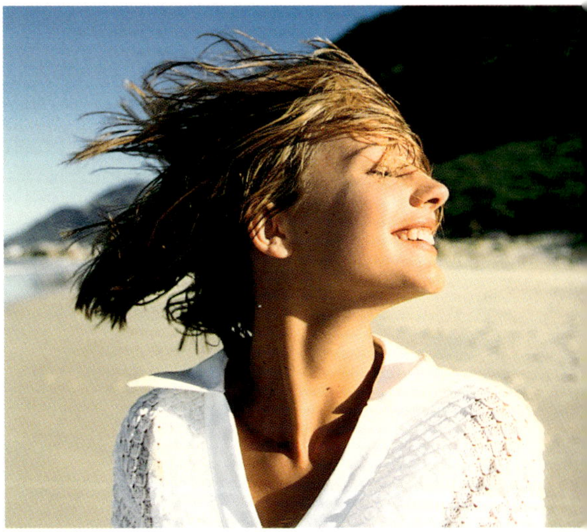

Sonnenlicht hat eine positive Wirkung auf unsere Psyche. Lange Spaziergänge im Freien bei Sonne und Wind beleben und vertreiben trübe Gedanken.

Depressive Verstimmungen und Depressionen

Symptome

- schwer greifbare innere Leere, Gefühllosigkeit, Lebensüberdruß
- Antriebs- und Lustlosigkeit, Konzentrationsstörungen, Müdigkeit
- unerklärliche Ängste, schlechter Schlaf, Appetitlosigkeit
- eventuell Schuldgefühle und Todesgedanken

Leid, Trauer und Niedergeschlagenheit gehören zum Spektrum normaler menschlicher Gefühle genauso wie Freude und Begeisterung. Normalerweise wissen wir, woher diese Gefühle kommen, welcher Anlaß sie ausgelöst hat. Können wir aber keinen Grund für die düstere Stimmung erkennen, ist sie ungewöhnlich heftig oder hält sie besonders lange an, kann eine psychische Erkrankung dahinter stecken.

Von Depressionen sind Frauen bis zu dreimal häufiger betroffen als Männer, besonders in den Jahren zwischen 30 und 50. Sie treten in Phasen auf, die wiederkehren können und Wochen bis Monate dauern. Psychiater unterscheiden zwischen depressiven Verstimmungen und einer schweren Depression.

Depressive Menschen fühlen sich innerlich leer, antriebsarm, bedrückt und hoffnungslos. Sie spüren unerklärliche Gefühle versagt zu haben und nichts wert zu sein. Die Beschwerden zeigen sich nicht nur im Gefühlsleben, sondern auch körperlich – und vielfach dort zuerst: Müdigkeit, Leistungsschwäche, Erschöpfung, Lustlosigkeit, sexuelle Unlust, Ängste, plötzliches Herzrasen und Kreislaufstörungen lassen das Leben als Qual erscheinen. Nicht selten möchten schwer depressive Menschen ihrem ihnen nutzlos erscheinenden Leben ein Ende machen.

Manche Depressive leiden scheinbar nur an körperlichen Beschwerden und sind sich der inneren Verzweiflung und Trauer nicht bewußt – ihre Depression ist »larviert«, das heißt verborgen hinter den Körperbeschwerden.

Ursachen

Damit eine Depression entsteht, muß ein äußerer Anlaß auf eine innere Bereitschaft treffen. Solche inneren Faktoren können beispielsweise eine Veranlagung für Depressionen in der Familie oder Veränderungen des Gehirnstoffwechsels sein. Auch verschiedene Krankheiten, Drogen, manche Medikamente und Alkohol verstärken die Möglichkeit einer Depression.
Äußerer Anlaß ist vielfach eine Trennung oder der Verlust eines geliebten Menschen, beispielsweise der Wegzug erwachsen gewordener Kinder oder der Tod eines Elternteiles.
Auch die Beschäftigung mit negativ erlebten Veränderungen, zum Beispiel mit dem allmählichen Altern in den Wechseljahren, kann entsprechend sensible Frauen in eine Depression stürzen lassen. Für diese Frauen kann es so zur schier unüberwindlichen Anforderung werden, bestimmte Krisenphasen im Leben durchzustehen und neue Lebensumstände anzunehmen.

Sich selbst helfen

Vorübergehende niedergeschlagene und melancholische Stimmungen gehören zum Leben und sind kein Grund zur Sorge.
Wenn Sie in Zeiten von Belastungen und inneren oder äußeren Umstellungen in sich die Neigung zum Rückzug spüren, geben Sie dem Gefühl ruhig nach. Ein Wochenende ohne Kinder, ein Urlaub ohne den Partner können vielfach dabei helfen, wieder zu sich selbst zu kommen. Wenn Sie Ihre Kräfte auf diese Weise regenerieren können, brauchen Sie keine Depressionen zu fürchten.

Hausmittel & Co.

- Depressiven Verstimmungen beugen Sie vor, indem Sie sich und Ihrem Körper Gutes tun, etwa durch gezielte Entspannungsübungen (→ Seite 36), warme Bäder mit beruhigenden Zusätzen, wie Melisse, Lavendel oder Heublumen, oder durch Massagen.
- Regelmäßige körperliche Betätigung regt im Organismus die Bildung von Endorphinen an. Diese körpereigenen Hormone wirken als »Glückshormone«: Sie heben und stabilisieren die Stimmung. Gehen Sie dazu möglichst viel ins Freie, sei es zur Gartenarbeit oder zum Sport (→ Seite 31), denn der Einfluß des Sonnenlichts unterstützt wie eine Lichttherapie die positive Wirkung.
- Einige ätherische Öle hellen deutlich die Stimmung auf, wie etwa Angelikaöl, Bergamotteöl und vor allem Rosenöl. Durch ein paar Tropfen in einer Duftlampe verteilt sich ihr angenehmes Aroma im ganzen Raum.
- Eine beginnende Phase der Depression kann bei manchen Menschen durch Schlafentzug aufgehalten werden. Eine ganze Nacht ohne oder mit nur sehr wenig Schlaf versetzt in einen euphorisierten Zustand, der der Depression entgegenwirkt.
- Selbsthilfegruppen von Menschen in Krisenphasen oder nach Depressionen bieten Ihnen die Möglichkeit Erfahrungen auszutauschen und neuen Mut zu schöpfen (→ Adressen, Seite 262).

Mit Medikamenten

- Es gibt pflanzliche Heilmittel, die eine depressive Verstimmung mildern, beruhigen und den Schlaf fördern. Dazu gehören Kava-

Kava, Melisse und Hopfen (→ 12 Heilpflanzen für Frauen, Seite 218). Sie erhalten sie in der Apotheke als Teemischungen oder Fertigpräparate.

• Die erfolgreichste Heilpflanze gegen Depressionen ist Johanniskraut. In klinischen Studien wurden beeindruckende Erfolge nachgewiesen, so daß Johanniskraut heute auch in der Schulmedizin als Heilmittel anerkannt ist. Sie können ohne Bedenken eine Teekur mit Johanniskraut ausprobieren (→ Seite 219). Fertigpräparate in Tablettenform aus der Apotheke enthalten eine höhere Wirkstoffmenge. Fragen Sie nach der richtigen Dosierung.

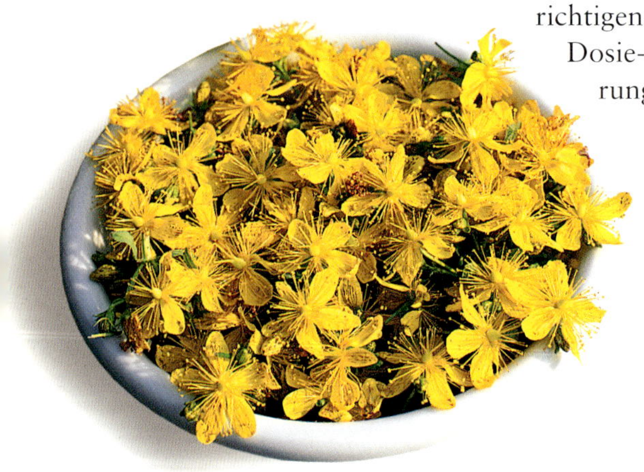

Ärztliche Behandlung

Wenn Sie Anzeichen einer Depression oder auch einer depressiven Verstimmung spüren, sollten Sie Ihre Beschwerden immer mit Ihrer Ärztin besprechen.

• Der Hausarzt kann Sie, wenn er es für nötig hält, an einen Arzt für psychotherapeutische Medizin oder einen Nervenarzt überweisen. Eine Psychotherapie (→ Seite 234) hilft Ihnen, die Ursachen Ihrer Probleme zu erkennen und sie zu verändern.

• Der Pflanzenheilstoff Hypericin aus dem Johanniskraut gleicht leichte Depressionen milde aus (→ Sich selbst helfen, oben). Ihr Hausarzt kann Ihnen bei entsprechenden Beschwerden Tabletten mit diesem Wirkstoff verschreiben.

• In manchen Fällen ist möglicherweise eine Behandlung mit stärker wirkenden chemisch-synthetischen Medikamenten notwendig. Diese sogenannten Antidepressiva (→ Seite 233) machen zwar nicht abhängig, sollten aber nur vorübergehend eingenommen werden. Sie dienen der Stabilisierung des Gemütszustandes, so daß ein normaler Lebensablauf wieder möglich wird, verändern aber nichts an der Ursache der Erkrankung.

• Bei depressiven Verstimmungen können Ihnen auch homöopathische Arzneimittel helfen (→ Seite 224). Ein homöopathisch ausgebildeter Arzt oder Heilpraktiker berät Sie und wählt, je nach Ihren körperlichen und seelischen Symptomen, das für Sie geeignete Mittel aus.

Schlafstörungen

Viele Menschen leiden vorübergehend an Schlafstörungen. Krankhaft werden sie dann, wenn sie über einen längeren Zeitraum anhalten und die Leistungsfähigkeit und Wachheit am Tage empfindlich gestört sind. Jeder Mensch hat seinen individuellen Schlafbedarf, daher müssen Störungen auch immer individuell verstanden werden.
Schlafstörungen sind dann behandlungsbedürftig, wenn ein Ungleichgewicht zwischen Schlafbedürfnis und Schlafvermögen besteht.
Oft hilft es allerdings schon, äußere Störfaktoren zu beseitigen oder das abendliche Verhalten zu ändern. Was Sie selbst für einen erholsamen Nachtschlaf tun können, lesen Sie im Absatz »Gut geschlafen?« auf Seite 38.

Eßstörungen

Symptome

Magersucht (Anorexie):
- starkes Untergewicht bis zur Abmagerung
- Verzicht auf Essen aus Angst dicker zu werden
- Ausbleiben der Regelblutung

Eß-Brech-Sucht (Bulimie):
- Anfälle von Heißhunger ohne jede Kontrolle und anschließendes Erbrechen
- starke Schuldgefühle
- meist normale, schlanke Figur

Fettsucht (Adipositas):
- extremes Übergewicht
- zwanghafte Eßsucht ohne Sättigungsgrenze

Durch Essen oder Nichtessen fehlende Bedürfnisse wie Zuwendung, innere Stabilität, Selbstkontrolle und Selbstwertgefühl erlangen und ersetzen zu wollen, ist das Grundproblem von Frauen mit Eßstörungen. Sie leben ihre unbewußten Probleme als psychosomatische Störung aus. An der Figur der Betroffenen läßt sich ihre Erkrankung jedoch nicht ohne weiteres ablesen.
Frauen leiden um ein vielfaches häufiger an Eßstörungen als Männer, besonders an Anorexie und Bulimie. Aber die Fälle von Magersucht nehmen auch bei jungen Männern in den letzten Jahren zu. Interessanterweise gibt es in »mageren Zeiten« und in armen Ländern keine Eßstörungen. Sie sind typische Fluchtwege von Menschen in Wohlstandsgesellschaften.

Ursachen

Die Gründe für die Entwicklung einer Eßstörung sind individuell sehr verschieden. Vielfach spielt seit der frühen Kindheit die Familie und der Umgang der Familienmitglieder untereinander eine große Rolle. Erste Symptome zeigen sich vor allem in der Pubertät. In dieser wichtigen Krisenphase (→ Seite 44) geht es für das junge Mädchen darum, seine Eigenständigkeit neben der Mutter und im Verhältnis zum Vater und den Geschwistern zu entwickeln. Bekommt das Mädchen dabei keine Unterstützung, fällt es ihr schwer, erwachsen zu werden. Sowohl zuviel Nähe und »Klammern« der Eltern als auch deren Gleichgültigkeit verhindern die nötige Selbstfindung und Reifung.
Mit Essensverweigerung – wie bei der Magersucht – fällt das Mädchen im Kreis der Familie auf: Sie macht offensiv nicht mit beim gemeinsamen Tun.
Das heimliche Essen und Erbrechen der Bulimikerin ist auch eine Form der Verweigerung – jedoch unter dem Anschein perfekter Anpassung.

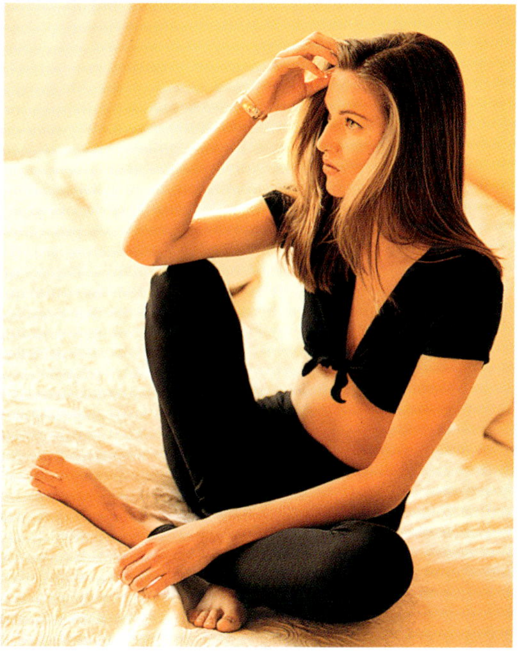

Dem Schönheitsideal extrem schlanker Fotomodelle eifern viele junge Mädchen nach. Wird daraus eine Magersucht, ist die Gesundheit akut gefährdet.

Die Übergewichtige zieht sich in eine eigene Welt aus genußvollem Essen zurück und grenzt sich auf diese Weise ab.
Alle jedoch schaden letztlich sich selbst. So ist die Eßstörung eine Form der Autoaggression, die ohne Hilfe von außen bis weit in das Erwachsenenalter fortgesetzt wird. Sie führt langfristig nicht nur zu psychischen und sozialen, sondern auch zu massiven körperlichen Schäden.

Magersucht verstehen

Von Magersucht sind hauptsächlich junge Frauen betroffen. Anorektikerinnen gleichen von ihrer Figur her dem zweifelhaften Schönheitsideal extrem schlanker Fotomodelle.

- Bei Magersüchtigen liegt das Gewicht um 15 Prozent und mehr unter dem altersgemäßen Normalgewicht (→ BMI, Seite 13).
- Betroffene hungern, essen nur sehr wenig von ausgewählt kalorienarmen Speisen, erbrechen häufig und mißbrauchen Abführmittel, um das wenige wieder loszuwerden.
- Als körperliche Reaktion auf die Unterernährung bleibt die Regelblutung aus (→ sekundäre Amenorrhoe, Seite 165).
- Die Betroffenen können sich und ihren Körper nicht realistisch einschätzen, sondern sehen sich selbst immer nur negativ. Sie haben eine ausgeprägte, aber verleugnete, Störung der Selbstwahrnehmung, der Gefühlswelt und der emotionalen Kontaktfähigkeit.
- Sie haben am Anfang der Krankheit noch vielfältige Beziehungen zu anderen, die ihnen deshalb besonders wertvoll sind, weil sie so Zuwendung und Bewunderung für ihr überschlankes Aussehen erfahren. Das stärkt zunächst das Selbstwertgefühl, macht aber langfristig emotional abhängig.
- Anorektikerinnen sind überaktiv, ehrgeizig und leistungsbetont, fühlen sich oft den Mitmenschen überlegen, aber gleichzeitig immer doch minderwertig und ungenügend.
- Sie haben große, häufig uneingestandene, Angst nicht nur vor dem Dickwerden, sondern auch vor Sexualität und Mutterschaft – alles Situationen, die sie nicht vollkommen kontrollieren können.
- Die Betroffenen versuchen unbewußt alles Impulshafte – wie Lust, Ärger, Appetit – zu unterdrücken und zu verleugnen und kämpfen verzweifelt um innere Unabhängigkeit und Autonomie.
- Ist eine bestimmte Schwelle der Essensverweigerung einmal überschritten, so gibt es ohne Behandlung kein Zurück: Bis zu zehn Prozent der Magersüchtigen sterben an Unterernährung!

Bulimie verstehen

Bulimikerinnen haben häufig Idealmaße, sie sind gerade so schlank, wie es die Mode verlangt. Die Betroffenen wirken auf den ersten Blick gesellschaftlich immer vollkommen angepaßt: erfolgreich, freundlich, aufgeschlossen, hilfsbereit, sportlich, modern gekleidet und je nach Lebenszusammenhang nahtlos passend in die ihnen zugeschriebene Rolle, die sie selbst als Ideal anstreben.

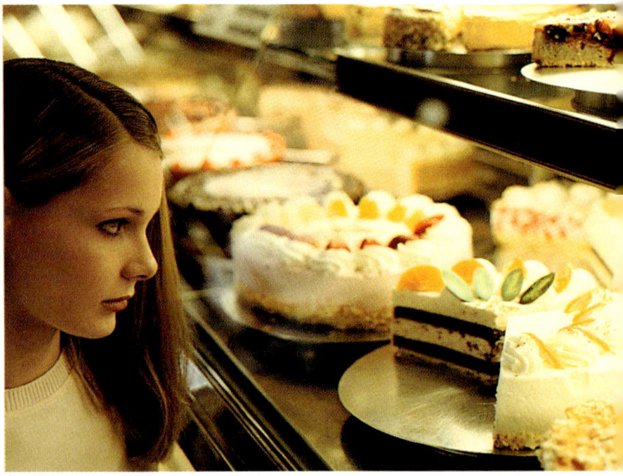

Während einer Heißhungerattacke verschlingt eine Bulimikerin große Mengen an meist fettreichen Speisen, die sie sich sonst nie gestattet.

Tip

Richtig reagieren bei Eßattacken

Versuchen Sie, Heißhungeranfällen zu begegnen, indem Sie sich selbst bewußt beobachten. Finden Sie heraus, was Ihnen in dieser Situation guttut und wie Sie den Teufelskreis von Essen und Erbrechen immer öfter stoppen können.

- **Liste mit Alternativen aufstellen:** Wenn der Anfall kommt, tun Sie etwas anderes, zum Beispiel spazierengehen, telefonieren, Fenster putzen, Atemübungen machen. Schreiben Sie auf, was Sie am besten ablenkt.
- **Eßanfälle bewußt durchleben:** Beobachten Sie während des Essens genau, was mit Ihnen passiert. Was empfinden Sie, wie reagiert Ihr Körper?
- **Möglichst nicht erbrechen:** Versuchen Sie nach dem Essen die unangenehmen Gefühle auszuhalten und nicht zu erbrechen.
- **Keine Selbstvorwürfe:** Mußten Sie doch erbrechen, entspannen Sie sich anschließend und machen Sie sich jetzt keine Vorwürfe.
- **Regelmäßig essen:** Befolgen Sie, egal was zwischendrin geschieht, einen regelmäßigen Essensplan mit 3 Hauptmahlzeiten und 2 Zwischenmahlzeiten.
- **Eßprotokoll führen:** Notieren Sie alles, was Sie rund um die Eßanfälle und die normalen Mahlzeiten empfinden, in einem Protokoll. Ganz besonders, wenn Ihnen eine Übung gut geholfen hat.

- Sobald allerdings unangenehme Gefühle auftauchen, die die glatte innere und äußere Fassade stören könnten – wie Ärger, Enttäuschung, Trauer oder auch große Freude –, beginnt ein Teufelskreis. Die Betroffenen müssen zwanghaft essen und verschlingen innerhalb kürzester Zeit große Mengen an meist fetten, kalorienreichen Speisen. Auf diese Weise versuchen sie, die sie aus dem Gleichgewicht bringenden Gefühle zu dämpfen.
- Nach der heimlichen Heißhungerattacke steigen aber erneut starke Gefühle auf. Beschämung und Enttäuschung über sich selbst und den Verlust an Selbstkontrolle zwingen die Betroffene, alle soeben aufgenommene Nahrung wieder zu erbrechen. Das entlastet jedoch nur kurzfristig von Schuld- und Schamgefühlen und der Angst dick zu werden.
- Disziplin, perfektes Aussehen und Angepaßtheit sind für die Bulimikerin hohe Werte. Gleichzeitig wünscht sie sich Eigenständigkeit zu erlangen, allerdings durch extreme Erfüllung der an sie gestellten Erwartungen. Auf diesem Wege muß sie aber scheitern, weil sich diese Extreme nicht vereinbaren lassen.
- Betroffene sind ständig mit Maßnahmen beschäftigt, ihre Figur und ihr Äußeres zu perfektionieren: Fastenkuren, Kaufsucht, Sport. Unter solchen zwanghaften Gedanken leiden die zwischenmenschlichen Beziehungen und die Fähigkeit sich auf andere Aufgaben zu konzentrieren. So bewahrheiten sich schließlich die Befürchtungen, doch nicht »perfekt« zu sein.
- Während einer Schwangerschaft verschwinden die Symptome häufig, weil das Kind in der Betroffenen das Gefühl auslöst ohne Bedingungen und in sich nützlich und wertvoll zu sein. Nach der Entbindung kommen die Symptome leider sehr bald wieder.
- Das häufige Erbrechen löst langfristig schwere körperliche Veränderungen aus: Zahnschäden durch die Magensäure, Wundwerden der Speiseröhre und der Schleimhäute in Mund und Rachen, Nierenschäden und Herzrhythmusstörungen durch Verschiebung der Salze im Blut.

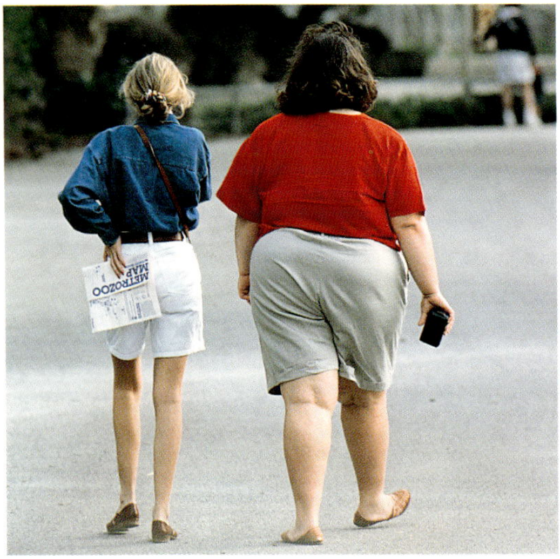

Fettsüchtige überdecken mit übermäßigem Essen seelische Probleme. Sie spüren nicht mehr, wann sie satt sind, und essen unkontrolliert weiter.

Fettsucht verstehen

Nicht alle rundlichen Menschen leiden an zwanghafter Eßsucht. Gerne gut essen und trinken ist eine Sache, psychogene Fettsucht eine ganz andere.

- Die Betroffenen wiegen weit mehr als 20 Prozent über ihrem altersentsprechenden Normalgewicht (→ BMI, Seite 13).
- Sie verbinden mit dem Vorgang des Essens intensive Lustgefühle und betäuben damit unangenehme Empfindungen wie Trauer, Alleinsein, Verluste oder Minderwertigkeitsgefühle. Essen ist für sie der einzige Tröster und Glücksbringer in einer langweiligen und schlechten Welt. Der Essensvorgang an sich hilft, unangenehme Spannungen abzubauen. Der Geschmack der Speisen steht dabei nicht im Vordergrund, das heißt Fettsüchtige sind keine Genießer.
- Das Essen wird zu einer Sucht, die zwar angenehme Gefühle verschafft, aber nicht mehr kontrolliert werden kann. Fettsüchtige spüren nicht, wann sie satt sind und essen ungebremst weiter, solange noch etwas da ist. Viele verleugnen ihr Verhalten nach außen, aber das Essen einzuschränken wäre für sie ein unerträglicher Verlust an Selbstzuwendung und Lebenssinn. Dabei merken sie nicht, wie aggressiv sie eigentlich sich selbst gegenüber handeln.
- Das starke Übergewicht löst langfristig schwere Gesundheitsschäden aus: Bluthochdruck, Gefäßverkalkung, Zuckerkrankheit (Diabetes), Herzinfarkt- und Schlaganfallgefahr, um nur einige zu nennen.

Sich selbst helfen

Das erste Ziel ist, die selbstgewählte Isolation zu durchbrechen: Sprechen Sie mit vertrauten Menschen über Ihr Problem und tragen Sie es nicht länger als drückendes Geheimnis mit sich herum.

- Für viele Frauen mit Eßstörungen ist eine Selbsthilfegruppe der Ort, an dem sie zum ersten Mal Verständnis für ihre Schwierigkeiten erfahren. Dort treffen sie Menschen mit ähnlichen Problemen und Gefühlen, mit denen sie offen reden können. Diese Gruppen finden vielfach in Begleitung von Psychotherapeuten statt (→ Adressen, Seite 262).
- Es gibt zu Eßstörungen Patientenratgeber von Fachautoren, mit ausgearbeiteten Eß- und Verhaltensprogrammen. Sie können versuchen, ob Sie es auf diese Weise selbst schaffen. Beziehen Sie aber Ihre Familie oder Ihren Partner unbedingt mit ein.

Ärztliche Behandlung

Wenn Sie an sich selbst Zeichen einer Eßstörung feststellen, sollten Sie sich unbedingt von Ihrer Ärztin/Ihrem Arzt beraten lassen. Denn meist ist es nicht möglich, sich allein aus der Problematik zu befreien, und psychotherapeutische Hilfe ist deshalb notwendig (→ Seite 234).

• Freundinnen oder Töchtern, bei denen Sie den Verdacht einer Eßstörung haben, sollten Sie ebenfalls dringend zu einem Arztbesuch raten. Besonders Magersüchtige leugnen ihre Störung vehement, selbst wenn ihr Zustand bereits objektiv lebensbedrohend ist. Da hilft nur intensives und bestimmtes Zureden und wenn nötig Druck.

• Vielfach ist es sinnvoll, eine Psychotherapie zunächst in einer Klinik zu beginnen. Verschiedene Krankenhäuser und therapeutische Einrichtungen haben sich auf die Behandlung von Eßstörungen spezialisiert. Sie bieten ein Therapiekonzept an, das Gespräche, Verhaltensübungen, Körper- und Gestalttherapie vereint. Diese Kombination gibt den Betroffenen die Möglichkeit, sich unterschiedliche Zugänge zu ihrem Problem zu eröffnen.

Chronische Unterbauchschmerzen

Symptome

- Schmerzen im Unterbauch, krampfartig oder als gleichmäßiger Dauerschmerz
- ständig vorhanden, unabhängig von der Lage des Körpers oder den Bewegungen
- ausstrahlend in Leisten und Rücken

Von chronischen Schmerzen im Unterbauch sind zahlreiche Frauen betroffen. Bei einer ärztlichen Untersuchung findet sich zwar meist kein krankhafter Befund an den weiblichen Organen, die Schmerzen bleiben jedoch quälend spürbar.

Besonders charakteristisch für chronische Unterbauchschmerzen ist, daß die Betroffene davon fast ununterbrochen gestört wird. Ob in Bewegung oder Ruhe, während der Periode, beim Sex oder allein für sich, ob von Verstopfung oder Durchfall begleitet – immer schmerzt der Unterbauch mehr oder weniger stark. Die Beschwerden sitzen vor allem über dem Schambein, ziehen in die Leisten und die Oberschenkel und bis in den Rücken hinein.

Ursachen

Die Diagnose der chronischen Unterbauchschmerzen ist nicht einfach, denn theoretisch können viele organische Krankheiten ähnliche Symptome verursachen. Deshalb ist eine gründliche frauenärztliche Untersuchung unerläßlich, um sicherzugehen, nichts übersehen zu haben – selbst wenn es sehr wahrscheinlich ist, daß alle inneren Organe gesund sind.

Natürlich sind betroffene Frauen durch die dauernden Beschwerden verängstigt und machen sich Sorgen um ihre Gesundheit. Sie können ihren Ärzten nicht ohne weiteres glauben, wenn diese ihnen mitteilen, daß organisch alles in Ordnung sei, daß »nichts zu finden ist«. Sie wechseln deshalb häufig den Arzt und lassen mehrfach alle Untersuchungen machen, die nur möglich sind.

Leider lassen sich manche Ärzte in diesen Kreislauf von Hilflosigkeit und Mißtrauen mit hineinziehen, den die erfolglose Suche nach der Schmerzursache auslöst. Sie schlagen Operationen vor, die die Probleme auf radikale Art scheinbar lösen, wie totale Gebärmutterentfernung, Eierstockentfernung oder Operationen gegen eventuelle innere Verwachsungen. Diese Eingriffe bleiben aber letztlich erfolglos: Die Schmerzen kommen in den meisten Fällen immer wieder.

Die eigentliche Ursache für chronische Unterbauchschmerzen ist seelisch bedingt. Wie viele psychosomatische Erkrankungen entstehen sie oft als Folge einer verletzenden, schmerzenden oder kränkenden Erfahrung.

Das kann bei einem unvorbereiteten Mädchen die für sie erschreckende erste Periode sein, bei erwachsenen Frauen eine traumatische Schwangerschaft und Entbindung oder eine sie beängstigende Erkrankung. Wenn ein solches Erlebnis in einem gleichgültigen Familienumfeld nicht verarbeitet werden kann, hat das psychische Folgen.
Doch auch Schwierigkeiten, sich in seiner Haut als Frau wohlzufühlen, das Erleben demütigender Situationen oder ständige Unterdrückung in der Familie, lassen manchen Frauen nur die Möglichkeit, ihre innere Auflehnung oder Wut in körperlichem Leiden auszudrücken. Einfühlsame und erfahrene Frauenärzte können schon aus der Art, wie Betroffene ihre Schmerzen schildern, erspüren, daß seelisches Leid diese Frauen schmerzt.

Die Bedeutung der Schmerzen finden

Versuchen Sie, sich ernsthaft und möglichst ohne Ausflüchte selbst zu befragen. Wenn Sie nicht weiter kommen, besprechen Sie die Fragen mit einem vertrauten Menschen, der Sie gut kennt:

- In welchen Lebens- und Alltagssituationen treten die Schmerzen besonders auf?
- Gibt es Vorzeichen, bevor der Schmerz beginnt? Was genau tun Sie bei den ersten Anzeichen?
- Haben Sie – so eigenartig das klingt – vielleicht verborgene Vorteile durch die Schmerzen, zum Beispiel Schonung?
- Welche Langzeitfolgen haben die Schmerzen? Wie wirken sie sich auf Ihre Freundschaften, Partnerschaft, Ihre Gefühle zu sich selbst und zu anderen Menschen aus?
- Wie stehen Sie zu sich und zu Ihrem eigenen Körper? Wie verantwortungsvoll gehen Sie mit sich selbst um?
- Könnten die Schmerzen einen verborgenen Sinn haben? Weisen die körperlichen Schmerzen Sie möglicherweise auf ein seelisches Leid hin?

Sich selbst helfen

Der erste Schritt zur Heilung ist, sich mit dem möglichen seelischen Hintergrund der eigenen Schmerzen zu beschäftigen. Im nebenstehenden → Kasten haben wir einige Fragen für Sie zusammengestellt, die Ihnen helfen sollen, den Zusammenhang zwischen Ihrer Lebenssituation und Ihren Schmerzen aufzuspüren.
Die Selbstbefragung gibt Ihnen erste Hinweise, in welche Richtung Sie weiterforschen sollten. Vielleicht haben Sie die Vorstellung verinnerlicht, daß Sie sich nur zurückziehen und selbstbestimmt sein können, wenn Sie krank sind? Fragen Sie sich, ob der Preis, den Sie durch Ihr Leiden dafür bezahlen, nicht unangemessen hoch ist.
Wenn Sie bei der Beantwortung der Fragen festgestellt haben, daß Sie eine eher negative Meinung von sich haben, versuchen Sie, das zu ändern. Führen Sie sich vor Augen, welche besonderen Eigenschaften Sie haben: Was können Sie besonders gut? Wo sind Ihre »Schokoladenseiten«? Gönnen Sie sich jeden Tag, und sei es nur für ein paar Minuten, eine Kleinigkeit, die Ihnen Freude macht.
Wenn Sie den Blick umlenken vom Negativen hin zu Ihren Fähigkeiten und einer bejahenden Einstellung zu sich selbst, kann das der erste Schritt zu einem Leben ohne Schmerzen sein.

Hausmittel & Co.
Psychosomatische Beschwerden haben nicht nur eine seelische Seite. Auch die körperliche Seite sollten Sie ernst nehmen. Bewährte

Hausmittel und Naturheilmethoden helfen Ihnen, die akuten Beschwerden zu lindern.

- Wärmeanwendungen bringen bei Bauchschmerzen fast immer Erleichterung, denn Wärme wirkt entspannend und beruhigend. Legen Sie sich eine heiße Wärmflasche auf den Bauch, machen Sie einen feuchtwarmen Leibwickel oder nehmen Sie ein warmes Sitzbad (→ Wärmeanwendungen, Seite 214).
- Gegen Krämpfe und Blähungen helfen Heilpflanzen mit krampflösenden und verdauungsfördernden Eigenschaften wie Anis, Artischocke, Kümmel und Fenchel. Bereiten Sie sich daraus heißen Tee oder nutzen Sie pflanzliche Fertigpräparate; beides erhalten Sie in der Apotheke.
- Akupressur eignet sich sehr gut zur Schmerzbehandlung. Versuchen Sie, ob Ihnen sanfter Druck auf die Akupressurpunkte gegen allgemeine Schmerzen oder Beschwerden im Bauchbereich helfen. Die genaue Lage der Punkte wird auf der → hinteren Umschlagklappe erklärt.
- Wie bei allen psychosomatischen Beschwerden, helfen auch hier Entspannungsübungen, um zu sich selbst zu finden und Verkrampfungen zu lösen (→ Seite 36).
- Widerstehen Sie der Versuchung, Schmerzmittel wahllos und womöglich über längere Zeit einzunehmen. Auch wenn Sie sie rezeptfrei kaufen können: Lassen Sie sich unbedingt vorher ärztlich beraten!

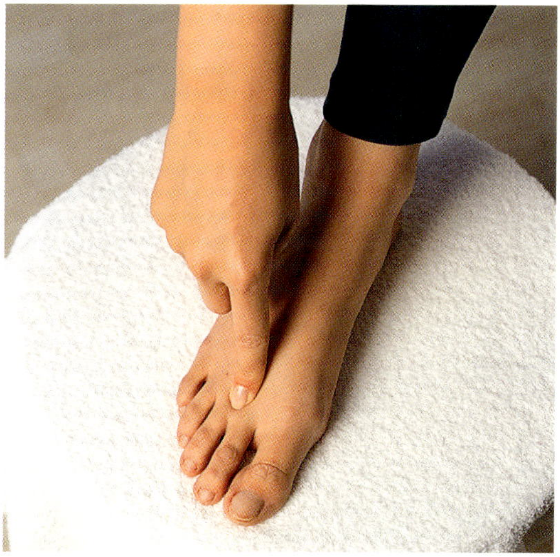

Akupressur ist eine einfache Methode zur Linderung von Schmerzen. Massieren Sie diesen Akupressurpunkt am Fuß für ein bis zwei Minuten mit sanftem Druck.

Ärztliche Behandlung

Unterbauchschmerzen müssen immer ärztlich abgeklärt werden, denn von der einfachen Verstopfung bis zur akuten Eierstockinfektion verursachen vielerlei Krankheiten beinahe dieselben Symptome.

- Steht die psychosomatische Diagnose »chronische Unterbauchschmerzen ohne Organbefund« schließlich fest, sollten Sie sich zu beratenden Gesprächen an eine Psychotherapeutin wenden. Manchen Frauen helfen schon einzelne Gespräche, um hinter die Ursachen ihres Dauerschmerzes zu kommen. Andere benötigen eine längere Therapie, um einen Weg zu einem schmerzfreien Leben zu finden.
- Unter Umständen kann es sehr hilfreich sein, zu Beginn der Behandlung einige Wochen intensive stationäre Psychotherapie in einer spezialisierten Klinik zu nutzen.
- Im Einzelfall helfen ergänzend auch Schmerzmittel, beispielsweise Paracetamol (→ Seite 230), um wenigstens vorübergehend schmerzfrei zu sein. Sie verändern aber nichts an der Ursache der Erkrankung und können deshalb keine Dauerlösung sein.
- Eines der Hauptanwendungsgebiete der Akupunktur (→ Seite 222) ist die chronische Schmerzbehandlung. Sie kann vielfach auch bei chronischen Unterbauchschmerzen sinnvoll sein. Wenden Sie sich an einen Arzt oder Heilpraktiker mit entsprechender Zusatzausbildung.

Der Busen

Der Busen gilt vielen Frauen und Männern als Inbegriff weiblicher Körperlichkeit. Er nährt nicht nur den Nachwuchs, sondern ist von Jugend an ein erotisches Signal und eine wichtige Quelle weiblicher Lustgefühle.
Der Busen verändert seine Form und Festigkeit im Verlauf des monatlichen Zyklus, denn sein Drüsengewebe wird von den Hormonen beeinflußt (→ Seite 49). Nach der Periode ist der Busen weich, bis zur nächsten Monatsblutung schwillt er als Folge des ansteigenden Östrogenspiegels an, um dann wieder weich zu werden.
Veränderungen von Form und Struktur des Busens können Sie selbst meist am besten beurteilen, da Sie Ihren Körper gründlicher kennen, als jeder Arzt es könnte.

Brustentzündung (Mastitis)

Symptome

- schmerzhaft gespannte, gerötete Brust
- geschwollene Lymphknoten in den Achseln auf der betroffenen Seite
- später Fieber und das Gefühl, krank zu sein

Entzündungen der Brust kommen fast nur in der Stillzeit vor. Ganz selten kann sich die Brust auch außerhalb von Schwangerschaft und Stillzeit entzünden.
Jede Entzündung im Körper verursacht eine Rötung, Überhitzung und Anschwellung des betroffenen Gewebes – so auch in der Brust. Die Brust ist dann, meistens nur auf einer Seite, schmerzhaft gespannt und prall. Im Anfangsstadium einer Brustentzündung haben Sie noch keine allgemeinen Symptome; später können heftiges Fieber, Schüttelfrost, Müdigkeit und Krankheitsgefühl hinzu kommen. Die Lymphknoten in der Achsel der betroffenen Seite sind oft gereizt und schmerzhaft angeschwollen.

Ursachen
Eine Brustentzündung wird durch Bakterien ausgelöst: Durch winzige Hautverletzungen oder -abschürfungen dringen Hautkeime in die Milchgänge ein. Durch das Stillen sind die Brustwarzen bei vielen Frauen gereizt, und kräftig saugende Babys verletzen die zarte Haut der Warzen. Die Milch in den körperwarmen Drüsenläppchen ist für Bakterien dann ein idealer Nährboden. Sie vermehren sich rasch, und eine Infektion entsteht. Bei fortschreitender Entzündung kann sich auch ein eiterhaltiger Abszeß abkapseln.

Sich selbst helfen

- Im Frühstadium einer Brustentzündung helfen Umschläge mit Quark oder essigsaurer Tonerde. Alkoholumschläge kühlen zwar ebenso gut, doch entziehen sie der Haut zu viel Fett und machen sie noch empfindlicher. Legen Sie die Umschläge in einen BH ein oder machen Sie sich einen fest sitzenden Brustwickel. So wird die entzündete Brust nicht durch allzuviel Bewegung noch zusätzlich gereizt.
- Wenn Sie stillen, sollten Sie jetzt wenig trinken und die Milch auf der entzündeten Seite mehrmals täglich abpumpen, damit sie sich nicht staut und die Entzündung sich noch verstärkt.
- Legen Sie Ihr Baby bis zum Abklingen der Entzündung auf der anderen Seite an. Falls Sie ihm in dieser Zeit die Flasche geben, müssen Sie anschließend etwas Geduld haben, bis es sich wieder an das anstrengendere Saugen an der Brust gewöhnt hat.

Ärztliche Behandlung

Wenn Sie bei den ersten Anzeichen einer Brustentzündung gleich mit kühlenden Wickeln beginnen, klingen die Beschwerden fast immer schnell wieder ab. Ist dies nach einem Tag Selbstbehandlung nicht der Fall oder verschlimmern sich die Beschwerden sogar, lassen Sie sich umgehend von der Hebamme oder ärztlich untersuchen.

• Möglicherweise ist eine Behandlung mit einem Antibiotikum notwendig. Ihr Arzt wird ein Mittel wählen, das dem Baby nicht schadet, so daß Sie weiterstillen können. Auch bei einer Antibiotikabehandlung ist Kühlen und Hochbinden der Brüste nötig.

• Ist die akute Phase der Entzündung überschritten, kann in seltenen Fällen trotz Behandlung ein chronischer Herd bestehen bleiben. In diesem Fall werden Sie Teersalben und Fangopackungen verordnet bekommen, um die Entzündung zu einem Abszeß zusammenzuziehen. Ein kleiner Abszeß bildet sich meist von selbst zurück, ein größerer muß chirurgisch eröffnet werden, um den Eiter abzulassen.

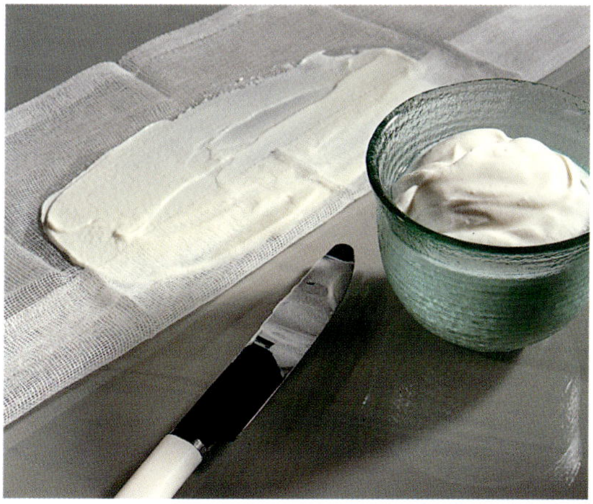

Ein Wickel mit Quark lindert Entzündungen der Brust: Den kalten Quark 2 cm dick ausstreichen, die Kompresse auf den Busen legen und mit einem Tuch fixieren.

Absonderungen aus der Brustwarze

Symptome

- Austreten von Flüssigkeit aus der Brustwarze
- Flüssigkeit kann klar, gelblich, grünlich oder bräunlich gefärbt sein

Während einer Schwangerschaft stellen sich die Brüste schon auf ihre neue Aufgabe um und beginnen gelegentlich Milch abzusondern – das ist vollkommen normal. Doch außerhalb dieser Zeit sollte es eigentlich nicht vorkommen und muß ärztlich untersucht werden.

Oftmals läßt sich eine Absonderung von Flüssigkeit vor allem an den Spuren erkennen, die sie in der Wäsche hinterläßt: blaßgelbliche oder bräunlich-blutig getönte Flecken. Wenn Sie dann den Busen abtasten, quillt beim Druck auf die Brust oder die Brustwarze (Mamille) etwas Flüssigkeit oder Blut heraus.

Ursachen

Wenn Sie aus beiden Brüsten gleichermaßen gelblich-wässrige Absonderungen bemerken, ist wahrscheinlich eine Hormonstörung die Ursache. Ist das milchbildende Hormon Prolaktin außerhalb einer Schwangerschaft im Blut erhöht, kommt es zur Milchproduktion. Dieses Hormon entsteht in der Hirnanhangsdrüse: Chronischer Streß erhöht vielfach den Prolaktinspiegel, aber auch organische Veränderungen im Gehirn.

Bei Flüssigkeitsabsonderung aus nur einer Brust liegt häufig eine Mastopathie (→ Seite 150) zugrunde, doch kann auch Brustkrebs in einem der Milchgänge (→ Seite 188) zu diesem Symptom führen.

Sich selbst helfen

Die Möglichkeiten, sich selbst zu helfen, hängen vom Grund der Beschwerden ab. Daher steht an erster Stelle eine ärztliche Untersuchung zur Abklärung der Ursache.

Ärztliche Behandlung

- Zur genauen Diagnose Ihrer Beschwerden wird die Ärztin etwas von der Flüssigkeit aus der Brust zur mikroskopischen Untersuchung auf ein Glasplättchen streichen. Sind die Zellen unauffällig, ist die wahrscheinlichste Ursache eine Mastopathie (→ Kasten), die entsprechend behandelt werden kann.
- Durch eine Blutprobe läßt sich klären, ob Ihr Prolaktinspiegel im normalen Bereich liegt. Leicht erhöhtes Prolaktin wird mit dem Wirkstoff Bromocriptin in Tablettenform gesenkt.
- Bei stark erhöhtem Hormonspiegel klärt eine Röntgenuntersuchung des Kopfes, ob die Hirnanhangsdrüse vergrößert ist. Ein kleiner Tumor kann ebenfalls mit Bromocriptin behandelt werden – ist er größer, ist eine Operation nötig.
- Fällt die Untersuchung der Flüssigkeit krebsverdächtig aus, sind eine Mammographie (→ Seite 133) und eine Röntgendarstellung der Milchgänge (→ Seite 133) unumgänglich. Das weitere Vorgehen richtet sich nach den Ergebnissen dieser Untersuchungen (→ Brustkrebs, Seite 188).

Zysten in der Brust

Symptome

– derb-pralle, feste Knoten in den Brüsten
– manchmal zyklusabhängige Schmerzen

Verhärtungen im Brustgewebe können ganz unterschiedliche Ursachen haben. Zysten beispielsweise sind rundliche Hohlräume im Drüsengewebe der Brust, die mit Gewebsflüssigkeit gefüllt sind. Beim Abtasten der Brüste fühlen sie sich genauso an wie Knoten – sie sind äußerlich nicht voneinander zu unterscheiden. Ihre Ärztin kann durch eine Ultraschalluntersuchung (→ Seite 131) feststellen, ob der Knoten Flüssigkeit enthält oder aus festem Gewebe besteht (→ Knoten in der Brust, Seite 151).

Ursachen

Die meisten Zysten sind gutartig. Sie entstehen wahrscheinlich durch einen relativen Überschuß an Östrogen oder eine Überempfindlichkeit des Drüsengewebes auf dieses Hormon. Östrogen regt das Drüsengewebe

Was ist Mastopathie?

Manche Frauen bemerken viele feine Knötchen und Verhärtungen in ihrer Brust, die mit dem monatlichen Zyklus härter und wieder weicher werden. Schwellen die Knoten an, spannt die Brust und schmerzt – vor allem bei Druck von außen. Diese Veränderung wird medizinisch Mastopathie genannt, was einfach »Brustleiden« bedeutet.

- Die **einfache Mastopathie** löst jeweils zum Zyklusende hin Schmerzen und Spannungen im Busen aus, weil die Drüsen anschwellen. Sie ist lästig, aber harmlos.
- Die **zystische Mastopathie** bewirkt neben zyklusabhängigen schmerzhaften Spannungen auch die Bildung vieler kleiner Zysten, also flüssigkeitsgefüllter Hohlräume. Ist die Mastopathie sehr stark ausgeprägt (die Ärzte sprechen dann von der zystischen Mastopathie Grad III), kann sie ein gewisses Krebsrisiko bedeuten.

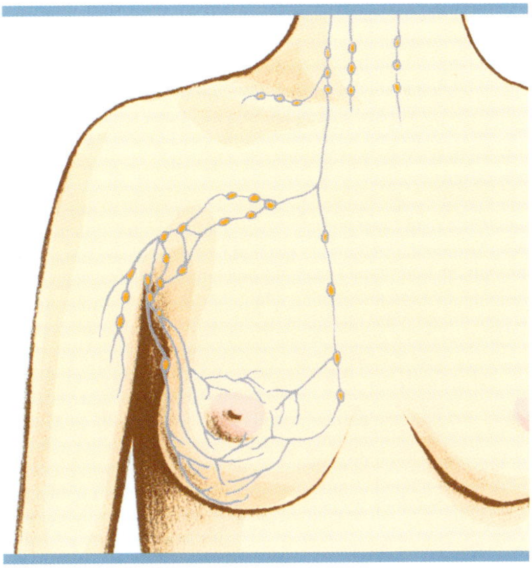

In der Brust und in den Achselhöhlen verlaufen viele Lymphgefäße. Tumorzellen aus dem Brustgewebe können hier einwandern und die Lymphknoten befallen.

zum Wachstum an, es schwillt, und die feinen Kanälchen und Drüsenhohlräume werden größer. Darin kann sich dann Gewebswasser stauen und zur Bildung einer Zyste führen.

Sich selbst helfen

Eine einzelne Zyste in Ihrer Brust können Sie meist nicht beeinflussen. Die Beschwerden einer begleitenden Mastopathie jedoch können Sie lindern.
- Kühlende Umschläge mit Quark oder essigsaurer Tonerde beruhigen das gereizte Gewebe.
- Ein fest sitzender BH verhindert Druck- und Zugschmerzen bei Sport und Bewegung.

Ärztliche Behandlung

Sie sollten jeden Knoten in der Brust, den Sie bei sich selbst feststellen, ärztlich abklären lassen. Nur so können Sie sicher sein, worum es sich dabei handelt. Mit Ultraschall diagnostizierte Zysten, die über mindestens drei Zyklen nicht wieder von selbst verschwinden, können punktiert werden. Hierbei wird die Flüssigkeit in der Zyste über eine feine Kanüle vollständig abgesaugt und die Flüssigkeit mikroskopisch untersucht. Manche Zysten müssen entfernt werden, wenn sie zu schnell wachsen oder auch nach mehrfachem Punktieren immer wiederkommen (→ Seite 243).

Mit Medikamenten
- Verschiedene pflanzliche Heilmittel nehmen Einfluß auf die körpereigenen Hormone, vor allem der Mönchspfeffer (→ Seite 218), den Sie nach Rücksprache mit Ihrer Ärztin als Tropfen oder Fertigarzneimittel einnehmen.
- Moor- und Fangopackungen auf der Brust beruhigen und verlangsamen eine beginnende Mastopathie.
- Wenn diese Mittel nicht helfen, wird Ihnen das Hormon Progesteron als Tablette oder Gel verordnet, das über mehrere Monate angewendet werden muß. Der Wirkstoff dringt mit dem Gel durch die Haut und wirkt auf das Drüsengewebe ein.

Knoten in der Brust

Symptome

- feste oder weiche, schmerzlose Knoten in der Brust
- manchmal geschwollene Lymphknoten in der Achsel auf der gleichen Seite

Veränderungen des Drüsengewebes der Brust lassen sich am einfachsten in den Tagen nach der Periode tasten. Die Brüste sind in dieser Zeit locker und weich, die zyklusabhängige Druckempfindlichkeit ist zurückgegangen.

Jede Verdichtung von Drüsen- oder Bindegewebe im Busen wird als Knoten tastbar. Von außen läßt sich nicht unterscheiden, welche Art von Gewebsveränderung dahinter steckt und schon gar nicht, ob der Knoten gut- oder bösartig ist. Die meisten Knoten entstehen an der Außenseite der Brust im oberen Bereich, denn dort ist das Drüsengewebe besonders dicht. Die Knoten treten meist vereinzelt auf und schmerzen nur bei direktem Druck.

Ursachen

Knoten in der Brust können im Drüsengewebe (Adenom), im Bindegewebe (Fibrom) oder im Fettgewebe (Lipom) wachsen. Wahrscheinlich werden sie durch die Zyklushormone zum Wachstum angeregt – doch genau sind die Ursachen nicht bekannt.
Die allermeisten Gewebeknoten sind gutartig. Sie können jedoch auch einen kleinen Anteil an Krebszellen enthalten oder bösartig sein (→ Brustkrebs, Seite 188).

Sich selbst helfen

Bereits bestehende Knoten in den Brüsten können Sie nicht ohne ärztliche Hilfe zum Verschwinden bringen. Sie können jedoch vorsorgen, daß solche Veränderungen möglichst früh erkannt werden und vor allem, daß eine Krebserkrankung ausgeschlossen wird. Regelmäßige Selbstuntersuchung (→ Seite 190) ist hierfür unbedingte Voraussetzung.

Ärztliche Behandlung

Unter Medizinern gilt auch heute noch die Regel: Jeder tastbare Knoten sollte besser entfernt werden. Zuvor jedoch wird mit Ultraschall (→ Seite 131) und einer Mammographie (→ Seite 133) abgeklärt, wie wahrscheinlich Sie mit einem gutartigen Befund rechnen können. Es ist sicher nicht notwendig, allzu schnell zu operieren. Doch kann ein bestehender Knoten in der Brust zu einer permanenten inneren Belastung werden, wenn nicht mit Sicherheit ausgeschlossen worden ist, ob er sich bösartig verändern könnte.
Besteht nach der ersten Mammographie kein Krebsverdacht, rät Ihnen die Ärztin meist, zunächst abzuwarten. Nach drei Monaten wird der Knoten erneut abgetastet und eine Ultraschalluntersuchung wiederholt. Hat sich nichts verändert, wartet man weitere drei Monate ab und wiederholt die Mammographie. Ist der Knoten gewachsen, sollte er entfernt werden (→ Ärztliche Eingriffe, Seite 243). Wenn nicht, können Sie bis zu einer weiteren Kontrolle in sechs Monaten abwarten.
Genauere Informationen zum Thema Brustkrebs finden Sie auf Seite 188.

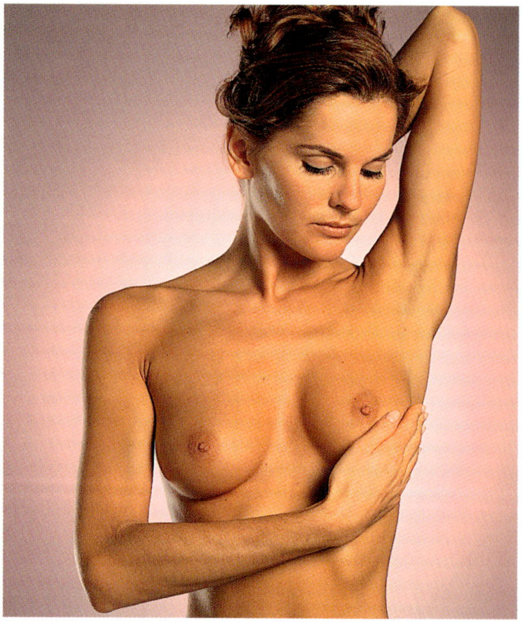

Durch regelmäßige Selbstuntersuchung lassen sich die meisten Knoten frühzeitig erkennen. Zeigen Sie jede ungewöhnliche Veränderung vorsorglich Ihrer Ärztin.

Venuslippen und Scheide

Die meisten Beschwerden im Bereich von Vulva und Scheide sind entzündliche Reizungen durch Infektionen. Sie sind sehr weit verbreitet – fast alle Frauen haben irgendwann in ihrem Leben schon einmal eine Infektion gehabt. Rechtzeitig behandelt sind diese Entzündungen fast immer harmlos.

Weißfluß (Fluor albus)

Symptome

- weißlich-cremiger Ausfluß aus der Scheide
- säuerlich-frischer Geruch

In der Scheide findet ein lebhafter Stoffwechsel statt. Jeden Tag stoßen sich unzählige Schleimhautzellen von der Oberfläche ab und neue wachsen aus den unteren Hautschichten nach. Die abgeschilferten Zellen, Hautkeime und die Reste von Samenflüssigkeit nach dem Sex werden von der natürlichen Scheidenflora abgebaut und nach außen abgestoßen. Die austretende Flüssigkeit bildet den gesunden weißlichen Ausfluß, den sogenannten Fluor.
Auf der Toilette spüren Sie, daß Sie hellen Schleim aus der Scheide mit fortwischen. Oft finden Sie auch schnell trocknende, weißliche Spuren davon im Slip. Dieser Ausfluß riecht angenehm säuerlich und verursacht weder Juckreiz noch Schmerzen.

Ursachen
Besonders Mädchen in der Pubertät und junge Frauen bilden reichlichen Fluor. Das ist völlig normal, denn unter dem Einfluß der Östrogene beschleunigt sich der reinigende Stoffwechsel der Scheide. Zur Zyklusmitte hin ist durch die hohe Hormonkonzentration die Scheide deshalb besonders feucht. Auch Streß und sexuelle Erregung regen den Fluor an. Jenseits der Wechseljahre und vor allem im Alter wird die Scheidenhaut dünner und trockener, Ausfluß ist dann seltener.

Sich selbst helfen

Weißfluß ist ein Zeichen weiblicher Gesundheit und braucht in keiner Weise behandelt zu werden. Auf längere Sicht ist es hilfreicher, sich frühzeitig mit den Zeichen und Spuren der eigenen Weiblichkeit anzufreunden, als einem zweifelhaften Hygienekult zu folgen.
- Wenn Ihnen die Spuren im Slip allzu unangenehm sind, können Sie sie mit Slipeinlagen auffangen. Doch sollten Sie die Einlagen häufig wechseln, damit sich die Feuchtigkeit nicht staut und zu entzündlichen Hautreizungen führt.

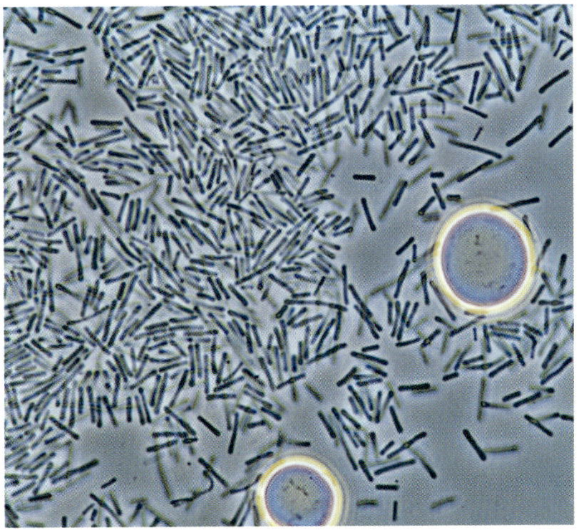

Die gesunde Scheidenflora enhält viele stäbchenförmige Döderlein-Bakterien. Sie sorgen für ein ausgeglichenes, saures Milieu und wehren so Krankheitskeime ab.

• Aus dem gleichen Grund empfiehlt es sich, die Slips täglich zu wechseln und möglichst keine reine Synthetikwäsche zu tragen.
• Übertriebene Hygiene ist unnötig und eher schädlich. Äußerliche Reinigung mit klarem Wasser und pH-neutraler Seife reicht völlig. Führen Sie keine Seife oder andere Mittel in die Scheide ein und machen Sie auch keine Scheidenspülungen. Sie zerstören damit das natürliche Gleichgewicht der Scheidenflora.

Ärztliche Behandlung

Eine Behandlung ist nicht nötig.

Drüsenentzündung (Bartholinitis)

Symptome

- einseitig geschwollene Venuslippe
- Rötung und Überhitzung der Schwellung
- starke Schmerzen
- oft auch geschwollene Lymphknoten in der Leiste

Die Bartholin-Drüsen (→ Seite 50) sind etwa erbsengroß und sitzen in der Nähe des Scheideneingangs. Ihre Aufgabe ist es, ihn mit Sekret zu befeuchten. Sie erkranken relativ selten. Entzünden sie sich aber, so können sich Zysten bilden.
Eine Entzündung macht sich meist durch einseitige, schmerzhafte Schwellung einer Venuslippe bemerkbar. Das Sitzen tut weh und vaginaler Sex ist sehr unangenehm.

Ursachen
Die Ausführungsgänge der Bartholinischen Drüsen sind sehr fein. Verklebt so ein Gang, staut sich das Sekret in der Drüse und läßt sie anschwellen. Wenn zusätzlich Keime aus dem Scheideneingang in das Innere der Drüse gelangen, führen sie dort zu einer Infektion. Ist die Drüse verstopft, so kann sich dort Eiter ansammeln und zu einer Zyste oder einem Abszeß führen. Die Drüse schwillt dann zu einem prallen Knoten an.

Sich selbst helfen

Bei Beschwerden im Intimbereich sollten Sie sich vorsichtshalber immer ärztlich untersuchen lassen. Wenn geklärt ist, daß es sich um eine Entzündung der Drüsen handelt, können Sie selbst etwas zur Linderung der Beschwerden beitragen.
• Durch Kälte gehen Schwellungen und akute Schmerzen zurück. Hier helfen kühlende Umschläge mit Quark oder gelgefüllte »Cold packs« aus der Apotheke. Legen Sie die Kühlpackungen aber nie direkt auf die Haut, sondern schlagen Sie sie in ein Tuch ein, damit die Haut nicht unterkühlt wird.
• Die gereizte Haut beruhigt sich durch lauwarme Sitzbäder mit Eichenrinde. Bleiben Sie jedoch nicht länger als zehn Minuten im Sitzbad, sonst quillt die Haut zu sehr auf.

Ärztliche Behandlung

Eine »Bartholinische Zyste« erkennt Ihre Ärztin auf einen Blick. Haben Sie zusätzlich Fieber, kann die Behandlung mit einem Antibiotikum nötig sein.
• Abszesse bilden sich besser zurück, wenn sie zusätzlich lokal mit teerhaltiger Zugsalbe oder Fangopackungen behandelt werden.
• Bei starken Infektionen, großen Abszessen oder immer weiter anschwellenden Zysten kann eine operative Öffnung des Drüsenganges nötig werden. Der Drüsenausgang wird anschließend erweitert, um einem Rückfall vorzubeugen.

Scheideninfektionen

Symptome

- deutlich vermehrter oder krümeliger Ausfluß
- gelbliche, grünliche oder bräunliche Verfärbung des Ausflusses
- unangenehmer Geruch
- oft Juckreiz und Wundsein

Die säurebildenden Bakterien in der Scheide (Döderlein-Bakterien) sorgen im Normalfall für ein gesundes Gleichgewicht. Doch verschiedene äußere und innere Faktoren können das Gleichgewicht stören und die Scheide infektionsanfällig machen.
Bei einer Infektion der Scheide vermehrt sich der Ausfluß, ändert seine Farbe und seinen Geruch – je nachdem welcher Keim die Ursache ist (→ Seite 158–160). Zusätzlich kann Juckreiz auftreten, und der Scheideneingang ist gerötet. Wenn auch der Harnröhrenausgang gereizt ist, kommen Schmerzen beim Wasserlassen hinzu.
Harmlose Scheideninfektionen treten häufig nach den ersten Malen Sex mit einem neuen Partner auf. Zwischen beiden muß sich erst eine gemeinsame gesunde Bakterienflora entwickeln. Zudem haben viele Paare am Anfang besonders häufig und intensiv Sex, was die Scheide vorübergehend überreizen und empfindlich machen kann.

Ursachen
Scheidenentzündungen entstehen oftmals, wenn die natürlichen Abwehrkräfte in der Scheide gestört sind. Das ist leicht bei Frauen der Fall, die die »Pille« nehmen, bei älteren Frauen mit niedrigerem Östrogenspiegel, bei Diabetikerinnen, Schwangeren und bei Frauen mit häufig wechselnden Sexualpartnern. Keime können auch durch mangelnde Sauberkeit in die Scheide gelangen. Bei sehr kleinen Mädchen ist infektiöser Ausfluß aus der Scheide fast immer ein Anzeichen dafür, daß sich ein Fremdkörper in der Scheide befindet, beispielsweise eine Murmel. Unter Umständen kann es auch ein Hinweis auf sexuellen Mißbrauch sein – die ärztliche Abklärung beim Kinderarzt oder einer Kindergynäkologin ist in jedem Fall notwendig.

Sich selbst helfen

Vorbeugung erspart Ihnen die spätere Behandlung. Bei der Reinigung auf der Toilette sollten Sie immer »von vorn nach hinten« wischen, also von der Scheide in Richtung Po, damit keine Darmbakterien in die Scheide gelangen. Diese Regel können Sie schon Ihren kleinen Töchtern beibringen.
- Die Unterwäsche sollten Sie möglichst täglich wechseln. Baumwolle und luftdurchlässige Fasern beugen stauender Wärme und Feuchtigkeit vor.
- Sitzbäder aus Eichenrindenextrakt und Kaliumpermanganat desinfizieren die Haut und stärken ihre Abwehr.
- Bei Juckreiz und unangenehmem Ausfluß meiden die meisten Frauen Sex ohnehin.

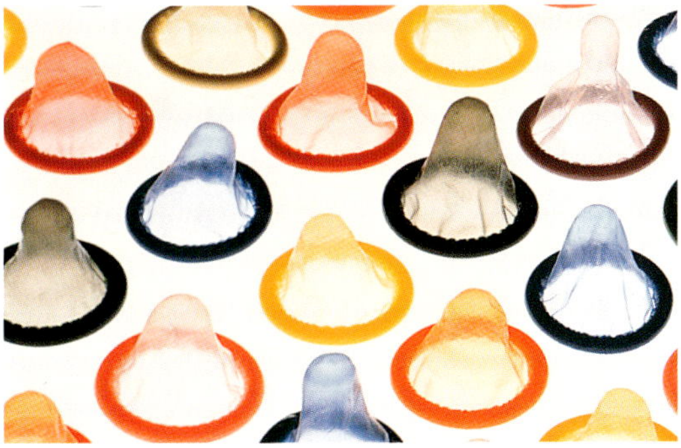

Über eine Scheideninfektion sollten Sie Ihren Partner informieren und bis zum Ende der Behandlung beim Sex zum Schutz Kondome verwenden.

Wenn Sie jedoch trotzdem Verkehr haben möchten, sollte Ihr Partner ein Kondom benutzen oder Ihre Partnerin sich mit Fingerlingen schützen. Oralverkehr ist jetzt unnötiger Leichtsinn.

- Dem Ping-Pong-Effekt gegenseitiger Ansteckung beugen Sie dadurch vor, daß der Partner sich mitbehandeln läßt. Oft haben Männer zwar keine Symptome einer Infektion, können aber dennoch Überträger der Keime sein.

Ärztliche Behandlung

- Mit einem Abstrich kann Ihre Ärztin meist sofort unter dem Mikroskop klären, welche Keime (→ Seite 158–160) die Infektion verursachen und gleich gezielt behandeln. Manchmal ist es nötig, eine Abstrichprobe im Labor genauer zu untersuchen – das Ergebnis liegt dann nach ein bis zwei Tagen vor.
- Antibiotika in Salben- oder Zäpfchenform heilen die meisten Infektionen innerhalb von wenigen Tagen.

Tip

- Haben Sie sich infiziert, ist die tägliche Hygiene noch wichtiger als zuvor. In diesem Fall ist empfehlenswert, sich zweimal täglich zu waschen, die Wäsche täglich zu wechseln, die Handtücher nicht mit anderen zu teilen und sie alle zwei Tage auszutauschen.
- Die Döderlein-Bakterien der gesunden Scheidenflora sind Milchsäurebakterien, wie sie auch in Naturjoghurt enthalten sind. Ein Tampon mit einem Löffel rechtsdrehendem Joghurt für wenige Stunden eingeführt, säuert das Scheidenmilieu an und unterstützt damit die Regenerierung der Scheidenflora.

- Danach muß der Körper erst wieder eine neue, gesunde Scheidenflora aufbauen. Zur Unterstützung gibt es Vaginalzäpfchen, die Milchsäurebakterien enthalten.
- Nicht bei allen Keimen reicht die örtliche Behandlung aus. Gegen Gonokokken oder Chlamydien beispielsweise ist eine Tabletteneinnahme notwendig, denn diese Keime können sonst durch die Gebärmutter bis in die Eileiter aufsteigen und dort bleibende Schäden hinterlassen.

HIV-Infektion und AIDS bei Frauen

Symptome

- Stadium I: unbemerkte Infektion mit HIV, meist mehrjährige beschwerdefreie Zeit, in der sich das Virus im Körper allmählich vermehrt
- Stadium II: beginnende Immunschwäche mit vermehrten Infektionen wie Hautausschlägen, Pilzinfektionen, Mundsoor, Gürtelrose, außerdem allgemeine Symptome wie Fieber, geschwollene Lymphknoten, Durchfall, Gewichtsverlust, starke Abgeschlagenheit
- Stadium III: Ausbruch der eigentlichen Krankheit AIDS, in der sich das Immunsystem gegen keinerlei Keime mehr wehren kann; häufig sind schwere Lungenentzündung, schwere Pilzinfektionen, chronische Herpes-Infektion, chronischer Durchfall, Hautkrebs (Kaposi-Sarkom), Hirnhautentzündung

Die Infektion mit dem Virus HIV (**h**uman **i**mmunodeficiency **v**irus) geschieht meist unbemerkt. Symptome treten erst auf, wenn sich die Viren im Organismus über Jahre

allmählich vermehrt haben. Die Viren befallen die Zellen des Immunsystems und zerstören sie.
Wenn die Krankheit AIDS (acquired immuno-deficiency syndrome) ausbricht, ist das Immunsystem so geschwächt, daß es sich nicht einmal mehr gegen Keime wehren kann, die im Organismus natürlicherweise vorkommen. Die Folge sind schwerste lebensbedrohliche Infektionen und bösartige Tumoren, an denen die Betroffenen schließlich sterben.

Ursachen

Die HI-Viren werden vor allem über Blut, Sperma und Scheidenflüssigkeit weitergegeben. Daher sind die drei Hauptübertragungswege: Sexualkontakte, Bluttransfusionen und mehrfach benutzte Spritzen in der Drogenszene. Über normale soziale Kontakte ist eine Ansteckung nicht möglich; ein Vorurteil, unter dem viele AIDS-Kranke immer noch zu leiden haben.

Sich selbst helfen

- Gegen eine HIV-Infektion gibt es keine Selbsthilfe, doch Sie können einer Infektion vorbeugen. »Safer Sex« heißt die Methode: bei ersten und flüchtigen Kontakten kein Sex ohne Kondom. In festen Beziehungen kann Sie nur gegenseitiges Vertrauen schützen: entweder Monogamie oder zuverlässig »Safer Sex« bei Nebenbeziehungen.
- HIV-Infizierte tragen zunächst nur den Virus im Organismus, es kann viele Jahre dauern, bis AIDS ausbricht. Sie können selbst mithelfen, so lange wie möglich gesund zu bleiben: Streß, Sorgen und Anstrengungen belasten das Immunsystem. Es ist daher wichtig, sich das Leben so weit wie eben möglich harmonisch einzurichten: stabile Freundschaften und Familienbande, Arbeit und Freizeit in ausgeglichenem Wechsel, vollwertige Ernährung, geistige Anregung und körperliche Bewegung.
- In den meisten größeren Städten gibt es AIDS-Telefone und Selbsthilfegruppen. Es hilft sehr, sich in dieser Situation mit anderen Betroffenen zusammenzuschließen und sich gegenseitig zu unterstützen.

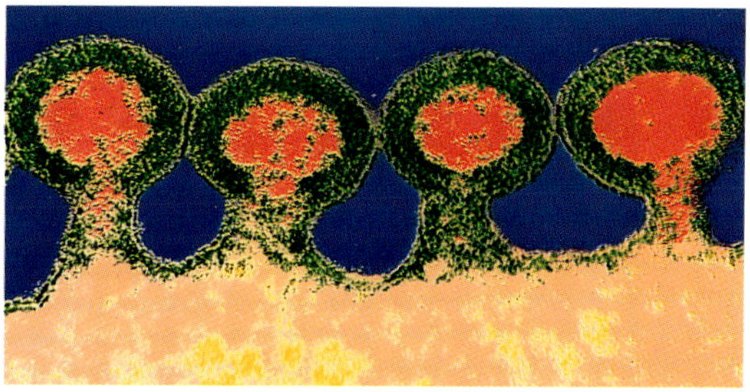

AIDS-Viren befallen die Zellen des Immunsystems, vermehren sich dort und wandern zur nächsten Zelle. So schwächen sie die Abwehrkräfte des Körpers.

Ärztliche Behandlung

Noch gibt es kein Heilmittel gegen HIV und AIDS. Doch haben Wissenschaftler inzwischen mehrere Medikamente entwickelt, die die Vermehrung des Virus hemmen – sogenannte Virustatika.

- Diese Medikamente werden in verschiedenen Kombinationen eingesetzt. Sie haben allerdings starke Nebenwirkungen: Blutarmut, Übelkeit, Müdigkeit, Kopfschmerzen und Nervenschäden.
- Zusätzlich müssen alle Infektionen sofort und hochdosiert mit Antibiotika behandelt werden, damit sie das Immunsystem nicht überlasten.
- Um damit fertig zu werden, mit einer tödlichen Krankheit belastet zu sein, brauchen die Betroffenen professionelle Hilfe. HIV-Infizierte haben ein Anrecht auf Beratungen und Unterstützung durch Psychotherapeuten und Sozialarbeiter.

Sexuell übertragbare Infektionen

Scheideninfektionen werden nahezu immer beim Sexualverkehr übertragen, manchmal auch über eine Darminfektion. Sie werden nach ihren Verursachern benannt: Bakterien, Viren, Pilzen oder anderen Einzellern. Es ist wichtig, Scheideninfektionen immer ärztlich abklären und behandeln zu lassen, damit sie nicht in die Eileiter aufsteigen und dort zu Allgemeininfektionen oder Verklebungen führen.

Pilzinfektion

Am häufigsten sind Scheideninfektionen mit dem Hefepilz Candida (Soor). Er lebt bei gesunden Menschen vereinzelt als harmloser Schmarotzer auf Haut und Schleimhäuten, kann aber bei ungünstigen Bedingungen plötzlich überhand nehmen und dann Erkrankungen auslösen. Er gelangt häufig über den Darm in die Scheide und löst so wiederholte Infektionen aus.

Symptome: krümeliger weiß-gelblicher Ausfluß, starker Juckreiz, Rötung der Haut und weißliche Ablagerungen

Behandlung: Eine Salbe gegen Pilze (Antimykotikum) wird eine Woche lang auf die befallenen Hautpartien aufgetragen. Gegen Pilze in der Scheide helfen antimykotische Vaginalzäpfchen.

Ist der Infekt chronisch oder sind auch andere Körperorgane betroffen, hilft die Anwendung eines Antimykotikums als Tablette, beispielsweise mit dem Wirkstoff Fluconazol. Sie wirkt im gesamten Organismus.

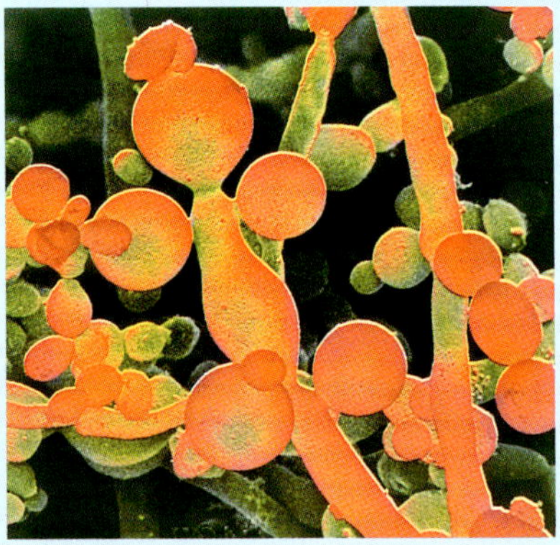

Der Hefepilz Candida bildet vielverzweigte Fäden. Sie werden als weißlicher Belag auf Haut und Schleimhäuten sichtbar.

Trichomonadeninfektion

Trichomonaden sind Einzeller, die sich mit Hilfe von Geißeln sehr schnell vorwärts bewegen können. Der Arzt erkennt sie im Abstrich unter dem Mikroskop an ihren schnellen Bewegungen.

Symptome: mehr oder minder starker grünlich-schaumiger, stechend riechender Ausfluß, Wundsein der Scheide, Brennen beim Wasserlassen

Behandlung: Antibiotika sind notwendig, beispielsweise der Wirkstoff Metronidazol als Tabletten oder Zäpfchen.

Fast immer ist auch der Partner infiziert, denn Trichomonaden werden beinahe ausschließlich beim Sex übertragen. Männer haben dann eine Harnröhrenreizung und manchmal grünlichen Ausfluß. Sie müssen ebenfalls für etwa eine Woche Antibiotika nehmen und beim Sex Kondome verwenden.

Infektion mit anaeroben Bakterien

Diese Bakterien vermehren sich unter Luftabschluß besonders gut. In der Scheide finden sie deshalb »ideale« Bedingungen.

Symptome: vermehrter grünlich-gelblicher Ausfluß, fischartiger Geruch besonders nach dem Sex

Behandlung: Der Antibiotika-Wirkstoff Metronidazol zerstört diese Bakterien. Wird eine Infektion mit anaeroben Bakterien chronisch, kann sie zu Eierstock- und Eileiterentzündungen führen.

Chlamydieninfektion

Chlamydien sind kugelförmige Bakterien, die auf der Oberfläche von Körperzellen wachsen, in der Scheide vor allem am Muttermund.
Symptome: andauernder leichter, dünnflüssiger, gelblicher Ausfluß, machmal mit Schmerzen beim Wasserlassen und im Unterbauch
Behandlung: Chlamydieninfektionen werden mit Antibiotika behandelt; Tetrazykline sind hier die geeigneten Wirkstoffe. Der Partner muß ebenfalls mitbehandelt werden.
Vielen Frauen fallen die Symptome kaum auf. Schätzungen besagen, daß etwa 25 bis 50 Prozent der Eileiterinfektionen durch Chlamydien entstehen. Bleiben sie unerkannt, rufen sie Verklebungen der Eileiter mit nachfolgender Unfruchtbarkeit hervor. Bei Männern befallen sie die Harnröhre und können die Samenleiter verschließen. Chlamydieninfektionen sind ein häufiger Grund für unerfüllten Kinderwunsch bei beiden Geschlechtern.

Feigwarzen

Feigwarzen werden durch eine Gruppe von Viren, die sogenannten Humanpapillomaviren (abgekürzt HPV), hervorgerufen.
Symptome: spitze, hellrosa bis graue Hautwarzen, vor allem an den Venuslippen, dem Scheideneingang und in der Aftergegend
Behandlung: Eine HPV-Infektion kann nicht endgültig ausheilen, denn die Viren bleiben im Organismus. Die Warzen sollten jedoch entfernt werden, weil durch sie die Übertragung stattfindet. Durch Vereisen, Abtragen oder den Wirkstoff Podophyllin lösen sich die Warzen auf.

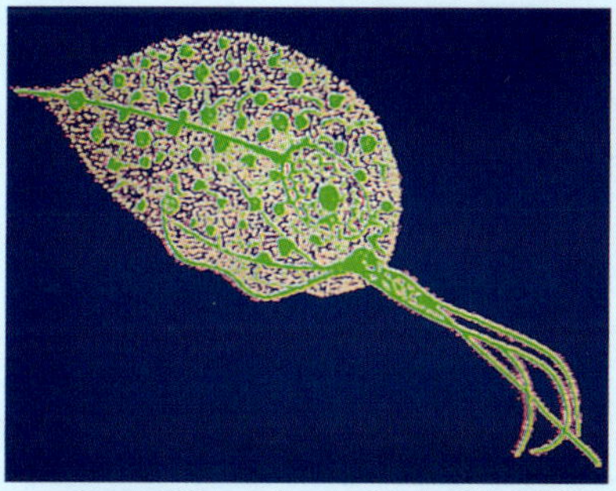
Trichomonaden sehen mit ihrer Geißel im Mikroskop zwar hübsch aus, verursachen aber schmerzhafte Infektion der Scheide.

Eine Unterart dieses Virus kann Krebs am Muttermund auslösen. Deshalb sollten alle Frauen, die Feigwarzen hatten, sich mindestens einmal jährlich untersuchen lassen, da das Virus auch ohne Krankheitszeichen schlummernd im Körper bleibt.

Herpes genitalis

Viele Menschen kennen Herpesinfektionen als Lippenbläschen, die man nicht mehr los wird. Herpesviren bleiben im Körper und kommen immer wieder zum Vorschein, wenn die Immunabwehr sie nicht in Schach hält: beispielsweise bei Streß, Grippe oder starker Sonnenbestrahlung. Aus der gleichen Virusfamilie stammt der Herpes genitalis, der vor allem die Geschlechtsorgane befällt.
Symptome: zu Anfang Brennen und Jucken an der Scheide, dann typischer Herpesausschlag mit wassergefüllten kleinen schmerzenden Bläschen, Abheilung nach einigen Tagen
Behandlung: Die Erstinfektion ist mit grippeähnlichen Muskelschmerzen und heftigem Fieber am schlimmsten und dauert oft bis zu drei Wochen. Hier hilft das virushemmende Mittel Aciclovir als Salbe. Es verkürzt die Erkrankungszeit und mildert die Symptome.
Spätere erneute Krankheitsschübe vergehen meist nach wenigen Tagen, allerdings wirkt die Salbenbehandlung jetzt weniger gut. Sobald Sie die Frühzeichen eines neuerlichen Schubes bemerken, sollten Sie keinen Sex mehr haben – sicherheitshalber nicht einmal mit Kondom –, um den Partner nicht zu gefährden, denn die Bläschen sind hochinfektiös.

Klassische Geschlechtskrankheiten

Bestimmte sexuell übertragbare Krankheiten sind beim Gesundheitsamt meldepflichtig, damit von Amts wegen ihre Ausbreitung eingedämmt werden kann. Dazu gehören: die Syphilis (Lues) und die Gonorrhoe (Tripper). Diese Infektionen dürfen nur von Ärzten behandelt werden, nicht von Heilpraktikern.

Gonorrhoe (Tripper)

Neisseria-Bakterien sind die Erreger der Gonorrhoe, die man früher salopp Tripper nannte. Mit Kondomen können Sie sich vor einer Ansteckung schützen.

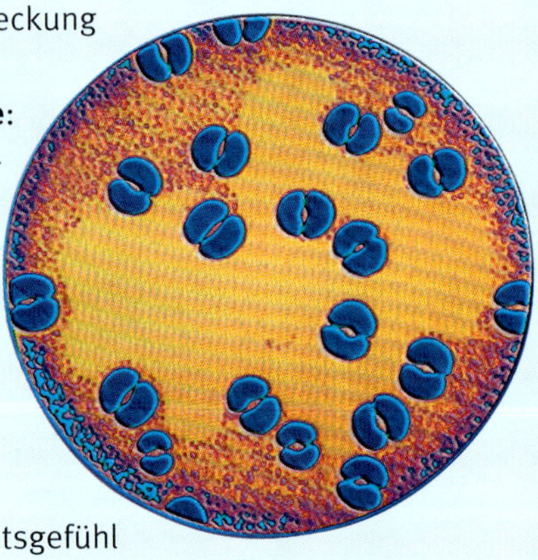

Symptome:
- schmerzhafter eitriger Ausfluß aus der Harnröhre und Harndrang
- Krankheitsgefühl wie bei einer Grippe mit Fieber und Unterbauchschmerzen.

Infizierte Männer haben unübersehbar eitrigen Ausfluß aus der Harnröhre.

Behandlung: Da sich inzwischen Gonokokken-Stämme entwickelt haben, die unempfindlich gegen das üblicherweise verwendete Penicillin geworden sind, kann es schwierig werden, ein geeignetes Antibiotikum zu finden. Selbstverständlich muß auch der Partner mitbehandelt werden.

Eine frühere unbehandelte Gonokokken-Infektion kann die Ursache für unerfüllten Kinderwunsch sein, denn die Gonokokken verkleben die Eileiter.

Syphilis (Lues)

Die Syphilis ist die »klassische« Liebeskrankheit, die schon seit über 2000 Jahren bekannt ist. Sie wird durch spiralförmige Treponema-Bakterien verursacht, die sich in den Syphilisgeschwüren stark vermehren. Im Blut läßt sich eine Infektion an den vorhandenen Antikörpern nachweisen.

Symptome:
- Stadium I: kleine rote, schmerzlose Geschwüre an Venuslippen und Scheide (hochinfektiös)
- Stadium II: fieberhafte Allgemeinreaktion mit Hautausschlag, Lymphknotenschwellung, Halsentzündung, Kopfschmerzen und Haarausfall
- Stadium III: (bei uns heute selten) nach etlichen Jahren schwere Krankheitszeichen und allgemeiner Verfall bis zum Tod.

Behandlung: Syphilis kann in allen Stadien durch Penicillin behandelt und geheilt werden. Bei Allergien gegen Penicillin ist eine Behandlung mit Erythromycin oder Tetrazyklin möglich.

Da die Syphilis unbehandelt zu schweren Behinderungen durch Nervenschäden und zum Tode führen kann, ist es enorm wichtig, ihre Verbreitung zu stoppen. Deshalb wurde die amtliche Meldepflicht schon zu Anfang des 20. Jahrhunderts eingeführt. Sie können bei häufigem Partnerwechsel durch Kondome vorbeugen. Haben Sie sich einmal infiziert, sind Sie verpflichtet, alle Sexualpartner der letzten sechs bis zwölf Monate zu informieren, um einer Ausbreitung der Krankheit vorzubeugen. Betroffene sollten erst dann wieder Sex haben, wenn die Nachkontrollen nach drei und sechs Monaten zeigen, daß sie vollkommen gesundet sind.

Die Monatsblutung

Die monatliche Blutung begleitet Frauen für gut die Hälfte ihres Lebens. Sie ist ein Zeichen von Gesundheit, und doch kann sie auch Beschwerden verursachen. Jede Frau empfindet unterschiedlich, ob das Ziehen, mit dem die Blutung sich ankündigt, oder die Krämpfe, mit denen die Schleimhaut abgestoßen wird, belastend oder einfach »normal« sind. Die Erziehung und das prägende Vorbild der Mutter haben einen wichtigen Einfluß darauf und sicher auch individuelles Schmerzempfinden und die Einstellung zur eigenen Weiblichkeit.

Menstruationsbeschwerden

Symptome

während der Monatsblutung:

- ziehende, krampfartige Schmerzen im Unterbauch
- oft in den Rücken und die Beine ausstrahlend
- Verdauungsbeschwerden
- Müdigkeit, Schwindelgefühle
- Schlafstörungen, Konzentrationsstörungen

Menstruationsbeschwerden können sich vielfältig und individuell sehr unterschiedlich äußern. Verschiedene Ausprägungen von Bauchschmerzen, die in andere Körperregionen ausstrahlen, allgemeine Mattigkeit, Schlafstörungen und Stimmungsschwankungen sind die häufigsten Begleiterscheinungen. Je nach persönlichem Anspruch und den Erwartungen an sich selbst nehmen manche Frauen diese Symptome als selbstverständlich an, andere empfinden sie als beschwerlich und störend.

Ursachen

Die Ursachen verstärkter Periodenbeschwerden können zum einen in der Persönlichkeit der betroffenen Frau und ihrer Art liegen, mit sich als Frau umzugehen. Vor allem junge Mädchen wachsen noch in ihre Rolle als Frau hinein und müssen sich zwangsläufig erst an die biologischen Regeln ihres Geschlechtes gewöhnen. Das fällt dem einen Mädchen leichter als einem anderen.
Doch gibt es auch körperliche Gründe für Periodenschmerzen. Untersuchungen haben gezeigt, daß bei Frauen mit besonders starken Beschwerden ein erhöhter Prostaglandinspiegel festzustellen ist. Prostaglandin ist ein Hormon, das im Gehirn gebildet wird. Es ist ein Botenstoff, der Schmerzen vermittelt und besonders stark auf die Gebärmutter einwirkt. Sie zieht sich daraufhin in Krämpfen zusammen.

Was ist normal?

Der Zyklus dauert bei den meisten Frauen zwischen 28 und 32 Tagen. Doch hat jede Frau auch hier ihren persönlichen Rhythmus. Für die eine können Blutungen alle 26 Tage die Regel sein, für eine andere alle 40 Tage. »Normal« heißt in diesem Fall: regelmäßig – also immer alle 26 oder 40 Tage.
Jeden Monat verliert eine Frau etwa 50 Milliliter Periodenblut. Das entspricht einer halben Tasse Flüssigkeit, also eigentlich nicht viel. Das Menstruationsblut kann nicht gerinnen, denn es enthält gerinnungshemmende Bestandteile. Daher bleibt es in der Scheide und außerhalb des Körpers flüssig. Nur bei extrem starken Blutungen, wie bei einer Spiralenunverträglichkeit, gehen Schleimhautfetzchen und geronnene Blutklumpen mit ab.

Sich selbst helfen

Während der »Tage« sollte Ihr eigenes Ruhebedürfnis wichtiger sein als Pflichten und Wünsche anderer. Probieren Sie aus, was Ihnen ganz persönlich gut tut: ein Spaziergang, ein warmes Bad, Tanzen zu Ihrer Lieblingsmusik, ein bißchen Sport, ruhige Musik hören, Tagträumen, Lesen, Schlafen.

- Viele Frauen können sich im Liegen besonders gut körperlich entspannen. In Seitenlage, das obere Knie angezogen, können Sie die Bauchdecke locker hängenlassen. In Rückenlage mit einem Polster unter den Knien entspannen sich die gereizten Bauchorgane und die Bauchmuskulatur.
- Das Traditionsrezept heißt Wärme: als kuschlige weiche Decke oder als gute, alte Wärmflasche, die zusätzlich angenehm milden Druck auf den Bauch ausübt.

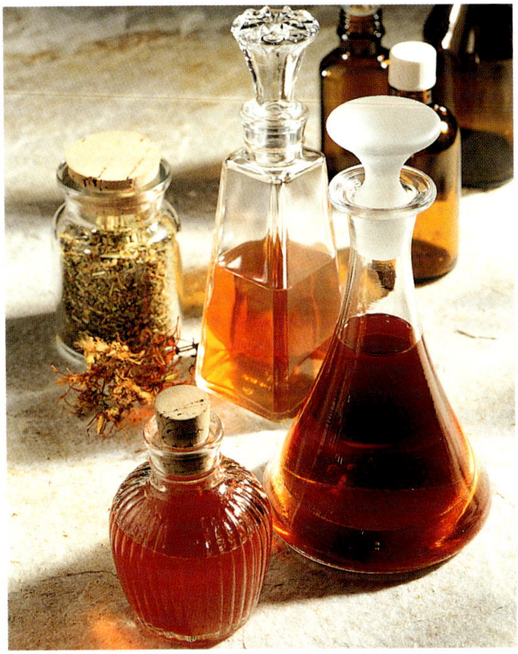

Das Öl des Johanniskrauts ist intensiv rot gefärbt. Eine sanfte Bauchmasssage mit Johanniskrautöl löst Verspannungen und lindert Schmerzen.

- Leibwickel und Auflagen mit einem erwärmten Heublumensack oder einer Fangopackung setzen zusätzlich schmerzstillende Wirkstoffe frei.
- Das rote Johanniskrautöl wirkt schmerzlindernd, beruhigend und entspannend. Den Bauch in leichten kreisenden Bewegungen damit einmassieren, bei Rückenschmerzen auch die Lendengegend.
- Heilpflanzentees aus Frauenmantel (Alchemilla), Schneeball (Viburnum), Traubensilberkerze (Cimicifuga) und Löwenzahnwurzel (Taraxaci) entspannen und lindern Schmerzen (→ Seite 218). Sie erhalten sie in der Apotheke.
- Wer es mag, kann dem Krampfen der Gebärmutter eine lustvolle Note geben und mit einem Orgasmus für angenehme Entspannung sorgen.
- Akupressur eignet sich sehr gut zur Schmerzbehandlung. Versuchen Sie, ob Ihnen sanfter Druck auf die Akupressurpunkte gegen Schmerzen und Beschwerden im Bauchbereich helfen. Mehr über Akupressur erfahren Sie auf Seite 223.

Ärztliche Behandlung

Es ist immer sinnvoll, starke oder plötzlich stärker werdende Beschwerden ärztlich abklären zu lassen. Denn Periodenschmerzen können auch ein Symptom für schwerwiegendere Störungen sein, beispielsweise für eine Endometriose (→ Seite 181) oder Myome (→ Seite 174).

- Pflanzliche Heilmittel, die Mönchspfeffer (→ Seite 218) enthalten, wirken ausgleichend auf den Hormonhaushalt und senken bei langfristiger Einnahme überhöhte Prostaglandinspiegel im Blut. Sie können keine Sofortwirkungen erwarten, sondern müssen mit drei bis sechs Monaten Zeit für die Umstellung rechnen.

Durch Atmen entspannen

Handauflegen und bewußtes Atmen sind uralte Hilfen zur Bewältigung von Schmerzen.

- Legen Sie sich bequem auf den Rücken. Unterstützen Sie die Knie durch ein festes Polster in den Kniekehlen. Legen Sie beide Hände auf Ihren Bauch, dort wo es zieht und schmerzt.
- Atmen Sie ruhig und konzentriert. Sie sollen dabei nicht besonders tief ein- und ausatmen, sondern eher versuchen, Ihren natürlichen Atemrhythmus zu finden und ihm zu folgen. Das braucht einige Zeit der Übung. Beobachten Sie innerlich, wie der Atem sich im ganzen Körper ausbreitet.
- Sie können nun den Atem gezielt in die schmerzenden Körperbereiche lenken: Konzentrieren Sie sich auf Ihren Unterbauch und geleiten Sie den Atem dorthin. Spüren Sie, wie er sich dort lindernd ausbreitet und die Schmerzregion sich entspannt.

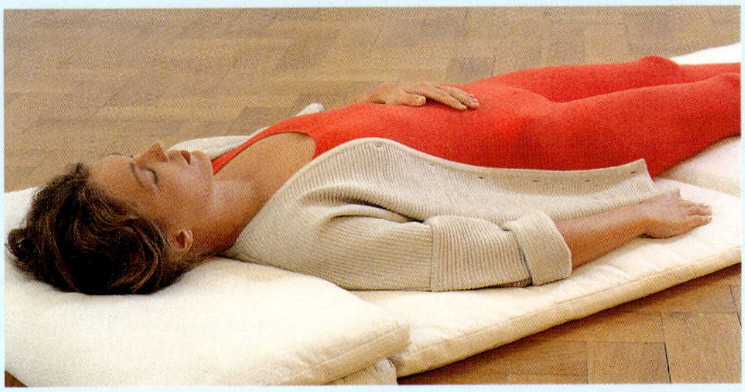

- Bei chronischen Periodenbeschwerden setzen Ärzte vielfach auch Akupunktur (→ Seite 222) ein. Sie wirkt ebenfalls erst nach einer Vorlaufzeit von mehreren Sitzungen.
- Innerhalb von etwa einer halben Stunde wirken Schmerzmedikamente, vor allem Paracetamol oder Ibuprofen (→ Seite 230). Bei starken Beschwerden können Sie 500 bis 1000 Milligramm – das entspricht ein bis zwei Tabletten – des Medikamentes nehmen, ohne Nebenwirkungen fürchten zu müssen. Aber lassen Sie das bitte nicht zur Regel werden, sondern sprechen Sie mit Ihrer Ärztin, wenn Sie das Gefühl haben, daß es ohne Schmerzmittel nicht mehr geht.
- Auch die »Pille« hilft bei Periodenproblemen, denn durch die Hormone verkürzen und vermindern sich die Blutungen. Doch wirkt sie nur, solange Sie sie einnehmen. Nach dem Absetzen fängt wieder Ihr persönlicher Zyklus an – mitsamt den dazugehörigen Beschwerden.

Prämenstruelles Syndrom (PMS)

Symptome

einige Zeit vor der Monatsblutung:
- Spannungsgefühl in den Brüsten
- Wassereinlagerungen im Gewebe mit Gewichtszunahme
- Unterbauchschmerzen
- Verdauungsbeschwerden
- Kopfschmerzen, Migräne
- Gereiztheit, labile Stimmung

Erst seit den 80er Jahren werden Beschwerden, die viele Frauen in der Zeit vor der Periode schon seit Jahrhunderten hatten, als eigenständige Störung angesehen und mit einem eigenen Namen bezeichnet. Inzwischen ist das Prämenstruelle Syndrom – kurz PMS genannt – ein bekannter Begriff.

Zwischen der Zyklusmitte und dem Beginn der Monatsblutung kommt es bei vielen Frauen zu unterschiedlich stark ausgeprägten Beschwerden. Spannungsgefühle in den Brüsten, Wassereinlagerungen im Gewebe und ein leicht aufgetriebener Bauch sind für die meisten Frauen vertraute Anzeichen der nahenden Blutung. Manche Frauen haben jedoch weit unangenehmere körperliche und seelische Symptome, die ihren Alltag stark beeinträchtigen.

Ursachen

Bisher gibt es keine überzeugende Erklärung für PMS. Der Hormonspiegel der betroffenen Frauen ist meist normal. Hormonbehandlungen, etwa mit Progesteron oder mit der »Pille« zur Erzeugung eines künstlichen Zyklus, haben nur teilweise Erfolg. Psychosomatiker vermuten Rollenkonflikte und überzogene Erwartungen an sich selbst als »perfekte Frau« hinter vielen Beschwerden des PMS. Diese Vermutungen werden dadurch gestützt, daß ein Großteil der Frauen, die wegen seelischer Probleme, beispielsweise Eßstörungen, Depressionen oder Ängsten, in psychotherapeutische Behandlung gehen, auch besonders oft PMS-Beschwerden haben.

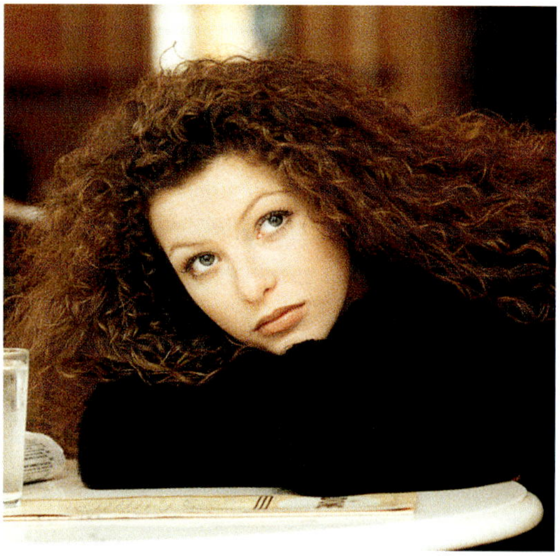

In den Tagen vor den Tagen ist oft die Stimmung etwas gedrückt und leichte Beschwerden kündigen sich an. Gerade junge Mädchen müssen sich daran erst gewöhnen.

Sich selbst helfen

Vielfach hilft schon die intensive Beschäftigung mit dem eigenen Körper, um sich besser kennenzulernen und zu akzeptieren. Versuchen Sie, sich mit ihm anzufreunden – auch wenn er nicht so perfekt ist, wie Sie ihn sich erträumen.

- Alle Tips zur Entspannung und Schmerzlinderung, die schon für Menstruationsbeschwerden empfohlen wurden (→ Seite 162), helfen auch in der Zeit davor.
- Pflanzliche Heilmittel (→ Seite 217) regulieren sanft das Zusammenspiel der Hormone. Längere Kuren mit Mönchspfeffer sollen sich auf das PMS besonders günstig auswirken.
- Psychische Labilität kann mit Johanniskraut oder Melisse wieder ins Gleichgewicht gebracht werden (→ Seite 219). Verwenden Sie in diesem Fall Fertigpräparate aus der Apotheke, da hier die Wirkstoffe in höherer Dosierung enthalten sind als in Tees.
- Je nach Art Ihrer Beschwerden können Sie auch versuchen, die einzelnen Symptome direkt anzugehen, beispielsweise etwas gegen Ihre Schlafstörungen (→ Seite 38) oder Kopfschmerzen (→ Seite 135) unternehmen.
- Gesunde Ernährung mit ausgewogenem Vitamin- und Mineralstoffgehalt (→ Seite 18) – insbesondere Vitamin B_6 und E –, ausgewogene Lebensgestaltung zwischen Arbeit und Freizeit und regelmäßige sportliche Bewegung (→ Seite 30) gleichen innere Spannungen aus.
- Ihr Selbstwertgefühl als Frau können Sie in Selbsthilfegruppen und Mädchengruppen aufbauen (→ Adressen, Seite 262).

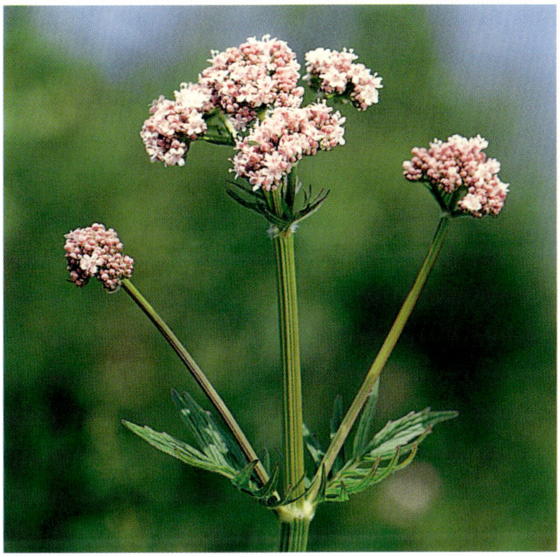

Pflanzliche Heilmittel helfen auf natürliche Weise, zur Ruhe zu kommen. Baldriantee am Abend ist ein altes Hausmittel bei Nervosität und Schlafstörungen.

Ärztliche Behandlung

Ein universal wirksames Heilmittel gegen PMS gibt es nicht. Je nach Ihren Einzelbeschwerden wird Ihre Ärztin Sie gezielt behandeln, soweit es möglich ist.

- Entwässernde Mittel, entzündungshemmende Medikamente oder Hormone sind wenig sinnvoll. Ebensowenig kommen Beruhigungsmittel, starke Schlafmittel oder Antidepressiva als Dauermedikation gegen PMS in Frage.
- Gegen Begleiterscheinungen wie Kopfschmerzen, Migräne und Unterbauchschmerzen kann Akupunktur (→ Seite 222) ein wirksames Mittel sein. Wenden Sie sich an einen Arzt oder Heilpraktiker mit entsprechender Zusatzausbildung.
- In der Homöopathie wird bei der Suche nach einem passenden Heilmittel versucht, den ganzen Menschen mit seinen körperlichen und seelischen Symptomen mit einzubeziehen (→ Seite 224). Wenn Sie an einer homöopathischen Behandlung interessiert sind, wenden Sie sich an einen homöopathisch ausgebildeten Arzt oder Heilpraktiker.
- Für Frauen, die sich mit ihrer Rolle als Frau intensiver beschäftigen möchten und die ihre Beschwerden im Zusammenhang mit seelischen Konflikten sehen, ist eine psychotherapeutische Frauengruppe oder eine Psychotherapie eine wertvolle Hilfe (→ Seite 234).

Ausbleiben der Monatsblutung (Amenorrhoe)

Symptome

primäre Amenorrhoe:
– noch niemals eine Monatsblutung (nach dem 15. Lebensjahr)

sekundäre Amenorrhoe:
– plötzliches Ausbleiben der früher regelmäßigen Periode

Die natürlichsten Gründe für das Ausbleiben der Periode sind, daß Sie ein Baby erwarten oder in die Wechseljahre kommen. Doch kann die Blutung auch ohne Schwangerschaft oder Menopause ausfallen. Mediziner unterscheiden die primäre von der sekundären Amenorrhoe. Primär heißt, daß die betreffende Frau noch nie in ihrem Leben Blutungen hatte. Sekundäre Amenorrhoe bedeutet, daß die Menstruation anfänglich normal auftritt und später fortbleibt. Als Störung gilt dies aber erst, wenn die Blutung mehr als drei Monate ausblieb.

Ursachen

- Alle seelischen Belastungen können den Zyklus beeinflussen, ob es nun traurige oder freudige Ereignisse sind. Ein einmaliges Ausfallen der Blutung ist – vor allem in

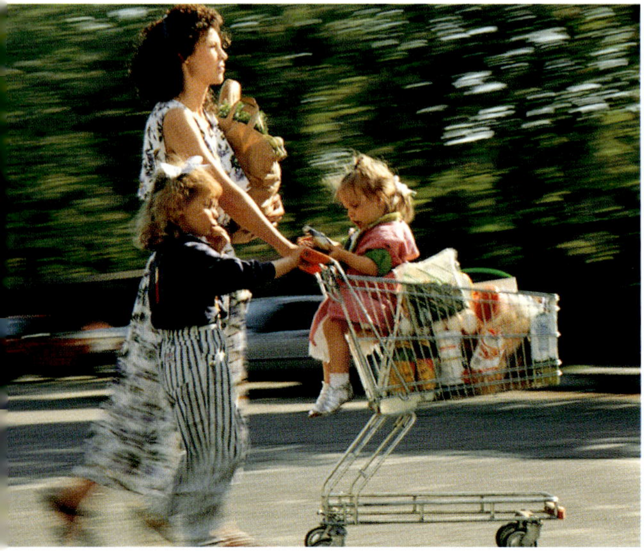

Auf psychische Belastungen und ständigen Streß reagiert der Körper mit Störungen im sensiblen Gleichgewicht des monatlichen Zyklus.

Streßzeiten – eine natürliche Gegenreaktion Ihres Körpers, der Sie aber Beachtung schenken sollten.

- Fast immer sind Hormonstörungen der Grund für ein längeres Ausbleiben der Periode. Auslöser können starkes Untergewicht, Schilddrüsen- und Nebennierenerkrankungen, ein zu hoher Anteil männlicher Hormone oder in sehr seltenen Fällen eine anatomische Störung sein.
- Nach jahrelanger »Pillen«-Einnahme, insbesondere bei höher dosierten Präparaten, kann die Regel für Monate ausbleiben. Diese Sonderform der Amenorrhoe – eigentlich eine Medikamentennebenwirkung – nennen die Ärzte »post-pill-Amenorrhoe«. Der Organismus braucht in diesem Fall längere Zeit, um seine eigenständige Hormonproduktion wieder in Gang zu bringen.
- Das Aussetzen der Monatsblutung ist ein Effekt, den alle Magersüchtigen (→ Seite 142) erleben, wenn ihr Gewicht 25 Prozent des Normalgewichtes unterschreitet. Er wird automatisch durch einen zu geringen Anteil an Körperfett ausgelöst. Ein biologischer Schutzmechanismus hemmt Eisprung und Hormonzyklus, denn eine krankhaft magere Frau könnte ohne Schaden für sich und das Kind keine Schwangerschaft durchstehen.

Sich selbst helfen

Der weibliche Organismus ist offenbar biologisch auf Gleichmaß und Sicherheit versprechende Regelmäßigkeiten eingerichtet und toleriert auf Dauer das Überschreiten der persönlichen Grenzen nicht. Auch wenn Sie das bedauern mögen, Sie werden sich mit diesen Gegebenheiten abfinden müssen.

- Eine Zyklusstörung durch Streß und Überlastung können Sie leicht selbst beeinflussen. Alle Entspannungsübungen (→ Seite 36) und Maßnahmen, Ihr Leben wieder in geregelte Bahnen zu bringen, helfen.
- Die meisten Tips zu Selbsthilfe und ärztlicher Behandlung, die wir bei Menstruationsbeschwerden (→ Seite 161) und PMS (→ Seite 163) empfohlen haben, können Ihnen auch bei dieser Form der Zyklusstörungen helfen.

Ärztliche Behandlung

Beim Auftreten einer Amenorrhoe ist ein Gespräch mit Ihrer Ärztin immer sinnvoll. Je nach der Ursache sind die Möglichkeiten zur Behandlung verschieden. Die Ärztin wird Ihnen – wenn eine Schwangerschaft, Krankheiten oder Fehlbildungen der Gebärmutter als Ursache ausgeschlossen sind – zunächst raten abzuwarten.

- Pflanzliche Heilmittel, die Mönchspfeffer (Agnus castus) und Silberkerze (Cimicifuga) enthalten (→ Seite 218), sind die erste und sanfteste Möglichkeit zur Behandlung. Nach wenigen Monaten hat sich meist der Zyklus normalisiert.

• Erst nach drei Monaten Amenorrhoe ist eine Untersuchung der Hormone sinnvoll.
• Mit der Einnahme einer »Pille« wird in jedem Fall eine regelmäßige Blutung erzeugt. Sie hat jedoch nichts mit dem eigenen Zyklus zu tun, sondern entsteht durch die Wirkung der Hormone im Medikament (→ Seite 63). Für manche Frauen ist es wichtiger, die Blutung auf diese Weise zu bekommen, als jeden Monat in Ungewißheit abzuwarten, ob sie womöglich doch schwanger sind. Sie sollten Ihre Situation mit der Ärztin besprechen und dann abwägen, was für Sie persönlich richtig ist.
• Magersüchtige Frauen gehen wegen einer Amenorrhoe nur selten zum Arzt, denn sie fürchten, daß ihre Eßstörung auf diesem Wege erkannt werden könnte. Wenn Sie sich eine Eßstörung eingestehen können, versuchen Sie, sich zu überwinden und ärztliche und psychotherapeutische Hilfe anzunehmen (→ Seite 142 und 234).

Zwischenblutungen

Symptome

- zusätzliche Blutung außerhalb des Zyklus
- bräunliche Schmierblutung zwischen zwei Perioden

Blutungen zwischen zwei Perioden sind häufig und fast immer harmlos. Es sind oft nur ganz diskrete Schmierblutungen, sie können aber auch die Stärke der üblichen Regel annehmen.

Ursachen
Zwischenblutungen treten meist durch Hormonschwankungen auf. Wenn der Östrogenspiegel in der Zyklusmitte kurzzeitig zu tief sinkt, reagiert die Gebärmutter wie kurz vor der Periode und stößt Schleimhaut ab. Bei den besonders niedrig dosierten modernen »Mikropillen« (→ Seite 63) sind Zwischenblutungen häufig, vor allem in den ersten Monaten der Einnahme.

Sich selbst helfen

Zwischenblutungen sind in vielen Fällen psychosomatisch bedingte Zyklusstörungen.
• Alle pflanzlichen Heilmittel, die den weiblichen Zyklus positiv beeinflussen, wie Mönchspfeffer und Silberkerze (→ Seite 218), sind besonders empfehlenswert.
• Die meisten Tips zu Selbsthilfe und ärztlicher Behandlung, die wir bei Menstruationsbeschwerden (→ Seite 162) und PMS (→ Seite 164) empfohlen haben, helfen Ihnen auch bei dieser Form von Zyklusstörungen.

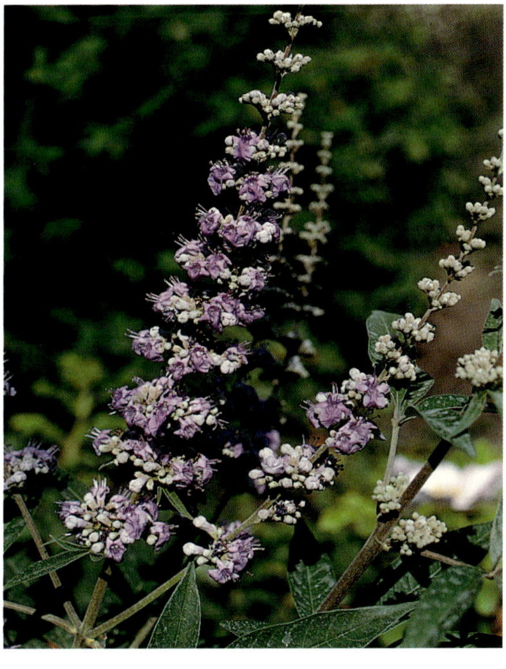

Bestimmte Heilpflanzen wirken ausgleichend und harmonisierend auf den weiblichen Hormonhaushalt. Dazu gehört vor allem Mönchspfeffer.

Ärztliche Behandlung

Wenn Sie mehr als drei Monate hintereinander Zwischenblutungen hatten, sollten Sie die Ursache ärztlich klären lassen.

- Unter Umständen sind nicht nur Hormonstörungen, sondern Muttermundpolypen (→ Seite 170) oder Entzündungen (→ Seite 171) die Ursache für die ungewohnte Blutung. In diesem Fall muß die zugrundeliegende Störung behandelt werden.
- Rühren die Zwischenblutungen von der »Mikropille« her und dauern sie mehr als drei Zyklen lang an, sollten Sie besser zu einer etwas höher dosierten »Pille« wechseln. Es sei denn, die Blutungen stören Sie nicht: Da sie harmlos sind, brauchen sie nicht notwendigerweise behandelt zu werden.
- Wenn die Zwischenblutungen durch Hormonstörungen verursacht sind und Sie sich ein Kind wünschen (→ Seite 68), sollten sie versuchen, Ihren Hormonhaushalt möglichst ins Gleichmaß zu bringen.

Sehr häufige oder sehr seltene Monatsblutung

Symptome

- die Abstände zwischen den Periodenblutungen werden immer kürzer
- die Abstände zwischen den Blutungen werden immer länger

Was zu häufig und zu selten ist, läßt sich nur im Vergleich zu Ihrem üblichen Periodenzyklus bestimmen (→ Seite 161).

Ursachen

Die häufigste Ursache für zu häufige oder zu seltene Blutungen sind Störungen im Hormongleichgewicht. In jüngeren Jahren sind körperlicher und seelischer Streß vielfach der Grund dafür, da sie das hormonelle Gleichgewicht verschieben können.

Für Frauen über 40 Jahren sind veränderte Zykluszeiten häufig erste Anzeichen der beginnenden Wechseljahre (→ Seite 75). Verkürzte Zyklen bedeuten meist eine zu geringe Progesteronproduktion des Gelbkörpers, verlängerte Zyklen können mit zu niedrigem Östrogenspiegel zusammenhängen.

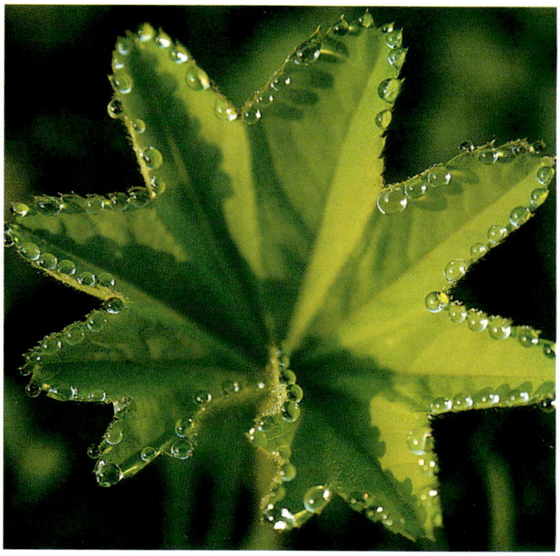

Frauenmantel war schon im Mittelalter als Heilpflanze bei Frauenbeschwerden bekannt. Sie lindert Periodenschmerzen und begleitende Verdauungsstörungen.

Sich selbst helfen

- Alle pflanzlichen Heilmittel, die den weiblichen Zyklus positiv beeinflussen wie Mönchspfeffer und Silberkerze (→ Seite 218), sind besonders empfehlenswert.
- Die meisten Tips zu Selbsthilfe und ärztlicher Behandlung, die wir bei Menstruationsbeschwerden (→ Seite 162) und PMS (→ Seite 164) empfohlen haben, werden Ihnen auch bei dieser Form von Zyklusstörungen guttun.

Ärztliche Behandlung

Zur Abklärung der Gründe für Ihre Beschwerden sollten Sie sich immer ärztlich untersuchen lassen. Dazu gehört auch eine Krebsfrüherkennungsuntersuchung, denn gehäufte Blutungen können ein Frühsymptom für Gebärmutterkrebs (→ Seite 194) sein und wie reguläre, aber häufigere Perioden erscheinen.

- Besonders wenn Sie sich ein Kind wünschen und der Zyklus durch eine Gelbkörperschwäche verkürzt ist, ist eine Hormonbehandlung meist unumgänglich.
- Beginnende Wechseljahre müssen nicht behandelt werden, außer Sie wünschen es oder haben zusätzlich andere starke Beschwerden (→ Seite 75).

Überstarke Monatsblutung

Symptome

- deutlich stärkere Monatsblutung über mehr als 7 Tage
- mehr als acht vollgesogene Binden oder Tampons pro Tag
- Schwindel, Schwächegefühl

Als überstark gelten Periodenblutungen dann, wenn Sie – an Ihrem persönlichen Maß gemessen – etwa doppelt so stark bluten wie üblich. Sie können selbst am besten beurteilen, wie viele Binden oder Tampons Sie brauchen, und an deren Menge ablesen, ob und wie sehr Ihre Blutung verstärkt ist.

Ursachen

Die häufigste Ursache für wiederkehrende überstarke Blutungen sind Hormonstörungen. Wenn sich durch erhöhte Östrogenspiegel die Schleimhaut besonders dick aufgebaut hat, blutet es entsprechend stärker, wenn sie abgeht. Das kann in der Pubertät und in den Jahren vor der Menopause der Fall sein (→ Seite 75). Auch Endometriose (→ Seite 181) und Myome (→ Seite 174) lösen die sogenannte Hypermenorrhoe aus. Starke und schmerzhafte Blutungen treten ebenfalls häufig auf, wenn Sie mit einer Spirale verhüten (→ Seite 62).
Wie alle Zyklusstörungen können sie außerdem Ausdruck von Überlastung und seelischen Problemen sein.

Sich selbst helfen

- Alle pflanzlichen Heilmittel, die den weiblichen Zyklus positiv beeinflussen wie Mönchspfeffer und Silberkerze (→ Seite 218), sind besonders empfehlenswert.
- Die meisten Tips zu Selbsthilfe und ärztlicher Behandlung, die wir bei Menstruationsbeschwerden (→ Seite 162) und PMS (→ Seite 164) empfohlen haben, helfen Ihnen auch bei dieser Form von Zyklusstörungen.

Ärztliche Behandlung

Überstarke Blutungen können sehr ernste Gründe haben, deshalb sollten Sie sie möglichst bald ärztlich abklären lassen.

- Stellt sich heraus, daß Hormonstörungen behandelt werden müssen, ist es bei starken Beschwerden sinnvoll, möglichst frühzeitig den Hormonhaushalt zu regulieren.
- Wenn das nicht gelingt, ist das Risiko relativ hoch, daß ein unerkannter Krebs in der Gebärmutterschleimhaut (→ Seite 194) die starke Blutung verursacht. Dieser Verdacht läßt sich mit einer Ausschabung (→ Seite 245) ausschließen. Besonders in den Jahren um die Menopause sollte nicht allzu lange mit dieser Untersuchung gewartet werden.

Der Muttermund

Um die Gesundheit Ihres Muttermundes (Portio) zu beurteilen, sind Sie weitgehend auf Ihre Ärztin angewiesen. Es ist zwar möglich, sich mit einem Untersuchungsspiegel selbst zu betrachten, doch letztendlich können nur Fachleute beurteilen, was der Befund zu bedeuten hat.

Polypen und Zysten am Muttermund

Symptome

- Schmierblutungen nach dem Sex
- manchmal verstärkter, dünner Ausfluß

Polypen sind Wucherungen der Schleimhäute, die im ganzen Körper vorkommen können. Am bekanntesten sind die Nasenpolypen, aber Polypen gibt es ebenfalls am Muttermund.
Die Gebärmutter-Schleimhaut wölbt sich bei jedem Zyklus etwas aus der Gebärmutter heraus und bildet sich mit der Monatsblutung wieder zurück. Manchmal bleiben Teile der vorgewölbten Schleimhaut übrig, und daraus entstehen Polypen. Sie sind fast immer harmlos, doch wenn sie zu bluten beginnen, werden sie lästig und sollten entfernt werden.
Zysten sind rundliche Hohlräume, die mit Gewebeflüssigkeit gefüllt sind. Sie können außer am Muttermund beispielsweise auch im Eierstock entstehen (→ Seite 179).
Kleine Polypen und Zysten machen vielfach überhaupt keine Beschwerden. Sie fallen als Nebenbefund bei der Vorsorgeuntersuchung auf. Größere Polypen verursachen manchmal Schmierblutungen vor allem nach vaginalem Sex, weil sie dabei mechanisch gereizt werden und an der Oberfläche leicht bluten.

Sich selbst helfen

Gegen die Bildung von Polypen und Zysten gibt es keine Selbsthilfe. Sie können nur auf die Symptome achten, mit denen sich eventuelle Probleme ankündigen, und die Früherkennungsuntersuchung in Anspruch nehmen (→ Seite 131).

Ärztliche Behandlung

- Muttermundzysten sind harmlos. Sie werden nur wenige Millimeter groß und müssen normalerweise nicht behandelt werden.
- Polypen werden im allgemeinen nur dann behandelt, wenn sie Beschwerden verursachen. Einen Polypen mit längerem Stiel, der aus dem Muttermund hinausragt, kann man mit einer Elektroschlinge abtragen. In einer entsprechend eingerichteten Praxis ist das ambulant möglich.

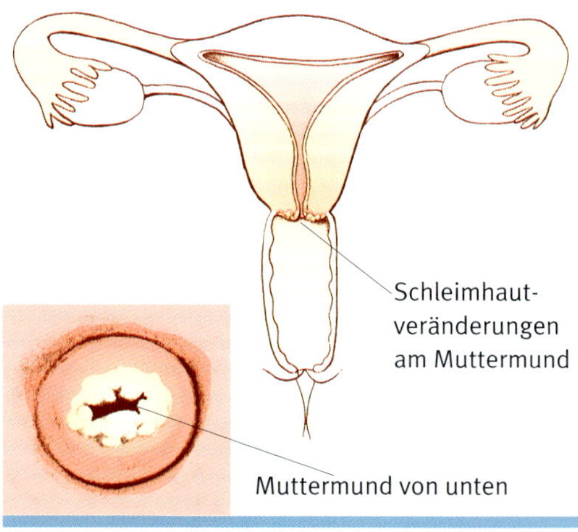

Bei der Früherkennungsuntersuchung wird auch der Muttermund untersucht. Mit einem PAP-Abstrich lassen sich Schleimhautveränderungen rechtzeitig erkennen.

Die Gebärmutter

Eine der Aufgaben der Gebärmutter (Uterus) ist es, ein Kind auszutragen und zu gebären. Doch ist sie allen Frauen eher dadurch bewußt, daß sie uns durch die monatliche Blutung einen inneren Takt angibt. Sie ist es auch, die uns durch rhythmische Muskelkontraktionen im Orgasmus Lust bereitet.

Gebärmutterentzündung

Symptome

- andauernder Druckschmerz im Unterbauch
- unregelmäßige Periode mit Zwischenblutungen
- verstärkter Ausfluß
- starke Schmerzen beim Sex
- später Fieber

Normalerweise ist die Gebärmutter gegen Keime aus der Scheide gut geschützt. Im Gebärmutterhals (Cervix) sitzt ein Schleimpfropf, der zunächst als mechanische Barriere wirkt. Außerdem ist sein Milieu basisch, so daß die Keime aus dem sauren Scheidenmilieu sich dort nicht wohlfühlen und zugrunde gehen.

Ursachen
Ist bereits der Gebärmutterhals entzündet, funktioniert die natürliche Barriere nicht mehr, und Keime können ungehindert in die Gebärmutter eindringen. Die verstärkten Blutungen sind ein Selbstheilungsversuch der Gebärmutter: Sie stößt die Schleimhaut mitsamt den störenden Bakterien ab. Deshalb können die Keime bei einer Gebärmutterentzündung noch im Periodenblut nachgewiesen werden.

Sich selbst helfen

- Sie können einer Gebärmutterentzündung durch entsprechende Hygiene und kondomgeschützten Sex vorbeugen.
- Lassen Sie Scheideninfektionen frühzeitig behandeln (→ Seite 155), so daß die Keime nicht bis in die Gebärmutter vordringen.
- Sind Sie bereits erkrankt, brauchen Sie Bettruhe, wie bei jeder schweren Infektion. Jede Anstrengung und übermäßige Bewegung schaden.
- Beugen Sie dem Austrocknen durch das Fieber und möglicher schmerzhafter Verstopfung vor, indem Sie reichlich trinken – mindestens drei Liter Flüssigkeit pro Tag.

Ärztliche Behandlung

Eine Untersuchung ist in jedem Fall notwendig. Zunächst wird mit einem Abstrich vom Muttermund geklärt, welche Keime die Entzündung verursacht haben.

- Bei eindeutigen Anzeichen einer Infektion wird Ihre Ärztin Ihnen mit Sicherheit Anti-

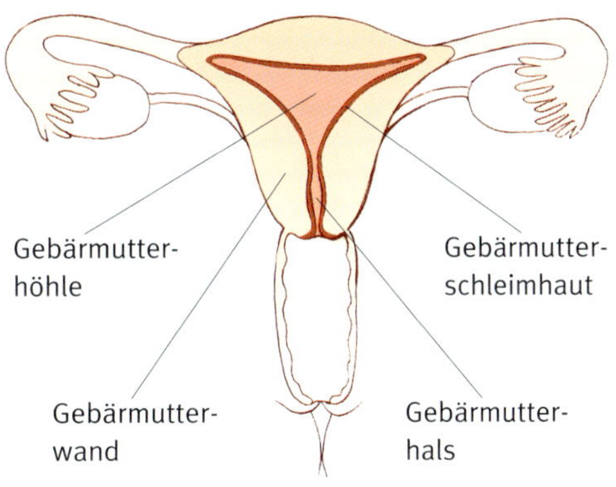

Normalerweise ist die Gebärmutter durch Muttermund und Cervixschleim vor Infektionen geschützt. Doch bei geschwächter Abwehr können Keime bis zu ihr vordringen.

biotika verordnen (→ Seite 231), damit die Infektion nicht chronisch wird oder sich bis zu den Eileitern ausweitet.

- Bettruhe ist notwendig. Erst wenn alle Entzündungszeichen verschwunden sind – das heißt normale Blutsenkung, Abstrich unauffällig, kein Ausfluß mehr – dürfen Sie sich wieder belasten.

Gebärmuttersenkung
(Deszensus)

Symptome

- Grad I: Druckgefühl im Unterbauch, Rückenschmerzen
- Grad II: starkes Druckgefühl in der Scheide, häufiger Harndrang, Schmerzen beim Sex
- Grad III: Hervortreten der Gebärmutter aus der Scheide (Gebärmuttervorfall)

Die Gebärmutter wird von straffen Bändern an ihrem Platz gehalten. Von unten sorgt die Muskulatur des Beckenbodens für eine stabile Lage der Bauchorgane. Durch eine Schwäche der Bänder und der Beckenbodenmuskulatur sinkt die Gebärmutter aus ihrer ursprünglichen Lage nach unten ab. Das hat zur Folge, daß sie teilweise in die Scheide hineinrutscht. Dabei zieht sie den Darm und die Blase mit nach unten, was zu Rückenschmerzen, Verdauungsbeschwerden und Störungen beim Wasserlassen führt.
Im Liegen verbessern sich die Beschwerden, bei langem Sitzen oder Stehen und besonders beim Pressen zum Stuhlgang verstärken sie sich.
Schreitet die Senkung fort (Grad II), entsteht das Gefühl, es würde etwas aus der Scheide herausfallen. Beim Sex kann der Penis nicht so weit wie früher eindringen, und

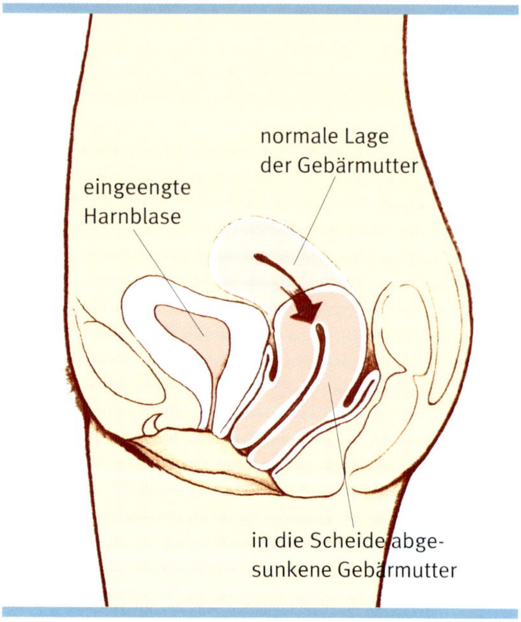

Ist die Beckenbodenmuskulatur geschwächt, so rutscht die Gebärmutter nach unten in die Scheide. Im Extremfall wird der Muttermund in der Scheide sichtbar.

unangenehme Schmerzen mindern die Lust. Schließlich rutscht bei einer Senkung Grad III die Gebärmutter zum Teil aus der Scheide heraus. Der Muttermund wird zwischen den Venuslippen sichtbar. Es kommt zum sogenannten Gebärmuttervorfall.

Ursachen
Die Beckenbodenmuskulatur wird im Laufe des Lebens schwächer und weniger tragfähig, dadurch erhöht sich das Risiko für eine Gebärmuttersenkung. Besonders wenn Frauen mehrere Kinder geboren haben, hart körperlich arbeiten oder viel heben mußten, ist der Beckenboden überanstrengt.
Übergewicht führt ebenso zur chronischen Überdehnung und Strapazierung des Beckenbodens wie lang bestehende Verstopfung, die immer wieder kräftiges Pressen erfordert. Bei sitzenden Tätigkeiten erschlafft die Muskulatur mangels Training.

Kleines Beckenboden-training

Diese Übungen können Sie zur Vorbeugung ohne viel Aufwand täglich zu Hause machen. Falls Sie bereits Beschwerden haben, lassen Sie sich von einer Krankengymnastin weitere Übungen zeigen und ein persönliches Trainingsprogramm zusammenstellen.

- Zunächst müssen Sie herausfinden, wo genau eigentlich Ihre Beckenbodenmuskeln sind. Es gibt einen einfachen Trick: Versuchen Sie auf der Toilette den Harnstrahl zu unterbrechen und kurz anzuhalten. Die Muskeln, die das tun, sind der Beckenboden.
- Wo immer Sie stehen oder sitzen, können Sie heimlich etwas für Ihren Beckenboden tun: Spannen Sie leicht die Muskeln von Po und Oberschenkeln an, ziehen Sie dabei den Beckenboden ganz intensiv nach innen, als wenn Sie etwas aufsaugen wollten. Kurz anhalten und wieder loslassen, mehrmals wiederholen.
- Legen Sie sich zu Hause auf den Rücken, die Beine angewinkelt, und heben Sie langsam das Becken an, bis Oberschenkel und Körper eine gerade Linie bilden.

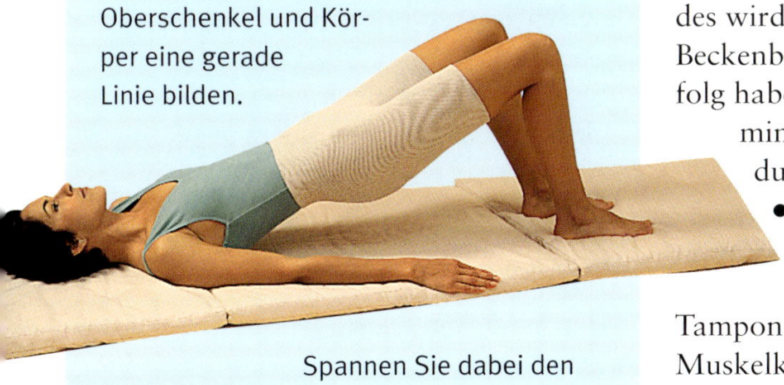

Spannen Sie dabei den Beckenboden an. Kurz so verweilen, dann das Becken langsam wieder senken; mehrmals wiederholen.

Sich selbst helfen

Die beste Vorbeugung und Behandlung der Gebärmuttersenkung ist die Kräftigung des Beckenbodens.

- Gymnastikübungen für den Beckenboden (→ Kasten) lassen sich leicht in den Alltag einbauen und brauchen keine aufwendigen Vorbereitungen. Mit konsequentem Training können sich leichte Senkungsbeschwerden vollständig zurückbilden.
- Achten Sie darauf, nicht allzulang in derselben Körperhaltung zu verharren, also zum Beispiel stundenlang zu sitzen oder zu stehen. Das läßt den Beckenboden schlaff werden.
- Meiden Sie alles, was mit unnötigem Pressen und Drücken verbunden ist. Gehen Sie beim Kisten-Schleppen und Baby-Hochheben erst in die Hocke und heben Sie die Last aus den Knien hoch.
- Versuchen Sie unnötiges Übergewicht loszuwerden. Eine ausgewogene Ernährung mit reichlich Ballaststoffen reguliert die Verdauung und das Gewicht (→ Seite 15).

Ärztliche Behandlung

- Bei einer Senkung ersten und zweiten Grades wird Ihnen Ihre Ärztin immer zur Beckenbodengymnastik raten. Wenn sie Erfolg haben soll, müssen Sie sie zuverlässig mindestens ein halbes Jahr lang täglich durchführen.
- Um die Wirksamkeit der Übungen zu steigern, gibt es bleibeschwerte Kunststoffkegel, die Sie wie einen Tampon in die Scheide einführen. Mit der Muskelkraft Ihres Beckenbodens müssen Sie verhindern, daß die schweren Kegel wieder herausrutschen. Dieses sogenannte Konustraining verstärkt den Effekt der Beckenbodengymnastik.

• Frauen mit starken Beschwerden, die sich nicht operieren lassen wollen, können es mit einem Spezial-Pessar versuchen. Das Pessar ist ein Ring oder Würfel aus Kunststoff, der ähnlich wie ein Diaphragma (→ Seite 61) tief in die Scheide eingeführt wird. Dort stützt es die Gebärmutter ab und hält sie oberhalb des Beckenbodens. Das Pessar ist eine mechanische Hilfe, die an der Gebärmuttersenkung nichts ändert, nur die Beschwerden mildert. Es muß alle sechs Wochen herausgenommen und gereinigt werden. Falls Druckstellen entstehen, können sie mit östrogenhaltigen Salben behandelt werden. Sie können auch mit einem Pessar Sex haben.

• Haben sich nach sechs Monaten trotz intensiven Beckenbodentrainings die Beschwerden nicht gebessert, wäre der nächste Schritt eine Operation. In den meisten Fällen kommt eine Beckenbodenstraffung (→ Seite 248) in Frage. Die letzte Möglichkeit ist eine Gebärmutterentfernung (→ Seite 247). Stimmen Sie einer Operation immer erst nach reiflicher Überlegung zu. Lassen Sie sich vorher ausführlich beraten und ziehen Sie, wenn Sie unsicher sind, ruhig einen zweiten Arzt hinzu.

Myome in der Gebärmutter

Symptome

- verstärkte und schmerzhafte Monatsblutungen
- Druckgefühl im Unterbauch
- Harndrang und Verstopfung
- Schmerzen beim Sex

Myome sind gutartige Muskelknoten, die in der Wand der Gebärmutter entstehen. Nahezu ein Viertel aller Frauen über 30 Jahren haben ein oder mehrere Myome, die in den meisten Fällen überhaupt keine Beschwerden verursachen. Sie fallen oft nur als Zufallsbefund im Rahmen einer frauenärztlichen Untersuchung auf, weil sie die Gebärmutter vergrößern.

Falls Myome Probleme machen, dann sind es hauptsächlich verstärkte Blutungen, Rückenschmerzen und Druck- und Spannungsgefühl im Unterbauch. Wenn das Myom zufällig auf die Blase oder den Enddarm drückt, kann es auch Harndrang oder Verstopfung auslösen.

Ursachen

Obwohl Myome weit verbreitet sind, ist es bisher nicht gelungen, ihre genaue Ursache herauszufinden. Sie entstehen und wachsen nur in dem Lebensalter, in dem der Östrogenspiegel im Blut hoch ist, das heißt nicht vor der Pubertät und nicht nach den Wechseljahren. Nach der Menopause bilden sich eventuell vorhandene Myome wieder zurück. Ob jedoch die Östrogene allein verantwortlich für Myome sind, ist nach wie vor umstritten.

Myome können in allen Schichten der Gebärmuttermuskulatur wachsen, sie können einzeln vorkommen, aber auch zu mehreren die Gebärmutter durchsetzen. Die Knoten sind meist kugelrund; manche hängen an einem kleinen Stiel aus Bindegewebe an der Außenseite der Gebärmutter.

In der Schwangerschaft werden auch die Myome stärker durchblutet, weshalb sie sich in dieser Zeit noch vergrößern. Nach der Entbindung bilden sie sich wieder zurück. Nur in ganz seltenen Fällen sind Myome ein ernsthaftes Problem für die Entwicklung und Geburt des Kindes. Ein einzelnes großes Myom nahe am Muttermund beispielsweise kann zum Geburtshindernis werden. Viele die Gebärmutter durchsetzende Knoten er-

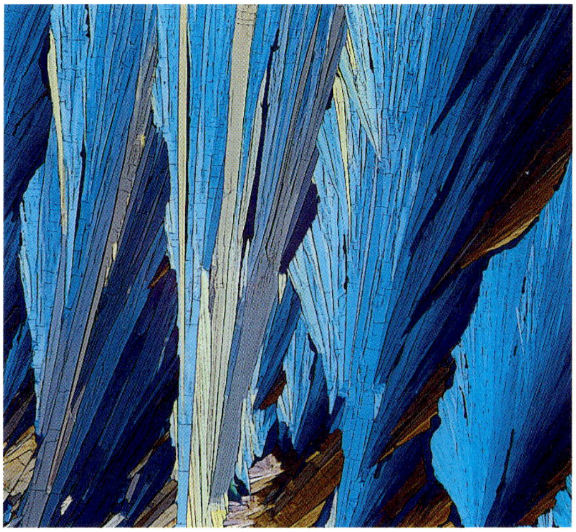

Myome haben nur Frauen im fruchtbaren Alter, also nicht vor der Pubertät und nicht nach den Wechseljahren. Das hängt mit dem Hormon Östrogen zusammen.

schweren manchmal die kräftigen Muskelkontraktionen bei den Wehen. Es kann dann nötig werden, das Baby mit einem Kaiserschnitt auf die Welt zu holen.

Sich selbst helfen

Solange Sie keine Beschwerden durch Ihre Myome haben, brauchen Sie auch keine Therapie. Lassen Sie sich keinesfalls ohne Not zu einer Operation drängen.

Ärztliche Behandlung

Wenn Sie Beschwerden haben, sollten Sie sie ärztlich abklären lassen. Bei der Tastuntersuchung kann die Ärztin feststellen, ob die Gebärmutter durch ein Myom vergrößert oder verformt ist.

- Die Diagnose wird durch eine Ultraschalluntersuchung bestätigt. Hier kann auch die genaue Größe des Myoms gemessen und seine Lage festgestellt werden. Wenn Sie beschwerdefrei sind, können Sie ab und zu eine Ultraschallaufnahme machen lassen, um das Wachstum zu kontrollieren. Nur wenn Probleme auftreten, gilt es gemeinsam mit der Ärztin das weitere Vorgehen zu überlegen.
- An erster Stelle steht die medikamentöse Behandlung mit Wirkstoffen, die das Östrogen hemmen. Diese Mittel – sogenannte GnRH-Analoga – gleichen den Releasing-Hormonen der Hirnanhangsdrüse (→ Seite 53) und täuschen dem Organismus ausreichend hohe Spiegel dieser Hormone vor. Das drosselt die Östrogenproduktion und bringt die Myome zum Schrumpfen. Doch mit dem Absetzen der Mittel können sie erneut wachsen. Als Nebenwirkung treten bei vielen Frauen durch das plötzliche Fehlen von Östrogenen sehr unangenehme Wechseljahrsbeschwerden (→ Seite 75) auf. Die Behandlung sollte deshalb nicht länger als ein halbes Jahr dauern, um nicht vorzeitige Alterserscheinungen und Störungen wie beispielsweise Osteoporose (→ Seite 28 und 79) zu provozieren.
- Bestimmte Sorten der »Pille« mit hohem Gestagenanteil oder »Minipillen« können das Wachstum von Myomen verlangsamen. Sie sind besonders für Frauen, die ohnehin verhüten möchten, eine sinnvolle Alternative.
- Bei starken Beschwerden können einzelne Myome mit einer Bauchspiegelung (→ Seite 243) aus der Gebärmutter herausoperiert werden. Frauen, die sich noch Kinder wünschen, können diese Behandlungsmethode nutzen, denn die Gebärmutter behält anschließend ihre Funktion.
- Nur wenn zahlreiche und ungünstig gelegene Myome starke Beschwerden verursachen, kann eine Entfernung der Gebärmutter nötig werden (→ Seite 247). Die Eierstöcke sollten bei diesem Eingriff möglichst erhalten bleiben, um die Hormonproduktion nicht zu stören.

Die Eileiter (Tuben)

Die zarten Eileiter verbinden die Gebärmutterhöhlung mit dem offenen Bauchraum. Sie sind im Gegensatz zur Scheide und zum Muttermund nicht mehr gesondert gegen eindringende Keime abgesichert.

Eileiterentzündung

Symptome

- Ziehen und Druckgefühl im Unterbauch
- verstärkter und veränderter Ausfluß
- stechende Schmerzen beim Sex
- später Fieber und harter, druckempfindlicher Bauch

Eileiterentzündungen beginnen oft schleichend. Ein diffuses Druckgefühl im Unterbauch und stechende Beschwerden beim Sex deuten auf eine Entzündung hin. Wenn sich die Infektion weiter ausbreitet, kommt es zu akuten Krankheitszeichen mit hohem Fieber, starken Schmerzen und Druckempfindlichkeit des Bauches. Solch eine akute Phase beginnt oftmals im Anschluß an eine Monatsblutung.
Wenn eine Eileiterentzündung chronisch geworden ist, scheinen sich die Beschwerden zunächst zu bessern. Sie flackern aber bei jeder Periode, bei körperlichen und seelischen Belastungen wieder auf.

Ursachen
Entzündungen der Eileiter treten nahezu ausschließlich bei sexuell aktiven Frauen in der Zeit der Geschlechtsreife auf – also weder vor der Pubertät noch nach den Wechseljahren. Die Partner häufig zu wechseln, erhöht das Risiko. Die Ursachen einer Eileiterentzündung sind aufsteigende Infektionen aus der Scheide (→ Seite 155).
Wenn durch Streß oder andere Belastungen die Abwehr herabgesetzt ist, können Keime bis in die Eileiter vordringen. Dazu gehören Streptokokken, Staphylokokken und Colibakterien aus dem Darm, aber auch Gonokokken und Chlamydien (→ Sexuell übertragbare Infektionen, Seite 158).
Auch unsachgemäß durchgeführte frauenärztliche Eingriffe ohne ausreichende Desinfektion, beispielsweise beim Legen einer Spirale, können zu Infektionen führen.
Beim Abheilen jeder Infektion entstehen kleine Narben in der Schleimhaut. In den Eileitern ist das fatal, denn sie sind so dünn, daß selbst kleine Narben den schmalen Durchgang verengen oder komplett verschließen können. Deshalb sind Eileiterentzündungen ein häufiger Grund für Unfruchtbarkeit. Selbst wenn ein Ei befruchtet wurde, stellen die Narben noch ein problematisches Hindernis dar: Das Ei kann sich verfangen und eine Eileiterschwangerschaft die Folge sein (→ Seite 177).

Sich selbst helfen

Gegen Eileiterentzündungen vorbeugen können Sie durch kondomgeschützten Sex und alle Maßnahmen, die auch Scheidenentzündungen vermeiden helfen (→ Seite 155).
- Ist eine Infektion erst einmal eingetreten, sind Bettruhe und Wärme die wichtigsten Maßnahmen. Erst wenn alle Beschwerden abgeklungen sind, sollten Sie sich wieder belasten.
- Gegen akute Schmerzen helfen Eisbeutel auf dem Unterbauch. Später unterstützt Wärme den Heilungsprozeß in Form von feucht-warmen Umschlägen, einem warmen Heublumensack oder Fangopackungen.
- Sich bei kühlem Wetter »untenrum« warm

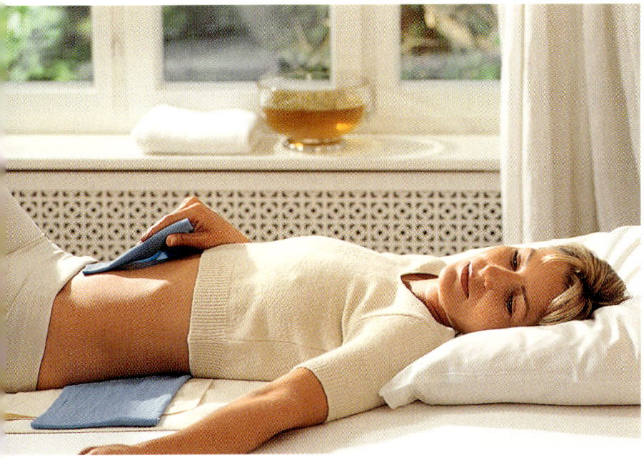

Warme Bauchwickel helfen bei allen Entzündungen und Schmerzen im Bauchraum. Sie brauchen dazu ein feucht-heißes, ein trockenes und ein wärmendes Tuch.

zu halten, hat schon die Großmama empfohlen. Sie hatte durchaus recht, denn Unterkühlung schwächt die Abwehr und ermöglicht so Infektionen.

Ärztliche Behandlung

Mit Eileiterentzündungen ist wegen ihrer weitreichenden Folgen nicht zu spaßen. Bei jedem Verdacht sollten Sie sich umgehend ärztlich untersuchen lassen.

- Meist gibt schon die Tastuntersuchung den entscheidenden Hinweis: Die Berührung der Eileiter von der Scheide her schmerzt stark. Manchmal sind die Eileiter so sehr angeschwollen, daß die Ärztin sie fühlen kann, was normalerweise nicht möglich ist.
- Auch wenn die Diagnose schon bei der körperlichen Untersuchung klar ist – es ist sinnvoll, durch einen Abstrich vom Muttermund die Keime zu identifizieren, die für die Entzündung verantwortlich sind. Dann kann gezielt behandelt werden.
- Ihre Ärztin wird Ihnen Antibiotika verordnen, um weiteren Krankheitsfolgen und Sterilität vorzubeugen. Es ist wichtig, hier nichts zu verschleppen.
- Je nach Ausmaß der Erkrankung kann in einer Akutsituation sogar ein Krankenhausaufenthalt nötig sein. Denn bei hohem Fieber muß auch das Blut auf Keime untersucht und unter Umständen intravenös mit Antibiotika-Infusionen therapiert werden.
- Im Anschluß an die akute Infektion wird Ihnen auch die Ärztin Wärmebehandlungen zur Förderung der Heilung verordnen: beispielsweise Kurzwellenbestrahlung oder Fangopackungen.

Eileiterschwangerschaft
(Extrauteringravidität)

Symptome

- Schmierblutungen sechs bis acht Wochen nach der letzten Regel
- unsichere Schwangerschaftszeichen
- akuter, schneidender Bauchschmerz, der vorübergehend verschwindet und nach Stunden wiederkommt
- eventuell Übelkeit, Schwindel und Kollapsneigung

Wenn eine befruchtete Eizelle sich, statt in die Gebärmutter zu wandern, im Eileiter verfängt und dort anwächst, kommt es zu einer sogenannten Eileiterschwangerschaft. Sie ist für die Betroffene ein akuter Notfall und muß sofort behandelt werden, sonst kann es zu lebensbedrohlichen Blutungen in den Bauchraum kommen.
Etwa sechs bis acht Wochen nach der letzten regulären Periode treten Schmierblutungen auf, nachdem zwischendurch eine Periode ausgefallen war. Alle frühen Zeichen einer Schwangerschaft sind möglich: morgendliche Übelkeit, Spannungsgefühl im Busen und im Bauch. Der Schwanger-

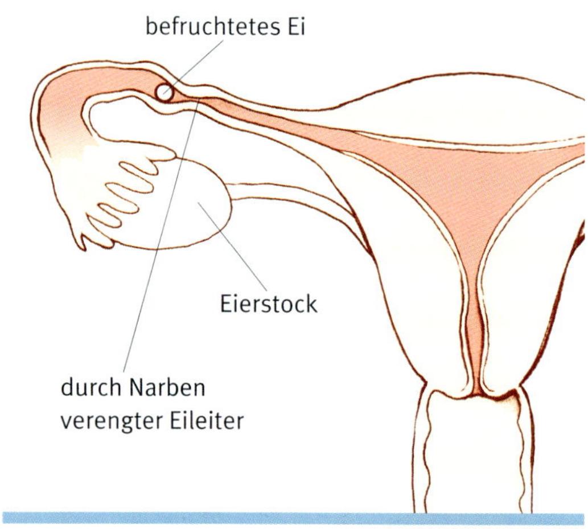

Eileiter können durch frühere Entzündungen vernarben oder verkleben. Falls ein befruchtetes Ei sich darin verfängt, droht eine Eileiterschwangerschaft.

schaftstest im Urin kann, muß aber nicht, positiv sein. Die dann auftretenden Unterbauchschmerzen sind krampfartig, meist einseitig und schneidend, die Bauchdecke wird berührungsempfindlich. Mit Schwindelgefühlen, Schwäche und drohender Ohnmacht kündigt sich eine Notsituation an. Lassen Sie sich in diesem Fall sofort in eine Klinikambulanz bringen oder rufen Sie den Notarzt.

Ursachen

Alle Engstellen und Narben im Eileiter können zu einer Eileiterschwangerschaft führen. Zurückliegende Infektionen am Eileiter sind die Hauptursachen. Doch auch die Verhütung mit der Spirale kann eine Eileiterschwangerschaft auslösen (→ Seite 177). Das befruchtete Ei bleibt an den Unebenheiten der Eileiterwand hängen und nistet sich an der falschen Stelle ein. Nach 6 bis 8 Wochen wird der wachsende Embryo zu groß für den engen Eileiter und reißt ihn auf. Es kommt zu Blutungen in den Unterbauch, die lebensgefährlich sein können.

Sich selbst helfen

Wenn Sie schon einmal eine Eileiterschwangerschaft hatten, besteht ein erhöhtes Risiko, daß es noch einmal passiert. Sie sollten in diesem Fall nicht mit der Spirale verhüten. Achten Sie auf die Frühzeichen und gehen Sie rechtzeitig zum Arzt.

Ärztliche Behandlung

Wenn Sie entsprechende Symptome an sich feststellen, sollten Sie umgehend zur ärztlichen Untersuchung gehen. Im Akutfall, bei heftigen Beschwerden, ist eine Krankenhausambulanz der richtige Ort.

- Mit Hilfe eines Ultraschalls stellt Ihre Ärztin fest, ob eine Eileiterschwangerschaft zu sehen ist. Die modernen Geräte geben so genaue Bilder, daß die Diagnose fast immer exakt gestellt werden kann.
- Eine Eileiterschwangerschaft muß immer operativ beendet werden. Es gibt keine Möglichkeit, sie zu erhalten und in die Gebärmutter zu übertragen. Mit Hilfe einer Bauchspiegelung (→ Seite 243) wird der Embryo herausgeschält und die Wunde mit haarfeinen Nähten verschlossen.
- Wird die Eileiterschwangerschaft sehr frühzeitig – noch vor der achten Woche – erkannt, ist es manchmal möglich, Prostaglandin in den Eileiter hineinzuspritzen, wodurch sich der Embryo ablöst und in die Gebärmutter abrutscht. Dort wird er mitsamt der Gebärmutterschleimhaut durch eine Ausschabung (→ Seite 245) entfernt.
- In den Wochen nach dem Eingriff muß der Spiegel des Schwangerschaftshormons β-HCG im Blut ärztlich nachkontrolliert werden. Sinkt er nicht ausreichend ab, ist dies ein Zeichen dafür, daß noch Reste des Embryos im Eileiter verblieben sind. Sie müssen durch eine Nachoperation entfernt werden.

Die Eierstöcke

Im Verlauf der monatlichen Zyklen erleben die Eierstöcke (Ovarien) ständige Auf- und Abbauprozesse: Eireifung, Eisprung und Hormonproduktion. Das macht sie anfällig für Zellveränderungen – für gutartige und bösartige. Außerdem enthalten sie auf kleinem Raum viele verschiedene Gewebearten, was zu sehr unterschiedlichen Veränderungen in den Eierstöcken führen kann.

Zysten an den Eierstöcken

Symptome

- meist einseitiges Drücken und Ziehen im Unterbauch
- unregelmäßige Perioden oder Zwischenblutungen

Zysten sind ganz allgemein Hohlräume im Gewebe, die mit Flüssigkeit gefüllt sind. In den Eierstöcken bilden sich diese gutartigen Gewächse meist aus nicht aufgesprungenen Eibläschen. Sie können mit der Zeit größer werden, aber auch von selbst wieder eintrocknen.

Zysten machen sich vielfach erst bemerkbar, wenn sie eine gewisse Größe erreicht haben und dann Spannungsgefühle und Druck im Unterbauch verursachen. Kleinere Zysten bis zu etwa vier Zentimetern machen jedoch meist gar keine Beschwerden. Je nach ihrer Lage kann eine Zyste den Darm oder die Blase einengen und damit Verstopfung oder Harndrang auslösen. Beim Sex verursachen sie manchmal durch mechanische Reizung stechende Schmerzen. Manche Zysten haften mit einem dünnen Stiel an den Eierstöcken. Sie können sich aus einer heftigen Bewegung heraus um ihren Stiel drehen und damit akute Beschwerden auslösen.

Verschiedene Arten von Eierstockzysten

Zellveränderungen an den Eierstöcken können verschiedene Formen von Zysten zur Folge haben. Hier die wichtigsten Begriffe, die Ihnen vielleicht einmal begegnen:

- **Retentionszysten** sind die häufigste Form. Sie entstehen aus nicht gesprungenen Eibläschen, die sich langsam mit Flüssigkeit füllen. Sie bilden sich meist nach einiger Zeit von selbst zurück.
- **Luteinzysten** wachsen aus gesprungenen Eibläschen, wenn sich in den Gelbkörpern Flüssigkeit sammelt.
- Als **polyzystische Ovarien** bezeichnet man die Durchsetzung beider Eierstöcke mit zahlreichen kleinen Zysten. Sie entstehen durch einen zu hohen Anteil von männlichen Hormonen im Blut. Dieses hormonelle Ungleichgewicht stimuliert die Ovarien zu übermäßiger Follikelbildung und verhindert damit gleichzeitig einen Eisprung. Es kommt zu einer komplexen Hormonstörung, die es den Betroffenen erschwert schwanger zu werden.
- **Dermoidzysten** entwickeln sich aus Resten von Embryonalgewebe. Dieses Gewebe hat die Fähigkeit, alle möglichen Zellarten entstehen zu lassen. So kann es in diesen Zysten auch zur Bildung von Knochengewebe, Zahnanteilen und Haaren kommen. Deshalb werden Dermoidzysten manchmal als innerer »Zwilling« bezeichnet. Sie wachsen sehr langsam und werden, obwohl sie von Geburt an bestehen, häufig erst im jungen Erwachsenenalter entdeckt.

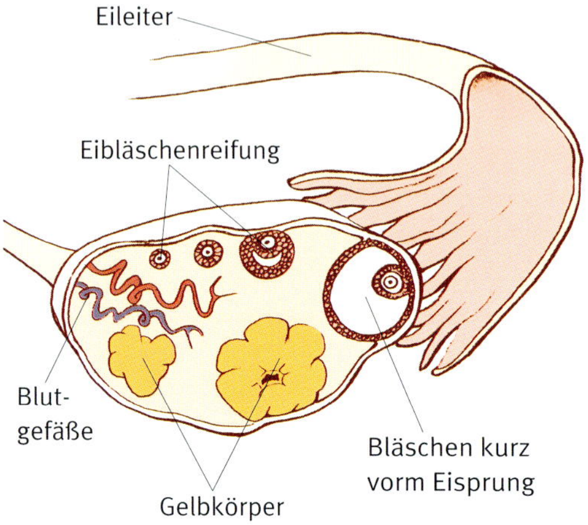

In den Eierstöcken laufen auf kleinem Raum jeden Monat vielfältige Prozesse ab: Ein Eibläschen wächst und springt auf, wird zum Gelbkörper und produziert Hormone.

Ursachen

Die genauen Ursachen für Ovarialzysten sind letztlich unklar – bekannt ist nur, daß sie in den verschiedenen Gewebeanteilen der Eierstöcke entstehen. Warum bei einigen Frauen Hormonstörungen zu Zysten führen und bei anderen nicht, bleibt ungewiß. Ebenso ist unklar, warum manche Frauen auf psychische Belastungen mit Hormonstörungen reagieren und andere nicht. Psychosomatiker vermuten, daß jeder Mensch seine »Achillesferse« hat, die als organische Schwachstelle auf seelische Überbelastungen reagiert. Und bei manchen Frauen gerät dadurch der Hormonhaushalt aus dem Gleichgewicht.

Sich selbst helfen

Alle Maßnahmen, die den Hormonhaushalt harmonisieren und entspannen (→ Seite 218 und 36), können eine Hilfe für Frauen sein, die eine Neigung zur Zystenbildung haben.

Ärztliche Behandlung

Bei Hinweisen auf eine Eierstockzyste, wie Unterbauchschmerzen, Blutungsstörungen oder ungewöhnlich aufgetriebener Bauch, sollten Sie sich ärztlich untersuchen lassen.

- Die Tastuntersuchung gibt die erste Bestätigung: Wenn sich die Eierstöcke tasten lassen, ist das ein Zeichen dafür, daß sie vergrößert sind. Denn normalerweise sind sie so klein und weich, daß sie für die Ärztin kaum zu fühlen sind.
- Mit Ultraschall wird eindeutig festgestellt, ob eine Zyste den Eierstock verändert hat. Die Flüssigkeit in der Zyste ergibt meist ein scharfes Bild im Sonogramm. Ergänzend sind Blutuntersuchungen zur Klärung des Hormonstatus sinnvoll.
- Bei Zysten, die kleiner als vier Zentimeter sind, heißt es immer: Erstmal abwarten. Nach der nächsten Regel zeigt sich im Ultraschall, ob die Zysten noch vorhanden sind, kleiner oder größer werden. Die häufigste Zystenart bildet sich meist innerhalb weniger Wochen von selbst zurück.
- Wenn die Zysten nicht von selbst verschwinden, erhalten Sie zunächst pflanzliche Präparate, die den Hormonhaushalt auf sanfte Weise harmonisieren, beispielsweise Mönchspfeffer oder Silberkerze (→ Seite 218).
- Hilft dies nicht, kann die »Pille« Einfluß auf die Hormone nehmen, denn sie bremst die körpereigene Hormonproduktion. Dadurch wird die Rückbildung von Zysten gefördert und die Entstehung neuer Zysten verhindert.
- Polyzystische Ovarien sind eine Sonderform (→ Kasten, Seite 179) und erfordern eine andere Behandlung. Wenn die Diagnose durch Ultraschall und Hormonkontrolle gesichert ist, werden Medikamente eingesetzt, die die Produktion der männlichen Hor-

mone bremsen. Heute ist bei dieser Störung nur noch selten eine operative Entfernung der Zysten erforderlich.

- Zysten, die über vier Zentimeter groß sind, sollten häufig kontrolliert werden, das heißt etwa alle vier Wochen. Wenn sie trotz Hormonbehandlung schnell wachsen, ist zum Ausschluß einer bösartigen Veränderung eine Bauchspiegelung (→ Seite 243) nötig. Dabei wird die Zyste meist entfernt. Frauen jenseits der Wechseljahre haben ein höheres Risiko für Eierstockkrebs als jüngere. Bei allen unklaren Befunden gilt: Lieber »umsonst« eine Bauchspiegelung durchführen lassen, als einen Krebs zu übersehen.
- Große Zysten, die außer Flüssigkeit auch feste Bestandteile enthalten, sollten nicht über eine Bauchspiegelung entnommen werden. Solange nicht klar ist, ob sie wirklich gutartig sind, ist es besser, sie mit einem Bauchschnitt (→ Seite 250) zu entfernen, da sie sonst bei der Entnahme möglicherweise bösartige Zellen in den Bauchraum streuen.

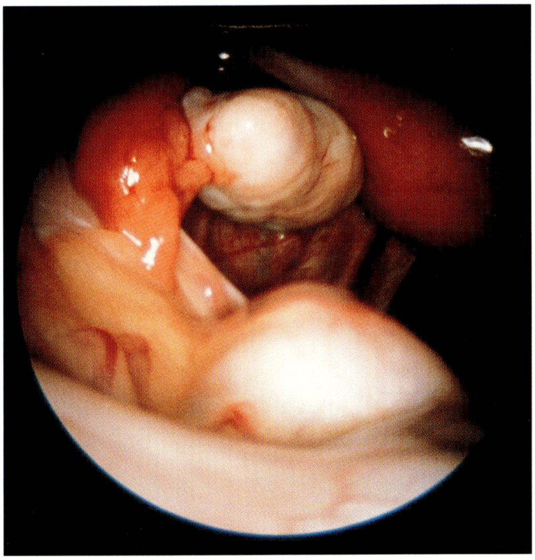

Bei einer Bauchspiegelung können Eileiter und Eierstöcke ohne blutigen Eingriff wie durch ein Schlüsselloch betrachtet und bei Bedarf behandelt werden.

Endometriose

Symptome

- Schmerzen bereits einige Tagen vor Beginn der Monatsblutung
- starke und schmerzhafte Monatsblutung
- oft unerfüllter Kinderwunsch

Endometriose ist eine Störung, die erst heutzutage durch die verbesserten Diagnoseverfahren bei vielen Frauen festgestellt wird. Der medizinische Name für die Gebärmutterschleimhaut ist Endometrium. Bei dieser Erkrankung siedelt sich Gebärmutterschleimhaut auch außerhalb der Gebärmutter an, zum Beispiel in den Eileitern, auf den Eierstöcken, aber auch auf Nachbarorganen wie Blase und Darm. Diese »Inseln« von Gebärmutterschleimhaut reagieren genauso auf den Hormonzyklus wie die Gebärmutter selbst. Das bedeutet, sie bluten bei jeder Periode mit.
Betroffene Frauen leiden vor allem an starken Menstruationsbeschwerden: krampfartige Schmerzen, die in den gesamten Unterbauch ausstrahlen, bis in die Oberschenkel und in den Rücken. Typisch ist, daß die Beschwerden schon Tage vor der eigentlichen Blutung beginnen und erst allmählich besser werden. Im Laufe der Jahre steigern sich die Probleme von Monat zu Monat.

Ursachen
Aus bisher noch nicht geklärten Gründen werden bei manchen Frauen einzelne Stückchen der Gebärmutterschleimhaut in den Bauchraum versprengt. Sie siedeln sich dort an, wo sie eigentlich nicht hingehören, und wachsen weiter. Diese Endometrioseherde durchlaufen den gleichen Zyklus wie die Gebärmutterschleimhaut: Sie bauen sich mo-

natlich auf und bluten mit der Periode. Da das Blut aber nicht durch die Scheide abfließen kann, staut es sich und bildet mit der Zeit blutgefüllte Zysten. Das Blut verfestigt sich darin zu einer braunroten Substanz (Schokoladenzysten). Diese Zysten vergrößern sich mit jeder neuen Blutung, dehnen die Organe, in denen sie sitzen, und zerren an ihnen. Das verursacht Schmerzen, die sich mit jedem Zyklus steigern.
Durch die Endometrioseherde kommt es zu Verwachsungen in den Eierstöcken, die je nach Lage den Eisprung und den Eitransport behindern. Endometriose ist deshalb ein häufiger Grund für ungewollte Kinderlosigkeit (→ Seite 68). Sollten Sie schmerzhafte Perioden haben und schon über ein Jahr erfolglos auf Nachwuchs warten, kann eine Endometriose der Grund dafür sein.

Sich selbst helfen

Gegen die Endometriose selbst können Sie sich nicht helfen. Sie können nur bis zum Erfolg einer Behandlung die Symptome mildern, beispielsweise die Menstruationsschmerzen (→ Seite 162).

- Manche Naturheilmediziner empfehlen, als Ergänzung zu einer ausgewogenen Ernährung Vitamin B und E einzunehmen (→ Seite 18). Eine günstige Auswirkung auf die Endometriose ist bisher allerdings noch nicht bewiesen.
- Eisenhaltige Nahrungsmittel (→ Seite 20) füllen die Eisendepots auf, falls Sie bei der Monatsblutung viel Blut verlieren.

Ärztliche Behandlung

Bei Hinweisen auf eine Endometriose, beispielsweise zunehmend schmerzhafte Periodenblutungen, sollten Sie sich untersuchen lassen.

- Ihre Ärztin kann, auch mit einer besonders gründlichen Tastuntersuchung, nur Endometriosezysten spüren, die mehr als etwa fünf Zentimeter groß sind. Ein Ultraschall ergänzt die Untersuchung. Kleine Endometrioseherde und solche, die sich eher breitflächig entwickeln, lassen sich mit diesen Diagnoseverfahren allein nicht nachweisen, es müssen weitergehende Untersuchungen gemacht werden.
- Genauen Aufschluß gibt nur die Bauchspiegelung (→ Seite 243). Dieser Eingriff kann diagnostisch und therapeutisch zugleich eingesetzt werden. Das bedeutet, daß die Endometrioseherde gleich während der Bauchspiegelung entweder durch Hitze oder mit Laserstrahlen zerstört und verschorft werden können. Doch bei jeder noch so gründlichen Laparoskopie können einzelne Endometrioseherde übersehen werden, entweder weil sie noch winzig klein sind, oder weil sie zwischen anderen Organen verborgen liegen. So kommt es nach einiger Zeit vielfach zu erneuten Beschwerden.
- Medikamentös wird Endometriose mit Wirkstoffen behandelt, die das Östrogen hemmen. Sie lösen vorübergehend künstliche Wechseljahre aus, so daß die Gebärmutterschleimhaut und mit ihr die Endometrioseherde schrumpfen. Eine Therapie über sechs bis zwölf Monate – je nach Größe der Herde – reicht vielfach aus, um die Herde gänzlich zum Verschwinden zu bringen. Die Medikamente dürfen aber keinesfalls als Dauertherapie eingesetzt werden, da sie als Nebenwirkung mehr oder weniger starke Wechseljahresbeschwerden verursachen und sogar zu Osteoporose (→ Seite 28 und 79) führen.
- Bei kleinen Herden kann unter Umständen schon die »Pille« weiterhelfen, denn sie bremst die körpereigene Östrogenproduktion. Dadurch wird die Rückbildung der Endometrioseherde gefördert.

Die Harnblase

Die Harnblase liegt im Bauchraum in enger Nachbarschaft zur Gebärmutter. Deshalb wirken sich Beschwerden des einen Organs oft auch auf das andere aus. In der Schwangerschaft beispielsweise dehnt sich die Gebärmutter stetig aus und engt dadurch die Blase so ein, daß sie viel häufiger entleert werden muß.

Blasenentzündung (Zystitis)

Symptome

- häufiger Harndrang mit geringen Harnmengen
- brennende Schmerzen beim Wasserlassen
- ziehende Schmerzen im Unterbauch
- trüber oder blutiger Urin, veränderter Geruch

Eine beginnende Blasenentzündung zeigt sich zuerst mit häufigem Harndrang. Der Druck, auf die Toilette zu müssen, kommt plötzlich und ist so zwingend (imperativer Harndrang), daß Sie den Eindruck haben, in die Hose zu machen, wenn Sie nicht sofort eine Toilette finden. Letztlich kommen oft nur wenige Tröpfchen Urin, und die unter brennenden Schmerzen. Der Urin selbst ist oft dunkelgelb, trüb oder blutig verfärbt. Vielfach riecht er auch verändert.

Ursachen

Frauen leiden etwa 25mal häufiger als Männer an Blasenentzündungen. Das liegt zum größten Teil daran, daß Frauen eine relativ kurze Harnröhre von nur vier Zentimetern haben. Diese Strecke ist für Bakterien leider leicht zu überwinden. Harnwegsinfektionen werden durch aufsteigende Keime verursacht, die beispielsweise aus dem Darm kommen oder beim Sex übertragen werden. Die Bakterien aus dem Darm geraten durch Schmierinfektion in die Harnröhre, wenn die Reinigung in der falschen Richtung – von hinten nach vorn – erfolgt. Die übrigen Keime gelangen auf die gleiche Weise in die Harnröhre wie in die Scheide: durch geschwächte Abwehr, durch mangelnde Hygiene oder durch sexuelle Übertragung.

Jenseits der Wechseljahre

Östrogene schützen normalerweise die Schleimhaut der Harnröhre und Blase vor entzündlichen Reizen. Im Laufe der Wechseljahre läßt dieser Schutz nach, und die Schleimhäute werden dünner und dadurch anfälliger für Infektionen. Deshalb leiden viele Frauen nach der Menopause immer wieder an Blasenentzündungen.

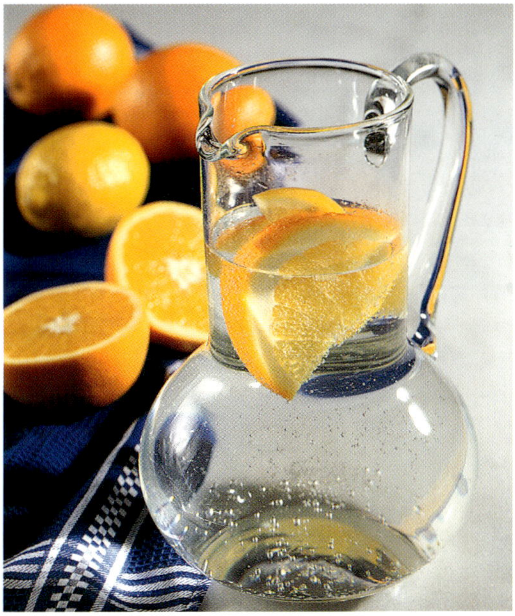

Das wichtigste bei einer Blasenentzündung ist, viel zu trinken, denn das schwemmt die Keime aus. Mineralwasser, Fruchtsaft und Blasentee sind besonders geeignet.

Was tun bei einer Reizblase?

Manche Frauen leiden unter psychosomatischen Blasenbeschwerden. Die sogenannte Reizblase löst die gleichen unangenehmen Symptome aus wie eine Blasenentzündung – vor allem häufigen Harndrang, zum Teil auch mit Schmerzen –, sie ist aber nicht infektiös bedingt.
Jeder kennt aus dem Alltag den bedrängenden Druck auf die Blase vor Prüfungen, Vorstellungsgesprächen oder großen Reisen: ein Fluchtreflex vor der anstehenden Bewährung. Infolge einer Falschmeldung des Gehirns »denkt« die Blase, sie sei gefüllt, und die Blasenmuskulatur zieht sich zusammen. So entsteht der starke und häufige Harndrang, obwohl die Blase fast leer ist. Wird die Reizblase chronisch, so steht sie meist in direktem Zusammenhang mit Streß, seelischen Belastungen oder Ängsten.

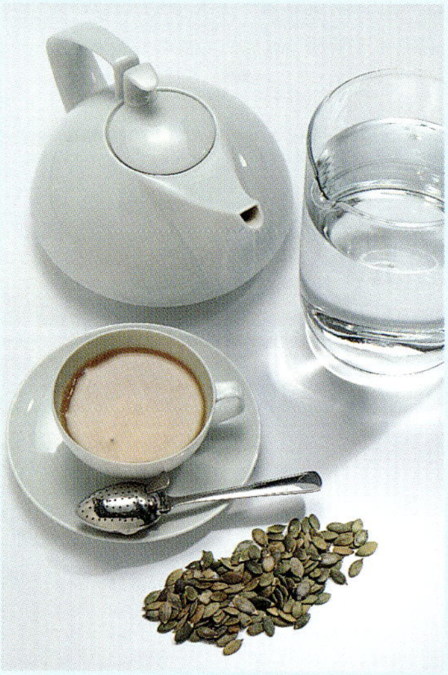

Kräutertees und Kürbiskerne desinfizieren und entkrampfen die Blase.

- Versuchen Sie, den Grund Ihrer inneren Anspannung herauszufinden und daran etwas zu ändern.
- Machen Sie Entspannungsübungen immer dann, wenn der Harndrang auftritt. So können Sie Schritt für Schritt die Zeitabstände verlängern.
- Nutzen Sie alle Tips zur Selbsthilfe, die auch bei Blasenentzündungen guttun (→ unten).
- Beckenbodengymnastik (→ Seite 173) und Blasentraining stärken den Schließmuskel der Blase. Am besten lassen Sie sich von einer Krankengymnastin entsprechende Übungen zeigen.

Sich selbst helfen

- Viel, viel trinken – das ist das wichtigste, was Sie zur Vorbeugung und Selbsthilfe bei Blasenentzündungen tun können. Das bedeutet, täglich mindestens zwei Liter Flüssigkeit zu sich zu nehmen: Kräutertees, stilles Mineralwasser oder verdünnte saure Fruchtsäfte. Sofern Sie sie vertragen, sind säuernde Getränke günstig, denn sie erschweren den Bakterien die Vermehrung.
- Kaffee und Tee wirken auf ungesunde Weise harntreibend, überreizen die Blase und sollten daher jetzt weggelassen werden.
- Pflanzliche Blasentees spülen Nieren und Blase durch und wirken desinfizierend. Gut geeignet sind Brennesselblätter, Ackerschachtelhalm, Goldrute und Birkenblätter. Diese Tees gibt es als Fertigmischung in der Apotheke.
- Kürbiskerne beeinflussen positiv die Blasenmuskulatur und wirken entkrampfend. Sie sind auch sehr gut zur Vorbeugung bei einer Reizblase geeignet. Essen Sie einen Eßlöffel täglich: Sie schmecken im Müsli, im Salat oder einfach so zum Knabbern.
- Wärme in Form von ansteigenden Fußbädern, feucht-heißen Auflagen oder warmen Heublumen-Wickeln hilft bei allen entzündlichen Reizungen im Unterbauch.

• Schaumzäpfchen und Cremes zur Verhütung reizen oft die Haut und Schleimhäute. Da sie aus verschiedenen Gründen ohnehin keine sonderlich günstigen Verhütungsmittel sind (→ Seite 61), sollten Sie bei häufigen Blasenentzündungen andere Mittel wählen.

Ärztliche Behandlung

Wenn sich die Blasenbeschwerden nach zwei Tagen trotz Selbsthilfe nicht bessern, sollten Sie zum Arzt gehen.

• Der Urin wird zunächst in einem Schnelltest mit Teststäbchen und dann unter dem Mikroskop untersucht. Wenn sich Bakterien finden, werden sie auf einem speziellen Nährboden angezüchtet und genauer bestimmt.

Tip

Mittelstrahlurin richtig abnehmen

Bei einer Blasenentzündung wird Ihre Ärztin Sie bitten, Mittelstrahlurin mitzubringen oder ihn in der Praxis abzunehmen.

Beim Wasserlassen enthält die erste »Portion« meist Hautkeime und Keime aus der Scheide, die das Untersuchungsergebnis verfälschen könnten. Deshalb ist es notwendig, zu Anfang erst etwas Urin in die Toilette laufen zu lassen. Dann unterbrechen Sie den Harnstrahl kurz, halten ein Töpfchen drunter und lassen etwas Flüssigkeit hineinlaufen. Sie müssen es nicht bis zum äußersten Rand füllen. Der Rest geht wieder in die Toilette – deshalb »Mittelstrahlurin«.

Urintöpfchen mit Schraubdeckel gibt es in der Apotheke; in der Arztpraxis stehen immer kleine Plastikbecher bereit.

• Bei einer Bakterieninfektion ist eine Antibiotika-Therapie durchaus sinnvoll – vor allem um chronischen Infekten und einer Nierenbeckenentzündung vorzubeugen. Ihre Ärztin wählt je nach Erreger ein entsprechendes Antibiotikum aus.

• In der Schwangerschaft muß vorsichtshalber jeder Blaseninfekt mit Antibiotika behandelt werden, um einer Nierenbeckenentzündung vorzubeugen. Ihre Ärztin wird hierzu ein Antibiotikum wählen, das dem Baby nicht schaden kann.

• Bei Frauen jenseits der Wechseljahre ist bei wiederholten Blaseninfektionen auch die Behandlung mit östrogenhaltigen Scheidenzäpfchen sinnvoll, um der Schleimhaut wieder zu einer stabileren Abwehr zu verhelfen.

Blasenschwäche (Inkontinenz)

Symptome

Streßinkontinenz:
– unwillkürlicher Harnverlust beim Husten, Niesen, Heben, Lachen

Dranginkontinenz:
– häufiger und starker Harndrang, der nicht zurückgehalten werden kann

Jede vierte Frau hat eine so schwache Blase, daß sie den Harndrang nicht mehr richtig kontrollieren kann. Blasenschwäche ist ein heikles Problem, über das man nicht gerne spricht. Es betrifft nicht nur ältere Frauen in den Wechseljahren, sondern auch viele jüngere, besonders nach Entbindungen.

Streßinkontinenz

Es gibt verschiedene Formen von Harninkontinenz, die häufigste Form bei Frauen ist die sogenannte Streßinkontinenz. Es be-

ginnt mit dem Verlust von kleinen Mengen Urin beim Niesen oder Husten. Durch die plötzliche Druckerhöhung im Bauchraum wird auch Druck auf den Schließmuskel der Blase ausgeübt. Aus verschiedenen Gründen kann er die Flüssigkeit nicht mehr so gut halten, wie er sollte.
Die häufigste Ursache ist eine erschlaffte Beckenbodenmuskulatur. Viele junge Mütter bekommen nach der Entbindung vorübergehend eine Blasenschwäche, weil die Beckenbodenmuskulatur durch die Geburt überdehnt ist. Der Beckenboden kann auch durch Übergewicht, falsches Heben von Lasten oder stehende Berufe überstrapaziert sein. Im Laufe der Jahre kann die Blase ihre Lage im Bauchraum verändern und absinken, meist in Verbindung mit einer Gebärmuttersenkung (→ Seite 172). Wenn sich dadurch der Ansatzwinkel der Harnröhre ändert, ist oft auch die Funktion des Schließmuskels beeinträchtigt.

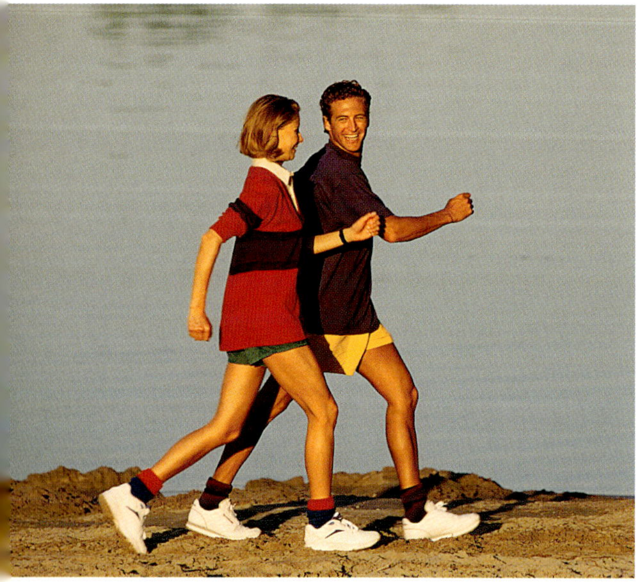

Regelmäßige Bewegung ist die beste Vorbeugung gegen Blasenschwäche. Walking ist besonders geeignet: Es trainiert den Beckenboden, überlastet ihn aber nicht.

Dranginkontinenz

Die Symptome der Dranginkontinenz sind der Reizblase sehr ähnlich: häufiger, starker Harndrang. Der Drang kann so intensiv werden, daß er die Blase zwingt, sich sofort zu entleeren, so daß es zu ungewolltem Harnverlust kommt. Überreizte Rezeptoren an der Blasenwand bewirken, daß sich der Blasenmuskel immer wieder krampfartig zusammenzieht, obwohl die Blase noch lange nicht gefüllt ist.
Diese besonders unangenehme Form der Blasenschwäche kann durch mechanische Reize wie Blasensteine oder Entzündungen ausgelöst werden, aber auch durch große psychische Anspannungen.

Sich selbst helfen

Alles was Sie im Alltag zur Vorbeugung einer Blasenschwäche tun können, unterstützt auch die Behandlung (→ Kasten).

- Beckenbodentraining ist die wichtigste Behandlungsmöglichkeit für eine Streßinkontinenz. Es gibt mittlerweile Kurse bei Volkshochschulen und Sportvereinen oder Ratgeber-Bücher zum Selberlernen. Mit regelmäßigem Üben können sich leichte Beschwerden vollständig zurückbilden.
- Goldrutenkraut und Kürbiskerne wirken krampflösend und kräftigend auf die Blasenmuskulatur ein. Goldrute gibt es als Tee oder Fertigpräparat in der Apotheke, Kürbiskerne im Reformhaus.
- Wenn es ohne Hilfsmittel nicht mehr geht, haben Sie keine Hemmungen in einem Sanitätsfachgeschäft nachzufragen. Dort gibt es eine große Auswahl an speziellen Inkontinenzeinlagen und Einmalslips für jede Stärke der Beschwerden. Bei einer entsprechenden ärztlichen Diagnose werden die Kosten von den Krankenkassen ersetzt.

Tip

Der Blasenschwäche vorbeugen

- Übergewicht schadet dem Beckenboden. Versuchen Sie Ihre Ernährung dauerhaft umzustellen (→ Seite 15).
- Achten Sie auf eine regelmäßige Verdauung ohne Pressen. Ballaststoffreiche Ernährung heißt das Zauberwort (→ Seite 22).

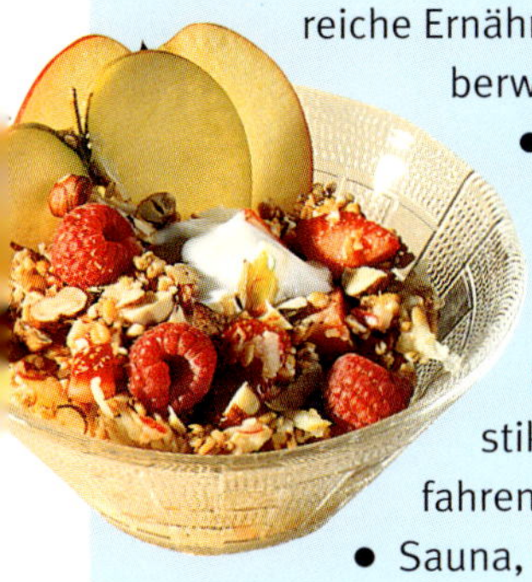

- Körperliche Bewegung und Sport halten fit. Besonders gut für den Beckenboden sind Gymnastik, Schwimmen, Radfahren und Walking.
- Sauna, Kneippgüsse und Wechselbäder fördern die Durchblutung auch des Beckenbodens.
- Heben Sie Lasten nur aus der Hocke und tragen Sie sie nah am Körper.
- Trainieren Sie Ihren Beckenboden frühzeitig durch kleine Übungen im Alltag und zu Hause (→ Seite 173).

• Inkontinenz ist ein weitverbreitetes Problem, doch die meisten Betroffenen sprechen nicht einmal mit ihrem Partner darüber. In Selbsthilfegruppen können Sie andere Betroffene kennenlernen, sich austauschen und von Ihren Erfahrungen gegenseitig profitieren (→ Adressen, Seite 262).

Ärztliche Behandlung

Wenn Sie erste Anzeichen von ungewolltem Harnverlust erleben, warten Sie nicht erst bis es schlimmer wird, bevor Sie mit Ihrer Ärztin darüber sprechen. Je früher Sie mit einer Behandlung beginnen, desto eher läßt sich die Störung stoppen.

• Zur genauen Abklärung und Unterscheidung zwischen den verschiedenen Formen der Inkontinenz werden Sie gründlich untersucht. Neben der frauenärztlichen Untersuchung wird Ihre Urinprobe getestet und eine Ultraschallaufnahme der Blase gemacht.

• Ihre Ärztin wird Sie eventuell bitten ein sogenanntes Miktionsprotokoll zu führen. Dort tragen Sie über einen längeren Zeitraum täglich ein, wieviel Sie trinken, wann Sie Harndrang spüren, wie oft Sie auf die Toilette gehen und wann und wieviel Harn Sie verlieren. Diese Informationen geben wichtige Hinweise auf die Art Ihrer Beschwerden.

• Bei Streßinkontinenz wird Ihre Ärztin Sie an eine Krankengymnastin überweisen, die mit Ihnen ein Übungsprogramm zum Beckenbodentraining ausarbeitet. Diese Übungen müssen Sie über mindestens ein halbes Jahr täglich machen, wenn das Training Erfolg haben soll. Lesen Sie dazu auch die Empfehlungen unter dem Stichwort Gebärmuttersenkung, Seite 172 und 173.

• Unter Umständen ist es notwendig, Sie zu einem Urologen zu überweisen. Mit Hilfe einer Blasendruckmessung läßt sich genau unterscheiden, ob es der Schließmuskel ist, der Probleme macht, oder die überreizte Blasenwand.

• Eine Blasenspiegelung erlaubt es, die Blase direkt von innen zu betrachten, um mechanische Hindernisse wie Blasensteine oder Verletzungen zu erkennen. Dazu wird, ähnlich wie bei der Bauchspiegelung, bei örtlicher Betäubung ein Endoskop durch die Harnröhre in die Blase geschoben.

• Wenn eine Blasensenkung die Ursache für Ihre Probleme ist und auch ein halbes Jahr intensives Beckenbodentraining keinen Erfolg gebracht hat, kann eine Operation helfen. Dabei wird der Blasenboden angehoben, meist zusammen mit der ebenfalls abgesunkenen Gebärmutter (→ Seite 248).

Krebserkrankungen

Seit Jahrzehnten wird intensiv an den Ursachen von Krebserkrankungen, ihrer Entstehung und ihrer Behandlung geforscht. Die Immun- und Genforschung sind in den letzten Jahren zu wichtigen Erkenntnissen darüber gelangt, wie aus einer normalen Körperzelle eine unkontrolliert wachsende Krebszelle werden kann. Sicher ist, daß es nicht nur eine Ursache gibt, sondern daß äußere und innere Faktoren zusammenkommen müssen, damit ein Krebs entsteht. Leider sind Krebserkrankungen auch für Frauen nach wie vor die zweithäufigste Todesursache – nach den Herz-Kreislauf-Krankheiten. Doch haben die Fortschritte in der Behandlung dazu geführt, daß einzelne Krebsarten inzwischen heilbar sind.

Brustkrebs (Mammakarzinom)

Symptome

- schmerzloser oder schmerzhafter, weicher oder harter Knoten in der Brust
- oft geschwollene Lymphknoten in der Achsel auf der gleichen Seite
- eventuell Hauteinziehungen oder Hautveränderungen über dem Knoten
- eventuell Formveränderung der Brust
- eventuell Austritt von Flüssigkeit aus der Brustwarze

Mehr als manche andere Krebserkrankung fürchten viele Frauen die Möglichkeit, an Brustkrebs zu erkranken. Denn es trifft den Teil des Frauenkörpers, der in besonderem Maß als Symbol für Weiblichkeit, Attraktivität und männliches Begehren steht. Immerhin treten in Deutschland jährlich etwa 50 000 Neuerkrankungen auf. Das bedeutet, daß jede zehnte Frau im Laufe ihres Lebens an Brustkrebs erkranken wird. Betroffen sind häuptsächlich Frauen zwischen 40 und 50 Jahren, doch auch Jüngere und Ältere. Ein schmerzloser fester Knoten in der Brust ist vielfach das erste Anzeichen. Äußerliche Veränderungen der Brust, wie Einziehungen der Haut, Veränderungen in der Form, Ab-

Risikofaktoren für Brustkrebs

Ein relativ hohes Risiko im Laufe ihres Lebens an Brustkrebs zu erkranken haben Frauen,

- deren Mutter, Schwester, Tante oder Großmutter Brustkrebs haben oder hatten
- bei denen eines der ererbten Brustkrebsgene BRCA1 oder BRCA2 festgestellt wurde
- die schon eine Brustkrebserkrankung hinter sich gebracht haben
- die länger als zehn Jahre eine Östrogentherapie gemacht haben.

Wenn bestimmte innere und äußere Faktoren zusammenkommen steigt die Wahrscheinlichkeit für eine Krebserkrankung.
Es bedeutet ein gewisses Risiko, wenn Sie

- beträchtliches Übergewicht haben
- kinderlos sind oder beim ersten Baby über 35 Jahre alt waren
- sehr jung (unter elf Jahren) ihre erste Periode bekamen
- eher spät (über 55 Jahren) in die Wechseljahre kommen
- seit Jahren an chronischen Erkrankungen leiden, wie beispielsweise an Rheuma, oder massiven seelischen Belastungen, ausgesetzt sind
- vor dem 30. Lebensjahr hochdosierte Bestrahlungen der Brustregion bekamen, zum Beispiel bei den heute nicht mehr üblichen Durchleuchtungen zur Tuberkulosediagnostik.

gang von blutiger Flüssigkeit aus der Brustwarze oder geschwollene Lymphknoten in der Achsel, sind weitere Symptome. Am häufigsten findet sich ein Krebsknoten auf der Außenseite der Brust im oberen Viertel: Fast 50 Prozent der Tumoren sitzen dort.

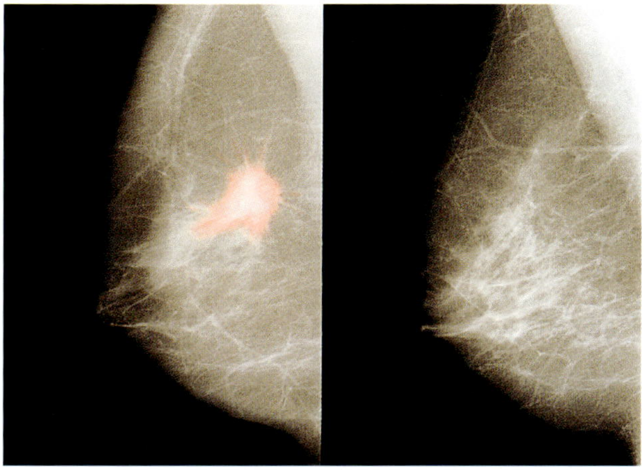

Die Mammographie ist eine schmerzlose Röntgenaufnahme der Brust. Das rechte Bild zeigt gesundes Gewebe, in der linken Brust ist ein Knoten zu erkennen.

Ursachen

Wie bei den meisten Krebserkrankungen ist es auch bei Brustkrebs wahrscheinlich, daß erst ein Zusammenwirken verschiedener Risikofaktoren zur Krebsentstehung führt. Familiäre Vorbelastung, gesundheitliche Einschränkungen, Umweltfaktoren, falsche Ernährung und ungesunde, streßerfüllte Lebensführung ergänzen sich ungünstig. Alle Gewebe im Körper der Frau, die durch den monatlichen Zyklus einem ständigen Auf- und Abbauprozeß unterworfen sind, sind im Laufe der Jahre krebsgefährdet. Die östrogenbedingten zyklischen Veränderungen im Brustdrüsengewebe begünstigen die Entstehung von Krebs.

Sich selbst helfen

Gegen eine Krebserkrankung gibt es keine Selbsthilfe, aber es gibt die Möglichkeit vorzubeugen.

- Zum einen sollten Sie die Früherkennungsuntersuchungen nutzen, die Ihnen die Krankenkassen ermöglichen (→ Seite 131). Je früher ein Knoten entdeckt wird, desto besser sind die Heilungschancen.
- Zum anderen hilft es außerordentlich viel, wenn Sie Ihren Busen regelmäßig selbst beobachten (→ Seite 190) und frühzeitig Besonderheiten mit Ihrer Ärztin besprechen. Denn die allermeisten Knoten in der Brust werden von den betroffenen Frauen selbst entdeckt.
- Ein gesundheitsbewußtes Leben (→ Seite 9) führt zu einem stabilen Immunhaushalt – und das ist die Grundvoraussetzung für den Körper, um mit den entstehenden Krebszellen zunächst selbst fertig zu werden.

Selbstuntersuchung der Brust

Die meisten Brustveränderungen fallen den betroffenen Frauen selbst auf – viel eher als ihren Ärzten. Untersuchen Sie sich regelmäßig selbst, das ist die beste Vorsorge, die Sie treffen können.
Der beste Zeitpunkt ist nach der Periode, weil der Busen dann weicher ist und sich natürliche hormonbedingte Veränderungen zurückgebildet haben. Untersuchen Sie erst die eine, dann die andere Brust. So können Sie sie gut vergleichen.

- Stellen Sie sich unbekleidet mit herabhängenden Armen vor den Spiegel und betrachten Sie Ihren Busen: Haben sich Größe, Form, Hautoberfläche oder -farbe verändert?
- Nehmen Sie nun die Arme verschränkt hinter den Kopf (→ Bild 1, Seite 190). Finden Sie jetzt irgendwelche Veränderungen?

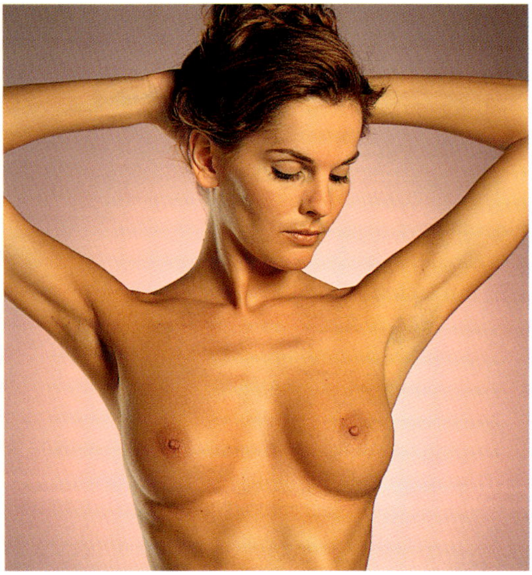

Bild 1: Heben Sie die Arme hoch und beobachten Sie im Spiegel, ob sich äußerlich etwas verändert hat.

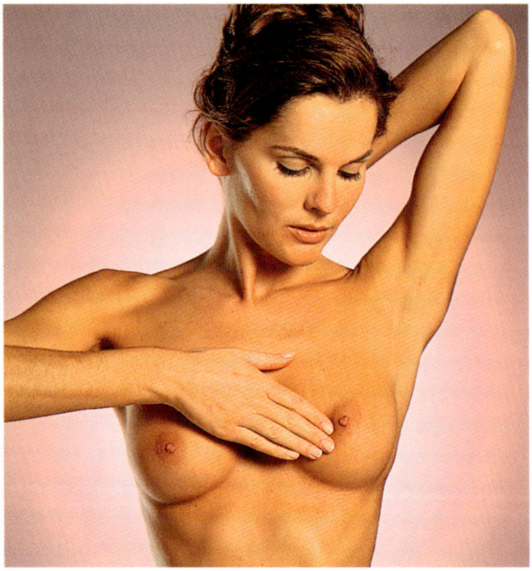

Bild 2: Tasten Sie mit der flachen Hand erst über die Oberfläche und dann in die Tiefe des Gewebes.

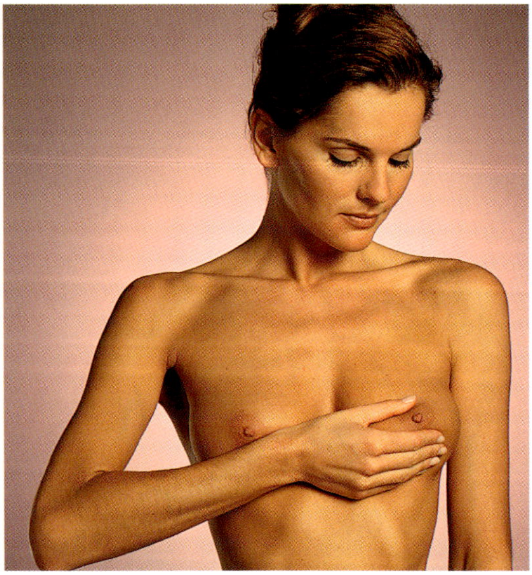

Bild 3: Prüfen Sie vorsichtig, ob aus der Brustwarze Flüssigkeit austritt, wenn sie sie zusammendrücken.

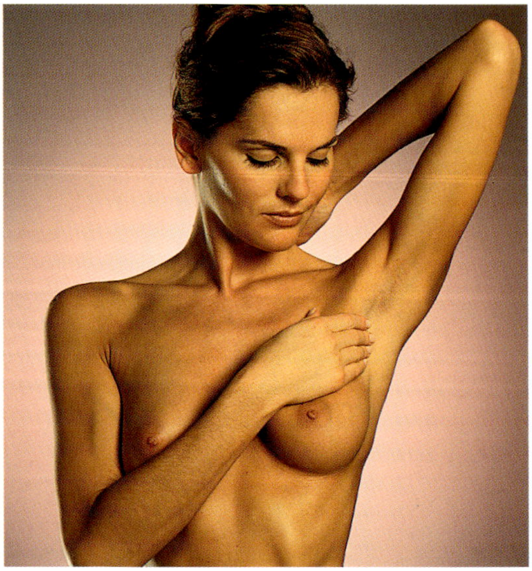

Bild 4: Streichen Sie mit den Fingern über die Achselhöhle. Die Lymphknoten sollten nicht spürbar sein.

- Streichen Sie erst mit der flachen Hand über die Brust der Gegenseite und tasten Sie dann in die Tiefe des Gewebes (→ Bild 2). Spüren Sie Knoten, Spannungen oder Schmerzen? Achten Sie besonders sorgfältig auf den oberen äußeren Bereich der Brust: Dort entstehen etwa 50 Prozent der Knoten.
- Drücken Sie vorsichtig die Brustwarze

zwischen zwei Fingern zusammen (→ Bild 3). Es sollte keine Flüssigkeit austreten.

• Tasten Sie die Achselhöhle der Gegenseite mit der flachen Hand zuerst bei erhobenem und dann bei herabhängendem Arm ab (→ Bild 4). Häufig können Sie die Lymphknoten spüren, denn jede Infektion löst eine Reizung der Lymphknoten aus. Nach ein bis zwei Wochen sollte jedoch solch eine Schwellung zurückgegangen sein. Wenn nicht, sprechen Sie mit Ihrer Ärztin.

• Inzwischen gibt es ein Brustmodell aus Kunststoff, mit dem man die Selbstuntersuchung ausprobieren kann. Es ist so weich wie das Gewebe einer natürlichen Brust. In dem Modell sind unterschiedliche Knoten verborgen. Mit Hilfe Ihrer Ärztin können Sie lernen, normale Verdichtungen des Gewebes von Knoten zu unterscheiden.

Alle auffallenden Befunde sollten Sie ärztlich kontrollieren lassen. Wenn es um die Früherkennung von Krebskrankheiten geht, gilt immer die Regel: Lieber wiederholt festgestellt, daß alles in Ordnung ist, als einmal aus Gleichgültigkeit zu spät sein.

Ärztliche Behandlung

Bestätigt Ihre Ärtzin, daß es sich bei der Veränderung, die Sie gefunden haben, um einen Knoten handelt, schließen sich zur Abklärung weitere Untersuchungen an.

• Zunächst wird Ihre Ärztin versuchen, mit Hilfe der Mammographie (→ Seite 133) und der Ultraschalluntersuchung (→ Seite 131) eine mögliche Zyste (→ Seite 150) von einem dichten Knoten zu unterscheiden.

• Im Zweifelsfall ist die Entnahme einer Gewebeprobe (→ Seite 243) unerläßlich. Werden in der Gewebeprobe Krebszellen festgestellt, gibt es unterschiedliche Vorgehensweisen. Sicher ist aber, daß der Tumor dann entfernt werden muß.

• Bei Knoten, die kleiner als fünf Zentimeter sind, wird im allgemeinen »brusterhaltend« operiert. Die sogenannte Quadrantenresektion (→ Seite 244) ist heute die häufigste Art der Behandlung. Dabei wird der Knoten zusammen mit etwa zwei Zentimetern gesundem Gewebe rundherum entfernt. Es bleibt also der größte Teil der Brust erhalten. Die Lymphknoten der betroffenen Seite werden mit einem separaten Schnitt in der Achsel herausoperiert, um einen Befall auszuschließen.

• Im Anschluß muß die Brust nachbestrahlt werden, denn in einem relativ hohen Prozentsatz der Fälle sitzen noch verborgene Krebszellen in der Brust. Diese Zellen werden durch die Bestrahlung zerstört.

• Bei Knoten, die größer als fünf Zentimeter sind oder die eine Entzündung in der Brust ausgelöst haben, muß leider die Brust ganz entfernt werden (→ Mastektomie, Seite 244). Die Lymphknoten aus der Achsel entfernt man gleich mit. Eine Nachbestrahlung ist hier meist nicht notwendig.

• Nach jeder Brustkrebsoperation wird das Gewebe mikroskopisch untersucht (Histologie). Dabei geht es den Pathologen darum festzustellen, wie groß und in welchem Stadium der Krebsherd war und welcher Zelltyp befallen ist.

• Bei dieser Gelegenheit wird auch geprüft, ob das Tumorgewebe hormonempfindlich ist. Wenn es sich um einen Tumor handelt, der Rezeptoren für das Hormon Östrogen auf seiner Zelloberfläche trägt, wurde er durch Östrogene zum Wachstum angeregt. Zur Therapie müssen deshalb die körpereigenen Hormone mit Anti-Östrogenen gebremst werden, damit sich mögliche Metastasen nicht ungehemmt weitervermehren können.

• Je nach Tumorgröße ist unter Umständen eine individuell angepaßte Chemotherapie notwendig (→ Seite 192).

Krebstherapien im Überblick

Die Krebsbehandlung umfaßt heute vier wichtige Ansätze: die chirurgische Entfernung des Krebsherdes, Bestrahlungen und Chemotherapie, um das Wachstum weiterer Krebszellen zu verhindern, und die Stärkung des körpereigenen Immunsystems.

- **Operation**

Der alte Grundsatz der Chirurgen gilt nach wie vor, daß ein Krebsherd aus dem gesunden Organismus entfernt werden muß. Einerseits, damit er nicht weitere Krebszellen im Körper verstreuen kann, und andererseits, damit er das gesunde Gewebe nicht durchwachsen und zerstören kann. Die chirurgische Entfernung hinterläßt zwar Narben, ist aber in jedem Fall kontrollierter, als den Tumor sich selbst zu überlassen.

- **Bestrahlung**

Radioative Strahlen zerstören Zellen in dem Augenblick, in dem sie sich teilen – also dann wenn ein Gewebe wächst. Da Krebszellen schneller wachsen als gesunde Zellen, schadet die Bestrahlung dem Tumor mehr, als dem gesunden Gewebe. Nebenwirkungen durch die Strahlen entstehen natürlich trotzdem: entzündliche Reizungen auf der bestrahlten Hautstelle, Übelkeit und Schwächegefühle, je nachdem, welche Körperorgane mitbestrahlt werden. Man versucht heute, die Bestrahlungsfelder so eng begrenzt wie möglich zu halten, um auch die Nebenwirkungen zu beschränken. Bestrahlt wird immer in Serien von kleinen Dosen an vielen Tagen hintereinander – niemals wird die gesamte Dosis auf einmal verabreicht.

- **Chemotherapie**

Bestimmte Medikamente können in verschiedene Stadien des Zellstoffwechsels eingreifen und damit die Zellteilung blockieren. Diese Wirkung macht sich die Chemotherapie zunutze. Es werden verschiedene Wirkstoffe kombiniert, um möglichst alle Zellteilungsphasen der Krebszellen zu unterbinden. Allerdings blockiert die Chemotherapie damit – ähnlich wie die Bestrahlung – auch gesunde Zellen und führt zu starken Nebenwirkungen. Die Wirkstoffe werden in mehreren Phasen – im Abstand von Tagen oder Wochen – in Form von Infusionen oder Tabletten verabreicht. Die Chemotherapie wirkt deshalb im gesamten Organismus, nicht nur begrenzt auf ein Körperareal. Die häufigsten Nebenwirkungen sind Übelkeit, Erbrechen und Haarausfall, doch auch innere Organe können in Mitleidenschaft gezogen werden.

- **Stärkung des Immunsystems**

Bei den millionenfachen Zellteilungen, die der gesunde Organismus täglich durchläuft, entstehen immer wieder auch einzelne Krebszellen. Sie werden von einem intakten Immunsystem erkannt und zerstört. Diesen Selbsthilfemechanismus versuchen vor allem Naturheilverfahren zu untersützen. Bestimmte Pflanzenextrakte regen das Immunsystem zu größeren Leistungen an und stärken dadurch die körpereigene Abwehr. Das bekannteste pflanzliche Heilmittel in der Krebstherapie ist die Mistel (Viscum album). Aber auch Lebensbaum (Thuja), roter Sonnenhut (Echinacea), Teufelsbusch (Eleutherococcus) und Ginseng haben eine mehr oder weniger starke immunstimulierende Wirkung. Sie sind zur begleitenden Therapie sehr gut geeignet, sind aber keine Anti-Krebsmittel. Da eine Dauerstimulation des Immunsystems eine Überreizung und sogar den Zusammenbruch der Abwehr nach sich ziehen kann, dürfen sie nur über einen begrenzten Zeitraum angewendet werden.

Muttermundkrebs
(Cervixkarzinom)

Symptome

- dünnflüssiger, verstärkter Ausfluß
- eventuell Schmierblutungen einige Stunden nach dem Sex

Die Häufigkeit von Muttermundkrebs hat seit der Einführung des PAP-Abstriches (→ Seite 130) im Rahmen der Früherkennungsuntersuchungen deutlich abgenommen. Dies ist ein besonders eindrucksvolles Beispiel für den Sinn der regelmäßigen Vorsorge. Dennoch ist das Cervixkarzinom nach wie vor der häufigste Krebs der inneren Geschlechtsorgane. Betroffen sind vor allem Frauen zwischen 35 und 60 Jahren. Pro Jahr wird bei 12 von 100 000 Frauen ein Cervixkarzinom entdeckt.
Die ersten Anzeichen für eine krebsartige Veränderung des Muttermundes sind so unauffällig, daß sie meist übersehen werden. Typisch ist ein leicht verstärkter Ausfluß aus dem Muttermund; doch vermischt sich diese Flüssigkeit mit dem normalen Fluor, so daß Sie möglicherweise keine Veränderung bemerken. Im fortgeschrittenen Stadium treten unregelmäßige Blutungen auf, teils als Schmierblutung, teils periodenstark.
In den Wechseljahren ist es besonders schwierig, die natürlicherweise unregelmäßig werdenden Blutungen von solchen zu unterscheiden, die Anzeichen eines krankhaften Prozesses sind.

Ursachen

Die Ursachen des Cervixkarzinoms sind gut erforscht. Betroffen ist die Schleimhaut an der Oberfläche des Muttermundes, genau an der Grenze zwischen Scheidenhaut und Gebärmutterschleimhaut. Diese Grenzregion ist ein ständiger »Unruheherd«, denn sie verschiebt sich regelmäßig unter dem Hormoneinfluß des monatlichen Zyklus. Zum Zyklusende hin wächst die Schleimhaut nach außen vor und zieht sich mit der Blutung wieder zurück. Dieser Wachstumsprozeß kann der Anlaß für Muttermundzysten sein (→ Seite 170) – kann aber auch in ein vom Organismus nicht mehr kontrolliertes bösartiges Wachstum übergehen.
Auch äußere Einflüsse können den Muttermund schädigen. Das sogenannte Smegma, der Zellrückstand, der sich täglich unter der Vorhaut des Mannes ansammelt, kann bei mangelhafter Hygiene des Mannes krebsauslösend wirken. Frauen, deren Partner beschnitten sind, die immer kondomgeschützten Sex haben oder sexuell abstinent leben, sind deutlich seltener von Muttermundkrebs betroffen. Auch häufige Virusinfektionen des Muttermundes (→ Seite 159) können zu einer Krebserkrankung führen.

Risikofaktoren für Muttermundkrebs

Das Risiko für Muttermundkrebs steigt, wenn bestimmte innere und äußere Faktoren zusammenkommen. Sie sind stärker als andere gefährdet, wenn Sie

- schon seit frühen Teenagerjahren regelmäßig Sex haben
- mit einem Partner verkehren, dessen Genitalhygiene unzureichend ist
- mit häufig wechselnden Sexualpartnern ohne Kondom schlafen
- die Früherkennungsuntersuchungen nicht nutzen
- gehäuft an vaginalen Herpesinfektionen leiden (→ Seite 159)
- gehäuft Feigwarzen haben (→ Seite 159)
- HIV-infiziert sind.

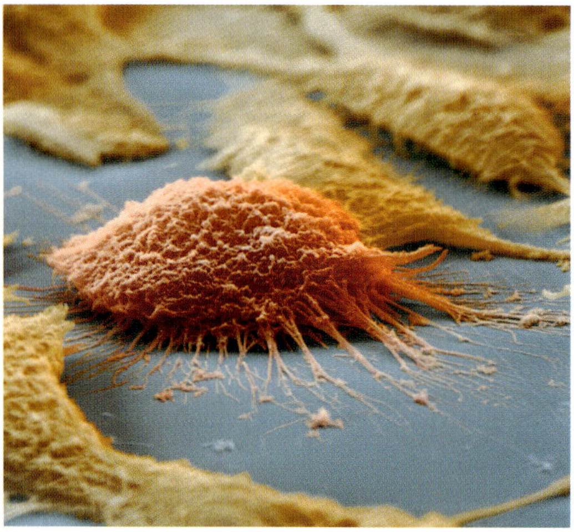

Elektronenmikroskopische Aufnahme einer Brustkrebszelle: Typisch sind die rauhe Zelloberfläche und die langen Ausläufer in alle Richtungen.

Sich selbst helfen

Muttermundkrebs können Sie nicht selbst behandeln. Sie können allerdings vorbeugen, indem Sie Risikofaktoren möglichst ausschließen und in allen Lebensaltern die Früherkennungsuntersuchungen nutzen (→ Seite 131).

Ärztliche Behandlung

Bei jedem unklaren Ausfluß oder bei ungewöhnlichen Blutungen sollen Sie sich ärztlich untersuchen lassen.

- Ihre Ärztin wird zunächst einen PAP-Abstrich machen (→ Seite 130). Zeigen sich auffällig veränderte Zellen, kann die Ursache auch nur eine entzündliche Reizung sein. Sie wird zuerst behandelt, und nach Abschluß der Therapie wird der Abstrich wiederholt.
- Sind auch beim Kontrollabstrich veränderte Zellen zu sehen, muß eine Gewebeprobe vom Muttermund untersucht werden. Dazu müssen Sie für einige Tage ins Krankenhaus. Aus dem Muttermund wird ein kegelförmiges Gewebestück entfernt und im Labor untersucht (→ Konisation, Seite 247).
- Findet sich eine Krebsveränderung nur auf der obersten Hautschicht, ohne daß die sogenannte Basalmembran durchbrochen ist, haben Sie Glück. Denn mit der Konisation ist auch die Therapie bereits abgeschlossen. Es reicht, den Gewebekegel zu entfernen, da keine Metastasen zu befürchten sind.
- Ist die Basalmembran bereits von Tumorzellen durchwachsen, muß mit einer Ausbreitung in die Gebärmutter, die Scheide oder über die Lymphwege in andere Körperregionen gerechnet werden. Deshalb wird Ihnen Ihr Arzt in diesem Fall raten, die Gebärmutter entfernen zu lassen (→ Hysterektomie, Seite 247). Lassen Sie sich aber vorher genau darüber aufklären, warum welche Operationsschritte notwendig sind.
- Je nach Situation kann eine Strahlentherapie günstiger als eine Operation sein. In spezialisierten Kliniken mit viel Erfahrung in der Krebstherapie werden in besonderen Fällen auch Chemotherapien angewendet. Dies ist aber nicht die bei Muttermundkrebs übliche Behandlung.
- Scheuen Sie sich nicht, Ihre Behandlung mit den Sie betreuenden Ärzten immer genau zu besprechen. Krebs macht jeder Betroffenen Angst, doch je mehr Sie über Ihre Situation wissen, desto sicherer können Sie sich fühlen und desto besser werden Sie mit dem umgehen können, was auf Sie zukommt.

Gebärmutterkrebs
(Endometriumkarzinom)

Symptome

- Blutungen nach der Menopause
- bräunlich blutiger Ausfluß
- verstärkte Blutungen

Gebärmutterkrebs trifft hauptsächlich Frauen jenseits der Menopause – meist zwischen 50 und 60 Jahren. Er kommt relativ häufig vor: 20 von 100000 Frauen erkranken jährlich. Doch die Heilungsaussichten sind von allen Krebserkrankungen bei Frauen die besten.
Der Gebärmutterkrebs macht sich durch Blutungen und dünnflüssigen, leicht blutigen Ausfluß bemerkbar. Jede Blutung nach der Menopause sollte Ihnen verdächtig sein.

Risikofaktoren für Gebärmutterkrebs

Es sind verschiedenen Risikofaktoren für das Gebärmutterkarzinom bekannt. Sie sind stärker als andere gefährdet, wenn Sie:

- früh, also vor dem elften Lebensjahr, die erste Regelblutung hatten
- spät, also nach dem 55. Lebensjahr, die letzte Regelblutung hatten
- deutlich übergewichtig sind
- keine Kinder geboren haben
- jahrelang Östrogenmedikamente ohne zusätzliche Gestagene eingenommen haben
- an anderen Krankheiten leiden, beispielsweise Diabetes oder Bluthochdruck.

Ursachen

Wie bei vielen weiblichen Krebsformen spielt auch hier das Östrogen eine Rolle. Unter seinem Einfluß baut sich die Gebärmutterschleimhaut über viele Jahre monatlich immer wieder auf und wird danach abgestoßen. Es ist leicht vorstellbar, daß der Organismus bei diesen lebhaften Wachstumsprozessen irgendwann bösartige Zellen nicht rechtzeitig erkennt.
Östrogene haben eine wachstumsstimulierende Wirkung, nicht nur auf die gesunde Schleimhaut, sondern auch auf Tumorzellen. Die Gestagene dagegen sorgen für das regelmäßige Abstoßen der Schleimhaut. Deshalb sollten keine Östrogenmedikamente ohne Zusatz von Gestagenen verordnet werden.
Aus ähnlichen Gründen stellt auch starkes Übergewicht einen Risikofaktor dar. Im Fettgewebe wird aus männlichem Hormon Östrogen (→ Seite 78). Doch allzu fülliges Fettgewebe produziert Östrogen im Übermaß – zum Nachteil der Gebärmutter.

Sich selbst helfen

Gebärmutterkrebs können Sie nicht selbst behandeln. Sie können aber vorbeugend etwas gegen einige Risikofaktoren unternehmen. Das heißt in diesem Fall vor allem, gesundheitsgefährdendes Übergewicht zu vermeiden. Eine ausgewogene Kost und eine dauerhafte Ernährungsumstellung führen Sie allmählich zum Ziel (→ Seite 15). Diabetes und Hochdruck werden auf diese Weise ganz nebenbei ebenfalls günstig beeinflußt.

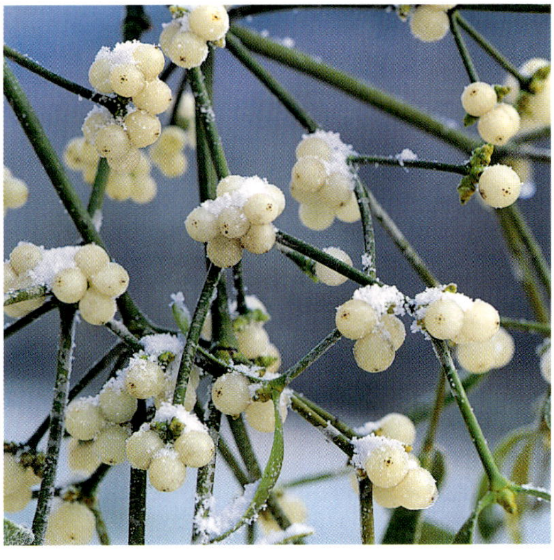

Die Mistel ist die bekannteste Heilpflanze in der Krebsbehandlung. Sie stimuliert die Abwehrkräfte und mildert die Nebenwirkungen der Chemotherapie.

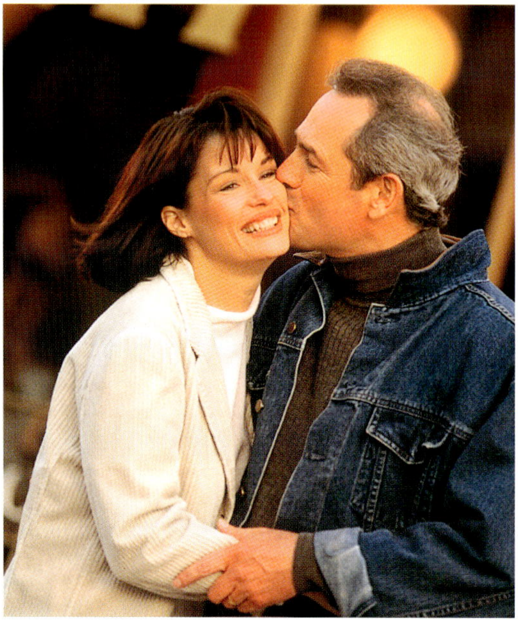

Eine stabile Partnerschaft gibt in dieser Zeit Sicherheit und Geborgenheit. Viele Paare finden durch die Krebserkrankung noch einmal näher zueinander.

Ärztliche Behandlung

Jede Blutung und jeder ungewöhnliche Ausfluß nach der Menopause sollte Sie zum Arzt führen.

• Bei der Ultraschalluntersuchung läßt sich feststellen, ob die Scheimhaut in der Gebärmutter verdickt oder durch Zysten verändert ist. Das allein sichert die Diagnose jedoch nicht.

• Genaue Auskunft gibt nur eine Gewebeuntersuchung. Hierzu wird seit neuestem die Gebärmutterspiegelung (Hysteroskopie, Seite 246) eingesetzt. Das Innere der Gebärmutter wird mit einem Endoskop untersucht, das durch die Scheide bis in die Gebärmutter vorgeschoben wird. Bei diesem Eingriff kann gleichzeitig verdächtiges Gewebe entnommen werden.

• Vielfach ist auch noch eine Ausschabung üblich (→ Abrasio, Seite 245). Das Gewebe wird anschließend nach Krebszellen untersucht, es läßt sich auf diese Weise allerdings nicht genau sagen, wie ausgedehnt der Krebsbefall ist.

• Steht die Diagnose eindeutig fest, muß leider operiert werden. Die Gebärmutter wird über einen Bauchschnitt entfernt (→ Seite 247) und die Bauchhöhle auf Absiedelungen (Metastasen) überprüft. Häufig werden Eierstöcke und Eileiter mit entfernt, um den Östrogenhaushalt zu dämpfen.

• Manchmal kann im Anschluß an eine solche Totaloperation eine dosierte Hormontherapie mit Östrogenen und Gestagenen sinnvoll sein, um Wechseljahresbeschwerden vorzubeugen.

• Bestrahlungen sind dann notwendig, wenn der Krebs in den Bauchraum Metastasen gestreut oder den Muskel tief durchsetzt hat – was aber selten ist, da er meist frühzeitig genug entdeckt wird. Chemotherapie wird deshalb hier nur selten eingesetzt.

• In jedem Fall sollten Sie die Behandlung mit Ihren Ärzten genau besprechen und Fragen rechtzeitig klären. Lassen Sie sich ohne Scheu die Notwendigkeit und den Ablauf der einzelnen Schritte erläutern.

Eierstockkrebs (Ovarialkarzinom)

Symptome

- Druckgefühl und aufgetriebenen Unterbauch
- Druckschmerzen im Unterbauch
- nur selten Blutungsstörungen

Insgesamt gesehen ist Eierstockkrebs selten. Leider wird er jedoch meist so spät erkannt, daß die Heilungsaussichten ungünstig sind. Ein Drittel der Betroffenen sterben in der

Mit Krebs leben

Nach der Operation fällt von den betroffenen Frauen erst einmal eine schwere Last ab. Vielen wird es dann erst klar, was sie an Ängsten durchlitten haben und wieviel Kraft es gekostet hat. Der Alptraum fängt bei der Eröffnung der Diagnose Krebs an. Für viele ist es eine Erleichterung, daß nach der Diagnosestellung erst einmal viel organisiert werden muß. Erst dann beginnen sie allmählich zu empfinden, daß sie Krebs haben, eine im schlimmsten Fall tödlich endende Krankheit. Hoffnungen steigen auf, daß alles nicht so schlimm werden wird, Ärger darüber, daß gerade sie betroffen sind. Ein Wechselbad der Gefühle: Zweifel an der Diagnose, an der Sorgfalt der Ärzte, Schuldgefühle, nicht gesund genug gelebt zu haben – alle nur denkbaren Empfindungen lösen einander ab. Manche fühlen sich innerlich wie gelähmt und völlig reglos. Doch immer wieder ist auch die Hoffnung auf Gesundung da – und das vollkommen zu recht. Denn wird der Tumor im Frühstadium entdeckt, liegt die Chance auf Heilung bei den meisten Krebsarten bei über 90 Prozent.

Die medizinische Nachsorge

Zur besseren Genesung schließt sich direkt an die Therapie eine Kur an. Spezialisierte Rehabilitationskliniken für Krebserkrankungen nennt Ihnen Ihr Arzt. In den fünf Jahren nach der Operation sind Nachuntersuchungen nach einem bestimmten Zeitschema vorgesehen. Im ersten Jahr alle drei Monate, dann alle halbe Jahre und später einmal im Jahr. Bei der Kontrolle geht es darum, ein Wiederauftreten des Krebses (Rezidiv) frühzeitig festzustellen und Metastasen in den Organen – bei Brustkrebs beispielsweise in der Leber und den Knochen – auszuschließen.

Sprechen Sie über Ihre Krankheit

Um mit den wechselhaften Gefühlen fertigzuwerden, die eine Krebskrankheit auslöst, ist für die meisten Frauen der Partner oder die Partnerin die wichtigste Stütze. Doch Familie und Freunde können mit diesen Sorgen auch überfordert sein. Frauen, die auf eine Krebserkrankung mit Depressionen und Ängsten reagieren, brauchen in jedem Fall psychotherapeutische Unterstützung und haben auch ein Anrecht darauf.
Eine Selbsthilfegruppe kann für Sie der Ort sein, an dem Sie Gefühle zulassen können, die Sie möglicherweise zu Hause zurückhalten: etwa die Wut auf den Krebs und Trauer über die Hilflosigkeit, in die er Sie stürzt. In den Gruppen erhalten Sie auch Informationen darüber, welche sozialen Hilfen es gibt.

Das Leben danach

Es ist wichtig, sich aktiv mit der Krebserkrankung auseinanderzusetzen und sich auf diese Weise eine neue, positive, auf das Leben gerichtete Einstellung zu erarbeiten. Das festigt auf der körperlichen Seite die Abwehrkräfte. Auf der seelischen Seite hilft es, das eigene Leben mit Sinn zu erfüllen. Bei diesem inneren Auseinandersetzungsprozeß können Ihnen enge Freunde helfen, aber auch ein Seelsorger oder eine Psychotherapeutin.
Die Krankheit bedeutet einen tiefen Einschnitt gerade in das weibliche Selbstwertgefühl. Diese besondere “Kränkung” allmählich zu begreifen und mit allen begleitenden Empfindungen zu betrauern, führt Sie einen wichtigen Schritt weiter. Krebs ist zweifellos gefährlich und kann zum Tode führen – aber Sie leben! Und es geht darum, dieses neue Leben zu gestalten.

Zeit danach an den Folgen der Krankheit. Am häufigsten trifft das Ovarialkarzinom Frauen zwischen 50 und 70 Jahren.
Ein Ovarialkarzinom macht kaum Beschwerden und kann sich daher weit ausbreiten, bevor überhaupt Symptome erkennbar werden. Typisch sind diffuse Bauchschmerzen, die ab und zu auftreten, und ein durch den Knoten etwas aufgetriebener Bauch, nur selten Blutungsunregelmäßigkeiten. Im fortgeschrittenen Stadium magern die Betroffenen ab und haben dennoch einen auffallend vorgewölbten Leib.

Ursachen

Die genauen Ursachen für Eierstockkrebs sind unbekannt. Relativ sicher ist jedoch, daß die Häufigkeit von Eisprüngen (Ovulationen) eine Rolle spielt. Je länger die fruchtbare Zeit im Leben einer Frau dauert, desto mehr Zyklen hat sie und umso mehr Zellteilungen finden in den Eierstöcken statt. So ist vorstellbar, daß dadurch die Möglichkeit einer Zellentartung größer ist.

Risikofaktoren für Eierstockkrebs

Für den Eierstockkrebs sind verschiedene Risikofaktoren bekannt. Sie sind stärker als andere gefährdet, wenn Sie

- Mutter oder Schwester haben, die ein Ovarialkarzinom haben oder hatten
- Ihr erstes Kind erst nach dem 30. Lebensjahr bekommen haben
- kinderlos sind
- mehr als 40 Jahre lang regelmäßig einen Eisprung hatten
- spät (nach dem 55. Lebensjahr) in die Menopause kommen
- sich besonders fettreich ernähren
- an einer anderen Krebserkrankung litten oder leiden.

Die »Pille« bewirkt in diesem Fall einen Schutz der Eierstöcke vor Krebs, denn sie hemmt den Eisprung und die Teilungszyklen im Eierstock. Mehrere Schwangerschaften und möglichst lange Stillzeiten, in denen es auch nicht zum Eisprung kommt, können ebenfalls einen gewissen Schutz bedeuten.
Eine Krebsgeschwulst im Eierstock hat durch seine besondere Lage viel Platz, um sich unbemerkt auszudehnen – sie bedrängt keine Organe in ihrer Nähe, denn der Darm weicht ihr leicht aus. Daher kommt es auch häufig zu Metastasen im Bauchraum, hauptsächlich auf dem Bauchfell und der Darmoberfläche.

Sich selbst helfen

Eine Selbsthilfe ist beim Ovarialkarzinom nicht möglich. Sie können versuchen, Risikofaktoren auszuschalten, beispielsweise regelmäßig die Früherkennungsuntersuchungen (→ Seite 131) nutzen, wenn bei Ihnen eine familiäre Krebsbelastung besteht.
Falls für Sie persönlich nichts dagegen spricht, stellt die Verhütung mit der »Pille« eine gewisse Vorbeugung dar. Wenn Sie ein Baby haben, versuchen Sie, möglichst lang zu stillen – das Baby und Sie können davon profitieren.

Ärztliche Behandlung

Die meisten Ovarialkarzinome fallen den Betroffenen selbst nicht auf, sondern werden während einer anderen Untersuchung entdeckt.

- Die Eierstöcke sind im Normalfall so weich, daß sie praktisch nicht tastbar sind. Auffallend ist also schon, wenn die Ärztin einen Eierstock bei der Tastuntersuchung überhaupt spüren kann.
- Im Rahmen der Vorsorge machen die mei-

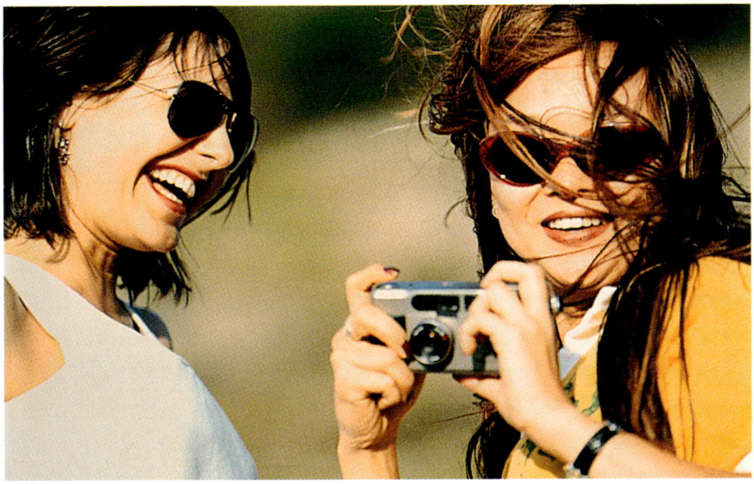

Wenn die Therapie gut überstanden ist, beginnt ein neuer Abschnitt. Bei gemeinsamen Unternehmungen mit einer vertrauten Freundin läßt sich das Leben neu entdecken.

sten Frauenärzte auch eine Ultraschalluntersuchung. Wenn der Eierstock vergrößert sichtbar ist oder sich eine einzelne Zyste (→ Seite 179) darstellt, sind das verdächtige Befunde. Jenseits der Menopause sind gutartige Zysten leider selten – deshalb ist eine genauere Abklärung immer wichtig. Länger als zwei oder drei Monate sollten Sie mit einer Behandlung keinesfalls abwarten.

- Der Eierstock, an dem die Zyste sitzt, wird über einen Bauchschnitt entfernt und noch während der Narkose mit einem sogenannten Schnellschnitt mikroskopisch untersucht. Ist der Tumor gutartig, ist die Operation danach abgeschlosssen.
- Bestätigt sich die Krebsdiagnose, werden sofort der andere Eierstock, die Gebärmutter, befallene Anteile des Bauchfells und die Lymphknoten im Beckenbereich während der gleichen Operation mit entfernt.
- Beim Ovarialkarzinom muß im Anschluß an die Wundheilung eine weitere Therapie folgen. Je nach der Ausbreitung der Metastasen und der Art der erkrankten Zellen werden Ihre Ärzte Ihnen zu einer Chemotherapie raten. Lassen Sie sich genau erklären, warum und für wie lange die Behandlung geplant ist.
- Chemotherapien werden meist sechs- bis zehnmal als Infusionen gegeben – mit zwei bis drei Wochen Pause zwischen den einzelnen Anwendungen, damit die gesunden Zellen sich wieder regenerieren können.

Vulva- und Scheidenkrebs
(Vulva- und Vaginalkarzinom)

Krebserkrankungen an den Venuslippen oder in der Scheide sind sehr selten und beteffen hauptsächlich ältere Frauen über 60 bis 70 Jahre. Da viele ältere Frauen nur ungern zum Frauenarzt gehen und eine Vorsorge jenseits der Wechseljahre nicht mehr für nötig halten, passiert es, daß Tumoren in diesen Bereichen erst entdeckt werden, wenn sie schon Metastasen gestreut haben. Das verringert sehr die Heilungschancen. Sichtbare Anzeichen sind schmerzlose Knötchen an den Venuslippen oder der Innenseite der Scheide. Sie sondern eitrigen, übelriechenden Ausfluß ab. Zusätzlich sind die Lymphknoten in den Leisten geschwollen. Unglücklicherweise wachsen und streuen beide Krebsarten sehr schnell. Deshalb sollten auch ältere Frauen bei allen verdächtigen Veränderungen zum Frauenarzt gehen. Je nachdem in welchem Stadium die Erkrankung ist, wird der Tumor operiert und anschließend die betroffene Region in mehreren Sitzungen bestrahlt.

Probleme in der Schwangerschaft

Die Schwangerschaft ist für die meisten Frauen eine Zeit großer innerer und äußerer Umstellungen und manchmal anstrengender körperlicher Veränderungen. Doch bringt sie erfreulicherweise nur selten Erkrankungen mit sich. Während der ganzen Schwangerschaft werden Sie durch die Vorsorgeuntersuchungen medizinisch betreut (→ Seite 87), so daß Ihre Ärztin auftretende Probleme rechtzeitig erkennen und behandeln kann.

Übermäßiges Erbrechen

Symptome

- morgendliche Übelkeit, die sich für viele Stunden nicht bessert
- mehrmaliges Erbrechen auch während des Tages
- dauerndes Durstgefühl
- Gewichtsabnahme

Morgendliche Übelkeit ist eines der sogenannten unsicheren Schwangerschaftszeichen, also ein normaler Hinweis darauf, daß Sie schwanger sind.
Übermäßig ist die Übelkeit dann, wenn Sie mehr als dreimal morgens erbrechen müssen, auch tagsüber kaum etwas bei sich behalten, Bauchschmerzen bekommen, an Gewicht abnehmen, andauernd Durst haben und die Haut trockene Fältchen bekommt.

Ursachen

In der frühen Schwangerschaft muß sich der Organismus erst an die Hormonveränderungen gewöhnen. Besonders der Gestagenspiegel im Blut ist höher als zuvor und das kann bei entsprechend empfindlichen Frauen anhaltende Übelkeit verursachen.
Außer der Hormonlage gibt es aber auch eine psychische Komponente: Die meisten Frauen mit übermäßiger Übelkeit stehen unter seelischem Druck – Angst vor den Veränderungen, die das Kind mit sich bringen wird, hohe Erwartungen an sich selbst eine »ideale« Mutter zu sein, möglicherweise auch eine unerwünschte oder völlig unerwartete Schwangerschaft.

Sich selbst helfen

Alles was Ihnen Entspannung (→ Seite 36), Ruhe und Möglichkeit zum Nachdenken bietet, ist zu Beginn der Schwangerschaft hilfreich.
• Es braucht Zeit, sich in die neue Rolle hineinzufinden, nicht mehr ausschließlich Frau in Partnerschaft und Beruf zu sein, sondern in Zukunft auch Mutterpflichten zu tragen. Gespräche mit Ihrem Partner,

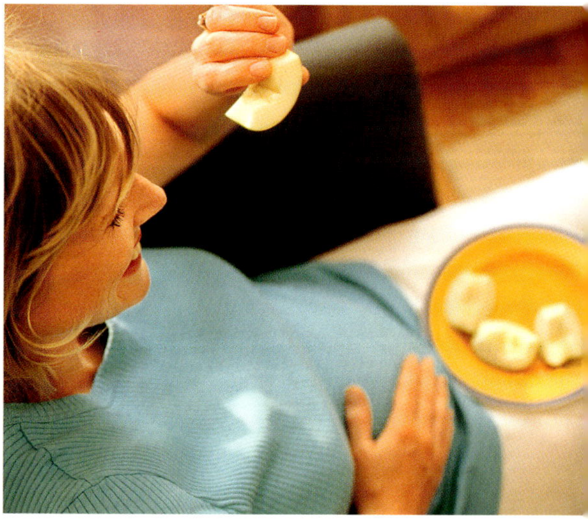

Nehmen Sie bei morgendlicher Übelkeit und Verdauungsproblemen nur kleine und fettarme Mahlzeiten zu sich, dazu Äpfel, Ballaststoffe und viel Flüssigkeit.

Freundinnen, der Frauenärztin, der Hebamme oder auch einer Psychotherapeutin entlasten und helfen, sich mit den neuen Gegebenheiten anzufreunden.

- Nehmen Sie täglich mehrere kleine, fettarme Mahlzeiten zu sich, das entlastet den Magen. Tips und Rezepte zur Ernährung in der Schwangerschaft finden Sie auf Seite 23.

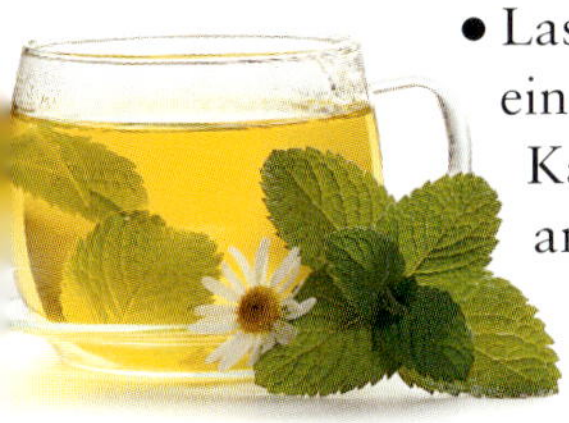

- Lassen Sie sich morgens eine Tasse Kräutertee mit Kamille und Pfefferminz ans Bett bringen und trinken Sie ihn langsam, um den Magen an Füllung zu gewöhnen.
- Gewöhnen Sie sich an, morgens langsam aufzustehen: wach werden, sich räkeln, tief ein- und ausatmen, gemütlich auf die Seite rollen und dann erst aufstehen. Ihr Kreislauf wird es Ihnen danken.
- Es gibt bestimmte Akupressurpunkte, die Übelkeit günstig beeinflussen. Wo diese Punkte liegen und wie Sie sie akupressieren, steht auf der → hinteren Umschlagklappe.

Ärztliche Behandlung

Wenn Sie den Eindruck haben, die morgendliche Übelkeit wird für Sie unerträglich, lassen Sie sich ärztlich untersuchen.

- Es gibt Medikamente gegen Schwangerschaftserbrechen, zum Beispiel Metoclopramid. Vielleicht versuchen Sie es aber vorher mit einem homöopathischen Mittel (→ Seite 224), das in jedem Fall keine Nebenwirkungen hat. Fragen Sie in einer Apotheke nach, die auf Homöopathie spezialisiert ist.
- Akupunktur (→ Seite 222) kann ebenso wie Akupressur bei Übelkeit helfen. Versuchen Sie diese Art der Behandlung bei einem Arzt oder Heilpraktiker mit entsprechender Zusatzausbildung.
- Sollten Sie zu Hause gar nicht zurechtkommen, hilft ein Krankenhausaufenthalt für einige Tage. Dort werden Sie versorgt, sind aus einem möglicherweise belastenden häuslichen Umfeld heraus, und können im Notfall Infusionen bekommen, um Ihren durch das Erbrechen gestörten Wasserhaushalt wieder ins Gleichgewicht zu bekommen.

Schwangerschaftshochdruck (Gestose)

Symptome

- geschwollene Beine, Hände und Gesicht durch Wassereinlagerungen
- Kopfschmerzen und Flimmern vor den Augen
- geringere Harnmengen als sonst

Bluthochdruck ist eine »heimliche« Krankheit: Die ersten Symptome treten erst auf, wenn der Blutdruck schon bedenkliche Höhen erreicht hat. Sie bemerken Atemlosigkeit und einen roten Kopf bei Anstrengungen, eventuell Flimmern vor den Augen und vor allem Wassereinlagerungen (Ödeme) im Gewebe, in den Knöcheln und Händen. Unbehandelt kann diese Krankheit für Sie und Ihr ungeborenes Baby sehr gefährlich werden. Etwa fünfzehn Prozent der Frauen laufen Gefahr, in ihrer Schwangerschaft Bluthochdruck zu entwickeln.

Der Blutdruck darf in Ruhe gemessen nicht höher sein als 140/90. Er wird deshalb bei jeder Vorsorgeuntersuchung überprüft. Es gilt als schwere Krankheit und Notfall, wenn der Blutdruck 160/110 oder gar mehr erreicht.

Ein bis zwei Wochen nach der Entbindung ist der Blutdruck bei den meisten Frauen wieder völlig normal.

Infektionen während der Schwangerschaft

In der Schwangerschaft ist Ihr Immunsystem zwar gestärkt, es schützt aber nicht vollständig vor den vielfältigen Möglichkeiten, sich eine infektiöse Krankheit zuzuziehen. Die Krankheitserreger gelangen über den Mutterkuchen und die Nabelschnur auch bis zum Kind. Die meisten werden zwar erfolgreich abgewehrt, aber manchmal kommt es trotzdem zu einer pränatalen Infektion. Vor allem in den ersten drei Schwangerschaftsmonaten können manche Erreger dem Ungeborenen schweren Schaden zufügen. Mißbildungen und sogar der Tod des Embryos können die Folgen sein. Gefährlich für das Kind sind zum Beispiel Röteln, Toxoplasmose, Listeriose, Masern, Mumps und Herpes.

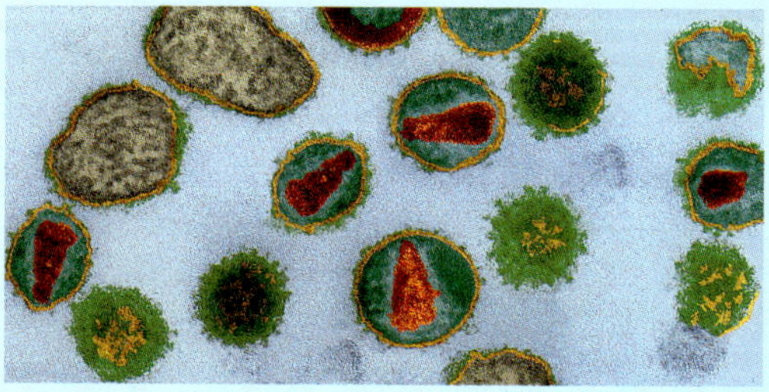

So schützen Sie sich und Ihr Kind

- Wenn Sie eine Schwangerschaft planen, sollten Sie sich testen lassen, ob Sie Antikörper gegen Röteln und Toxoplasmose im Blut haben. Wenn nicht, können Sie sich gegen Röteln impfen lassen.
- Falls Sie gegen Toxoplasmose nicht immun sind, sollten Sie sich während der Schwangerschaft von Katzen fernhalten, die den Erreger übertragen.
- Listerien-Bakterien finden sich in Rohmilch, Kalbs- und Lammfleisch und rohem, biologisch gedüngtem Gemüse. Essen Sie also möglichst kein rohes Fleisch oder Rohmilchprodukte und dünsten Sie Ihr Gemüse lange genug, damit die Bakterien keine Chance haben.
- Masern und Mumps sind Kinderkrankheiten, die durch Tröpfcheninfektion übertragen werden. Meiden Sie zu Beginn der Schwangerschaft Kinder, die infiziert sein könnten.
- Sehr viele Menschen, und wahrscheinlich auch Sie, tragen den Herpesvirus schon lange in sich. Problematisch ist eine Ersterkrankung während der Schwangerschaft, da sie meist relativ heftig verläuft. Falls Sie selbst noch nie Herpesbläschen hatten, achten Sie darauf, sich nicht durch Kontakt mit der virushaltigen Bläschenflüssigkeit bei anderen Menschen anzustecken.

Ärztliche Behandlung

Wenn Sie Kontakt mit einem Infizierten hatten, warten Sie nicht erst auf den Ausbruch von Krankheitszeichen, sprechen Sie gleich mit Ihrer Ärztin. Dann muß im Einzelfall überlegt werden, was zu tun ist.

Je nach Erreger können Sie mit verschiedenen Medikamenten behandelt werden, die auch das Ungeborene nicht schädigen: mit bestimmten Antibiotika, Penicillin oder Immunglobulinen zur Stärkung der Abwehr.

Ursachen

Bei der Schwangerschaftsgestose handelt es sich um eine Erkrankung der Blutgefäße und der Gerinnungsfähigkeit des Blutes. Außerdem arbeiten die Nieren nicht mehr normal: Sie scheiden wichtiges Körpereiweiß aus und behalten überschüssige Flüssigkeit zurück, die sich im Körper staut. Hohe Blutdruckwerte stören die Durchblutung der Plazenta und führen damit zu einer

Mangelversorgung des Babys. Das größte Risiko dabei ist, daß durch die ständige Minderversorgung das Baby in seiner Entwicklung zurückbleibt und schlimmstenfalls sogar stirbt.

Sich selbst helfen

- Bei beginnendem Schwangerschaftshochdruck ist es sinnvoll, Entspannung im Nichts-Tun zu suchen – also besser nicht aufwendige Entspannungsübungen trainieren, sondern einfach liegen, dösen, ausreichend trinken, ein bißchen lesen, selbst wenn es Sie bald zu langweilen beginnt. Sie sollten auf jeden Fall krankgeschrieben werden, wenn Sie berufstätig sind.
- Achten Sie darauf, möglichst viel zu liegen – am besten auf der Seite. Diese Lage fördert die Durchblutung des Mutterkuchens und Ihr Baby wird auf diese Weise besser mit Sauerstoff versorgt.
- Reis fördert die Wasserausscheidung. Wassereinlagerungen können Sie mit einem Apfel-Reis-Tag begegnen. Essen Sie einen ganzen Tag nur ungesalzenen gedünsteten Reis mit gedämpften, nur leicht gesüßten Äpfeln als Mus oder Kompott. Mit Zimt, Nelken, Muskat oder Kreuzkümmel läßt sich der Geschmack variieren. Wiederholen Sie solch einen Reis-Tag einmal pro Woche.

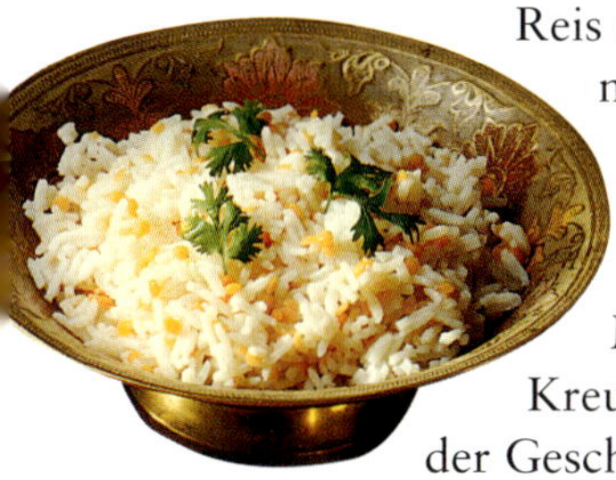

- Salzen Sie Ihre Speisen nur sehr wenig, denn Salz hält das Wasser im Körper.
- Die vielfach empfohlene eiweißreiche Kost bei Eiweißverlust über die Niere ist nur im fortgeschrittenen Stadium notwendig. Sie wird Ihnen erst bei Bedarf von Ihrer Ärztin verordnet.

Ärztliche Behandlung

- Falls Sie schon vor der Schwangerschaft Bluthochdruck hatten, sollten Sie sich gleich zu Beginn ausführlich ärztlich beraten lassen, wie Sie sich während der Schwangerschaft verhalten sollen und welche Medikamente Sie noch weiter nehmen dürfen.
- Leichte Wassereinlagerungen (Ödeme) sind in der Schwangerschaft völlig normal. Wenn Sie jedoch bemerken, daß zwischen den Untersuchungsterminen die Ödeme zunehmen, gehen Sie möglichst bald zum Arzt.
- Mit einer sogenannten Ultraschall-Doppler-Untersuchung lassen sich schon frühzeitig Hinweise auf eine beginnende Gestose finden. Unter Umständen wird diese Untersuchung auch zur Überprüfung des Blutflusses im Mutterkuchen und im kindlichen Organismus eingesetzt.
- Ihr Baby wird mit Ultraschall untersucht, um festzustellen, ob es weiterhin normal wächst. In der Herztonaufzeichnung

Risikofaktoren für Schwangerschaftshochdruck

Bestimmte Faktoren erhöhen die Möglichkeit, an einem Schwangerschaftshochdruck zu erkranken. Sie sind hochdruckgefährdet, wenn Sie

- Ihr erstes Kind mit unter 20 Jahren erwarten
- Ihr erstes Kind mit über 35 Jahren erwarten
- Mehrlinge erwarten
- schon an Bluthochdruck leiden
- stark übergewichtig sind
- zuckerkrank sind
- die Untersuchungen zur Schwangerschaftsvorsorge (→ Seite 87) nicht nutzen.

(→ CTG, Seite 95) läßt sich sein Wohlbefinden am Herzschlag ablesen.
- Wenn einfache Maßnahmen zur Blutdrucksenkung nicht helfen, erhalten Sie blutdrucksenkende Mittel, wie etwa Dihydralazin. Diese Medikamente können gleichzeitig Ihren Blutdruck senken und die Durchblutung im Mutterkuchen steigern, was dem Baby zugute kommt. Ergänzend bekommen Sie Magnesium.
- Um Thrombosen vorzubeugen, die durch langes Liegen entstehen könnten, erhalten Sie Heparinspritzen unter die Haut verabreicht, die das Blut verflüssigen. Sie sollten in dieser Zeit Stützstrümpfe tragen.
- Wenn der Blutdruck allerdings bedenklich hoch ist und auf keine Maßnahmen reagiert, werden Sie zur Beobachtung ins Krankenhaus eingewiesen – am besten gleich in eines mit angeschlossener Kinderklinik. Dort werden mehrfach täglich Herztonmessungen beim Kind und vielfache Blutdruckkontrollen bei Ihnen vorgenommen.
- In Notfällen, bei Blutdruckkrisen oder bei der Gefahr eines Krampfanfalls, müssen Sie auf der Intensivstation behandelt werden. Es ist sinnvoll, das Baby dann früher zur Welt zu holen – entweder durch Einleitung der Wehen mit Wehenmitteln jenseits der 34. Woche oder vor der 34. Woche mit einem Kaiserschnitt.
- Eine gefährliche Komplikation ist die sogenannte Eklampsie, ein plötzlicher Krampfanfall, der durch verkrampfte Blutgefäße eintreten kann. Den betroffenen Frauen wird schwindelig, sie fallen in Ohnmacht und durch die Unterversorgung des Gehirns mit Sauerstoff schließlich ins Koma. Die einzige Hilfe in diesem schlimmen Notfall ist die sofortige Entbindung durch Kaiserschnitt (→ Seite 251) – selbst wenn das Baby dann als Frühgeburt zur Welt kommt.

Diabetes in der Schwangerschaft

Symptome

- starke Gewichtszunahme
- Bauchumfang größer als normal
- später Schwindel und Schwächegefühl

Es gibt eine Form des Diabetes, die nur in der Schwangerschaft auftritt, den sogenannten Gestationsdiabetes. Anfangs sind meist überhaupt keine Symptome zu bemerken, erst bei fortgeschrittener Störung kommt es zu Anzeichen von Über- oder Unterzuckerung: Schwindel und Schwächegefühle, Durst und gehäuftes Wasserlassen. Das Baby ist phasenweise extrem unruhig und bewegt sich heftig, dann wieder besonders ruhig. Ihr Bauch wächst über das normale Maß durch vermehrtes Fruchtwasser und Übergröße des Kindes.

Ursachen

Diabetes oder Zuckerkrankheit entsteht, wenn die Bauchspeicheldrüse nicht ausreichend Insulin produziert. Das Hormon Insulin sorgt für die Verarbeitung von Zucker und einen gleichmäßigen Zuckerspiegel im Blut. Wenn es fehlt, steigt der Zuckerspiegel nach dem Essen stark an, beziehungsweise kann zwischen den Mahlzeiten viel zu niedrig sein. Die genauen Ursachen des Gestationsdiabetes sind bisher nicht im Detail geklärt. Vermutlich besteht eine Anlage zum Diabetes, die sich durch die stärkere Belastung der Bauchspeicheldrüse in der Schwangerschaft vorübergehend zeigt.
Überhöhte und schwankende Blutzuckerwerte sind schädlich für Mutter und Kind, aber das Ungeborene leidet besonders darunter. Seine Bauchspeicheldrüse hat Schwie-

rigkeiten, sich auf den Zuckerspiegel der Mutter einzustellen und so gerät das Baby in andauernde Überzuckerung. Es produziert daraufhin zuviel Insulin, um das auszugleichen. Nach der Geburt ist es dann schnell unterzuckert, da es nicht mehr durch die Placenta der Mutter ernährt wird.
Die Kleinen erscheinen bei der Geburt groß und kräftig, doch das täuscht: Sie sind sehr infektions- und krankheitsanfällig und haben einen instabilen Stoffwechsel.

Sich selbst helfen

- Die wichtigste Behandlungsmöglichkeit des Diabetes ist eine spezielle Diät. Wie Sie sich richtig ernähren und auf Ihren Zuckerhaushalt achten, lernen Sie am besten bei einer Diabetikerschulung. Sie werden von Krankenkassen und den Diabetes-Ambulanzen der Krankenhäuser veranstaltet. Diätberaterinnen sind dort auf alle Fragen spezialisiert, die für einen Zuckerkranken wichtig sind.
- Körperliche Bewegung ohne Leistungsdruck hält den Zuckerhaushalt stabil. Gut geeignet ist Schwimmen, aber auch Radfahren und Wandern, soweit es Ihr Bauchumfang zuläßt.
- Vergessen Sie nicht, allen Ihren Ärzten die Medikamente zu nennen, die Sie als Diabetikerin verordnet bekommen. Denn sonst ergeben sich ungünstige Wechselwirkungen mit anderen Mitteln, die den Zuckerhaushalt stören können.

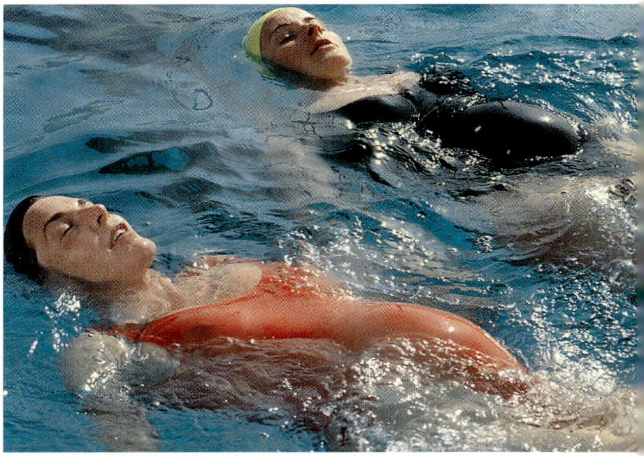

Körperliche Bewegung in der Schwangerschaft hält Kreislauf und Blutzuckerspiegel stabil. Schwimmen ist ideal – das Wasser entlastet und lockert die Muskulatur.

Ärztliche Behandlung

- Fällt bei einer Vorsorgeuntersuchung Zucker im Urin auf, ist das der erste Hinweis auf einen Gestationsdiabetes. Ihr Arzt wird den Verdacht durch einen sogenannten Glukosebelastungstest überprüfen. Sie bekommen dazu eine standardisierte Menge zuckerhaltiger Flüssigkeit und ihre Blutzuckerwerte werden davor und danach bestimmt. Wenn Ihr Blutzucker schnell genug wieder normale Werte erreicht, sind Sie gesund.
- Die erste Maßnahme bei Diabetes ist eine konsequente Diät (→ Selbsthilfe, oben). Sollten sich die Blutzuckerwerte nicht innerhalb von zwei Wochen deutlich bessern, wird es nötig, Sie mit Medikamenten zu behandeln.

Risikofaktoren für Diabetes in der Schwangerschaft

Bestimmte Faktoren erhöhen die Möglichkeit in der Schwangerschaft einen Diabetes zu entwickeln. Sie sind stärker als andere gefährdet, wenn Sie

- Diabetiker in der Familie haben
- übergewichtig sind
- über 35 Jahre alt sind
- bereits ein Baby mit weit über 4000 Gramm Geburtsgewicht auf die Welt gebracht haben
- gehäuft Fehl- oder Totgeburten hatten.

• Blutzuckersenkende Tabletten sind in der Schwangerschaft verboten, weil sie das Kind schädigen können. Deshalb müssen Sie mit Insulin in Spritzenform behandelt werden. Es ist nicht so schwer, zu erlernen, wie man sich die Lösung selbst unter die Haut spritzt und die Blutzuckerwerte selbst kontrolliert. Heute gibt es Injektionshilfen, die wie ein Kugelschreiber aussehen (Insulin-Pen) und einfach zu handhaben sind. Da sich der Insulinbedarf während der Schwangerschaft mehrmals verändert, müssen Sie die Dosierung und das genaue Vorgehen immer mit Ihren Ärzten absprechen.

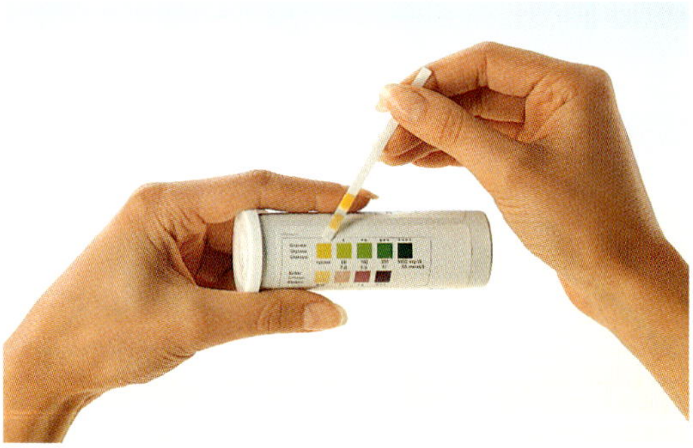

Die Zuckerwerte im Harn selbst zu kontrollieren ist einfach: Ein Teststäbchen eintauchen, die Farbveränderung abwarten und den Zuckergehalt ablesen.

• Während der gesamten Schwangerschaft werden Sie und Ihr Baby alle zwei Wochen zur Untersuchung einbestellt. Im Ultraschall werden Wachstum und Fruchtwassermenge kontrolliert – beide sollen nicht über das Normalmaß steigen.
• Es ist für Sie besonders günstig, wenn Sie während der Schwangerschaft gleichzeitig von einem Internisten und einem Geburtshelfer betreut werden, die sich untereinander über Ihre Behandlung absprechen. Nach der Geburt muß Ihr Baby auf jeden Fall von einem Kinderarzt überwacht werden, bis sich seine Stoffwechsellage stabilisiert hat.

Blutgruppenunverträglichkeit (Rhesusinkompatibilität)

Symptome

- keine spürbaren Symptome für die Schwangere
- das Baby kann schwer geschädigt werden

Bereits zur Jahrhundertwende waren die Blutgruppen A, B, AB und 0 bekannt, doch erst 1941 entdeckten die Wissenschaftler den Rhesusfaktor. Damit hatten sie die Erklärung für eine Krankheit gefunden, die viele Kinder das Leben gekostet hatte.
Sie selbst leiden nicht unter der Unverträglichkeit der Blutgruppen zwischen Mutter und Kind, sondern nur das Baby. Die erste Schwangerschaft verläuft meist völlig normal und auch das erste Kind ist gesund. Erst beim zweiten Kind gibt es Probleme.

Ursachen
Der Rhesusfaktor ist ein zusätzliches Blutgruppenmerkmal neben den Blutgruppen A, B, AB und 0. 85 % aller Menschen haben den Rhesusfaktor, sie sind positiv (Rh +). Nur 15 % haben ihn nicht, sie sind negativ (rh –). Kommt ein rh-negativer Mensch mit Rh-positivem Blut in Berührung, bildet sein Immunsystem Antikörper, weil die Rh-positiven Zellen als etwas Fremdes angesehen und bekämpft werden. Das kann nur in zwei Fällen passieren: bei einer Bluttransfusion und während einer Schwangerschaft.

Wann gibt es Probleme?
Wenn Sie als Mutter Rhesus-positiv sind, ist alles in Ordnung: Sie haben für sich und Ihr Kind nichts zu fürchten. Wenn Sie jedoch rhesus-negativ sind, kommt es auf den Rhesusfaktor Ihres Kindes an. Ist es ebenfalls

negativ, »vertragen« sich Ihre beiden Blutgruppen und Sie haben eine normale Schwangerschaft vor sich.
Hat es aber von seinem Vater das Rhesus-positive Blutmerkmal geerbt, gibt es Probleme. Ihr Organismus bildet nun zur Abwehr der fremden Zellen Antikörper gegen die roten Blutkörperchen des Babys. Diese Antikörper wandern durch die Plazenta hindurch und schädigen die Blutzellen des Kindes. Das Baby wird blutarm (anämisch), seine Leber schwillt an und funktioniert nicht mehr richtig. Die Restbestandteile der zerfallenen roten Blutkörperchen lagern sich in der Haut ein. Auf diese Weise kommt es bei der Geburt zur typischen Neugeborenengelbsucht. Ohne Behandlung würden etwa 10 Prozent der Kinder sterben.

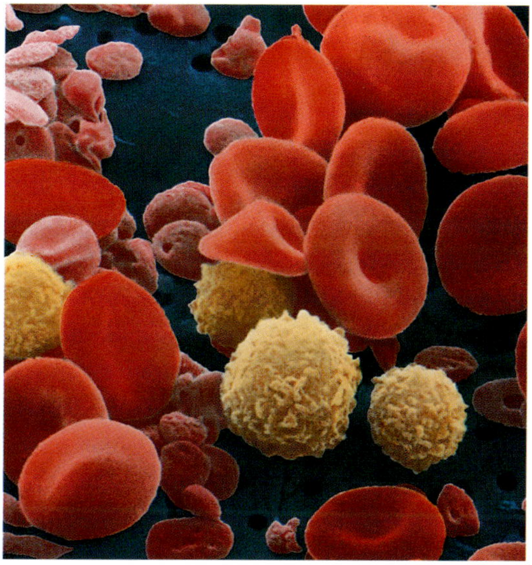

Die roten Blutkörperchen tragen den Rhesusfaktor auf ihrer Oberfläche. Passen die Blutgruppen von Mutter und Kind nicht zusammen, kann es Probleme geben.

Sich selbst helfen

- Sie können Ihre Blutgruppe nicht verändern. Wichtig ist erst einmal, sie überhaupt zu kennen. Deshalb wird bei jeder Erstuntersuchung einer Schwangeren die Blutgruppe bestimmt.
- Für Ihre Ärztin ist es wichtig zu erfahren, ob Sie schon einmal schwanger waren – es zählen auch Fehlgeburten und Abbrüche dazu. Denn dann ist die Möglichkeit, daß Sie bereits Antikörper haben, groß.

Ärztliche Behandlung

- Der Rhesusunverträglichkeit kann man heute durch ein Mittel entgegenwirken, das die Bildung von Antikörpern verhindert. Deshalb erhält jede rhesus-negative Frau während der Schwangerschaft und unmittelbar nach der Geburt das sogenannte Anti-D-Immunglobulin gespritzt. Ohne Antikörper in Ihrem Blut gibt es auch keine Probleme für Ihr Kind.
- Bei jeder nachfolgenden Schwangerschaft werden mehrfach die Antikörper kontrolliert. In der 28. bis 30. Woche wird oft noch eine Anti-D-Spritze zur Sicherheit verabreicht, denn ab dann können noch vereinzelt Sensibilisierungen zwischen Mutter und Kind stattfinden.
- Während der gesamten Schwangerschaft wird das Baby genau beobachtet. Der Ultraschall zeigt, ob es sich normal entwickelt. Falls sich das Fruchtwasser vermehrt, wäre das ein Warnzeichen.
- Wurde die Blutgruppenunverträglichkeit zu spät erkannt und sind die Blutzellen des Babys bereits geschädigt, kann durch die Nabelschnur des Kindes eine Bluttransfusionen erfolgen.
- Manchmal müssen rhesus-sensibilisierte Kinder frühzeitig zur Welt geholt werden. Diese Babys erhalten nach der Geburt eine Bluttransfusion, um die Antikörper aus dem Organismus zu schwemmen und für ausreichend rote Blutkörperchen zu sorgen.

Vorzeitige Wehen

Symptome

- wiederkehrende ziehende Schmerzen im Unterbauch – vor der 30. Woche öfter als zweimal in der Stunde, nach der 30. Woche öfter als fünfmal in der Stunde
- rhythmisches Hartwerden des Bauches

Während der gesamten Schwangerschaft »trainiert« die Gebärmutter mit leichten Kontraktionen schon für die Entbindung. Das ist vollkommen normal und dehnt auch nicht den Muttermund.
Es handelt sich um vorzeitige Wehen, wenn sie vor der 36. Schwangerschaftswoche zu einer Eröffnung es Muttermundes führen. Sie spüren den Bauch hart werden und ein Ziehen nach unten, ähnlich einem Periodenschmerz. Dies ist ein Zeichen für die Beteiligung des Muttermundes.
Alle Kontraktionen, die vor der 30. Woche häufiger als zweimal in der Stunde kommen oder nach der 30. Woche mehr als fünfmal in der Stunde mit schmerzhaftem Ziehen nach unten spürbar werden, könnten vorzeitige Wehen sein.

Ursachen
Es gibt vielfältige Ursachen für vorzeitige Wehen. Besonders häufig stecken körperliche Überanstrengungen und seelische Belastungen dahinter.
Verschiedenen äußere Faktoren können vorzeitige Wehen auslösen: unerkannte Scheideninfektionen, anstrengende Allgemeinerkrankungen mit Fieber und Schmerzen, zuviel Fruchtwasser oder eine Mehrlingsschwangerschaft. Auch bestimmte Medikamente können als Nebenwirkung wehenauslösend sein.

Sich selbst helfen

Nur bei wenigen Frauen führen vorzeitige Wehen auch gleich zur Frühgeburt. Den meisten hilft es, ihre Aktivitäten einzuschränken, sich hinzulegen und erst einmal abzuwarten. Wenn die Überlastungen vergehen, gehen auch fast immer die Wehen gleich mit.
- Außer Entspannungsübungen (→ Seite 36) helfen auch milde Beruhigungstees oder

Vorzeitiger Blasensprung

Normalerweise reißt während der Geburt die Fruchtblase ein und das Fruchtwasser sprudelt heraus. Das kann zu Beginn der Geburtswehen sein oder erst später im Geburtsverlauf.
- Wenn vor der 36. Schwangerschaftswoche plötzlich schwallartig oder tröpfchenweise Flüssigkeit abgeht, handelt es sich meist um einen vorzeitigen Blasensprung. Fruchtwasser ist hell, blaß-weiß und riecht etwas fad – keinesfalls fruchtig oder stechend wie Urin, oder säuerlich wie Scheidenausfluß.
- Ein vorzeitiger Blasensprung ist ein Anlaß, sofort zum Arzt zu gehen. Wenn sehr viel Flüssigkeit ablief, lassen Sie besser den Krankenwagen kommen und sich liegend in die Klinik transportieren.
- Das Risiko beim vorzeitigen Blasensprung ist die Infektion der Gebärmutter und des Babys über Keime aus der Scheide.
- Kleine Risse in der Fruchtblase verkleben bei strenger Bettruhe wieder. Ist sehr viel Fruchtwasser abgegangen, wird mit Antibiotika die Infektionsgefahr für das Kind verringert und versucht, die 36. Schwangerschaftswoche zu erreichen. Danach wird die Geburt vorzeitig eingeleitet.

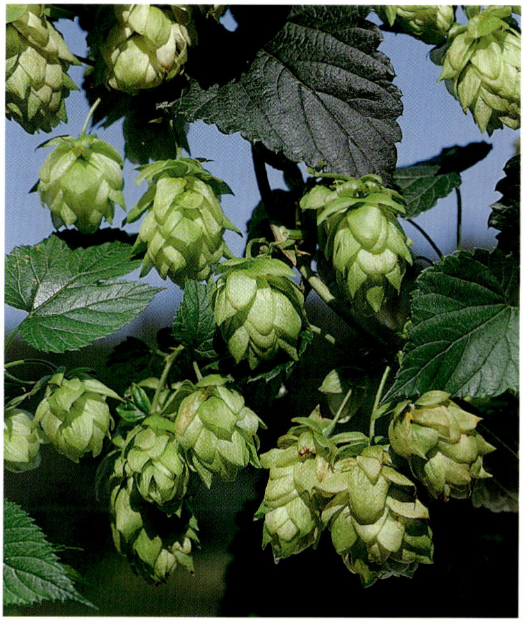

Bei vorzeitigen Wehen ist Beruhigung und Entspannung das wichtigste. Pflanzliche Heilmittel wie Hopfen lassen Sie auf natürliche Weise zur Ruhe kommen.

Tropfen aus Baldrian und Hopfen, um wieder zur Ruhe zu kommen (→ Seite 220).

- Beugen Sie Scheideninfektionen (→ Seite 155) vor, die manchmal vorzeitige Wehen auslösen können. Milchsäurezäpfchen aus der Apotheke säuern die Scheide an und stärken ihre Abwehr.

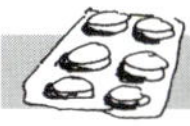

Ärztliche Behandlung

Auch wenn die Wehen von selbst wieder vergehen, sollten Sie sich vorsichtshalber ärztlich untersuchen lassen. Es könnte sich der Muttermund vorzeitig geöffnet haben. Das kann nur Ihre Ärztin bei einer Tastuntersuchung feststellen.

- Zunächst werden Sie Magnesiumtabletten verordnet bekommen, die die Gebärmutter entspannen.
- Wenn die Wehen trotz aller Entspannungsmaßnahmen nicht aufhören, sollten Sie zur Vorsicht ins Krankenhaus gehen. Dort sind Sie aus dem Alltag heraus, werden behandelt und können wirklich strenge Bettruhe einhalten. Sie bleiben solange in der Klinik, bis sich auch unter allmählicher Belastung keine Wehen mehr einstellen. Dann werden Sie entlassen, sollen sich aber zunächst schonen und bleiben deshalb auch krankgeschrieben.
- Es kann nötig werden wehenhemmende Medikamente zu nehmen, zum Beispiel Fenoterol, Clenbuterol, Hexoprenalin oder Ritodrin. Diese Medikamente entspannen die überreizte Gebärmuttermuskulatur. Gleichzeitig wirken sie leider auf andere Organe gerade entgegengesetzt: Das Herz schlägt schneller, die Luft wird knapp und der Darm rumort. Manche Frauen bekommen auch Kopfschmerzen und Zittern. Diese Nebenwirkungen fühlen sich genauso an wie Angstsymptome. Wenn Sie aber vorher davon wissen, können Sie leichter zwischen echter Sorge und durch die Medikamente ausgelöstem »Flattern« unterscheiden.
- Die wehenhemmenden Medikamente werden ab der 36. Schwangerschaftswoche abgesetzt. Zu dieser Zeit ist die Lunge des Babys so weit ausgereift, daß es ruhig auf die Welt kommen kann.
- Es geschieht gar nicht selten, daß mit dem Absetzen der Medikamente die Wehen plötzlich aufhören und das Kind nun auf sich warten läßt. Psychosomatisch ausgerichtete Frauenärzte vermuten, daß dieselben unbewußten Ängste, die vorher zu Wehen geführt haben, jetzt den Entbindungsprozeß hemmen – die betroffene Frau schützt sich unbewußt vor der gefürchteten Zukunft und das Kind wird zurückgehalten. So kommt es entgegen den Erwartungen sogar oft zu Überschreitungen des Geburtstermins (→ Übertragung, Seite 105).

Wenn sich der Muttermund vorzeitig öffnet

Ist der Muttermund besonders weich und hat sich trotz Wehenhemmern vorzeitig eröffnet, droht eine Frühgeburt.

- Um den Muttermund zu verschließen, wird ein spezielles Ringpessar gelegt. Es zieht sich wie ein Gummibändchen um den Gebärmutterhals zusammen und hält ihn stabil geschlossen. Dieses Pessar wird nicht gewechselt, sondern bleibt für den Rest der Schwangerschaft liegen. Es löst verstärkten Ausfluß aus – das ist normal, solange der Fluor nicht unangenehm riecht oder sich verfärbt. Wenn zum Geburtstermin hin die Eröffnungswehen einsetzen, wird das Pessar einfach herausgenommen.
- Bei manchen Frauen reicht das Pessar nicht aus und der Muttermund muß operativ zugebunden werden. Dieser Eingriff heißt Cerclage. In Kurznarkose wird ein kräftiger Faden durch die Muskulatur des Gebärmutterhalses gezogen, angespannt und verknotet. Die Stütznaht verschließt den Muttermund und muß beim Einsetzen von Geburtswehen durchtrennt werden.

Fehlgeburt (Abort)

Symptome

- während der Schwangerschaft heftige ziehende Schmerzen im Unterbauch
- starke Blutungen und Flüssigkeitsabgang

Blutungen in der Schwangerschaft und Ziehen im Unterbauch wie bei der Periode sind das erste Zeichen einer drohenden Fehlgeburt. Bis zur 16. Woche kündigt sich so ein Frühabort an. Spätabort nennen die Ärzte den Verlust des Kindes zwischen der 16. und 26. Woche.

Ursachen

Für den Verlust eines Kindes kann es viele Gründe geben. Sicher ist jedoch, daß Sie selbst eine Fehlgeburt nicht verschulden können – weder durch exzessiven Sport, heiße Bäder, Sauna, Sex oder ähnliches.
In mindestens 40 Prozent der Fälle greift die Natur selbst ein: Der Embryo wird frühzeitig – meist während der 7. bis 12. Woche – abgestoßen, weil er krank ist und nicht lebensfähig wäre.
Die Ursachen für einen Spätabort stehen meist in Zusammenhang mit der Gebärmutter: Infektionen der Gebärmutter, vorzeitige Muttermundseröffnung, vorzeitige Wehen, Myome oder Gebärmutterfehlbildungen.

Sich selbst helfen

- Es ist sicher leicht gesagt, aber Sie können bei einer drohenden Fehlgeburt gar nichts Besseres tun als liegen und abwarten. Das Wichtigste ist körperliche und seelische Ruhe: Sie gehören ins Bett.
- Milde Beruhigungstees oder Tropfen aus Hopfen und Baldrian (→ Seite 220) helfen, das Liegen besser auszuhalten, wenn Sie sonst eher ein aktiver Mensch sind.
- Durch die erzwungene Unbeweglichkeit bekommen Sie leicht Verstopfung. Das dann notwendige Pressen schadet in dieser Situation. Mit ballaststoffreicher Kost und viel Trinken beugen Sie Darmträgheit vor. Trockenpflaumen, Leinsamen und Kleie sind ebenfalls sehr hilfreich.
- Sprechen Sie über Ihre Ängste. Teilen Sie die Sorge über den drohenden Verlust Ihres Kindes mit Ihrem Partner oder guten Freundinnen.

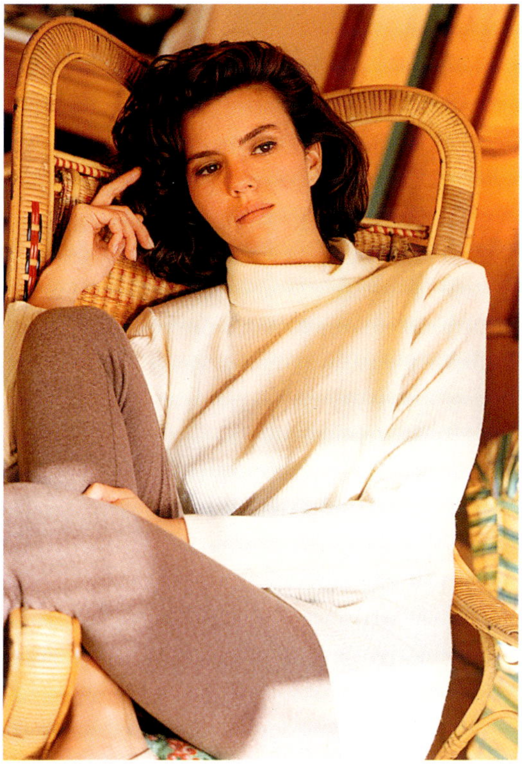

Ein Kind zu verlieren, egal wie winzig es noch war, bedeutet für die Mutter auch seelische Schmerzen. Lassen Sie die Trauer zu und sprechen Sie darüber.

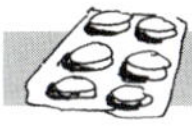

Ärztliche Behandlung

Jedes Anzeichen für eine Fehl- oder Frühgeburt sollten Sie ernstnehmen und sich sofort ärztlich untersuchen lassen.

- Meist verordnet die Ärztin neben strikter Bettruhe auch Magnesiumtabletten, um die Gebärmutter ruhigzustellen, egal ob bereits vorzeitige Wehen eingesetzt haben oder nicht.
- Wehenhemmende Mittel haben vor der 25. Schwangerschaftswoche wenig Sinn, denn die Gebärmutter hat noch keine chemischen »Andockstellen« (Rezeptoren) für diese Mittel. Sie entstehen erst in der späteren Schwangerschaft, und dann erst können die Medikamente wirken.
- Wird bei Ihnen ein Hormonmangel nachgewiesen, können Progesteronspritzen sinnvoll sein.
- Ärzte unterscheiden den drohenden Abort, bei dem der Muttermund noch geschlossen ist, vom beginnenden Abort, bei dem sich der Muttermund schon eröffnet hat. Letzterer ist meist nicht mehr aufzuhalten.
- Ist es zu einer Fehlgeburt gekommen, müssen Sie eine Ausschabung (→ Curettage, Seite 245) machen lassen. Dabei werden die Reste des Mutterkuchens aus der Gebärmutter entfernt, um Entzündungen und Blutungen vorzubeugen.
- Nach einem Abort sollten Sie ein bis zwei Perioden abwarten, bevor Sie die nächste Schwangerschaft planen, damit sich die Gebärmutterschleimhaut wieder aufbauen kann. In dieser Ruhezeit haben Sie auch Gelegenheit, das Erlebte innerlich zu verarbeiten.
- Etwa 10 bis 18 Prozent aller Schwangerschaften enden mit einer Fehlgeburt. Das ist für die betroffene Frau, die gerade ihr Kind verloren hat, natürlich kein Trost. Doch normalerweise ist eine nächste Schwangerschaft möglich und mit ihr neue Hoffnungen.
- Das Wichtigste ist: Sie haben keinen Anlaß für Schuldgefühle, denn in den ersten Wochen gilt für den Erhalt der Schwangerschaft das »Alles-oder-Nichts-Gesetz«. Das allerdings ändert nichts daran, daß es traurig ist, ein Kind zu verlieren, und wenn es noch so winzig ist. Vor allem diejenigen Frauen leiden, die wegen chronischer Krankheiten oder Immununverträglichkeiten schon mehrfach Aborte erleben mußten (habitueller Abort). Ihnen kann neben den Gesprächen mit der Familie und Freunden psychotherapeutische Unterstützung (→ Seite 234) helfen.

Wieder gesund
– mit Schulmedizin

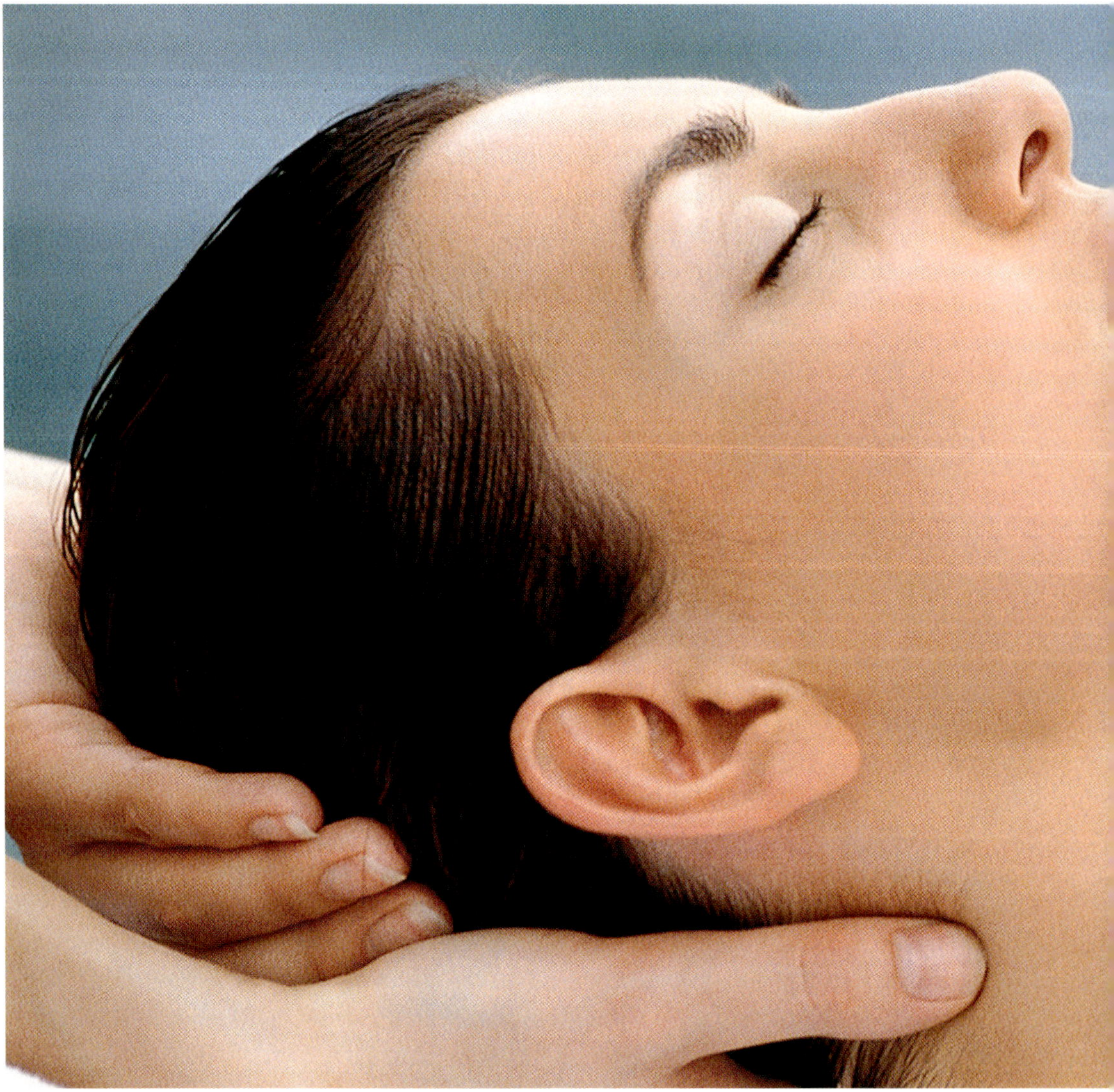

und Naturheilkunde

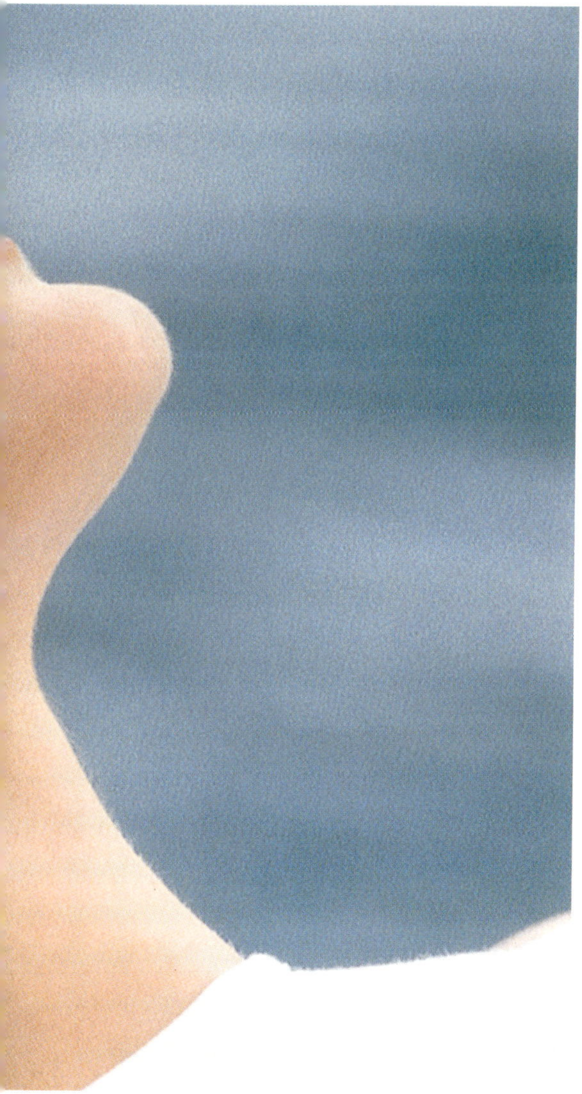

Die meisten Frauen bewältigen kleinere Erkrankungen aus eigener Kraft. Sie wissen recht genau, was ihnen guttut und was schadet. Denn in vielen Fällen kuriert der Körper sich selbst, wenn er nur Zeit bekommt, sich zu schonen. Die Naturheilkunde und alternative Heilmethoden, wie Homöopathie und Akupunktur, regen diese Selbstheilungskräfte des Körpers an und unterstützen sie. Eine ganzheitlich verstandene ärztliche Behandlung wird Ihnen in diesem Sinne helfen und mit Medikamenten und Operationen nur dann eingreifen, wenn es wirklich notwendig ist.

Naturheilkunde und Alternativmedizin

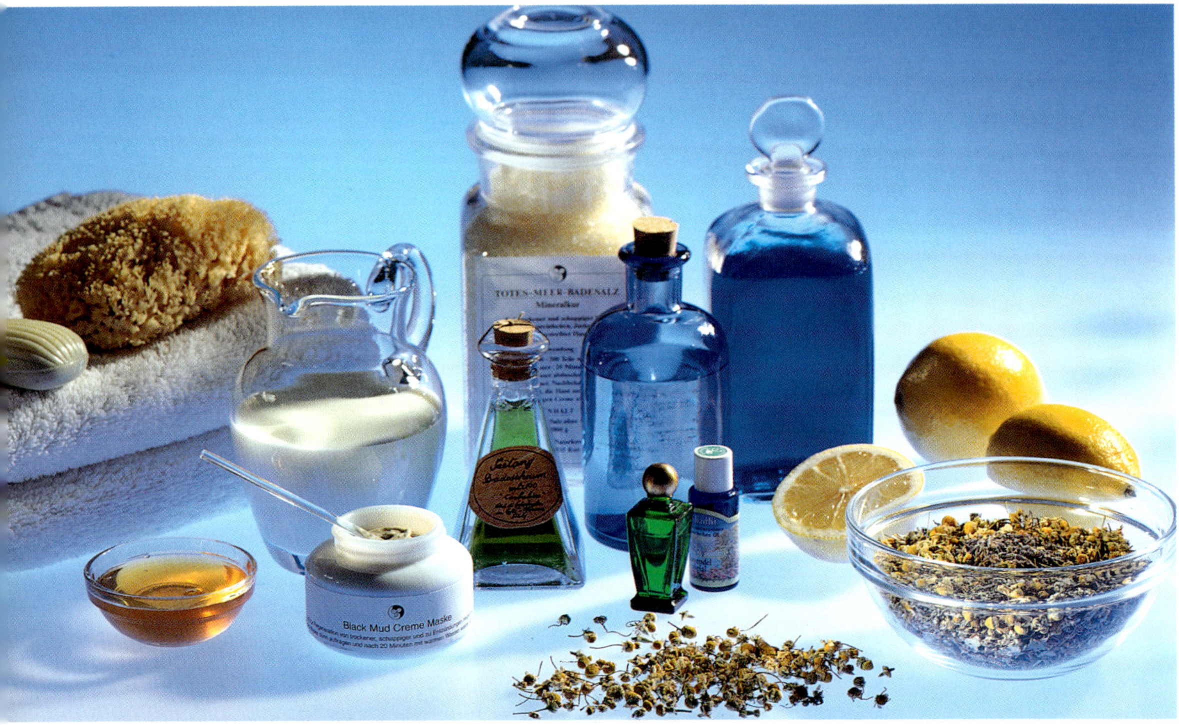

In den letzten Jahren haben sich die Menschen wieder auf althergebrachte Traditionen in der Naturheilmedizin besonnen, die im Überschwang der Technikbegeisterung in den Hintergrund getreten waren.
Inzwischen ist klar geworden, daß stark wirkende chemisch-synthetische Medikamente sicher bei schweren Erkrankungen die richtige Therapie sind. Für die vielen kleinen Alltagsbeschwerden gibt es aber sanftere Behandlungsmethoden, die den Körper nicht mit unnötigen Nebenwirkungen belasten. Naturheilverfahren setzen zur Behandlung vor allem die natürlichen Reize der Umwelt ein: Wärme und Kälte, Wasser, Licht, Klima und Bewegung. Hinzu kommen die natürlichen Wirkstoffe in der Ernährung und in Heilpflanzen. Ziel ist es, auf diese Weise die Selbstheilungskräfte des Körpers zu stärken.

Wärme und Kälte

Temperaturreize werden schon seit alters her zu Heilungszwecken eingesetzt. Heute zählt man die Thermotherapie zu den physikalischen Therapien, die in der Gesundheitsvorsorge, zur Rehabilitation und bei Kurbehandlungen eingesetzt werden. Aber natürlich können Sie sie genausogut selbst zu Hause anwenden.
Wärme nutzen wir meist mit Hilfe des Wassers als Bäder, feuchte Wickel, Kompressen und Moorpackungen, aber auch mit Hilfe von elektrischer Energie in Form von Infrarotbestrahlung, Heizkissen oder Kurzwellenbehandlung. Wärme lockert die Muskulatur, entspannt bei Verkrampfungen, lindert dadurch Schmerzen und beruhigt die Nerven.

Kälte wirkt besonders gut gegen akute Schmerzen und entzündliche Reizungen. Früher machte man Eispackungen auf die schmerzenden Körperstellen, heute gibt es sogenannte Cold packs in der Apotheke, die mit Gel gefüllt sind. Sie passen sich auch im eisgekühlten Zustand noch den Körperformen an und bleiben beim Auftauen trocken. **Wärme und Kälte im Wechsel** trainieren die Blutgefäße und mit ihnen das Immunsystem. Wechselnde Fußbäder beispielsweise machen frisch und munter, und Saunagänge sind eine gute Vorbeugung gegen Erkältungskrankheiten.

Tiefenwirkung durch Wärme und Kälte

Wärme und Kälte wirken nicht nur auf die Haut, mit der sie direkt in Berührung kommen. Der Körper reagiert auf wechselnde Temperatureinflüsse mit seinen feinen Blutgefäßen, die den Temperaturreiz an das Körperinnere weitergeben. Sie stellen sich bei Hitze weit, die Durchblutung und der lokale Stoffwechsel werden bis in die Tiefe des Gewebes hinein gefördert.
Bei Kälte ziehen sich die Blutgefäße dagegen bis in tiefe Gewebeschichten zusammen. Vor allem Reizzustände durch Entzündungen lassen sich auf diese Weise bremsen, entzündungsbedingte Schmerzen gehen zurück.

Wärme und Kälte richtig anwenden

- Wärme sollte nie zu warm und Kälte nicht zu lange angewendet werden. Letztendlich ist Ihre eigene Empfindung das Maß: Richtig ist nur, was wohltut. Sie merken bald, wenn Ihnen eine Packung zu heiß oder auf die Dauer zu kalt ist.
- Für die Wirkung von warmen Voll- oder Teilbädern reichen 10 bis 15 Minuten Badezeit vollkommen aus. Die Temperatur sollte nicht viel höher als die innere Körpertemperatur liegen, also nur 38 bis 39 °C. Messen Sie mit einem Thermometer nach.
- Schwangere sollten keine heißen Bäder machen oder warme Wickel und Packungen auf den Leib legen. Hitze kann Wehen auslösen.

Tip

Wohltuendes warmes Fußbad

Wenn Sie abends gestreßt nach Hause kommen, Entspannung brauchen, nicht einschlafen können oder einfach nur kalte Füße haben, dann ist ein warmes Fußbad für Sie genau das richtige! Es unterstützt übrigens auch die Durchblutung des Unterleibs und lindert dadurch Bauchschmerzen.

Sie brauchen dazu:

- eine Fußbadewanne oder ein hohes Plastikgefäß
- etwa 38 °C heißes Wasser
- dicke Socken oder warme Hausschuhe

So wird's gemacht:

- Fußbadewanne mit warmem Wasser füllen
- nach Wunsch beruhigende, durchblutungsfördernde oder duftende Badezusätze hinzufügen
- 10 bis 15 Minuten Füße baden
- zum Abschluß einen kurzen kalten Guß durchführen
- Füße abtrocknen und mit dicken Socken warm halten.

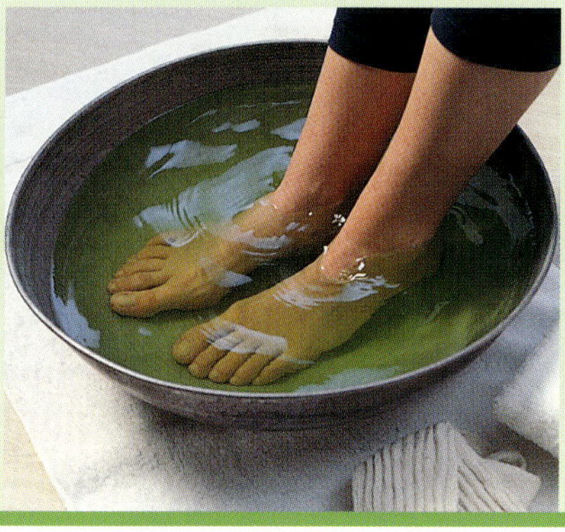

Tip

Großmutters Kartoffelwickel

Wenn Ihnen bei Bauchschmerzen die Wärmflasche nicht ausreicht, versuchen Sie es doch mal mit einem klassischen Leibwickel. Er verbessert die Durchblutung der Bauchorgane und sorgt für Entkrampfung und Entgiftung.

Sie brauchen dazu:

- 1 Leinentuch für die feuchte Auflage
- 1 trockenes Baumwolltuch zum Einschlagen
- 1 Handtuch oder Wolltuch zum Wärmen
- 4 bis 5 Kartoffeln

So wird's gemacht:

- Kartoffeln kochen und zerstampfen
- noch heiß in das Leinentuch einschlagen
- feuchte Auflage auf den Bauch legen
- Baumwolltuch straff darüberziehen
- den ganzen Unterbauch in das wärmende Tuch einschlagen
- Wickel so lange liegen lassen, wie er noch als warm empfunden wird.

• Unter Kältepackungen dürfen Sie keinesfalls zu frösteln beginnen – dann haben Sie des Guten zuviel getan.

• Eispackungen und gefrorene Cold packs niemals direkt auf die Haut legen, sondern immer in ein Tuch einhüllen. Die Haut wird sonst zu sehr unterkühlt.

Wasserbehandlung

Die Wirkung des Wassers auf die Gesundheit haben schon in der Antike die Römer kultiviert. In jeder militärischen Siedlung, die sie errichteten, gehörten die Badeeinrichtungen zum gewohnten Standard. Vorzugsweise suchten sie sich Orte mit warmen Quellen aus. Unsere germanischen Vorfahren entspannten sich in saunaähnlichen Schwitzhütten. Im nahen und fernen Orient gibt es ebenfalls eine jahrtausendealte Badekultur. Immer vereinten die Menschen im Bad die Körperreinigung mit vorbeugenden Maßnahmen, Abhärtung des Körpers und Entspannung.

Die Kneippkur

Durch den berühmten Pfarrer Kneipp aus Wörishofen haben Bäder, Güsse, Waschungen und Wassertreten heute eine große Popularität erlangt, und die Kneippkur ist inzwischen zu einem Klassiker unter den Naturheilverfahren geworden. Sie basiert auf regelmäßigen, gezielten Wasseranwendungen, die die Abwehrkräfte stärken, die Leistungsfähigkeit erhöhen, gegen Kreislaufstörungen, Krampfadern und Herzbeschwerden helfen und ganz allgemein für körperliches Wohlbefinden sorgen. Kneippsche Anwendungen werden vor allem in Kurorten durchgeführt. Sie können sie aber auch bei Krankengymnastinnen erlernen und dann selbst zu Hause fortführen.

Die 5 Säulen der Kneipptherapie

Pfarrer Kneipp stellte ein Behandlungssystem auf, das auf fünf von ihm so benannte Säulen gründet:

• **Hydrotherapie:** die Behandlung und Vorbeugung mit Wasseranwendungen

• **Phytotherapie:** die Behandlung mit Heilkräutern (→ Seite 217)

• **Ernährungstherapie:** eine bewußte, vollwertige Ernährung (→ Seite 22)

• **Bewegungstherapie:** Anregung der Körperorgane durch Gymnastik und Massage (→ Seite 30 und 37)

• **Ordnungstherapie:** ein naturgemäßer Lebensrhythmus und genügend Entspannung (→ Seite 36).

Pflanzliche Heilmittel

Pflanzenheilkunde ist eine uralte Form der Heilkunst, die seit Jahrtausenden überliefert ist. Heilpflanzen unterstützen vielfach die Selbstheilungskräfte des Organismus und bringen seinen Stoffwechsel wieder ins natürliche Gleichgewicht.

Heilpflanzen sind nicht immer harmlos, sondern zum Teil hochwirksame Medikamente. Daß sie angeblich keine Nebenwirkungen haben, ist ein Irrtum, dem viele unterliegen. Halten Sie sich möglichst an die Anwendungsempfehlungen Ihrer Ärztin, des Apothekers oder lesen Sie genau den Beipackzettel. Denn es gibt Heilpflanzen, die bei falscher Dosierung zu unerwünschten Wirkungen führen oder bei Dauerbehandlung Allergien auslösen können.

Bei manchen Heilpflanzen brauchen Sie Geduld: Damit sich die Wirkung entfalten kann, muß sich erst ein gewisser Wirkstoffspiegel im Körper aufbauen. Zu diesen Pflanzen gehört zum Beispiel Johanniskraut: Die volle Wirkung tritt erst nach mehreren Wochen ein.

Tee, Tropfen & Co.

• Eine Tasse warmer, duftender Tee ist sicher allein schon wesentlich tröstlicher als eine Tablette. Aber auch für den Tee sollten Sie sich die richtige Zubereitungsart empfehlen lassen, sonst können wichtige Inhaltsstoffe verloren gehen (→ Kasten).

Kleine Kräuterküche

Die bekannteste Anwendungsform von Heilpflanzen ist der Kräutertee. Aber auch hier gibt es – je nach verwendeten Pflanzenteilen – Unterschiede in der Zubereitung.

• **Blätter** und **Blüten** werden in der Regel genauso wie jeder andere Tee als Aufguß zubereitet. Übergießen Sie pro Tasse 1 bis 2 Teelöffel getrocknete Blätter mit etwa 200 Milliliter heißem Wasser. Lassen Sie den Tee 5 bis 10 Minuten ziehen und seihen Sie dann die Blätter ab.

• **Früchte** enthalten oft ätherische Öle. Wenn Sie sich etwa einen Fenchel-, Anis- oder Kümmeltee zubereiten wollen, zerstoßen oder zerquetschen Sie die Früchte erst, bevor Sie sie mit heißem Wasser übergießen.

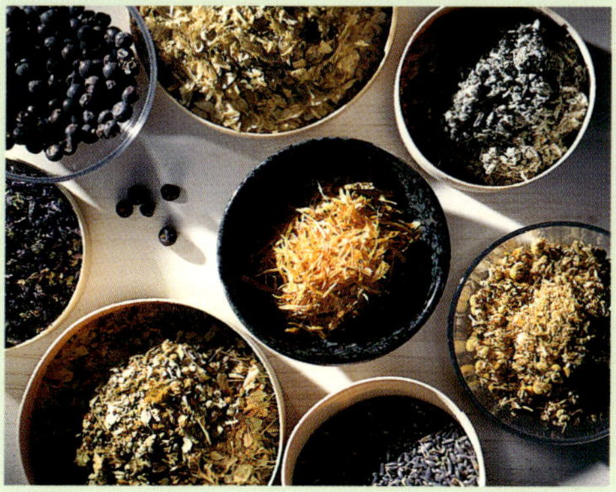

• **Holz**-, **Rinden**- und **Wurzeldrogen** werden meist abgekocht, damit die Wirkstoffe frei werden. Übergießen Sie zunächst die vorgeschriebene Menge an Pflanzenteilen mit kochendem Wasser und halten Sie dann den Sud auf kleiner Flamme noch etwa 30 Minuten heiß – nicht kochen.

• Von einigen Arzneipflanzen stellt man **kalte Auszüge** her. Übergießen Sie – am besten abends – die Pflanzenteile mit 200 Milliliter kaltem Wasser, lassen Sie die Tasse zugedeckt über Nacht stehen und seihen Sie sie morgens ab.

• Pflanzen, die **Bitterstoffe** enthalten, dürfen keinesfalls gekocht oder zu lange erhitzt werden, da sonst unbekömmliche Gerbstoffe frei werden können.

• Verwenden Sie keine selbst gesammelten Kräuter – sie sind vielfach mit Umweltgiften belastet. Kräuter aus der Apotheke stammen aus kontrolliertem Anbau und enthalten außerdem verläßliche Mengen an Wirkstoffen.
• Für eine Teebehandlung 2- bis 3mal täglich eine Tasse Tee heiß oder lauwarm in kleinen Schlucken trinken. Ein Löffel Honig verbessert den oft bitteren Geschmack.
• Bei Frauenbeschwerden kann eine kurmäßige Anwendung über mehrere Wochen, etwa mit Johanniskraut oder Mönchspfeffer, angezeigt sein. Doch sprechen Sie Dauer und Dosierung zuvor mit Ihrer Ärztin ab.
• Viele pflanzliche Heilmittel gibt es in der Apotheke als alkoholische Auszüge. Die Tropfen können sehr viel besser dosiert werden als ein Tee, und die Wirkstoffmenge ist durch die Herstellerfirma standardisiert.
• Ähnlich ist es mit pflanzlichen Wirkstoffen in Form von Dragees oder Tabletten. Sie sind in der Anwendung einfach und zum Beispiel für Berufstätige besser geeignet als Tees. Außerdem wird ihre Qualität und Wirkstoffmenge streng kontrolliert.

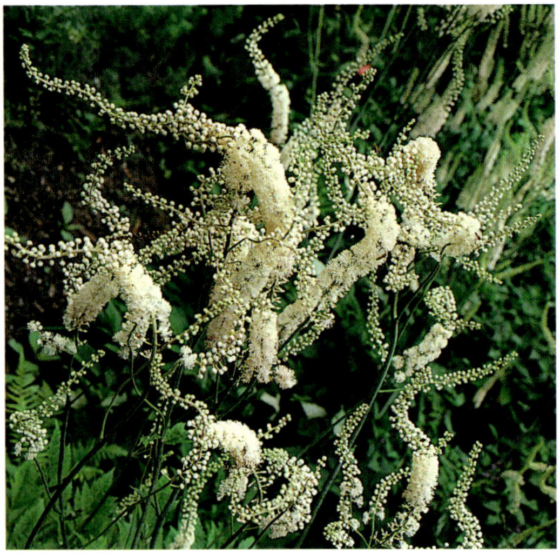

Die Silberkerze enthält Östrogen-ähnliche Substanzen.

12 Heilpflanzen für Frauen

Einige Heilpflanzen sind besonders gut für die Frauenheilkunde geeignet und können durch ihre hohe Wirksamkeit eine echte Alternative zu chemisch-synthetischen Medikamenten sein. Auf viele von ihnen haben wir schon unter den Abschnitten »Sich selbst helfen« hingewiesen. Hier sollen sie nochmals im Überblick vorgestellt werden.

Mönchspfeffer

(Keuschlamm, Vitex agnus-castus)

Mönchspfeffer ist ein regelrechtes gynäkologisches Allheilmittel. Er ist in der Lage, das hormonelle Gleichgewicht im Körper wiederherzustellen, da er die weibliche Hormonproduktion, besonders von Gelbkörperhormon, anregt.
• **Wirkung:** Mönchspfeffer stabilisiert den Monatszyklus und ist deshalb sehr gut zur Behandlung von Zyklusunregelmäßigkeiten, Periodenschmerzen, zyklusbedingten Brustschmerzen, Blutungsstörungen, PMS und Wechseljahresbeschwerden geeignet. Er fördert auch die Milchbildung in der Stillzeit.
• **Anwendung:** Mönchspfeffer gibt es nicht als Teemischung, sondern nur als alkoholhaltige Tropfen oder als Kapseln. Nebenwirkungen sind nicht bekannt.

Silberkerze

(Wanzenkraut, Cimicifuga racemosa)

Die Silberkerze wirkt östrogenartig und hemmt die Bildung von Gelbkörperhormon. Damit harmonisiert es den Hormonhaushalt und bremst in den Wechseljahren überhöhte LH-Spiegel im Blut.
• **Wirkung:** Silberkerze hilft bei PMS-Beschwerden, Zyklusunregelmäßigkeiten und Menstruationsschmerzen. Es ist sehr gut für die Behandlung von Beschwerden in den Wechseljahren geeignet.

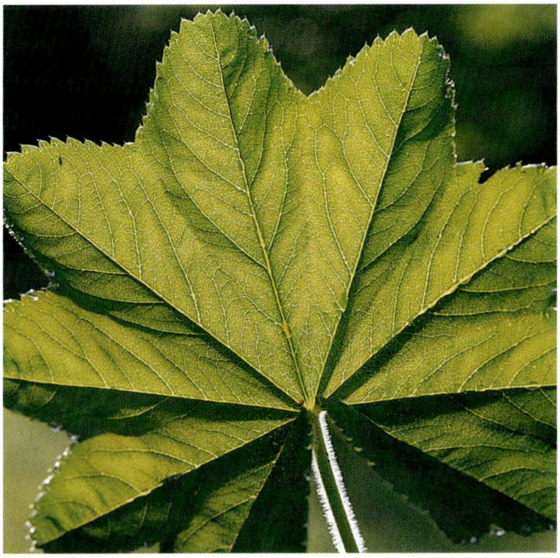

Frauenmantel ist schon seit dem Mittelalter bekannt.

• **Anwendung:** Silberkerze gibt es in alkoholhaltigen Tropfenmischungen und verschiedenen Fertigpräparaten, nicht als Tee. Nebenwirkungen sind nicht bekannt.

Frauenmantel (Alchemilla xanthochlora)

Frauenmantel ist in der Volksmedizin ein beliebtes Mittel gegen Frauenbeschwerden.
• **Wirkung:** Es wirkt entkrampfend bei Periodenschmerzen und möglicherweise anregend und harmonisierend bei unregelmäßigen Blutungen, auch in den Wechseljahren.
• **Anwendung:** Frauenmantel gibt es als Tee und in Fertigpräparaten. Nebenwirkungen sind nicht bekannt.

Wolfstrapp (Lycopus europaeus)

Wolfstrapp ist ein Mittel gegen leichte Schilddrüsenüberfunktion. Er hemmt die Schilddrüsenhormone und wirkt über diesen Weg auch regulierend auf die Geschlechtshormone.
• **Wirkung:** Er hilft sehr gut bei Schmerzen und Spannungen in der Brust vor der Periode und bei Nervosität, die durch Schilddrüsenüberfunktion hervorgerufen wird.
• **Anwendung:** Wolfstrapp gibt es als alkoholhaltige Tropfenmischungen oder Tabletten. Sie sollten die richtige Dosis unbedingt mit Ihrer Ärztin besprechen. Nicht einnehmen bei Schilddrüsenunterfunktion.

Johanniskraut (Hypericum perforatum)

Johanniskraut ist ein altbekanntes Beruhigungsmittel, das seit einiger Zeit auch in der Schulmedizin großes Ansehen genießt. Nachgewiesenermaßen kann es Depressionen mildern.
• **Wirkung:** Johanniskraut hellt die Stimmung auf und hilft bei chronischer Niedergeschlagenheit, Ängsten, Spannungen, Wechseljahresbeschwerden und Wochenbettdepression.
• **Anwendung:** Johanniskraut wird als Kapseln und als Tee angeboten. Es entfaltet seine volle Wirkung erst, wenn es über mehrere Wochen täglich eingenommen wird. Johanniskraut macht die Haut lichtempfindlich, meiden Sie die pralle Sonne. Das ebenfalls angebotene Johanniskrautöl ist nur zur äußeren Anwendung gedacht.

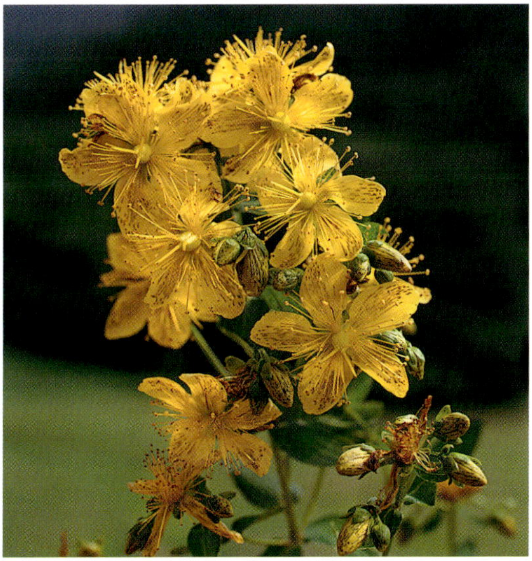

Johanniskraut lindert depressive Verstimmungen.

Baldrian (Valeriana officinalis)

Baldrian ist in unseren Breiten das bekannteste Schlaf- und Beruhigungsmittel.

- **Wirkung:** Bei Ängsten und Nervosität beruhigt Baldrian die überreizte Stimmung und läßt Sie gut schlafen. Auch Krämpfe und Schmerzen während der Periode können sich durch Baldrian bessern.
- **Anwendung:** Sie können sich selbst einen Teeaufguß zubereiten, einfacher ist aber die Einnahme von Tropfen. Sie wirken innerhalb von 30 Minuten. Nebenwirkungen sind nicht bekannt.

Hopfen (Humulus lupulus)

Hopfen ist ein mildes Schlaf- und Beruhigungsmittel, durch seine Bitterstoffe auch verdauungsfördernd.

- **Wirkung:** Ruhelosigkeit und Gereiztheit im Alltag, bei PMS-Beschwerden und in den Wechseljahren können sich mit Hopfen bessern.
- **Anwendung:** Hopfen gibt es als Tee- oder Präparatemischung meist zusammen mit Baldrian. Ein schönes, duftendes Hausmittel zum Einschlafen ist ein Säckchen gefüllt mit Hopfen- und Lavendelblüten auf dem Kopfkissen. Nebenwirkungen sind nicht bekannt.

Melisse (Melissa officinalis)

Melisse wirkt nachgewiesenermaßen beruhigend und schlaffördernd. Außerdem hat sie milde entkrampfende Eigenschaften.

- **Wirkung:** Melisse ist hilfreich bei Schlafstörungen, Überreizungen und Alltagsstreß, bei nervösen PMS- und Wechseljahresbeschwerden.
- **Anwendung:** Sie wird als Fertigpräparat, als Tee und als Badezusatz angeboten, oft in Kombination mit anderen beruhigenden Heilpflanzen. Nebenwirkungen sind nicht bekannt.

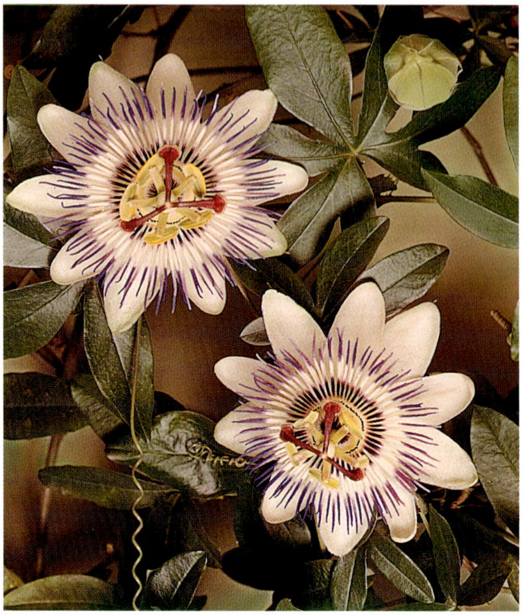

Passionsblume beruhigt die Nerven und den Magen.

Passionsblume (Passiflora incarnata)

Die Passionsblume ist ebenfalls ein mildes Beruhigungs- und Schlafmittel und wirkt krampflösend auf den Magen-Darm-Bereich.

- **Wirkung:** Sie ist hilfreich bei leichten Einschlafstörungen, nervöser Unruhe und nervösen PMS- und Wechseljahresbeschwerden.
- **Anwendung:** Ein Tee mit Passionsblume frisch zubereitet vor dem Einschlafen getrunken, verhilft zu ruhigem Schlaf. Sie wird auch in alkoholischen Tropfen angeboten und ist in verschiedenen beruhigenden Pflanzenmischungen enthalten. Nebenwirkungen sind nicht bekannt.

Salbei (Salvia officinalis)

Salbei wirkt nachgewiesenermaßen antibakteriell und pilzhemmend, wenn er äußerlich angewendet wird. Deshalb ist er auch in Zubereitungen gegen Erkältung und Halsweh enthalten. Innerlich angewendet wirkt er außerdem schweißhemmend.

• **Wirkung:** Salbeitee ist in der Frauenheilkunde hilfreich gegen wechseljahresbedingte Hitzewallungen und Schweißausbrüche, da er die Schweißbildung hemmt. Außerdem wirkt er unterstützend beim Abstillen.

• **Anwendung:** Salbeitee ist die häufigste Anwendungsform. Wegen der darin enthaltenen Gerbstoffe können bei längerer Behandlung Magenbeschwerden auftreten.

Brennessel (Urtica urens)

Brennessel regt nicht nur die Nieren und die Blase zu verstärkter Ausscheidung an, sondern wirkt auch belebend auf den gesamten Stoffwechsel.

• **Wirkung:** Brennesseltee ist sehr gut bei akuten Blasenentzündungen und chronischer Reizblase geeignet. Brennesselsaft und Brennesselsamen gelten darüber hinaus als allgemeine Kräftigungsmittel.

• **Anwendung:** Den Preßsaft der Brennessel gibt es ebenso in der Apotheke wie die Teezubereitungen. Trinken Sie 3- bis 4mal täglich einen frischen Aufguß. Nebenwirkungen sind nicht bekannt.

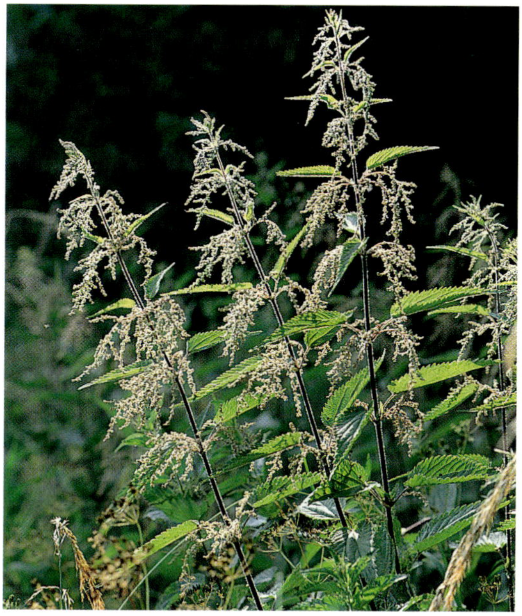

Brennessel hilft bei Nieren- und Blasenbeschwerden.

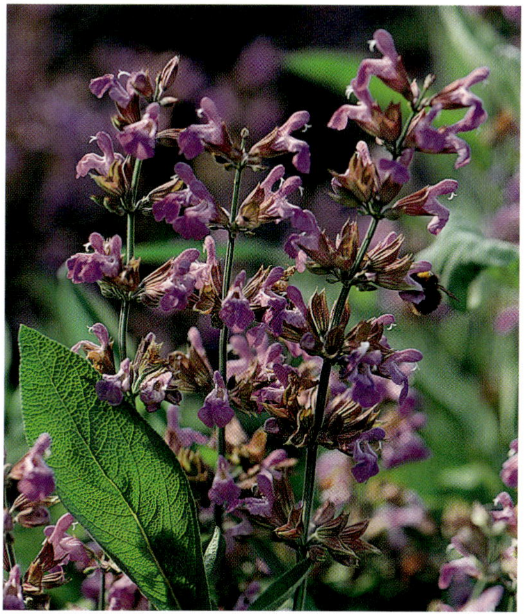

Salbei lindert fliegende Hitze in den Wechseljahren.

Eichenrinde (Quercus robur)

Eichenrinde enthält viele Gerbstoffe, die auf Haut und Schleimhäute entzündungshemmend, zusammenziehend und »gerbend« wirken.

• **Wirkung:** In der Frauenheilkunde sind Eichenrindenwaschungen und -bäder eine große Hilfe bei Ekzemen, bei Entzündungen von Vulva und Scheide und zur Unterstützung der Wundheilung.

• **Anwendung:** Es gibt Eichenrinde pulverisiert oder als flüssigen Badezusatz zu kaufen. Sie können Abkochungen auch selbst herstellen. Sie sollten nicht zu lange im Sitzbad bleiben, sonst wird die Haut zu stark gegerbt und verfärbt sich braun. Nebenwirkungen sind bei äußerer Anwendung nicht bekannt.

Akupunktur und Akupressur

Die Denkweise der mehrere tausend Jahre alten Traditionellen Chinesischen Medizin (TCM) ist vollkommen verschieden von unseren westlichen Vorstellungen über die Entstehung und Behandlung von Krankheiten.

Die Traditionelle Chinesische Medizin

In der TCM wird Krankheit als Störung im Energiesystem des Menschen gesehen. Unsere Lebensenergie »Qi« bewegt sich in einem Netz von Energiebahnen, den sogenannten Meridianen, durch den Körper. Nach dem Modell der ausgeklügelten Bewässerungssysteme auf den chinesischen Reisfeldern stellt man sich vor, daß bei Überfluß von Energie an Kreuzungspunkten Stauungen und Überschwemmungen auftreten. Ebenso entstehen durch Unterversorgung mit Qi energetische Dürren. In beiden Fällen wird der Organismus krank. Die Behandlung zielt darauf ab, das verlorene Gleichgewicht der Kräfte wieder herzustellen: Was geschwächt ist, wird unterstützt, was zu kraftvoll ist, zurückgenommen. Die TCM nutzt zur Behandlung mehrere Wege:

- medizinische Bewegungsübungen
- an den Jahreszeiten ausgerichtete Ernährungs- und Lebensgewohnheiten
- Medikamente aus pflanzlichen, tierischen und mineralischen Substanzen
- spezielle Massagen und
- Akupunktur und Akupressur.

Therapie mit feinen Nadeln

Viele Prinzipien der TCM lassen sich nicht so ohne weiteres mit unseren Vorstellungen vereinbaren. Die Akupunktur jedoch hat seit einigen Jahren Eingang in die westliche Therapie gefunden. Bei uns wird sie meist zur Behandlung von Schmerzen und psychosomatischen Störungen eingesetzt.

Auf den 12 Energiebahnen, den Meridianen, liegen eine Vielzahl von Punkten, über die der Energiefluß im Körper und die Organe beeinflußt werden können. Durch ihre Stimulation von außen werden Energieblockaden gelöst und überschüssige Energie abgeleitet. Diese Stimulation kann durch Nadelung (Akupunktur), Massagedruck (Akupressur) oder durch Hitze (Moxa) geschehen.
Die Punkte haben bildreiche Namen, die ihre Eigenschaften charakterisieren: »Göttlicher Gleichmut« oder »Meer der Energie«. Sie werden bei der Akupunkturbehandlung mit feinen Nadeln punktiert.

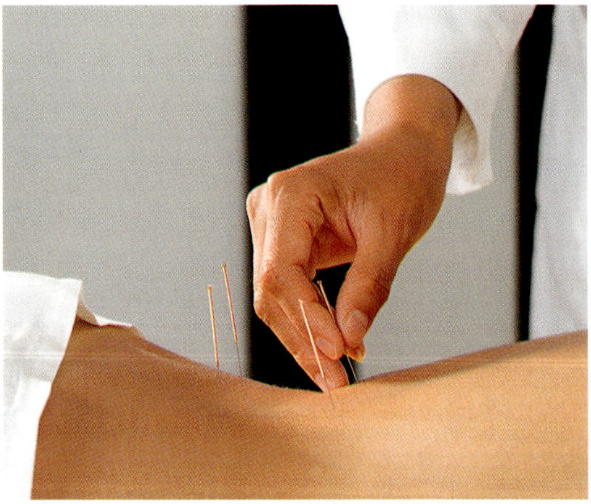

Mit sehr feinen Nadeln werden in der Akupunktur bestimmte Punkte stimuliert. Sie stehen in Beziehung zu den Energiebahnen, die den ganzen Körper durchziehen.

In der Sprechstunde des Akupunkteurs

Akupunktur wird von Ärzten und Heilpraktikern mit einer speziellen Zusatzausbildung angeboten. Ihr Therapeut wird sich Ihre Beschwerden ausführlich schildern lassen und Sie körperlich untersuchen. Allerdings sind nur wenige Akupunkteure gleichzeitig Frauenärzte und dürfen Sie deshalb nicht gynäkologisch untersuchen. Sie werden in diesem Fall gebeten, einen Bericht von der Frauenärztin mitzubringen.

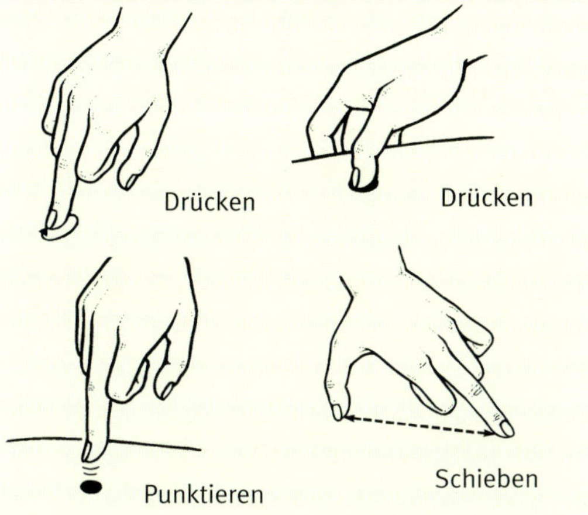

Zur Akupressur gehört die richtige Grifftechnik: Sie können auf dem Punkt drücken, kreisen oder schieben, bis Sie einen wohltuenden leisen Schmerz verspüren.

Die Akupunkturbehandlung findet meist im Liegen statt. Sehr dünne, sterile Einmalnadeln aus Stahl werden an den für Sie günstigen Punkten in das Unterhautgewebe eingestochen. Die Nadeln sind so fein, daß Sie meist nicht einmal den Einstich spüren. Es werden immer mehrere Punkte zugleich genadelt, die untereinander in Beziehung stehen.
Die Beschwerden vergehen nicht sofort, sondern erst nach mehreren Sitzungen. Für eine übliche Schmerzbehandlung können Sie mit etwa 10 Behandlungsterminen rechnen. Üblicherweise bezahlen Sie die Akupunkturbehandlung bei einem Arzt oder Heilpraktiker zunächst selbst. Von den meisten Krankenkassen werden die Kosten auf Antrag ganz oder teilweise erstattet.

Selbsthilfe mit sanftem Druck

Die Meridianpunkte können statt mit der Nadel auch durch gezielten, sanft-kreisenden Druck stimuliert werden. Die Akupressur ist sehr gut zur Selbstbehandlung geeignet, denn sie erfordert keine Hilfsmittel, läßt sich leicht erlernen und überall einfach und nebenwirkungsfrei anwenden. Es gibt eine Fülle von Akupressurpunkten, die bei den unterschiedlichsten Beschwerden wirksam sind. Um Ihnen den Zugang zur Akupressur zu erleichtern, haben wir nur einige wichtige Punkte ausgewählt, die in der Frauenheilkunde und bei Alltagsbeschwerden nützlich sind. Die genaue Lage der Punkte und wie Sie sie richtig akupressieren, finden Sie auf den Abbildungen in der → hinteren Umschlagklappe des Buches.
Die Punkte haben zum einen sprechende chinesische Namen wie »Shenmen – Göttliches Tor« und zum anderen deutsche Kurzbezeichnungen wie »He 7«. Diese stammen von ihrer Lage auf einem der 12 Meridiane: zum Beispiel ist He 7 der 7. Punkt auf dem Herz-Meridian.

Akupressurpunkte für Frauen

Die Hauptanwendungsgebiete der Akupressur sind leichte bis mittlere Schmerzen, Schlaflosigkeit und Nervosität, Verdauungsbeschwerden und Übelkeit.
Wir haben für Sie 6 wichtige Punkte zusammengestellt, mit denen Sie sich im Alltag helfen können. Die genaue Lage der Punkte sehen Sie, wenn Sie die → hintere Umschlagklappe aufschlagen.

- allgemeine Schmerzen: Di 4 und Le 3
- Kopfschmerzen, Bauchschmerzen: Le 3
- Menstruationsstörungen: MP 6 und Le 3
- Übelkeit, Brechreiz: Pe 6 und Ma 36
- Blasenschwäche: MP 6
- Verdauungsstörungen: Ma 36
- Schlaflosigkeit, Nervosität: He 7 und MP 6
- Ängste, psychosomatische Störungen: He 7

Wie Sie jeden dieser Punkte richtig akupressieren, entnehmen Sie der Tabelle in der → hinteren Umschlagklappe.

Homöopathie

Die Homöopathie baut auf den Erkenntnissen Samuel Hahnemanns auf, der im vergangenen Jahrhundert bis ins hohe Alter als Arzt und Pharmakologe tätig war. Hahnemann entwickelte eine neue Heilkunde, die nach ganz anderen Prinzipien arbeitet als die Schulmedizin.

Die Ähnlichkeitsregel

Die herkömmlichen Behandlungsmethoden nutzen Medikamente, die sich gegen eine Erkrankung richten. Hahnemann nannte sie Allopathie, von griechisch »allos« für anders. Die Homöopathie basiert dagegen auf dem sogenannten Ähnlichkeitsprinzip – das griechische Wort »homoios« bedeutet ähnlich.

Seine Regel besagt, daß eine Krankheit mit genau dem Mittel behandelt werden sollte, das Symptome hervorruft, die der Erkrankung besonders ähnlich sind. Gleiches soll mit Gleichem geheilt werden, indem der Organismus milde angeregt wird, seine Selbstheilungskräfte zu aktivieren. Beispielsweise sollte ein Mittel gegen Schnupfen bei einem Gesunden Schnupfensymptome auslösen. Durch vielfältige Testreihen stellte Hahnemann im Laufe seines langen Lebens umfangreiche Listen von Stoffen aus Pflanzen, Mineralien und tierischen Bestandteilen zusammen, die als Heilmittel bei verschiedensten Symptomen wirken.

Verdünnung steigert die Wirkung

Die Besonderheit der homöopathischen Heilmittel ist, daß sie in genau festgelegten Schritten so stark verdünnt werden, daß nur noch Bruchteile des ursprünglichen Stoffes in ihnen enthalten sind. Dieser Prozeß wird Potenzieren genannt. Homöopathen gehen von der Vorstellung aus, daß die in allen Stoffen enthaltene Lebenskraft durch das Verdünnen verstärkt, also potenziert wird. In einem aufwendigen Herstellungsverfahren wird die Grundsubstanz zunächst mit Wasser, Alkohol oder Zucker im Verhältnis 1:10 verschüttelt oder verrieben. Dies ist die sogenannte D1-Potenz. Durch immer weitere 1:10 Verdünnungen erreicht man schließlich die gewünschte Stärke, beispielsweise D8. Damit gelten diejenigen Mittel, die am wenigsten Grundsubstanz enthalten, als die wirksamsten.

Diese Vorstellung ist nach naturwissenschaftlichen Kriterien bisher nicht bewiesen. Die Wirkung gibt aber den Homöopathen häufig recht, sie ist jedenfalls nicht mit dem Glauben der Patienten allein zu erklären.

In der homöopathischen Praxis

Auf der Suche nach der Ursache eines Leidens sprechen homöopathisch tätige Ärzte und Heilpraktiker lang und ausführlich mit ihren Patienten. Nicht nur die Symptome

Wann hilft Homöopathie?

Nicht bei allen Erkrankungen ist es möglich mit homöopathischen Mitteln zu helfen. Organische Krankheiten müssen medizinisch behandelt werden. Aber eine Vielzahl von Frauenbeschwerden können Sie mit Homöopathie erfolgreich bessern:

- psychosomatische Beschwerden (zum Beispiel Migräne und PMS)
- seelische Störungen (etwa depressive Verstimmung, Wechseljahresbeschwerden)
- leichte Infektionskrankheiten (wie Erkältung, Lippenherpes)
- funktionelle Störungen (Magen-Darm-Beschwerden, Blasenschwäche)
- chronisch-entzündliche Erkrankungen (wie Gelenkschmerzen, Rheuma)

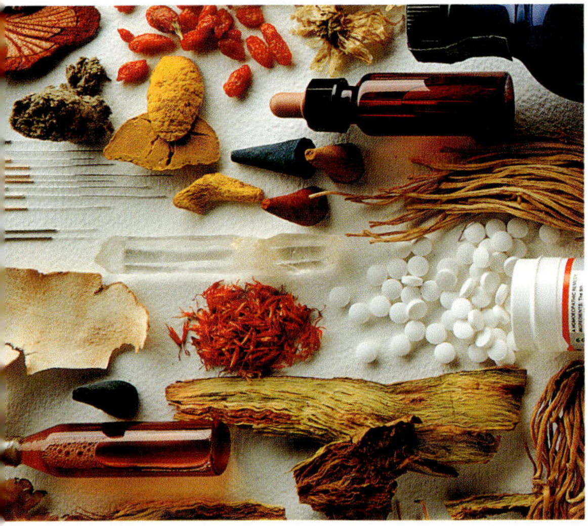

Homöopathische Arzneien werden aus einer Vielzahl von natürlichen Grundstoffen gewonnen. Die Pflanzen und Mineralien haben eine der Krankheit ähnliche Wirkung.

der Erkrankung interessieren sie, sondern ebenso die Lebensumstände, die Charaktereigenschaften, das Gefühlsleben und unter welchen Umständen sich die Symptome verändern. Dabei wird von kompetenten Homöopathen immer auch eine medizinische Diagnose gestellt, um gefährliche Krankheiten auszuschließen, die einer schulmedizinischen Therapie bedürfen. Viele Menschen empfinden die Behandlung beim Homöopathen als besonders zugewandt und ganzheitlich, weil ihre Störungen immer sehr persönlich verstanden und therapiert werden.
Die Behandlung beim Homöopathen muß zunächst aus eigener Tasche bezahlt werden. Heute übernehmen manche Krankenkassen zumindest einen Teil der Kosten. Die meisten homöopathischen Mittel sind um einiges preiswerter als herkömmliche Medikamente.

Das richtige Mittel finden

In der klassischen Homöopathie gibt es – anders als in der Schulmedizin – nicht ein bestimmtes Mittel gegen eine bestimmte Krankheit, somit auch keine »Patentrezepte«. Die Tropfen, Pillen oder Kügelchen (Globuli) werden sorgfältig nach dem individuellen Typus des Menschen gewählt, der Heilung sucht. Nicht nur das Hauptsymptom einer Beschwerde ist wichtig, sondern auch inwieweit es sich durch äußere Umstände verändert – etwa durch das Wetter oder die Tageszeit. Es spielt auch eine Rolle, wie der übrige Körper sich verhält: Wie reagiert die Haut, wie die Sinne, wie die Psyche?
Nach der ersten Einnahme eines homöopathischen Medikaments stellt sich oft die sogenannte »Erstverschlimmerung« ein: Die Beschwerden scheinen sich zunächst zu verstärken, statt zu bessern. Das bedeutet aber nur, daß Sie das richtige Mittel gewählt haben. Nach kurzer Zeit sind die Selbstheilungskräfte des Körpers aktiviert, und die Symptome bessern sich zusehends.

Sich selbst behandeln?

Durch die komplexe Art der Diagnose ist es schwierig, Homöopathie zur Selbstbehandlung einzusetzen. Am ehesten ist das möglich, wenn Sie in homöopathischer Behandlung sind und sich von Ihrem Therapeuten eine individuelle »Hausapotheke« für Ihre häufigsten Beschwerden zusammenstellen lassen.
Es gibt ein paar Grundsubstanzen, die bei Alltagsbeschwerden sehr häufig eingesetzt werden. So werden gegen Periodenbeschwerden beispielsweise Silberkerze (Cimicifuga), Magnesium phosphoricum, Küchenschelle (Pulsatilla) oder Schlingbaum (Viburnum opulus) empfohlen. Da es bei homöopathischen Heilmitteln aber durchaus zu unerwünschten Wirkungen kommen kann, wenn ein Mittel falsch gewählt oder zu lange eingenommen wurde, ist eine Selbstbehandlung ohne jedes homöopathische Vorwissen problematisch.

Medikamente in der Frauenheilkunde

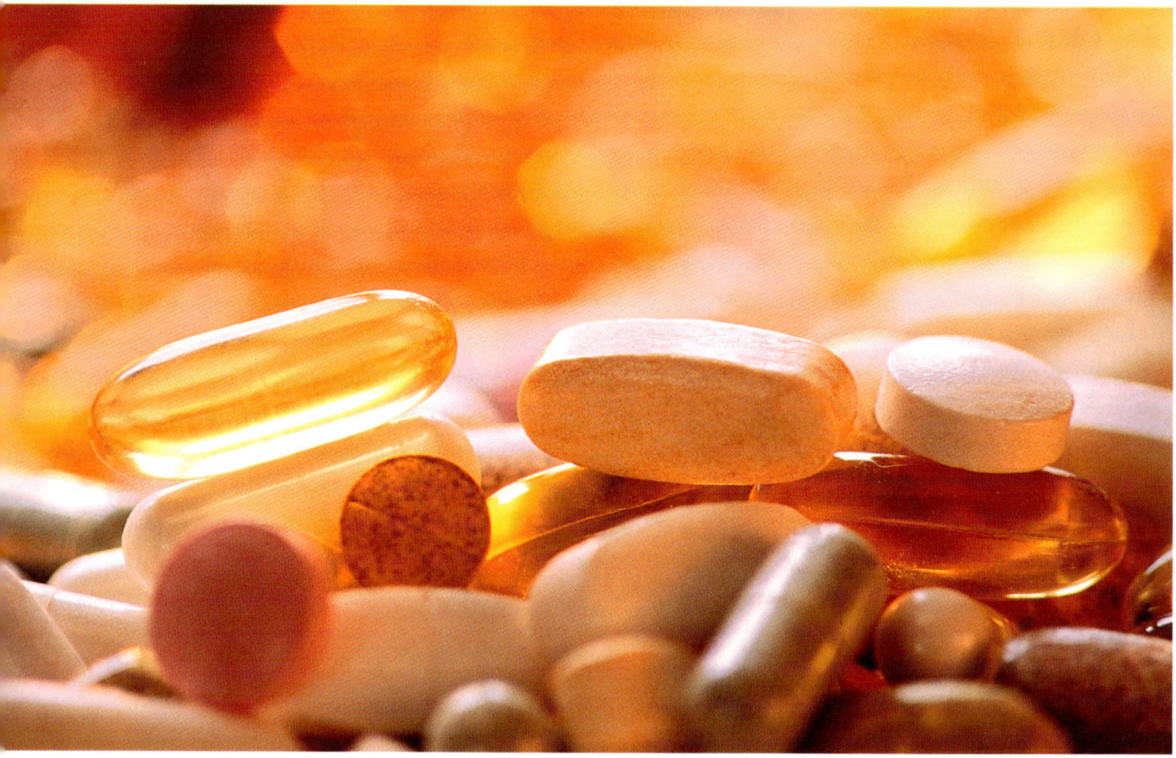

Zur Behandlung von Frauenkrankheiten kommen im Grunde nur wenige Medikamentengruppen in Frage. Die meisten Beschwerden und Krankheiten in der Frauenheilkunde haben ähnliche Symptome: Schmerzen, infektiöse Reizungen, Blutungen oder Hormonschwankungen. Deshalb finden Sie im folgenden nur Informationen über Hormone, Schmerzmittel, Antibiotika und Psychopharmaka.

Alle diese Medikamente greifen stark in den Organismus und seinen Stoffwechsel ein und sollten deshalb weder kritiklos eingenommen noch verordnet werden. Lassen Sie sich immer gleich in der Sprechstunde von Ihrer Ärztin die Wirkung und Nebenwirkung der Medikamente erklären, die Sie verordnet bekommen.

Hormone

Der Markt mit Hormonen ist nach wie vor eine »Goldgrube« für die Herstellerfirmen. Trotz aller Einsparungen im Gesundheitswesen gelten Hormone als gut verkäuflich, und der Umsatz steigt kontinuierlich.

Der größte Teil der Hormonpräparate wird allerdings nicht aus Krankheitsgründen verschrieben, sondern zur Verhütung von Schwangerschaften und bei Beschwerden der Wechseljahre. Ein medizinischer Grund ist die Behandlung von ungewollter Kinderlosigkeit.

Die meisten Hormone werden also von gesunden Frauen zur Vorbeugung eines zwar unerwünschten, aber nicht eigentlich krankhaften Zustandes eingenommen.

Die Östrogene

Drei unterschiedliche Östrogenverbindungen kommen natürlicherweise im Organismus der Frau vor: Estriol, Estron und Estradiol. Sie werden in den Eierstöcken und der Nebennierenrinde gebildet. Alle wirken intensiv auf den weiblichen Stoffwechsel ein. Sie haben vor allem eine aufbauende Funktion für die Gebärmutterschleimhaut, für Haut und Haare und die Knochen; sie regen den Stoffwechsel an und erhöhen den Blutdruck. Östrogene wirken auch auf die Stimmung: Sie machen gute Laune. Sie führen aber auch dazu, daß das Blut zäher fließt, und fördern damit eine Neigung zur Thrombose (Bildung von Blutgerinnseln). Die beiden Hauptanwendungsgebiete von Östrogen-Präparaten sind die »Pille« (→ Seite 63) und die Behandlung von Beschwerden in den Wechseljahren.

Hormone in den Wechseljahren

Die Hormontherapie in den Wechseljahren als rein vorbeugende Behandlung ist noch immer in hohem Maße umstritten. Es gibt keine wissenschaftliche Studie, die nachweist, daß die Hormoneinnahme allein Osteoporose und Herzinfarkt verhindern kann. Immer müssen auch eine gesunde Lebensweise, Vorbeugung durch Bewegung und die richtige Ernährung hinzukommen. Soweit bisher bekannt ist, kommt die vielfach propagierte Schutzwirkung der Östrogene erst nach mehreren Jahren ständiger Einnahme zum Tragen. Deshalb sprechen sich kritische Experten für eine gezielte Therapie nur bei Frauen mit starken Beschwerden und Risikofaktoren aus.

Was ist normal?

In den Wechseljahren sinkt ganz allmählich der Östrogenspiegel im Blut und im Gewebe. Dieser Ablauf gehört zum natürlichen Alterungsprozeß und ist nicht krankhaft. Bei manchen Frauen kann das besonders schnell vor sich gehen, und die Folgen des niedrigeren Hormonspiegels werden dann besonders deutlich spürbar. Sie verursachen zum Teil unangenehme Beschwerden (→ Seite 75). Die Wechseljahre aber pauschal als Östrogenmangelzustand zu beschreiben, ist vollkommen falsch.

Die störenden Begleiterscheinungen der Wechseljahre treten längst nicht bei allen Frauen auf. Sie können sehr wohl auch mit pflanzlichen Mitteln wirksam gemildert werden (→ Seite 76 und 218), es müssen nicht immer gleich Hormone sein.

Erhöht sich das Krebsrisiko durch Östrogene?

Östrogene sind hochwirksame Medikamente. Aus ihrer Wirkung erklären sich auch die Nebenwirkungen: Sie bringen Gewebe zum Wachsen und regen alle Stoffwechselvorgänge an. Das bedeutet, daß Östrogene im Übermaß auch Krebswachstum auslösen

Wann sind Östrogene sinnvoll?

Es ist medizinisch sinnvoll, in den Wechseljahren Ersatzhormone einzunehmen,

- wenn eine familiäre Veranlagung zur Osteoporose besteht
- wenn Sie bereits Osteoporose haben
- bei Blutungsstörungen
- bei dünnen, empfindlichen Schleimhäuten in Blase und Scheide
- als Vorbeugung gegen Herz-Kreislauf-Krankheiten in bestimmten Fällen.

Hitzewallungen, Schlafstörungen, Gereiztheit und Niedergeschlagenheit können zunächst auch anders behandelt werden (→ Seite 76 und 138). Hier sollten Hormone nur eingesetzt werden, wenn die Beschwerden sich anders nicht bessern.

Welche Anwendungsform ist für mich die richtige?

Sprechen Sie zunächst die für Sie sinnvolle Hormondosis mit Ihrer Ärztin ab und wählen Sie dann die geeignete Anwendungsform. Es hängt von Ihren persönlichen Bedürfnissen ab, welche Einnahmeart Sie wählen. Manche Frauen möchten gern auch nach den Wechseljahren noch die Periode erleben – andere nicht. Viele Frauen haben Sorgen, sich zu verrechnen, und nehmen lieber täglich eine Pille, andere sind froh über eine Pause zwischendrin. Manche haben eine Abneigung gegen Tabletten und finden Pflaster besser. Probieren Sie aus, wie die Behandlung klappt und ob Ihre Beschwerden sich bessern.

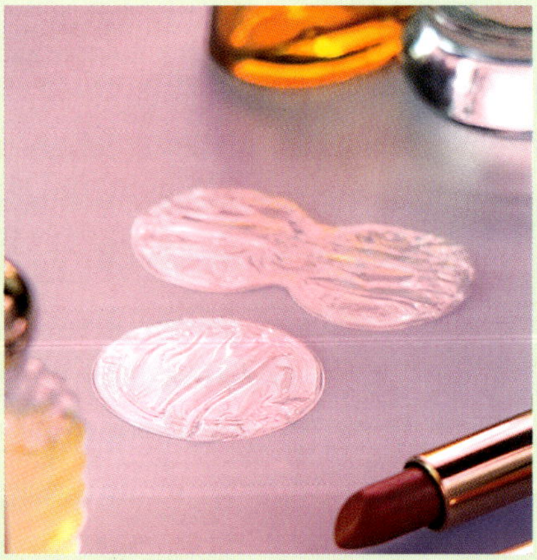

- **Zäpfchen** und **Salben** dienen nur zur lokalen Anwendung in der Scheide bei empfindlichen Schleimhäuten.
- Die **Pille** ermöglicht eine zyklische Einnahme der Östrogene. Das bedeutet, daß die Hormonspiegel möglichst eng an den natürlichen Zyklus angepaßt werden können. Sie nehmen ähnlich wie bei der Verhütung täglich eine Pille ein. Die Dragées enthalten Östrogene und Gestagene, aber in veränderten Dosierungen. Vom 1. bis 9. Tag enthalten sie nur Östrogene, ab dem 10. Tag zusätzlich Gestagene. Zwischen dem 22. und 28. Tag nehmen Sie entweder wirkstoffreie Pillen – wenn Sie nicht aus dem Rhythmus kommen wollen –, oder Sie machen eine Pause. Dann beginnen Sie wieder mit einer neuen Packung. Ab dem 23. Tag setzt in der ersten Zeit eine Periodenblutung ein. Nach einigen Zyklen Pilleneinnahme wird sie oft weniger und kann schließlich aufhören.
- Eventuell ist es für Sie günstiger, ständig sowohl Östrogene als auch Gestagene anzuwenden. Beide Wirkstoffe sind in einer **Pille** in einer fixen Dosis vereint und werden 28 Tage lang ohne Pausen eingenommen. Anfangs können Sie noch Periodenblutungen haben, die dann jedoch aufhören.
- Beim **Hormonpflaster** werden die Östrogene durch die Haut aufgenommen. Vom 1. bis 13. Tag enthält das Pflaster nur Östrogene, ab dem 14. Tag werden sie durch Gestagene ergänzt. Kurz nach dem Absetzen der Gestagene am 22. Tag beginnt eine Periodenblutung durch den Hormonentzug.
- **Östrogen-Gel** wird einfach täglich nach dem Duschen auf die Haut aufgetragen, am besten am Oberschenkel oder am Bauch. Mit Östrogen-Gel oder Östrogenpflaster ist eine sogenannte Intervallbehandlung möglich: Sie verwenden 3 Monate lang ausschließlich Östrogene, im 3. Monat werden für 10 Tage Gestagene ergänzt. Alle drei Monate bekommen Sie dann nach dem Absetzen der Gestagene eine Periodenblutung.
- Die **Depotspritze** ist zunehmend umstritten. Eine bestimmte Dosis wird in den Muskel gespritzt und gibt von dort über einen längeren Zeitraum Hormone an den Körper ab. Ist die Spritze einmal gegeben, läßt sich die Wirkung nicht mehr unterbrechen und mögliche Nebenwirkungen nicht kontrollieren. Fragen Sie unbedingt nach Alternativen.

können – nachweislich in der Schleimhaut der Gebärmutter und in der Brust.

- Bei kürzeren Einnahmezeiten und vor allem, wenn Sie niedrige Dosierungen einhalten und nicht überdosieren, ist Ihr Risiko nicht erhöht. Es steigt erst geringfügig an, wenn Sie über mehr als fünf Jahre kontinuierlich Hormone eingenommen haben.
- Nehmen Sie die Hormone aber über mehr als 10 Jahre und in hoher Dosierung ein, kann sich das Risiko, Brustkrebs zu entwickeln, aber immerhin um 30 Prozent erhöhen.
- Um Gebärmutterkrebs vorzubeugen, schreibt das Bundesgesundheitsamt vor, daß Östrogene mit Gestagenen ergänzt werden müssen. Die Gestagene setzen den Östrogenen ein hemmendes Gegengewicht entgegen und sorgen so für den Abbau zu hoch aufgebauter Schleimhaut.
- Wenn Sie Zäpfchen oder Salben nur örtlich in der Scheide und nur ein- bis zweimal in der Woche anwenden, ist das Krebsrisiko absolut gering.
- Besonders kritisch schätzen die meisten Experten die sogenannten Depotspritzen ein. Sie geben über einen längeren Zeitraum in relativ hoher Dosis Hormone an den Organismus ab. Wirkung und Nebenwirkungen lassen sich kaum kontrollieren. Falls Sie sie benutzen, lassen Sie sich lieber von Ihrer Ärztin eine Alternative empfehlen.

Die Gestagene

Das bekannteste Gestagen ist das Progesteron, das natürlicherweise nach dem Eisprung im Gelbkörper gebildet wird. Seine Aufgabe ist zum einen, die Schleimhaut in der Gebärmutter zu stabilisieren, falls es zu einer Befruchtung gekommen ist. Wurde das Ei nicht befruchtet, sorgen die Gestagene für den Abbau der Schleimhaut mit Hilfe der Monatsblutung.

Östrogene und Gestagene stehen im Körper in einem beweglichen Gleichgewicht: Sie beeinflussen sich gegenseitig und bremsen überschießende Reaktionen ab. Möglicherweise können Gestagene die Entstehung einer Osteoporose (→ Seite 79) verzögern, denn sie halten Kalzium im Organismus zurück.

Wann werden Gestagene eingesetzt?

Am häufigsten werden Gestagene ergänzend zu Östrogenen verordnet. Die aufbauende Wirkung des Östrogens wird durch Gestagene gebremst und reguliert. In diesem Sinne schützen Gestagene vor Krebs an Gebärmutter und Brüsten.

Gestagene gibt es in vielen chemisch unterschiedlichen Formen. Jede der Gestagenvarianten hat einen anderen Wirkungsschwerpunkt. Deshalb ist es wichtig, sich genau ärztlich beraten zu lassen, um zu einer individuell passenden Lösung zu kommen.

Unerwünschte Wirkungen

Gestagene können vor allem solche Nebenwirkungen auslösen, die mit Verlangsamung zu tun haben: Müdigkeit, Verstopfung, Niedergeschlagenheit und Übelkeit. Eine weitere unangenehme Wirkung ist die Wassereinlagerung im Gewebe (Ödeme).

Es gibt außerdem Hinweise darauf, daß auch Gestagene durch Venenerweiterung und Veränderung der Gerinnung Thrombosen (Bildung von Blutgerinnseln) auslösen können.

Schmerzmittel (Analgetika)

Schmerzen können für Betroffene manchmal unerträglich sein. Nicht nur, weil sie körperlich weh tun und den Bewegungsraum einengen, sondern weil sie oft seelisch zermürbend sind. Frauen sind am häufigsten von Kopfschmerzen und schmerzhaften

Beschwerden während der Periode betroffen. Auch Osteoporose kann zu chronischen Gelenkschmerzen führen.
Schmerz ist ein Warnsignal des Körpers und sollte nicht einfach voreilig unterdrückt werden. Bevor Sie ein Schmerzmittel einnehmen, machen Sie sich klar, woher Ihre Schmerzen kommen und ob Sie nicht auch etwas anderes dagegen tun könnten (→ Entspannung, Seite 36, → Sich selbst helfen, Seite 136 und 146).

Wie wirken Schmerzmittel?

Es gibt zwei verschiedene Arten von Schmerzmitteln. Die einen wirken an der Peripherie, das heißt am Ort des Schmerzes im Gewebe. Dort blockieren sie die Bildung von Prostaglandin, einem körpereigenen Reizstoff, und hemmen entzündliche Veränderungen. Zu dieser Gruppe zählen unsere freiverkäuflichen Schmerzmittel.
Die zweite Gruppe, die zentralen Analgetika, wirken im Gehirn und Rückenmark. Diese Mittel regen die Bildung von körpereigenen Schmerzstillern, den sogenannten Endorphinen, an. Da sie starke Nebenwirkungen haben, werden sie nur bei schweren Schmerzzuständen eingesetzt.
Von der WHO wird für chronisch Schmerzkranke ein dreistufiges Schmerzbehandlungsschema empfohlen: Zunächst soll mit peripheren, freiverkäuflichen Schmerzmitteln in ausreichenden Dosierungen behandelt werden. Falls sie nicht mehr ausreichen, können zentrale, rezeptpflichtige Analgetika verordnet werden. Erst in der dritten Stufe dürfen starke Opiate angewendet werden, die in jedem Fall unter das Betäubungsmittelgesetz fallen.

Tip

Schmerzmittel richtig anwenden

- Präparate, die nur einen Wirkstoff enthalten (Monopräparate), sind immer günstiger als Kombinationen. Nebenwirkungen lassen sich besser zuordnen, und die notwendige Dosierung ist leichter abzuschätzen.
- Sie sollten Schmerzmittel in der Selbstbehandlung nie länger als über ein paar Tage einnehmen. Sind die Schmerzen dann nicht vergangen, ist es höchste Zeit für einen Arztbesuch.
- Nehmen Sie bei Migräne Ihr gewohntes Mittel bereits bei den ersten Anzeichen ein. So bleiben Sie dauerhaft schmerzfrei.
- Für chronisch Schmerzkranke gibt es heute Spezialisten: Schmerztherapeuten und Schmerzkliniken. Fragen Sie bei Ihrer Ärztin oder in einer Klinikambulanz.

Rezeptfreie Schmerzmittel

Die wichtigsten peripheren Analgetika sind die bekannten rezeptfreien Wirkstoffe Azetylsalizylsäure (ASS), Paracetamol und Ibuprofen. Sie wirken schmerzstillend, fiebersenkend und entzündungshemmend.
Sie sind angezeigt bei Periodenschmerzen, Kopfschmerzen und Migräne, bei Grippeschmerzen, Osteoporoseschmerzen und Rheuma.
Sie sind für einen empfindlichen Magen manchmal nicht gut verträglich. Bei Magen-Darm-Geschwüren sollten sie gar nicht eingenommen werden, da sie zu Blutungsneigung führen können.

Mittel gegen chronische Schmerzen

Die wichtigsten zentral wirkenden Schmerzmittel sind Codein, Tramadol, Tilidin, Naloxon und die Opiate. Sie werden nur bei schweren Schmerzzuständen verschrieben, zum Beispiel nach Operationen, bei schwerer Osteoporose oder bei Krebserkrankungen.

Alle diese Mittel machen, falls sie unkontrolliert eingenommen werden, körperlich und psychisch abhängig. Deshalb dürfen sie nur mit Rezept abgegeben werden und unterliegen zum Teil – wie die Opiate – dem Betäubungsmittelgesetz.
Sie haben ähnliche Nebenwirkungen: Übelkeit, Müdigkeit, Schwindel, Konzentrationsstörungen, Unruhe, manchmal Erbrechen. Zentrale Analgetika werden im Rahmen einer kontrollierten Schmerztherapie verordnet. Besprechen Sie zu Beginn einer solchen Therapie die Vor- und Nachteile genau mit Ihrer Ärztin ab.

Krampflösende Mittel

Die wichtigsten krampflösenden Mittel sind Butylscopolamin und Mebeverin. Sie wirken nur indirekt schmerzstillend, indem sie die Muskulatur entspannen. Sie sind daher nur bei solchen Störungen hilfreich, die tatsächlich mit Muskelkrämpfen einhergehen, zum Beispiel Menstruationsschmerzen oder Darmbeschwerden.

Antibiotika

Die Bezeichnung Antibiotikum ist ein Sammelbegriff für Wirkstoffe, die gegen Krankheitserreger, vor allem gegen Bakterien, eingesetzt werden. Man unterscheidet nach ihrer Wirkungsweise verschiedene Arten: Bakteriostatische Antibiotika, wie die Sulfonamide, hindern die Bakterien lediglich am weiteren Wachstum, bakterizide Antibiotika, wie Penizillin, töten die Bakterien ab. Die sogenannten Breitspektrum-Antibiotika wirken gegen eine große Anzahl sehr verschiedener Erreger. Es gibt aber auch sehr spezifische Wirkstoffe, die jeweils gegen einen bestimmten Erreger eingesetzt werden. Antibiotika wirken nicht bei einer Virusinfektion. Gegen diese kleinsten aller Krankheitserreger ist immer noch kein Kraut gewachsen. Deshalb hilft sowohl gegen das Grippevirus wie gegen das AIDS-Virus nur eins: Vorbeugen.

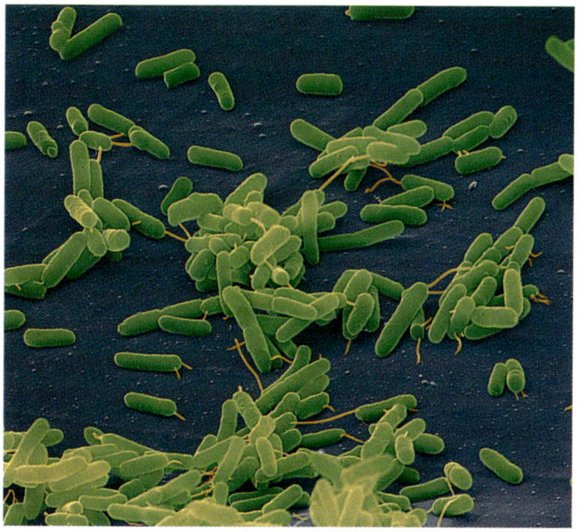

Bakterielle Scheideninfektionen sollten ernstgenommen und rechtzeitig behandelt werden, damit sie nicht bis zu den Eileitern und Eierstöcken aufsteigen können.

Unerwünschte Wirkungen

Antibiotika können nicht zwischen nützlichen und schädlichen Bakterien im Körper unterscheiden. Deshalb ist nach einer Antibiotika-Therapie meistens die gesunde Darm- und Scheidenflora angegriffen und muß sich erst wieder regenerieren. Das führt vorübergehend zu Verdauungsstörungen, Durchfall oder Blähungen.
Wenn die gesunde Bakterienflora im Körper gestört ist, können sich ungehindert Pilze ausbreiten, gegen die die Antibiotika nicht wirken. Deshalb passiert es häufig, daß Sie nach einer Antibiotika-Behandlung mit Pilzen in der Scheide zu kämpfen haben.

Resistente Bakterien

Nicht alle Bakterien sprechen auf jedes Antibiotikum an. Deshalb ist es oft nötig,

Tip

Das sollten Sie beachten

- Setzen Sie ein Antibiotikum nicht vorzeitig ab, nur weil die Beschwerden nachgelassen haben. Zur vollständigen Heilung muß die Therapie noch eine Weile weitergeführt werden. Sonst flammt die Erkrankung wieder auf.
- Sprechen Sie zu Beginn der Behandlung mit Ihrer Ärztin darüber, wie Sie gegen Pilzinfektionen vorbeugen können.
- Sollten Sie auf ein Antibiotikum allergisch reagieren: Informieren Sie sofort Ihre Ärztin und tragen Sie künftig einen Allergiepaß bei sich.

bei einer Infektion den Erreger genauer zu bestimmen und festzustellen, welches Mittel wirkt. Die Resistenz eines Bakteriums kann natürlich, aber auch erworben sein. Dann zum Beispiel, wenn Sie zu häufig und zu vorschnell bei Bagatell-Erkrankungen mit Antibiotika behandelt wurden. Oder wenn Sie ein Antibiotikum zu früh wieder absetzen, bevor alle Erreger bekämpft sind: Die Übriggebliebenen vermehren sich wieder und sind dann oft resistent geworden.

Psychopharmaka

In den 60er Jahren entdeckten Pharmakologen durch Zufall eine Medikamentenwirkung, die die Psychiatrie revolutionieren sollte. Sie forschten an Mitteln gegen Allergien, den Antihistaminika, und stellten fest, daß diese die niedergeschlagene Stimmung von Depressiven heben und Wahnerscheinungen bei Psychosekranken eindämmen können. In der Folge kam es zunächst zu einem wahren Boom bei der Verordnung von Psychopharmaka, weil man sich viel Gutes davon erhoffte.

Allmählich wurde klar, welche Nebenwirkungen diese Mittel hervorrufen können: teilweise nicht wieder rückgängig zu machende unwillkürliche Muskelzuckungen, emotionale Abstumpfung, Konzentrationsstörungen, Schlafstörungen und Abhängigkeit.

Psychopharmaka sind keine Lösung

Eher als Ärzte anderer Fachrichtungen werden Frauenärzte von ihren Patientinnen ins Vertrauen gezogen, sie erzählen ihnen von seelischen Belastungen und Problemen. Leider ist dies für manche Ärzte immer noch ein Anlaß, mit Psychopharmaka die Beschwerden zu dämpfen, statt nach den Ursachen der psychischen Probleme zu forschen. Darüber hinaus bestehen bei Ärzten wie den Patientinnen selbst weiterhin tiefverwurzelte Vorurteile darüber, wie Frauen »idealerweise« zu sein hätten: erfolgreich in Partnerschaft, Familie, Beruf, angepaßt und emotional selbstversorgend. Die Frauen umgehen selbst gerne die Schwierigkeit, Probleme schmerzhaft aufkommen zu lassen. So sind sie häufig genug mit einer Therapie einverstanden, die sie letztendlich nur »ruhigstellt«, statt die Probleme zu lösen.

So wirken Psychopharmaka

Psychopharmaka greifen in den Hirnstoffwechsel ein und beeinflussen die Substanzen, die die Informationen zwischen den Nervenzellen weiterleiten. Vor allem der Serotonin- und der Dopaminhaushalt sind solche wichtigen Schaltsysteme. Sie sind der Hintergrund für unser Gefühlsleben, für Affekte und Stimmungen. Nach ihrer Wirkung werden Psychopharmaka in drei wichtige Hauptgruppen eingeteilt: Beruhigungsmittel (Tranquilizer), Antidepressiva und Antipsychosemittel (Neuroleptika).

Tranquilizer

Tranquilizer hemmen Überträgerstoffe im Gehirn und dämpfen dadurch Ängste, Spannungen und Nervosität. Sie beruhigen und machen gleichgültig und schläfrig. Die wichtigste Wirkstoffgruppe sind die Benzodiazepine.

Sie sind gedacht als Beruhigungsmittel bei schweren Angstzuständen, starker Unruhe und als Notfallmedikament bei Hirnkrämpfen. Tranquilizer machen schon nach etwa sechs Wochen abhängig! Abends eingenommen, wirken sie zum Teil sehr lang, sie machen morgens einen »Kater«, und die Wachheit am Tage ist empfindlich eingeschränkt. Weitere Nebenwirkungen sind Lethargie, Vergeßlichkeit, Schlafstörungen und Gereiztheit. Alkohol verstärkt die Medikamentenwirkung unkontrollierbar.

Antidepressiva

Antidepressiva regen die Bildung verschiedener Überträgerstoffe im Gehirn an und fördern damit den Antrieb, sie hellen die Stimmung auf und verbessern sie. Antidepressiva sind Medikamente ausschließlich gegen nervenärztlich nachgewiesene Depression. Sie können außerdem bei Panikattacken sinnvoll sein – keinesfalls bei Alltagsbeschwerden!

Sie machen zwar nicht abhängig, haben aber starke Nebenwirkungen wie Schwitzen, Muskelzittern, Augenflimmern und Schwindel. Blutbildveränderungen und Herzrhythmusstörungen können hinzukommen. Alkohol verstärkt ihre Wirkung.

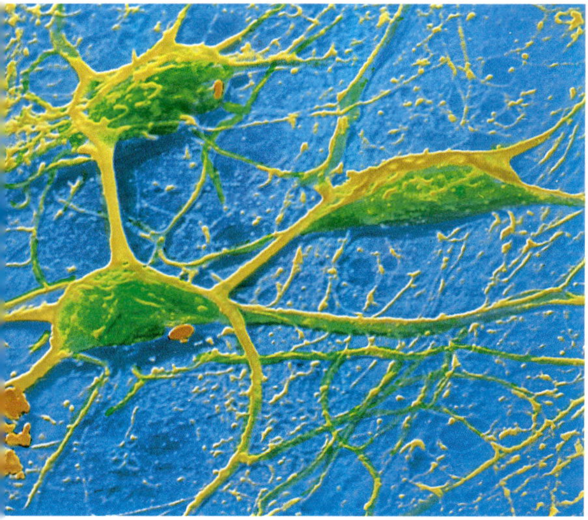

Nervenzellen sind untereinander eng vernetzt und verwenden Botenstoffe zur Nachrichtenübertragung. Psychopharmaka greifen stark in dieses System ein.

Neuroleptika

Antipsychosemittel dämpfen und verlangsamen die Hirntätigkeit durch Blockade des Überträgerstoffes Dopamin. Sie lindern dadurch Wahnzustände, schwere ängstliche Unruhe, schwere Depression und Schizophrenie.

Neuroleptika machen zwar nicht abhängig, haben aber andere Nebenwirkungen wie Konzentrationsstörungen, Mundtrockenheit, Herzklopfen und Schwitzen. Als Langzeitfolge können Bewegungsstörungen eintreten, die der Parkinson-Krankheit ähneln. Alkohol verstärkt diese Symptome.

Alltagsbeschwerden richtig behandeln

Psychopharmaka sind sehr hilfreiche und zum Teil unentbehrliche Medikamente in der Psychiatrie. Sie ermöglichen vielen Betroffenen einen relativ »normalen« Alltag ohne quälende psychische Symptome.

Sie sind aber vollkommen ungeeignet zur Behandlung von Befindlichkeitsstörungen. Dafür gibt es wirksame pflanzliche Mittel ohne Nebenwirkungen (→ Seite 218). Wenn Sie seelische Probleme haben, über die Sie mit jemandem sprechen möchten, sind Sie bei einer Psychotherapeutin richtig aufgehoben (→ Seite 234) und sollten nicht zu Medikamenten greifen.

Psychotherapie

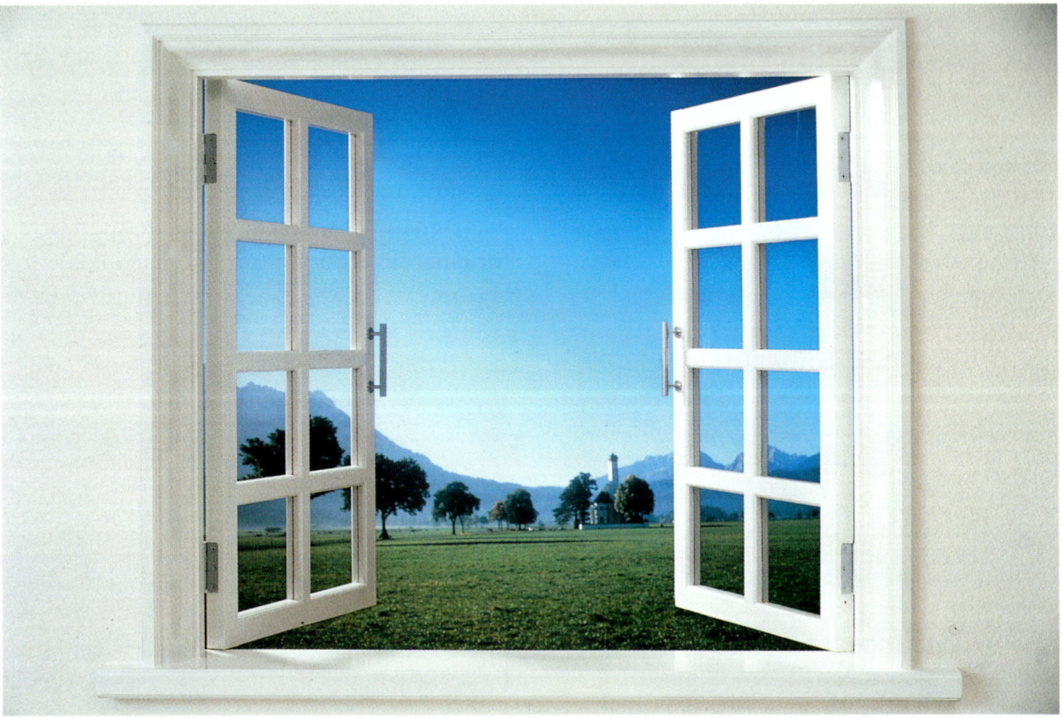

Krisen und Probleme gehören zum Leben ebenso dazu wie Freude und Zufriedenheit. Jeder von uns versucht, zunächst einmal selbst mit seinen Schwierigkeiten zurecht zu kommen. Der Partner, die Familie und Freundinnen helfen durch Gespräche und Zuwendung, geben uns das Gefühl, nicht allein zu sein.

Aber es gibt ein Ausmaß an Leiden, das allein nicht bewältigt werden kann und mit dem auch die Angehörigen überfordert sind. Man spricht vom »Leidensdruck«, der so groß wird, daß Sie schließlich bereit sind, auch außerhalb Ihres privaten Umfeldes nach Hilfe zu suchen.

Eine Psychotherapie kann Ihnen aus einer ausweglos scheinenden Situation einen Weg aufzeigen, und kann helfen, die Freude am Leben wiederzufinden.

Chancen einer Psychotherapie

Psychotherapie bedeutet zunächst einmal eine neutrale Gesprächspartnerin zu finden, der Sie Ihre Probleme schildern können und die gemeinsam mit Ihnen nach Lösungen sucht. Die Anlässe, die Sie zu diesem Schritt führen, können sehr konkret sein, beispielsweise monatelange chronische Schmerzen ohne erkennbare Ursache oder der Verlust eines geliebten Menschen, über den Sie nicht hinwegkommen. Oft genug sind es aber weniger greifbare, unbestimmte Stimmungen, die so bedrückend werden, daß sie den Alltag beeinträchtigen und Ihnen alle Lebensfreude nehmen.

Betrachten Sie eine Psychotherapie nicht als »letzte Rettung«, sondern als Möglichkeit der Hilfe, die Ihnen bei Schwierigkeiten zur

Verfügung steht, genauso wie jede andere ärztliche Behandlung.

Welche Methode ist die richtige?

Seit den Zeiten Sigmund Freuds vor nunmehr 100 Jahren haben sich viele unterschiedliche psychotherapeutische Methoden etabliert. Letztendlich dienen sie aber alle dem gleichen Ziel: seelisches oder körperliches Leiden abzubauen, das persönliche Wohlergehen wieder herzustellen und die natürliche Entfaltung der Persönlichkeit zu fördern.
Die Wege dorthin sind je nach therapeutischer Richtung ganz verschieden. Es gibt kein Patentrezept, welche Störung mit welcher Therapie zu behandeln sei. Im folgenden Kapitel geben wir Ihnen deshalb einen kurzen Überblick über die wichtigsten Therapieformen, so daß Sie herausfinden können, welche Ihnen am besten entspricht.

Wer trägt die Kosten?

In Deutschland erkennen die Krankenkassen an, daß bestimmte seelische Störungen behandlungsbedürftig sind, und bezahlen eine fachgerechte Psychotherapie. Das ist längst nicht in allen europäischen Ländern so. Die Kasse trägt die Kosten, wenn

- der ärztliche oder psychologische Therapeut eine abgeschlossene, staatlich anerkannte Ausbildung und eine allgemeine Kassenzulassung hat
- die therapeutische Methode anerkannt ist
- die Therapiedauer sich an vorgeschriebene Zeiten hält.

Die Dauer der Therapie muß, nach ersten Vorgesprächen mit Ihnen, vom Therapeuten bei der Krankenkasse beantragt werden:

- eine Kurzzeittherapie umfaßt 25 Sitzungen und kann auf Antrag in eine Langzeittherapie umgewandelt werden
- eine Langzeittherapie umfaßt 50 bis 80 Sitzungen, eine Psychoanalyse bis zu 300.

Das therapeutische Gespräch

Wenn Sie einer Fremden intime persönliche Probleme anvertrauen, möchten Sie zu dieser Person auch Vertrauen haben. Das gilt sowohl für eine ärztliche Behandlung und mehr noch für eine Therapie. Deshalb ist für einen Psychotherapeuten persönliche Integrität mindestens ebenso wichtig wie fachliche Kompetenz. Da Frauen häufig Frauen als Gesprächspartnerin wählen, werden wir im folgenden der Einfachheit halber wieder von der Therapeutin sprechen. Selbstverständlich gelten alle Aussagen genauso für männliche Therapeuten.
Um sicher zu sein, ob Sie sich bei der Therapeutin wohlfühlen werden, haben Sie während vorbereitender Gespräche Zeit, Fragen zu stellen und sich kennenzulernen. Die Therapeutin muß im übrigen ebenfalls herausfinden, ob sie bereit ist, die Behandlung zu übernehmen.

- Stellen Sie ruhig Fragen nach der Ausbildung der Therapeutin, Anerkennung der Therapieform, Ablauf der Behandlung, Kostenübernahme und Therapiebedingungen.
- Sie bekommen Zeit, Ihr Problem ausführlich zu schildern, Ihre Gefühle und Empfindungen ebenso darzustellen wie die Reaktionen Ihrer Mitmenschen. Die Therapeutin wird Sie mit Interesse anhören und nichts bewerten – weder positiv noch negativ. Sie werden sicher nicht gedrängt werden, über Themen oder Details zu sprechen, die Sie zunächst lieber für sich behalten möchten.
- Sie sollten sich verstanden fühlen und den Eindruck haben, mit der Therapeutin als Person zurechtzukommen.
- Schon am Schluß des ersten Gespräches wird die Therapeutin das Besprochene zusammenfassen, Ihnen die wahrscheinliche

Wann ist eine Psychotherapie sinnvoll?

Es gibt keine festen Regeln dafür, wann eine Therapie sinnvoll ist. Wenn Sie das Gefühl haben, daß Sie Hilfe brauchen könnten, lassen Sie sich doch zunächst einen Beratungstermin geben. Die Therapeutin wird gemeinsam mit Ihnen feststellen, ob Sie Ihnen helfen kann oder ob Sie bei einer Beratungsstelle, Selbsthilfegruppe oder einer anderen Therapieform besser aufgehoben sind.
Es wird Zeit für Sie, professionelle Hilfe zu suchen, wenn

- körperliche Leiden auf wiederholte medizinische Behandlung nicht ansprechen und immer wiederkehren
- Sie durch Ängste, niedergeschlagene Stimmung oder schwere Schlafstörungen in Ihrem Alltag beeinträchtigt sind
- die Beziehungen zu anderen Menschen immer wieder enttäuschend oder krisenhaft verlaufen und Sie letztlich nicht verstehen, warum
- Sie ständig ein Gefühl der Überforderung, Überlastung und Enttäuschung mit sich herumtragen, das sich auch nach einem längeren Urlaub nicht verändert
- Sie Anzeichen von psychischen Störungen an sich feststellen, wie chronische Niedergeschlagenheit, Eßstörungen, Zwangsgedanken oder Todesgedanken.

Diagnose Ihrer Probleme nennen und Ihnen erklären, welche inneren Zusammenhänge mit Ihrer Störung sie vermutet. Sie wird Ihnen eine Form der Therapie vorschlagen und sie Ihnen erklären.

- Falls sie die empfohlene Therapie selbst nicht anbietet, wird sie Sie an einen entsprechenden anderen Therapeuten weiterverweisen.
- Sie brauchen sich nicht sofort zu entscheiden, sondern können sich in Ruhe überlegen, wie Sie nach diesem Erstgespräch weiter verfahren möchten. Verlassen Sie sich bei der Entscheidung, ob die Therapeutin für Sie die »Richtige« ist, auf Ihr Gefühl. Ein gutes therapeutisches Arbeitsbündnis basiert vor allem auf der persönlichen Beziehung, weniger auf bestimmten Therapietechniken.

Gesprächsorientierte Therapien

Die meisten Therapieformen benutzen die Sprache als Medium für die Klärung von Problemen. Da wir uns in unserer Kultur vor allem mit Worten ausdrücken und kommunizieren, liegt diese Art der Therapie nahe. Es fällt aber nicht allen Menschen leicht, so ohne weiteres über sich selbst zu sprechen – Frauen ist es traditionell eher selbstverständlich als Männern.

Tiefenpsychologie und Psychoanalyse

Die Psychoanalyse des Sigmund Freud ist inzwischen 100 Jahre alt, sie war die erste, wissenschaftlich fundierte Psychotherapieform. Sie geht davon aus, daß Menschen unlösbare Konflikte zunächst einmal aus dem Bewußtsein verdrängen, um ihren Alltag problemlos weiterleben zu können. Treten aber irgendwann später Situationen auf, die an die alten Konflikte rühren, kann das zu akuten Problemen führen.

Unbewußte Kindheitserlebnisse

Die Gründe für unbewußte Konflikte liegen nach Ansicht der Tiefenpsychologie meist in Erlebnissen der frühen Kindheit. Der Umgang mit Eltern und Geschwistern prägt den Menschen von Geburt an und führt zu unserer Haltung dem Leben und uns selbst gegenüber. Haben Menschen in ihrer Kindheit und Jugend immer wieder Ungerechtigkeit und Leid erfahren, werden sie als Erwachsene häufig mißtrauisch und verschlossen sein. Gute und stabilisierende Erfahrungen jedoch führen zu einer aufgeschlossenen Haltung dem Leben und anderen Menschen gegenüber.

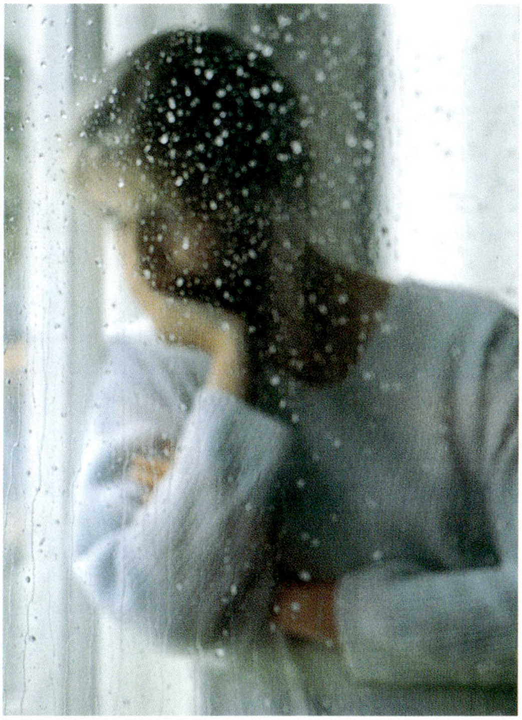

Depressionen kommen oft ohne faßbaren Grund. Sie erzeugen ein Gefühl von innerer Leere, Bedrückung und Hoffnungslosigkeit. Grund genug, sich helfen zu lassen.

Verdrängtes drängt nach Auflösung. Daher begegnen wir unseren unbewußten Problemen immer wieder: in Form von sich wiederholenden Situationen. Damit bietet sich uns die Chance, sie einmal endgültig zu lösen. Die Tiefenpsychologie spricht vom Wiederholungszwang, der uns so lange in diese Situationen bringt, bis wir erkennen, was wir uns unbewußt selbst damit antun, und endlich neue Wege einschlagen.

Das psychoanalytische Gespräch

Während der Therapie geht es darum, Unbewußtes dem Bewußtsein zugänglich zu machen. Dazu wird die Technik des sogenannten freien Assoziierens genutzt: Die Klientin soll alles, was ihr gerade in den Sinn kommt, aussprechen – auch wenn es zusammenhanglos erscheint, unangenehm ist oder sie sich dafür schämt. Auch über Träume und die Gefühle dabei wird gesprochen. Man geht davon aus, daß auf diese Weise unbewußte Erinnerungen, Gedanken und Phantasien ans Licht kommen, die den Weg zum eigentlichen Problem aufzeigen.
Im nächsten Schritt geht es darum, die Erkenntnisse in eine neue Haltung umzusetzen, sie im Alltag auszuprobieren und zu überprüfen. Dieser Prozeß von Erkenntnis, Probieren und Korrigieren sollte auch lange nach Abschluß der Therapie noch weitergeführt werden.

Gesprächstherapie

Diese heute sehr häufige Therapieform wurde vom amerikanischen Psychologen Carl Rogers entwickelt. Sie ist auch unter der Bezeichnung »Klientenzentrierte Therapie« bekannt.
Sie geht von der Vorstellung aus, daß Menschen im Grunde selbst dazu in der Lage sind, sich in Krisen und Konflikten zu helfen. Probleme entstehen dann, wenn die Fähigkeit zur Selbsthilfe blockiert ist. Die Gesprächstherapie bietet also keine Lösungen an, sondern fördert die Selbstheilungskräfte und erschließt neue Ressourcen.

Sich akzeptieren, wie man ist

Drei Grundbedingungen wirken besonders positiv auf die Beziehung zwischen Klientin und Therapeutin: Offenheit (Akzeptanz), Echtheit (Kongruenz) und Anteilnahme (Empathie). Bei einer Therapeutin, die Ihnen solchermaßen gegenübertritt, können Sie sich sehr gut öffnen und neues Selbstvertrauen gewinnen. In der Gesprächstherapie werden vor allem Alltags- und Beziehungsprobleme besprochen. Es geht um das »Hier und Heute«, nicht um weit in der Vergangenheit zurückliegende Erinnerungen. Deshalb ist die Gesprächstherapie besonders in Umbruchphasen sehr geeignet, denn sie stärkt das Verantwortungsgefühl für sich selbst, schließt neue Möglichkeiten und Sichtweisen auf und regt zu Lösungsversuchen an.

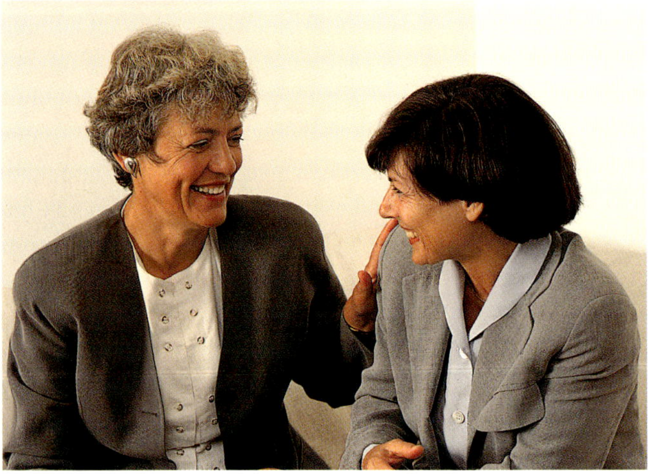

Bei einer Psychotherapie finden Sie eine verständnisvolle Gesprächspartnerin, die mit Ihnen gemeinsam Probleme aufdeckt und nach Lösungen sucht.

Verhaltenstherapie

Die Grundidee der Verhaltenstherapie ist, daß der Mensch sein Verhalten im Laufe seines Lebens erlernt hat und deshalb auch Teile davon wieder verlernen oder umlernen kann. So ist es auch möglich, falsch und zum eigenen Nachteil Erlerntes wieder abzulegen. Sie werden in der Verhaltenstherapie ganz konkret dazu angeregt, neue Wege zu gehen, Beängstigendes auszuprobieren, bewußt anders zu denken. Mit Übungen überprüfen Sie Ihre neuen Möglichkeiten.

Verhalten läßt sich ändern

Wer beispielsweise Angst vor Auseinandersetzungen hat, muß Schritt für Schritt lernen, einem Streit nicht auszuweichen, eine Auseinandersetzung bis zur Lösung durchzustehen und schließlich sogar bewußt Konflikte zu suchen. In der Therapiestunde werden die erreichten Fortschritte besprochen und Pläne für neue Herausforderungen gemacht. So lockern sich eingefahrene Verhaltensmuster, und flexible Reaktionen auf die alltäglichen Anforderungen des Lebens werden möglich. Besonders erfolgreich ist die Verhaltenstherapie bei der Behandlung von Angststörungen und Phobien. In einer Verbindung von Entspannung und Konfrontation bekommt die Klientin Hilfestellungen dafür, wie sie mit der angstauslösenden Situation künftig umgehen kann.

Feministische Therapie

Im Zuge der Emanzipationsbewegung hat sich in den 70er Jahren eine Therapieform von Frauen für Frauen entwickelt. Die Feministische Therapie möchte den Frauen zu eigenständiger Erkenntnis und Entwicklung verhelfen – ohne die gängigen Vorurteile, die in den Köpfen von Männern und Frauen gleichermaßen verankert sind. Denn auch in der Psychotherapie existiert ein genormtes Frauenbild, das sich zwar nicht mehr an »Kirche, Küche, Kinder« orientiert, doch gibt es solche Normen nach wie vor.

Feministische Therapie ist weniger eine spezielle Therapietechnik als vielmehr eine Grundhaltung, die sie den Frauen zu vermitteln sucht. Die Therapeutinnen arbeiten auf der Basis unterschiedlicher Theorien: Tiefenpsychologie, Gesprächstherapie oder Verhaltenstherapie.

Frauen sind anders

Feministische Therapeutinnen beachten, daß Frauen andere gesellschaftliche Bedingungen vorfinden als Männer, daß sie schon von klein auf andere Rollenvorgaben haben und daß dies das Gefühlsleben nachdrücklich beeinflußt.
Frauen können körperliche Störungen langfristig besser ertragen als Männer, die sich schon bei Kleinigkeiten in ihrem Selbstbild von Kraft und Stärke gestört fühlen. Gleichzeitig aber klagen Frauen viel eher über Befindlichkeitsstörungen als Männer. Das scheint nicht zusammenzupassen. Jedoch: Frauen nutzen häufig das Sprechen über Beschwerden als Entlastung, klagen deshalb häufiger und kommen mit ihrem Leid letztlich besser zurecht.
Außerdem deuten körperliche Symptome bei Frauen vielfach auf seelische Belastungen hin und stellen damit ein Ventil zur Bewältigung von Spannungen dar.

Neue Wege suchen

Gerade für Frauen mit psychosomatischen Frauenleiden kann die feministisch ausgerichtete Therapie eine Hilfe in der Auseinandersetzung mit sich selbst und dem eigenen Körper sein. Viele Frauen sehen sich im Blickwinkel abwertender Vorurteile und lehnen ihre Körperlichkeit bewußt oder unbewußt ab. Fitneßwahn, Eßstörungen, unerfüllter Kinderwunsch und Menstruationsstörungen sind ein überdeutliches Zeichen.
Ziel der Feministischen Therapie ist es, Frauen zu Eigenständigkeit, Selbstbewußtsein und Selbstverantwortlichkeit als Frau zu verhelfen. Dazu gehört: sich neue Wege suchen, das Leben gestalten, Konflikte nicht meiden, sondern kreativ als Anregung nutzen und Freude an der eigenen Weiblichkeit entwickeln.

Sexualtherapie

Die Ursachen für ein unbefriedigendes Sexualleben können vielfältig sein. Bei einigen Paaren ist die Beziehung selbst schwierig geworden, oder sie hat den inneren Zusammenhalt verloren. Manche Paare leiden unter einem zu hohen Erwartungsdruck und meinen, eine besonders leidenschaftliche Beziehung haben zu müssen. Bei vielen Paaren ist es aber schlicht der Alltag mit seinen vielfältigen Belastungen, der keine Lust mehr aufkommen läßt.
Das Grundprinzip der Sexualtherapie ist, die Partner ins Gespräch miteinander zu bringen. Der gestörte Kontakt soll wieder zum lebendigen Austausch werden, Leistungsdruck verschwinden. Vielfach wissen die Partner nicht einmal, was den anderen stört, was er erwartet oder sich wünscht. In jedem Fall richtet sich die Behandlung an das Paar, niemals nur an einen Partner. Zur Behandlung wird eine Kombination von Gesprächs- und Verhaltenstherapie eingesetzt.

Hausaufgaben inbegriffen

In den Therapiestunden klären Sie zunächst im Gespräch, welches Ziel Sie mit der Therapie anstreben. Dann erhalten Sie bestimmte Hausaufgaben, denn der wichtigste Teil der Therapie findet im intimen häuslichen Bereich statt.
Entfernung weckt Sehnsucht. Deshalb wird Ihnen in den ersten Wochen der Therapie genitaler Sex verboten. Sie dürfen nur andere Körperbereiche berühren und liebkosen, und dies auch nur nach Erlaubnis und unter Anleitung des Partners. Die Erfahrungen, die Sie dabei machen, werden in den Therapiestunden besprochen. Ganz allmählich

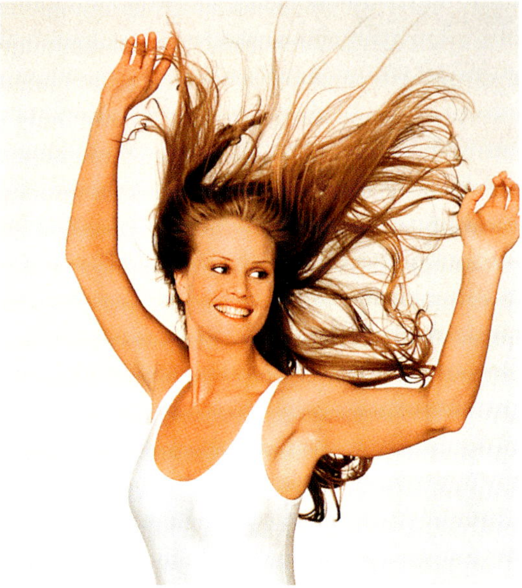

Körperorientierte Therapien wie die Tanztherapie nutzen die Körpersprache zum unmittelbaren Ausdruck von Gefühlen, Stimmungen und Wünschen.

dürfen Sie dann Ihren Aktionsraum miteinander ausweiten. Erst ganz am Schluß steht die sexuelle Vereinigung.
Es ist nicht einfach, einen kundigen Sexualtherapeuten zu finden. Achten Sie auf fachliche Qualifikation: Sexualtherapie basiert auf einer Spezialausbildung für Ärzte und Psychologen. Tantrakurse oder andere Angebote zur »Befreiung sexueller Energien« sind oftmals unseriöse Börsen für Partnertausch. Die Fachgesellschaft für Sexualtherapie hilft Ihnen, einen seriösen Sexualtherapeuten in Ihrer Nähe zu finden.

Körperorientierte Therapien

Im Gegensatz zu den Gesprächsorientierten Therapien stehen bei den Körpertherapien die Körpersprache, Gesten, Haltung und Bewegungsabläufe des Menschen im Vordergrund. Bewegungstherapien sprechen oft Frauen an. Es reizt sie mehr als Männer, ihren Körper zu erspüren und ihr Selbstbewußtsein mit dem Körper auszudrücken. Die verschiedenen Methoden folgen sehr unterschiedlichen Ansätzen. Manche kommen eher aus der Krankengymnastik, wie die *Konzentrative Bewegungstherapie* und die *Feldenkrais-Pädagogik*, andere nutzen Elemente des Yoga und der Meditation, wie *Atemtherapie*, *Bioenergetik* und *Autogenes Training*. Ein sehr schönes Ausdrucksmittel ist auch die *Tanztherapie*, in der innere Gefühle, Freud und Leid intensiv dargestellt und ausgelebt werden können.
Stellvertretend für viele dieser Methoden, die meist als Gruppentherapien angeboten werden, stellen wir hier kurz die Konzentrative Bewegungstherapie vor.

Konzentrative Bewegungstherapie

Die Konzentrative Bewegungstherapie enthält Elemente der Tiefenpsychologie. Sie geht davon aus, daß Lebenserfahrungen nicht nur in der Seele, sondern auch im Körper und seinen Bewegungsabläufen Spuren hinterlassen. Verletzungen und Kränkungen schränken die Sensibilität und Ausdrucksfähigkeit des Körpers ein, freudige Erlebnisse führen zu einem harmonischen und sinnlichen Körpererleben.
In der Therapie wird einzeln oder in der Gruppe versucht, sich seines Körpers bewußt zu werden und so Gefühlen, Erinnerungen und Schmerzen körperlich nachzuspüren. Es gibt Übungen zur Steigerung der Sensibilität von Haut, Muskulatur und Bewegungsabläufen. Auch Verhaltensänderungen werden ausprobiert, beispielsweise wie es ist, mit dem Fuß aufzustampfen und sich damit einen »starken Auftritt« zu verschaffen. Alle Körpererfahrungen werden anschließend besprochen, um sich der Abläufe und ihrer Hintergründe bewußt zu werden.

Psychosomatische Medizin

Die psychosomatisch ausgerichtete Medizin gibt es seit nahezu 50 Jahren. Inzwischen erkennen auch rein schulmedizinisch ausgerichtete Ärzte selbstverständlich an, daß einerseits jede Krankheit seelische und soziale Folgen haben kann und daß andererseits psychische Faktoren die Entstehung und Ausprägung einer Krankheit beeinflussen.

Was Leib und Seele verbindet

Die Psychosomatik gilt innerhalb der Medizin als relativ junges Wissensgebiet. Sie versucht aufzuklären, wie Körper und Seele im einzelnen miteinander kommunizieren. Bekannt ist bis heute nur, daß Leib und Seele immer miteinander reagieren – es gibt keine Trennung in rein körperliche und rein seelische Reaktionen. Zwei Forschungsrichtungen der Neurologie erbringen heute wichtige Erkenntnisse für die Psychosomatik: die sogenannte Psycho-Neuro-Immunologie und die Psycho-Neuro-Endokrinologie. Sie erforschen die Zusammenhänge zwischen Seele, Nervensystem und Immunsystem sowie dem Hormonhaushalt.

Es wurden bisher über 80 unterschiedliche Botenstoffe (Neurotransmitter) und Hormonsubstanzen entdeckt, die für die Vernetzung zwischen den Sinnesorganen, dem Stoffwechsel und den inneren Organen einerseits, mit dem Gehirn und dem Bewußtsein auf der anderen Seite sorgen. Offensichtlich stehen alle Stoffwechselsysteme des Körpers miteinander in Verbindung. Nach diesen Erkenntnissen ist undenkbar, daß beispielsweise der Haushalt der Geschlechtshormone vollkommen unabhängig vom Gefühlsleben funktionieren könnte.

Gesundheit ist Gleichgewicht

Entscheidend für die seelische und körperliche Gesundheit ist, wie der Organismus des Menschen in seiner Gesamtheit auf Veränderungen reagieren kann. Egal ob die Veränderungen angenehm oder unangenehm sind – er muß flexibel sein und sich den Umständen anpassen können. Gesundheit bedeutet also nicht das Frei-sein von Symptomen, sondern die Möglichkeit angemessen auf einseitige Überlastungen zu reagieren und sie auffangen zu können.

Nach dieser Vorstellung gilt beispielsweise eine Periodenstörung nicht unbedingt als Krankheitssymptom, sondern eher als sinnvoller Hinweis darauf, daß anderswo im Organismus irgend etwas ins Ungleichgewicht gekommen ist, möglicherweise im seelischen Bereich. Noch bevor der betroffenen Frau ihr Gefühl tiefer Unzufriedenheit bewußt geworden ist, reagieren bereits die Neurotransmitter und beeinflussen die Hormone. Das innere Ungleichgewicht, das ja besteht, verschafft sich Ausdruck durch die körperlichen Symptome.

Die persönliche Schwachstelle

Einig sind sich die Psychosomatiker auch darin, daß jeder Mensch bestimmte Schwachstellen im Körper hat, seine persönliche »Achillesferse«.

Durch frühere Erkrankungen oder Erfahrungen sind bestimmte Körperbereiche geschwächt. Sie reagieren als erste auf Überlastungen und Ungleichgewicht. Beim einen ist es der Rücken, beim anderen die Haut oder der obligate Migräneanfall.

Wer seine persönlichen Schwachstellen kennt, sollte auf die Zeichen des Körpers hören und rechtzeitig das Ungleichgewicht beseitigen.

Ärztliche Eingriffe und Operationen

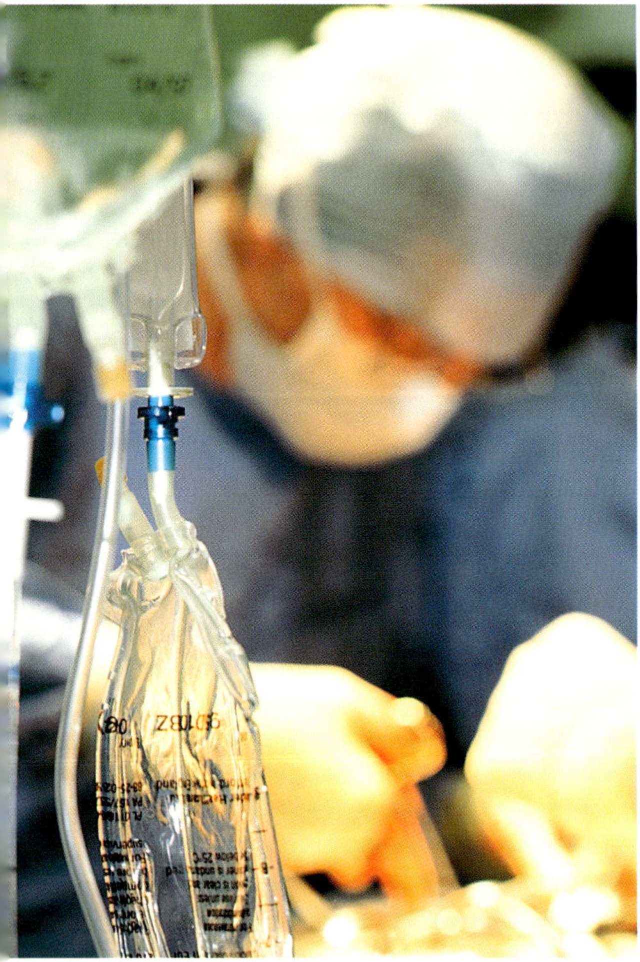

Der rasante Fortschritt in der Medizin in den letzten 100 Jahren hat unzählige Menschen gesunden lassen und vorzeitige Todesfälle verhindert. Die Lebenserwartung der Frauen ist seitdem von 48 Jahren am Ende des letzten Jahrhunderts auf 79 Jahre heute gestiegen. Doch hat die moderne Medizin seit einigen Jahren auch viel Unzufriedenheit hervorgerufen. Hochleistungsmedizin ist stark technisiert und sicher weniger zugewandt als ein stützendes Gespräch. Aber man darf auch nicht vergessen, daß gerade die Frauen – zum Beispiel in der modernen Krebsbehandlung – von der medizinischen Entwicklung profitiert haben.

»Keine Operation ist die beste Operation«

Diese Aussage findet sich als Leitsatz in einem modernen Operationslehrbuch. So argumentieren sorgfältige, erfahrene und vorsichtige Ärzte. Ist aber dennoch eine Operation nötig, sollten bestimmte Grundvoraussetzungen erfüllt sein, wenn sie die erwünschte Heilung bringen soll.

- Die Operationsnotwendigkeit (Indikation) muß zweifelsfrei feststehen und auch Ihnen begreifbar sein. Das bedeutet, daß ohne Operation keine Aussicht auf Besserung besteht.
- Zuvor sollten alle konservativen Möglichkeiten der Behandlung mit Naturheilverfahren, Medikamenten, Bewegungs- und Psychotherapie ausgeschöpft worden sein.
- Sie sollten körperlich und seelisch in der Lage sein, den Eingriff selbst, die Erholungsphase und die Langzeitfolgen gut zu überstehen.

Damit Sie sich leichter vorstellen können, was ein bestimmter Eingriff bedeutet und wie er abläuft, finden Sie im folgenden die Eingriffe und Operationen beschrieben, die in der Frauenheilkunde häufig sind. Die Beschreibungen zu lesen, kann Ihnen helfen, einerseits Ängste abzubauen und andererseits falsche Vorstellungen richtigzustellen.

Eingriffe zur Untersuchung

Nicht jeder ärztliche Eingriff im Krankenhaus muß gleich eine Operation sein. Reichen die gängigen Untersuchungsmethoden in der Arztpraxis nicht aus, um eine Diagnose zweifelsfrei zu stellen, ermöglichen Bauchspiegelung oder Gewebeentnahme eine Klärung.

Bauchspiegelung (Laparoskopie, Endoskopie)

Die Bauchspiegelung ist ein Verfahren, das außer zu Untersuchungszwecken auch für operative Eingriffe genutzt werden kann (→ Seite 250). Diese Technik nennt man auch »Knopflochchirurgie«, denn mit ihr ist es möglich in den Körper »hineinzuschauen«, ohne ihn öffnen zu müssen.
Für eine Bauchspiegelung macht der Arzt einen etwa 2 Zentimeter langen Schnitt am unteren Rand des Bauchnabels und führt durch die kleine Öffnung ein Metallröhrchen. Dieses sogenannte Endoskop ist mit einer Lichtquelle und einer Vergrößerungsoptik ausgestattet, so daß der Operateur die inneren Organe betrachten und mit feinen Instrumenten bei Bedarf Gewebeproben entnehmen kann.
Der Bauchraum ist währenddessen mit Kohlensäuregas quasi »aufgeblasen«, so daß die Organe, die normalerweise aufeinanderliegen, voneinander getrennt sichtbar werden.
Eine Bauchspiegelung wird in einer Klinik in Narkose entweder ambulant oder stationär durchgeführt. Sie spüren die kleine Wunde kaum und können kurze Zeit später wieder nach Hause.
In der Frauenheilkunde wird diese Technik häufig zur Diagnose und Behandlung von unerfülltem Kinderwunsch (→ Seite 68) und zur Durchführung von Sterilisationen (→ Seite 65) eingesetzt.

Gewebeentnahme (Biopsie)

Sogenannte Punktionen oder Gewebeentnahmen werden häufig an der Brust, aber auch an inneren Organen vorgenommen, um Gewebeveränderungen genauer untersuchen zu können. Mit einer feinen langen Nadel oder einer winzigen Zange wird etwas von dem Gewebe an der betroffenen Stelle entnommen und abgesaugt. Die Gewebeprobe wird anschließend im Labor mikroskopisch untersucht.
Auf diese Weise läßt sich etwa ein gutartiger von einem bösartigen Gewebeknoten unterscheiden. Eine Biopsie wird häufig nur bei örtlicher Betäubung vorgenommen. Die Einstichstelle ist so klein, daß sie kaum eine Narbe hinterläßt.

Operationen an der Brust

Eingriffe an der Brust lösen bei den meisten Frauen Angst vor Verstümmelungen aus. Glücklicherweise ist das Drüsengewebe der Brust so weich und von ausreichend Fettgewebe durchsetzt, daß es kaum auffällt, wenn kleinere Gewebeknoten entfernt werden. So lange, wie es medizinisch irgendwie vertretbar ist, operieren die Chirurgen heute »brusterhaltend«: Sie operieren so, daß die Brust weitgehend ihre Form behält.

Entfernung von Zysten und Knoten aus der Brust

Knoten und Zysten werden meist in Kurznarkose entfernt. Um die Narben möglichst unsichtbar zu machen, wird ein bogenförmiger Schnitt im Vorhof der Brustwarze angelegt, von dort aus der Knoten aufgesucht und herausgeschnitten. Bei Zysten muß der Operierende vorsichtig sein, damit die Zyste nicht aufreißt und ihre Flüssigkeit ins Gewebe fließt. Liegt ein Knoten oben außen in der Brust, ist es sinnvoller, den Hautschnitt in die Achselfalte zu legen.
Nach der Blutstillung wird die Haut mit einer Naht verschlossen. Für zwei bis drei Tage leitet ein dünner Wundschlauch Nachblutungen ab.

Brusterhaltende Operation
(Quadrantenresektion)

Bei einer Brustkrebsoperation wird heute von der gesunden Brust soviel erhalten, wie eben vertretbar ist. Um den Knoten herum sollte ein Gewebesaum von gut zwei Zentimetern mit entfernt werden. Je nach Größe der Brust kann dabei auch ein größerer Gewebeanteil verlorengehen, doch in jedem Fall bleiben Haut und Brustwarze erhalten. Der Hautschnitt liegt je nach Lage des Tumors entweder im Vorhof der Brustwarze, in der Achselfalte oder in der unteren Hautfalte der Brust. Von dort aus wird das Gewebe entfernt. Die Lymphknoten in der Achsel werden mit entnommen. Bleibt eine von außen unschön sichtbare Einbuchtung in der Brust, wird das Drüsengewebe mit wenigen Stütznähten darüber zusammengezogen. Meist füllt sich der nun fehlende Bereich mit der Zeit mit Fettgewebe auf.

Nachbehandlung

- Schon am Tag nach der Operation beginnt eine gezielte Bewegungsgymnastik, um einem Lymphstau im Arm der operierten Seite oder einer Schulterverkrampfung vorzubeugen.
- Nachdem die Wunden abgeheilt sind, können Sie die Narben vorsichtig mit Hautöl massieren, damit sie möglichst weich werden.

Entfernung der Brust (Mastektomie)

Ist der Erhalt der Brust absolut nicht möglich, wird das Drüsengewebe mitsamt der Brustwarze entfernt. Der Hautschnitt verläuft unten in der Umschlagfalte und oben im Bogen um die Brust. Die Brust wird vom darunterliegenden Brustmuskel abgelöst, und die Lymphknoten in der Achsel werden ebenfalls entfernt. Die Hautränder werden zusammengeführt und auf der Höhe der Brustfalte wieder vernäht.
Falls Sie einen Wiederaufbau der Brust wünschen, wird die Operationstechnik so gewählt, daß entweder später oder noch während der Operation eine Brustplastik möglich ist (→ Brustaufbau).

Brustaufbau (Augmentationsplastik)

Wenn Sie wegen einer Krebskrankheit die Brust verloren haben, ist es heute möglich, sie mit unterschiedlichen Techniken wieder-

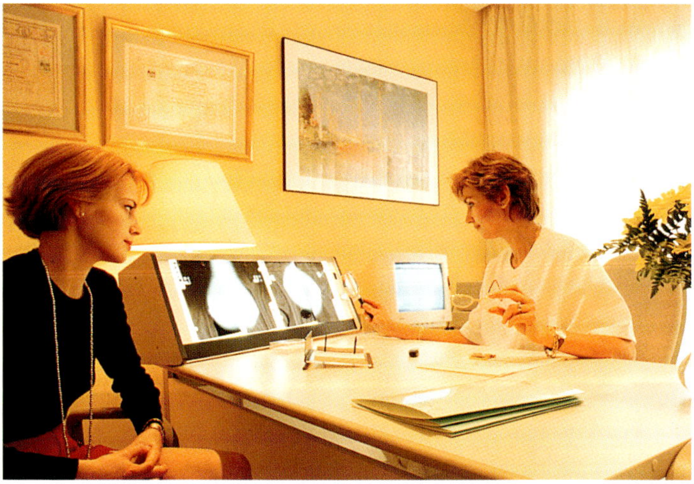

Besprechen Sie vor jeder Operation alle Einzelheiten ausführlich mit Ihrer Ärztin. Scheuen Sie sich nicht, alle Fragen zu stellen, die Sie beschäftigen.

herzustellen. Das Drüsengewebe läßt sich zwar nicht ersetzen, doch kann selbst eine entfernte Brustwarze neu geformt werden. Ähnliche Techniken setzen die Chirurgen bei Schönheitsoperationen ein, wenn sie die Brüste vergrößern.
Die Brust kann auf Wunsch noch während desselben Eingriffes, bei dem sie amputiert wird, wieder aufgebaut werden. Sie können

aber auch erst abwarten, bis die Wundheilung abgeschlossen ist und Sie wieder mehr innere Stabilität gewonnen haben.

Expandertechnik
Ein Expander ist eine elastische, weiche Kunststoffkapsel mit einem Auffüllventil. Es wird eine Hauttasche geschaffen, in die man den Expander hineinschiebt. Durch das Ventil wird im Verlauf der nächsten Wochen Kochsalzlösung in den Expander gefüllt – so lange, bis die Größe dieser neuen Brust der anderen Seite in etwa angeglichen ist. Das Ventil wird später in örtlicher Betäubung entfernt. Nach einigen Wochen wird aus körpereigenem Gewebe eine zweite Brustwarze geformt.
Ist die Brusthaut sehr dünn, weil sie etwa durch Bestrahlungen geschädigt ist, wird sie die starke Hautdehnung durch den Expander nicht gut vertragen, und es muß eine andere Lösung gefunden werden.

Haut-Muskel-Lappen
Es ist möglich vom Rücken oder vom Unterbauch ein Stück Muskulatur mitsamt der bedeckenden Haut und den versorgenden Blutgefäßen zur Brust zu verschieben und dort neu zu vernähen.
Auch hier kann später noch eine Brustwarze ergänzt werden. Manchmal muß die andere Brust der neugeformten angeglichen werden, um eine Symmetrie beider Seiten zu erreichen.

Nachwirkungen
Bei keinem Brustaufbau läßt sich im Voraus genau sagen, wie die neue Brust später aussehen und ob Sie Ihnen auch gefallen wird. In jedem Fall fühlt sich die Brust anders an als zuvor. Zunächst ist die Haut auch relativ taub – das bessert sich innerhalb einiger Wochen.

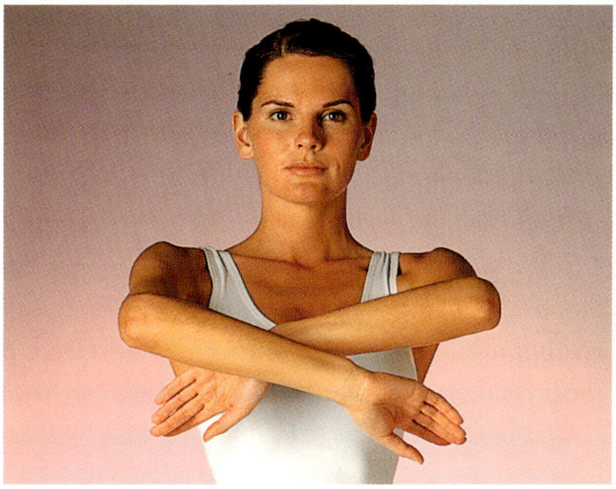

Schon am Tag nach der Brustoperation beginnen Sie mit Bewegungsübungen, die einem Stau in den Lymphgefäßen vorbeugen und die Beweglichkeit wieder herstellen.

Moderne Expander haben die Struktur mikrofeiner Waben auf ihrer Oberfläche – das macht sie verträglicher, aber Abstoßungsreaktionen gegen die Implantate sind immer noch möglich.
Ein Brustaufbau ist nochmal eine komplexe Operation, die wieder viel Kraft und Durchhaltevermögen erfordert. Bevor Sie sich zu einem Brustaufbau entscheiden, informieren Sie sich doch auch über moderne Brustprothesen, die tagsüber im BH getragen werden, und sprechen Sie sich mit Ihrem Partner aus, ob Sie beide nicht auch mit einer fehlenden Brust leben können.

Operationen an der Gebärmutter

Ausschabung (Abrasio, Curettage)

Die beiden häufigsten Anlässe für eine Ausschabung sind überstarke Blutungen oder eine Fehlgeburt. Auch zur Diagnose von Schleimhautveränderungen in der Gebärmutter kann sie notwendig werden.
In der Klinik wird in Kurznarkose mit einem schmalen löffelähnlichen Instrument die

Operationen berühren auch die Seele

Operationen sind nachhaltige Eingriffe in den Körper. Die Wunden verheilen, doch etwas ist anders geworden, etwas vom eigenen Weiblichen fehlt zukünftig. Sichtbar bleiben die Narben auf der Haut und unsichtbare Narben auf der Seele. Nutzen Sie die Erholungszeit nach der Operation zur Besinnung und zum Nachdenken darüber, was sich verändert hat und wie Sie sich damit fühlen.

- Wenn die Operation körperlich sichtbare Folgen hinterlassen hat: Welche Veränderungen folgen daraus? Müssen Sie Ihren Alltag umgestalten? Was können Sie tun, um Ihr Leben trotzdem angenehm und positiv einzurichten?
- Jede operative Veränderung der Weiblichkeit, zum Beispiel der Verlust der Gebärmutter oder der Brust, bedeutet Trennung von einem Teil seiner selbst. Trauer gehört zum Trennungsprozeß, sie ist heilsam und Sie sollten sie zulassen. Aber auch Wut und Verzweiflung über die Ungerechtigkeit des Lebens sind vollkommen natürlich und helfen letztendlich, das Neue irgendwann anzunehmen.
- Überdenken Sie Ihre Ziele im Leben: Was gibt Ihnen Sinn, was finden Sie wertvoll? Vielleicht gehören auch religiöse Inhalte dazu, aus denen Sie Hoffnung und Gelassenheit schöpfen können? Unter Umständen ist die Operation ein Anlaß, das Leben künftig anders anzugehen – vielleicht eine neue Chance?
- Haben Sie Ihre Weiblichkeit und Ausstrahlung bisher von einem »perfekten« Körper abhängig gemacht? Vielleicht stellen Sie fest, daß die Menschen, die Ihnen wichtig sind, Sie nach der Operation noch genauso schätzen. Wäre es nicht Zeit, Ihre Ideale zu revidieren?
- Suchen Sie das Gespräch mit anderen Frauen. Es ist enorm erleichternd, zu hören, daß es anderen ähnlich geht und sie sich in Ihre Situation einfühlen können.
- Ziehen Sie sich nicht zurück, sondern sprechen Sie darüber, wie es Ihnen geht. Sie helfen damit auch Ihrer Familie und Ihrem Partner mit der neuen Situation umzugehen. Empfindungen und Erfahrungen mit anderen zu teilen, unterstützt die Heilung und hilft, körperliche Krankheit und seelische Kränkung zu überwinden.

Schleimhaut aus der Gebärmutter herausgeschabt. Reste einer Fehlgeburt werden auf die gleiche Weise entfernt. Das Gewebe wird anschließend immer im Labor nach Zellveränderungen der Schleimhaut untersucht.

Gebärmutterspiegelung (Hysteroskopie)

Ähnlich der Bauchspiegelung ermöglicht es eine Gebärmutterspiegelung, den Innenraum der Gebärmutter zu betrachten, ohne den Körper zu verletzen.
In Vollnarkose wird ein bleistiftdünnes Röhrchen durch den Muttermund in die Gebärmutterhöhlung hineingeschoben. Am Ende befinden sich eine Vergrößerungsoptik und eine Lichtquelle. Mit etwas Kohlensäuregas wird die Gebärmutter aufgedehnt, so daß der Innenraum besser betrachtet werden kann.
Schleimhautverdickungen, Myome oder eventuelle Fehlbildungen der Gebärmutter können auf diese Weise erkannt und bei Bedarf auch Gewebeproben entnommen werden. Ohne irgendwelche Verletzungen wird das Endoskopieröhrchen zum Schluß einfach wieder herausgezogen.

Operation am Muttermund (Konisation)

Wurden beim PAP-Abstrich (→ Seite 130) verdächtige Veränderungen am Muttermund festgestellt, kann es nötig werden, den befallenen Gewebeanteil zu entfernen. Dazu wird in Kurznarkose ein kegelförmiges Stück aus dem Muttermund herausgeschnitten (→ Zeichnung, Seite 170), entweder mit einem Skalpell, einer Elektroschlinge oder einem Laserstrahl. Das Gewebe wird anschließend im Labor untersucht. Nach dem Befund richtet sich das weitere Vorgehen.
Durch die vielen zarten Blutgefäße im Muttermundgewebe kommt es meist zu einer stärkeren Blutung. Deshalb sind Bettruhe und Beobachtung im Krankenhaus für den Heilungsverlauf wichtig. Bei einer späteren Schwangerschaft ist durch die Konisation das Risiko für eine vorzeitige Muttermunderöffnung erhöht (→ Seite 209).

Entfernung von Myomen in der Gebärmutter

Muskelgeschwülste, die sich in den Innenraum der Gebärmutter hineinwölben, können meist mit Hilfe einer Gebärmutterspiegelung (→ Seite 246) entfernt werden. Myome, die außen auf der Gebärmutter sitzen, entfernt man durch eine Bauchspiegelung (→ Seite 243).
Handelt es sich um tiefer in der Muskulatur sitzende einzelne Myome, können sie, auch ohne einen Verlust der Gebärmutter, aus der Muskulatur herausgeschält werden. Dazu ist ein Schnitt durch die Bauchdecke notwendig, der meist in die untere Bauchfalte gelegt wird (Bikinischnitt).
Die Gebärmutter wird vorsichtig durch die Öffnung gezogen, und mit einem Skalpell oder einem Laserstrahl wird das Myom aus der Muskulatur herausgeschält.
Danach wird die Gebärmutter wieder in den Bauchraum zurück geschoben und die Öffnung mit einer nach wenigen Wochen nahezu unsichtbaren Intrakutannaht geschlossen. Die Wunde an der Gebärmutter selbst muß gut verheilt sein, bevor sie die Dehnung durch eine Schwangerschaft wieder vertragen kann. Bis dahin sollten Sie sicher verhüten – etwa ein halbes Jahr lang.

Gebärmutterentfernung (Hysterektomie)

Seit mehreren Jahren ist die Zahl der Hysterektomien erfreulicherweise gesunken. Inzwischen ist durch den Protest vieler Frauen überdeutlich geworden, daß die Gebärmutter oft völlig unnötig entfernt worden war. Diese viel zu weit gehenden Eingriffe haben bei den betroffenen Frauen verständlicherweise Depressionen ausgelöst, weil sie sich amputiert und im weitesten Sinne mißhandelt fühlten.
Medizinisch notwendig ist die Entfernung der Gebärmutter nur, wenn

- ein Krebs an der Gebärmutter festgestellt worden ist

Keine unnötige Gebärmutterentfernung!

Für Frauen gehört die Gebärmutter zu ihrer körperlichen Unversehrtheit und ihrer weiblichen Identität, auch wenn sie sich nie weiter darüber Gedanken gemacht haben. Das gilt auch für alte Frauen, deren fruchtbare Phase schon weit zurückliegt. Ärzte sehen dieses Organ aber oft nur unter dem Nutzaspekt: Eine Frau, die keine Kinder mehr bekommen kann oder will, »braucht« die Gebärmutter nicht mehr. Lassen Sie sich auf Argumente dieser Art nicht ein. Bevor Sie einer Gebärmutterentfernung zustimmen, müssen die Ärzte Ihnen genau erklären und gut begründen, warum sie notwendig sei.

• unstillbare, extrem starke, anderweitig nicht behandelbare Blutungen die Gesundheit gefährden
• eine schwere, anderweitig nicht behandelbare Senkung vorliegt.

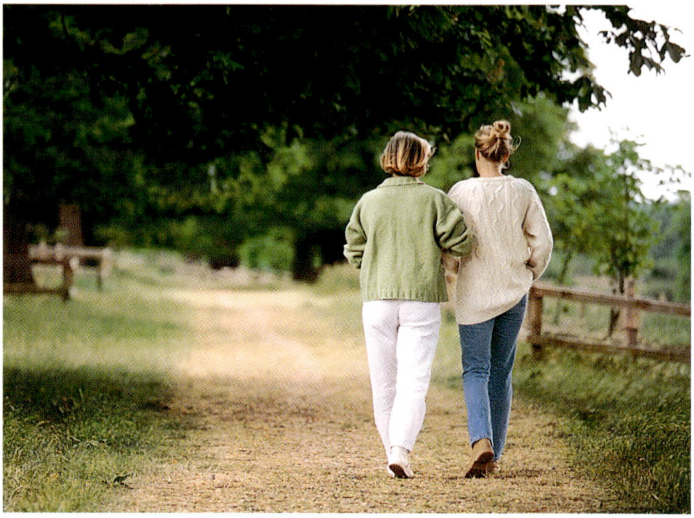

Operationen an Brust oder Gebärmutter hinterlassen ein Gefühl von Trauer und Verunsicherung. Suchen Sie das Gespräch mit anderen Frauen, die Sie verstehen.

Entfernung durch die Scheide

Der Operationsweg durch die Scheide hinterläßt weniger Folgebeschwerden. Besonders wenn im Rahmen einer Senkungsoperation die Scheide gleichzeitig angehoben werden soll, ist dieser Weg sinnvoll.
Im oberen Scheidengewölbe wird zunächst der Gebärmutterhals von der Scheidenhaut getrennt. Die Gebärmutter wird vorsichtig nach unten gezogen, bis die Eierstöcke sichtbar sind. Sollen die Eierstöcke im Bauchraum belassen werden, müssen sie von den Eileitern gelöst werden. Zum Schluß wird die Gebärmutter durch die Scheide herausgezogen.
Die Wunde am oberen Scheidenende wird nun von innen her zusammengezogen. Dabei wird die Scheide gleichzeitig an den Aufhängebändern der Gebärmutter befestigt, um einer Senkung der Scheide vorzubeugen. Den frei gewordenen Platz im Bauchraum füllt der Darm ohne Probleme aus.

Entfernung durch Bauchschnitt

Ist die Gebärmutter – beispielsweise durch viele Myome – besonders groß, kann sie durch die Scheide nur schwer herausgenommen werden. Eine Entfernung durch den Bauchraum ist dann nicht zu umgehen, wenn bei einer Krebserkrankung auch der Bauchraum genauer untersucht werden muß.
In Vollnarkose wird in der unteren Bauchfalte ein Schnitt (Bikinischnitt) angelegt. Die Gebärmutter wird durch die Öffnung angehoben und die Eierstöcke, sofern sie zurückbleiben, vorsichtig aus der Verbindung mit den Eileitern gelöst. Nun wird die Gebärmutter vom oberen Scheidenende abgetrennt und die Scheide mit einer Naht verschlossen. Die Gebärmutter kann nun herausgenommen und zur Gewebeuntersuchung ins Labor gegeben werden. Der Darm füllt von selbst den Raum aus, in dem zuvor die Gebärmutter lag. Die Operationsöffnung wird wieder geschlossen, die feine Hautnaht ist nach einiger Zeit kaum noch zu sehen.
Eine große Bauchoperation bedeutet immer Wundschmerz und eine deutlich langsamere Wundheilung als bei der vaginalen Operationsmethode.

Nachwirkungen

• Die Scheide wächst innerhalb von drei bis vier Wochen an der Wundstelle wieder vollständig zusammen – es bleibt kein offener Zugang zum Bauchraum bestehen.
• Ihre Sexualität wird anschließend etwas

anders werden, doch sind Orgasmus und Lustgefühle keineswegs an die Gebärmutter gebunden. Lassen Sie sich Zeit, erst dann wieder Sex zu genießen, wenn Sie sich dazu bereit fühlen – bis dahin gibt es ja auch andere Wege zum Genuß als den Vaginalverkehr.

- Bleiben nach der Operation jedoch Gefühle von Trauer oder eine tiefe Angst vor der Sexualität, sollten Sie sich Hilfe suchen, um mit der neuen Situation zurecht zu kommen. Ein beratendes Gespräch mit der Frauenärztin, einer Psychotherapeutin oder in einer Selbsthilfegruppe kann Ihnen weiterhelfen.

Senkungsoperation

(Vordere und hintere Plastik)

Bei einer Gebärmuttersenkung kommt eine Operation erst dann in Frage, wenn sämtliche Maßnahmen zur Beckenbodenkräftigung über ein ganzes Jahr keinerlei Besserung erbracht haben (→ Seite 172).
Senkungsoperationen haben zum Ziel, den Beckenboden anzuheben und die Muskulatur des Beckenbodens zu straffen. Die Bezeichnung vordere und hintere Plastik bezieht sich auf die Operationstechnik, bei der die Muskulatur in zwei Schritten, nämlich erst vorn, in Richtung zur Blase, und dann hinten, in Richtung zum Darm, gestrafft wird. Die Operation findet in Vollnarkose statt und wird von unten durch die Scheide vorgenommen.
Die vordere Wand der Scheide zur Blase hin wird mit einem Längsschnitt geöffnet und durch diese Öffnung Muskulatur und Bindegewebe mit raumgreifenden Stichen zusammengerafft. Dadurch hebt sich die Blase nach oben, und die Scheide verengt sich. Anschließend wird ein ebensolcher Längsschnitt in die hintere Scheidenwand gelegt und die Muskelstränge des Beckenbodens in mehreren Schichten fest zusammengezogen. Dadurch streckt sich der Darm, und auch hier wird die Scheide enger.

Nachwirkungen

- Das größte Problem ist, daß sich trotz fachgerechter Senkungsoperation der Beckenboden wieder lockern kann. Sie können dem nur durch konsequentes Beckenbodentraining entgegenwirken (→ Seite 173).
- Der gleiche Eingriff kann bei einer erneuten Gebärmuttersenkung meist nicht wiederholt werden – dann müßte vom Bauchraum her operiert werden.
- Viele Frauen haben nach dem Eingriff Angst vor Sex, weil sie Schmerzen in der nun enger gewordenen Scheide fürchten. Lassen Sie sich die Zeit, die Sie persönlich brauchen. Warten Sie ab, bis die Nachuntersuchung nach sechs Wochen gut verheilte Nähte zeigt. Anfangs kann dann etwas Babyöl den Scheideneingang geschmeidiger machen.

Operationen an Eileiter und Eierstöcken

In den 70er Jahren waren Ärzte und Patienten von der Medizintechnik derart begeistert, daß oft zu viele Operationen vorgenommen wurden – so auch an den Eierstöcken. Sie wurden zum Teil wie selbstverständlich »vorsichtshalber« entfernt, etwa um Krebs vorzubeugen. Man dachte, die synthetischen Hormone in Tablettenform würden jeden dadurch entstehenden Hormonmangel aufheben.
Heute werden die Eierstöcke mit großer Rücksicht behandelt. Sie werden nur noch dann auf beiden Seiten entfernt, wenn sie beide krebsbefallen sind. Ansonsten werden sie wenn möglich geschont, um die natürliche Hormonproduktion zu erhalten.

Entfernung von Zysten an den Eierstöcken

Zysten werden oft – je nach Größe und Verdachtsdiagnose – durch eine Bauchspiegelung (→ Seite 243) entfernt. Nur in seltenen Fällen ist dazu eine Eröffnung des Bauchraumes notwendig.
Es macht wenig Sinn, aus einer Zyste nur die Flüssigkeit abzusaugen. Sie füllt sich nämlich bald danach wieder auf. Deshalb muß die Hülle der Zyste mit herausgenommen werden. Entweder wird der Zysteninhalt zuerst mit einer feinen Kanüle abgesaugt und dann die leere Hülle herausgeschält, oder man versucht, die Zyste komplett mit Füllung zu entfernen. Dabei gilt es, den Zysteninhalt nicht in die Bauchhöhle austreten zu lassen, denn unerkannte Krebszellen könnten sich sonst im Bauchraum ansiedeln.
Operationen an den Eierstöcken sind wegen des feinen Gewebes diffizil und werden heute meist mikrochirurgisch vorgenommen. Die Operateure arbeiten mit haarfeinem Nahtmaterial und sehr kleinen Instrumenten. Um dennoch gut sehen zu können, verwenden sie Operationslupen.

Entfernung der Eierstöcke (Ovarektomie)

Eine Entfernung der Eierstöcke ist nur sinnvoll, wenn sie krebsbefallen oder sonstwie unheilbar verändert sind. Heute wird versucht die Eierstöcke so weit wie möglich zu erhalten – ganz unabhängig vom Alter der betroffenen Frau.
Bei einer Krebserkrankung ist es zum Teil nötig, Gebärmutter und Eierstöcke gemeinsam zu entfernen. In diesem Fall wird durch die Bauchdecke operiert, und zwar nicht quer mit dem »Bikinischnitt«, sondern längs, vom Bauchnabel bis zum Venushügel. Die Öffnung in der Bauchdecke ist auf diese Weise viel größer, und die Ärzte können das Ausmaß der Erkrankung genauer sehen und leichter operieren.
Nach der Entfernung von Gebärmutter (→ Seite 247) und Eierstöcken muß der Bauchraum genau auf Veränderungen untersucht werden. Das Bauchnetz, die Lymphknoten in den Leisten, die Außenflächen von Blase und Darm und das Bauchfell werden geprüft und verdächtige Gewebe entfernt. Nach gründlicher Spülung des Bauchraumes wird die Bauchdecke wieder verschlossen, die Haut mit einer Naht oder Klammern zusammengefügt.

Nachwirkungen

- Nach der Entfernung der Eierstöcke kann der Organismus mit einem Mal keine Östrogene und Gestagene mehr bilden. Beide Hormone müssen ersetzt werden.
- Eine Hormonbehandlung darf nicht erfolgen, wenn ein hormonsensibler Krebs die Ursache für den Eingriff war. Durch den Hormonmangel geraten Sie dann plötzlich in vorzeitige Wechseljahre. Diese Situation ist nicht einfach zu ertragen, da die körperlichen Beschwerden begleitet sind von der Sorge um das zukünftige Leben mit Krebs.
- Besprechen Sie Ihre persönliche Situation in jedem Fall mit den behandelnden Ärzten. Scheuen Sie sich nicht, alle Fragen zu stellen, die Sie beschäftigen.

Operationen während der Entbindung

Dammschnitt

Bis vor wenigen Jahren gehörte der Dammschnitt geradezu zu einer Entbindung dazu, bis sich endlich Hebammen und Geburtshelfer wieder auf die alte Entbindungskunst besannen.
Um bei einer schwierigen Geburt dem Kind den Durchtritt durch den Scheidenausgang zu erleichtern, aber vor allem, um den

Damm vor dem Einreißen zu bewahren, kann der Scheidenausgang künstlich erweitert werden. Es gibt zwei mögliche Schnittrichtungen: entweder vom Scheideneingang bis zum Anus oder seitlich in Richtung Oberschenkel. Der Schnitt wird erst dann gemacht, wenn der Kopf oder der Steiß des Kindes während einer der letzten Preßwehen so stark auf den Beckenboden drückt, daß der Schnitt auch ohne zusätzliche Betäubung nicht weh tut. Nach der Geburt wird der Schnitt in örtlicher Betäubung genäht.

Nachwirkungen

- Der Dammschnitt schmerzt wie jede heilende Wunde. Gerade nach einer Entbindung, wenn der gesamte Beckenbodenbereich überdehnt ist und sich erst wieder zurückbilden muß, ist eine zusätzliche Wunde sehr unangenehm.
- Benutzen Sie in den ersten Tagen einen Sitzring, damit Sie nicht auf der Wunde sitzen müssen.
- Sitzbäder mit Eichenrinde desinfizieren und beschleunigen die Heilung.
- Da das Pressen beim Stuhlgang schmerzt, sollten Sie viel trinken und reichlich Ballaststoffe zu sich nehmen, um den Stuhlgang weich zu halten.

Kaiserschnitt (Sektio)

Wird bei einer Geburt ein Kaiserschnitt nötig, betäubt man heute nur den Unterbauch bis hoch zum Zwerchfell. Eine Vollnarkose wird nur im Notfall oder wenn die Schwangere es aus bestimmten Gründen möchte vorgenommen. Die örtliche Betäubung wird neben das Rückenmark eingespritzt. Dort blockiert das Betäubungsmittel die Schmerzreize im Unterkörper. Sie bleiben vollkommen wach und im Oberkörper uneingeschränkt beweglich. Die Betäubung läßt nach ein bis zwei Stunden nach.

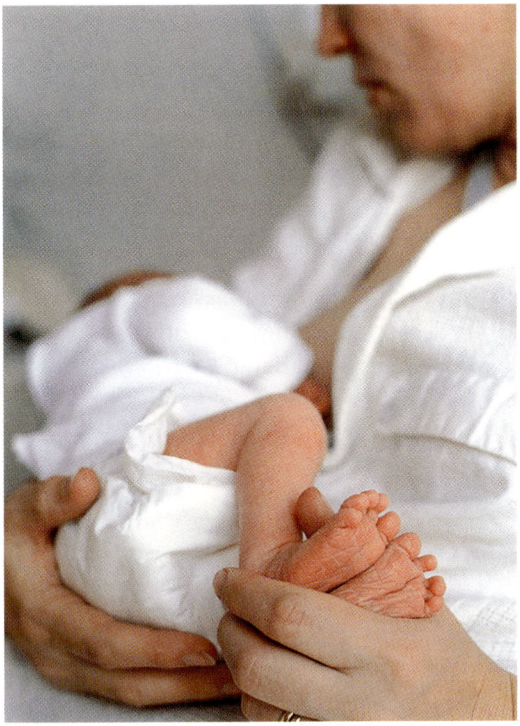

Seit die Hebammen wieder alte Kunstgriffe in der Geburtshilfe anwenden, wird ein Dammschnitt nur noch bei schwierigen Geburten notwendig.

Es wird ein Schnitt quer in die untere Bauchfalte (Bikinischnitt) gemacht. Im unteren Bereich der Gebärmutter wird ein bogenförmiger Schnitt gelegt, die Fruchtblase eröffnet und das Fruchtwasser abgesaugt. Der Operierende führt eine Hand ein, greift damit unter das Köpfchen oder den Steiß des Babys und geleitet es vorsichtig heraus.
Die Operateure müssen anschließend die Plazenta von der Gebärmutterwand ablösen. Nachdem die Gebärmutter wieder vernäht ist, wird der Bauchraum gespült und der Schnitt geschlossen. Die Naht wird nach einigen Wochen nahezu unsichtbar sein. Auch bei sorgfältiger Operationstechnik vernarben innen die Bauchdecken. Trotzdem sind heute bis zu vier Kaiserschnitt-Entbindungen möglich.

Zum Nachsch

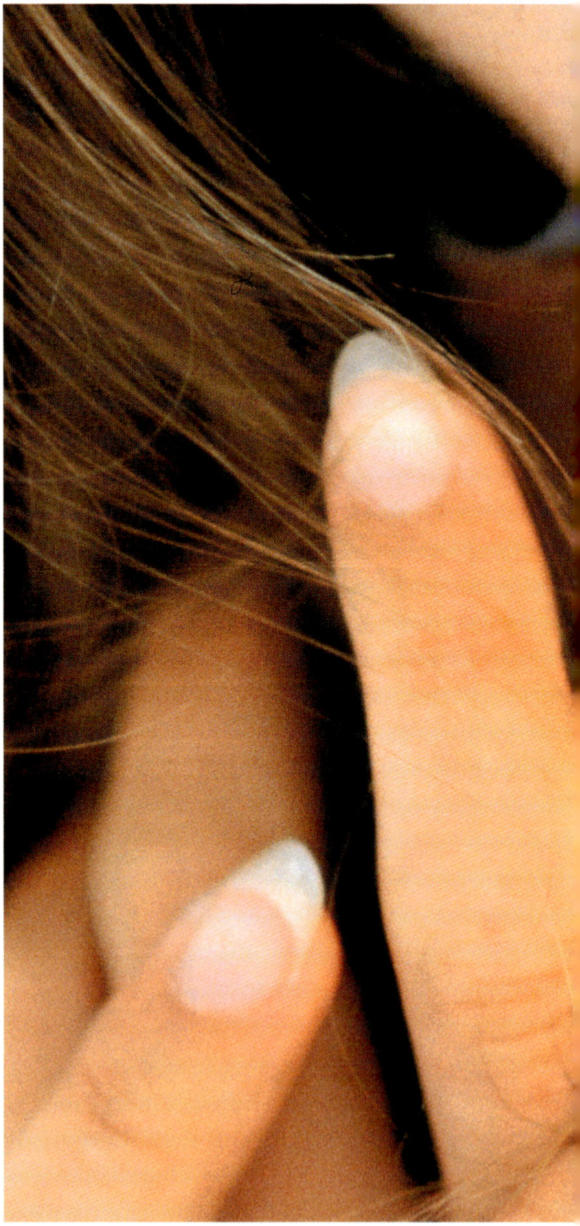

Seit einiger Zeit haben Frauen gelernt, was Männer schon seit jeher beherrschen: Verbindungen knüpfen, Beziehungen pflegen, sich gegenseitig unterstützen und in Notfällen Hilfen anbieten. Frauennetzwerke, Frauengesundheitszentren, Frauenberatungsstellen und Frauenhäuser sind das Ergebnis dieser weiblichen Eigeninitiativen. Unter dem Motto Frauen helfen Frauen haben wir Ihnen nicht nur die Adressen solcher Beratungsstellen zusammengestellt, sondern geben Ihnen auch konkrete Tips für einige soziale und rechtliche Fragen.

agen

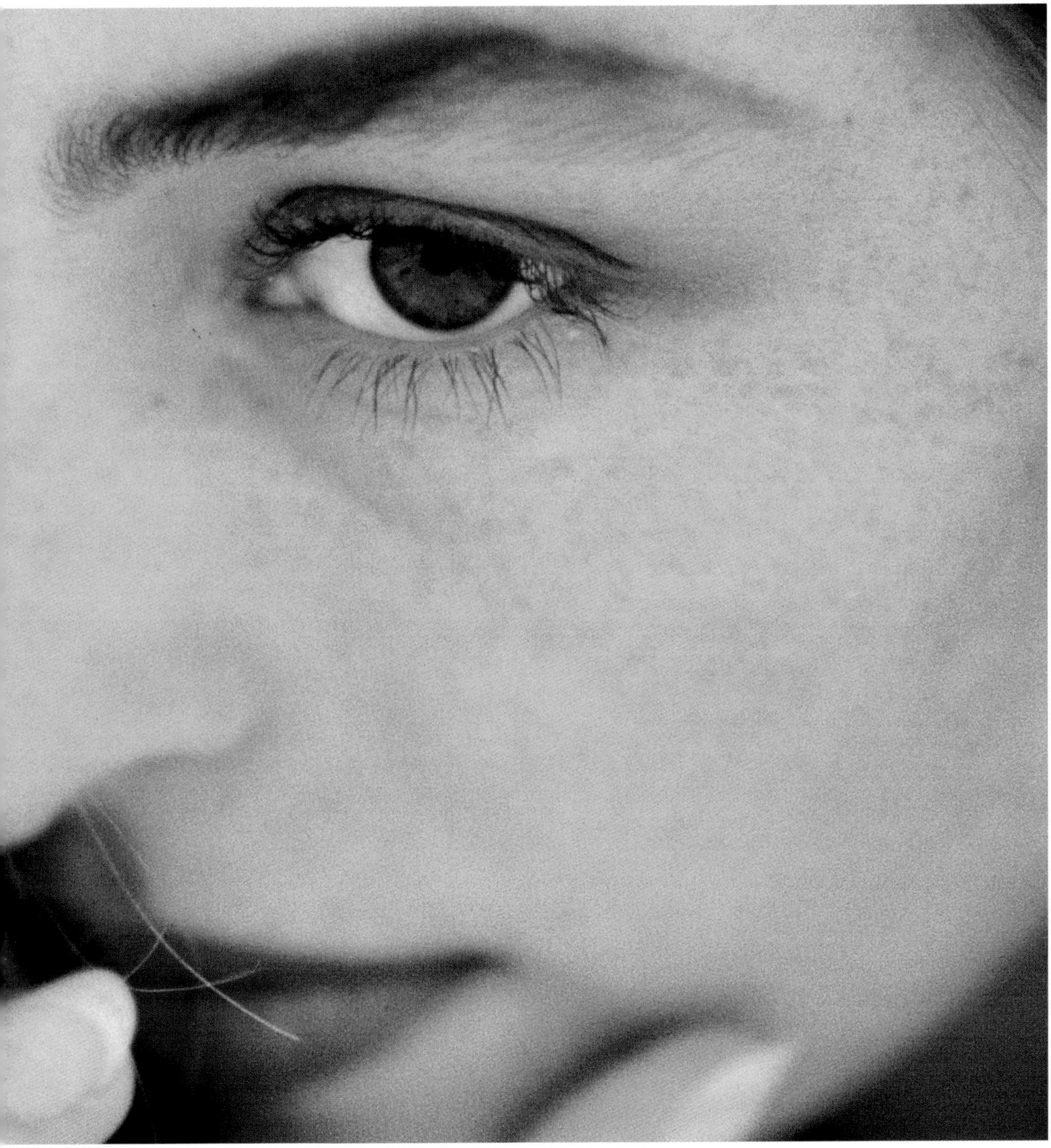

Frauenrechte – Frauenhilfen

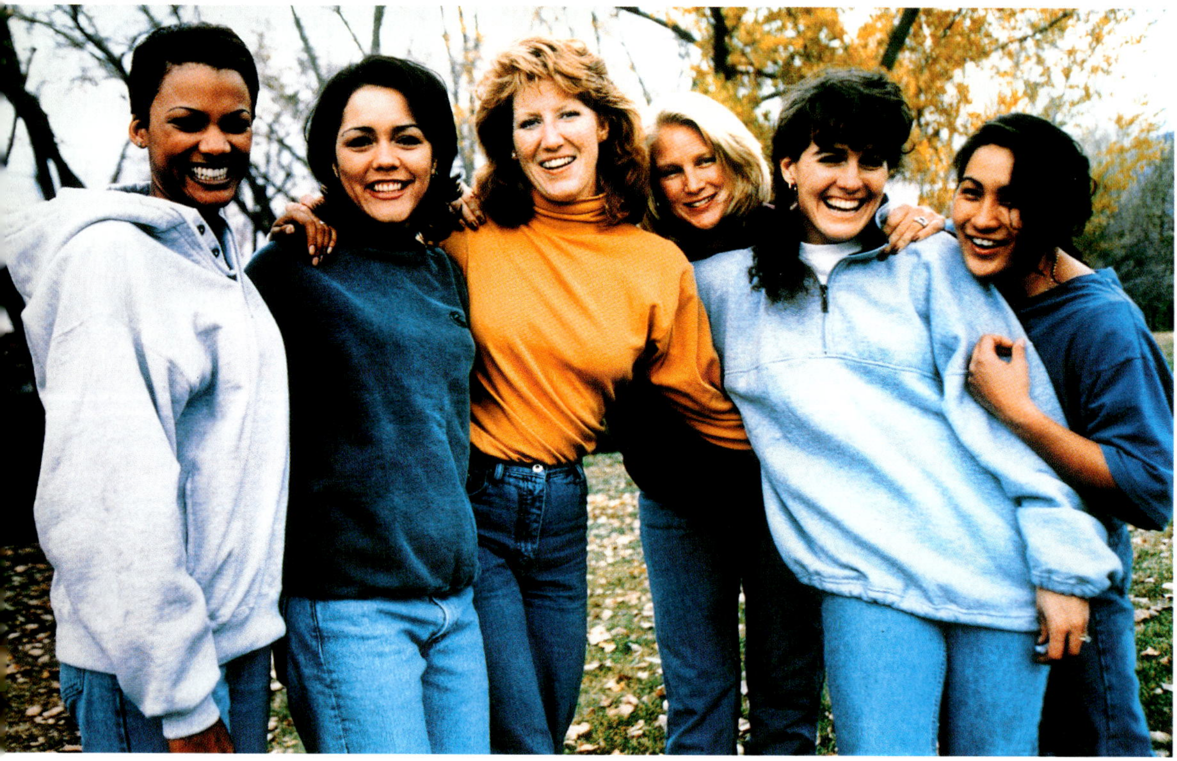

Viele Frauenrechte mußten erst gegen große Widerstände erstritten werden. In männlich ausgerichteten Gesellschaften wurden Frauen in der Öffentlichkeit meist wenig beachtet, sie hatten deshalb kaum Einfluß auf Politik und Gesellschaft. Dies zu ändern war und ist das Ziel der starken Frauenbewegungen, die bereits um die Jahrhundertwende den Frauen beispielsweise ein Recht zu wählen und zu studieren einbrachten. Aber selbst durch die zweite Frauenbewegung in den 70er Jahren, deren Errungenschaften wir heute als selbstverständlich ansehen, hat sich manches kaum geändert.
Nach wie vor gilt Frauenarbeit weniger als Männerarbeit und wird niedriger bezahlt. Die Arbeit im Haus wird als selbstverständlich angesehen und oft genug ohne Entschädigung oder Beteiligung vom Partner eingefordert. Auch viele individuelle Frauenrechte waren nicht immer selbstverständlich, etwa die Rechte als Frau im Beruf, als Mutter oder bei männlichen Übergriffen.

Schutz für Mutter und Kind

Mit einer Schwangerschaft ändert sich das Leben einer Frau: Sie und Ihr Kind stehen jetzt unter dem besonderen Schutz des Staates. Wenn Sie berufstätig sind, tritt jetzt das Mutterschutzgesetz in Kraft, das Ihre Rechte als werdende Mutter regelt (→ Kasten). Ausgenommen davon sind Selbständige und Hausfrauen, sie müssen ihre Belange selbst in die Hand nehmen.

Die gesetzlichen Krankenkassen übernehmen für die werdende Mutter und das neugeborene Kind eine ganze Reihe von Leistungen, allen voran die Vorsorgeuntersuchungen (→ Kasten, Seite 256 und → Mutterpaß, Seite 87). Private Krankenkassen sind im Gegensatz dazu nicht an Pflichtleistungen gebunden. Achten Sie deshalb bei Vertragsabschluß auf die speziellen Regelungen im Fall einer Schwangerschaft.

Zeit fürs Baby – der Erziehungsurlaub

Der Erziehungsurlaub ermöglicht es Ihnen, sich in der ersten Zeit ganz auf das Baby zu konzentrieren. Jede Mutter, aber auch Väter, Stief- und Adoptiveltern können Erziehungsurlaub nehmen. In dieser Zeit darf keine Kündigung erfolgen, die Krankenversicherung läuft weiter. Innerhalb von 36 Monaten können sich Eheleute bis zu dreimal bei der Versorgung des Kindes abwechseln. Sie dürfen nebenher bis zu 19 Stunden arbeiten.
Beantragen Sie den Erziehungsurlaub rechtzeitig: spätestens einen Monat vor seinem Beginn. Wenn Sie zurückkehren, muß Ihnen der Arbeitgeber eine gleichwertige Stelle anbieten, Sie haben aber nicht unbedingt ein Recht auf Ihre alte Position.

Ein Windelzuschuß vom Staat – das Erziehungsgeld

Nicht nur Mütter, auch alle anderen Erziehungsberechtigten können einen Antrag auf Erziehungsgeld stellen. Im Höchstsatz können Sie derzeit 600 DM für 24 Monate erhalten. Während der Zahlungen werden die Rente und die Krankenkasse beitragsfrei fortgeführt und wie eine Einzahlungszeit gerechnet. Abgabenfrei dürfen Sie zur Zeit bis zu 610 DM hinzuverdienen.
Sie sollten das Erziehungsgeld sofort nach der Geburt Ihres Kindes beantragen. Da in den einzelnen Bundesländern unterschiedliche Ämter dafür zuständig sind, erkundigen Sie sich bei Ihrer Krankenkasse.

Nicht gerade viel – das Kindergeld

Kindergeld ist eine Beihilfe des Staates, die Sie über den Arbeitgeber ausgezahlt bekommen. Wenn Sie dem Finanzamt die Geburt Ihres Kindes melden, wird es auf der Lohnsteuerkarte eingetragen. Der Betrag für die ersten beiden Kinder ist relativ niedrig, ab dem dritten Kind steigt er an. Die derzeit aktuellen Kindergeldbeträge erfahren Sie vom Finanzamt.

Was bedeutet Mutterschutz?

Dies sind die wichtigsten Bestimmungen des Mutterschutzgesetzes:

- Sie genießen während der gesamten Schwangerschaft Kündigungsschutz, ebenso in den ersten vier Monaten nach der Entbindung und für die Dauer des Erziehungsurlaubs.
- Sie werden von beschwerlichen und belastenden Arbeiten entbunden: beispielsweise von der Arbeit mit Schadstoffen, in übergroßer Hitze oder Kälte, unter Erschütterungen oder Lärm. Sie brauchen keine schweren Lasten mehr zu tragen, nicht im Akkord oder am Fließband zu arbeiten, keine Mehr-, Nacht- oder Wochenendarbeit zu leisten.
- Sie werden sechs Wochen vor und acht Wochen nach der Entbindung von der Arbeit ganz freigestellt, bei Komplikationen auch für zwölf Wochen.
- Nach der Geburt stehen Ihnen theoretisch Stillpausen zu: zweimal täglich eine halbe Stunde. Doch wer kann es sich schon leisten, sich sein Kind zweimal täglich an den Arbeitsplatz bringen zu lassen.

Vorsorge für Sie und Ihr Kind

Die gesetzlichen Krankenkassen übernehmen die Kosten für folgende Leistungen:

- alle Vorsorgeuntersuchungen während der Schwangerschaft (→ Mutterpaß, Seite 87)
- alle Vorsorgeuntersuchungen für Ihr Kind (U1 bis U9)
- die Rezeptgebühren für Medikamente, die Sie im Zusammenhang mit der Schwangerschaft einnehmen müssen
- die Kosten der Entbindung
- ein Entbindungsgeld von einmalig 150 DM für mitversicherte Hausfrauen oder arbeitslose Mütter
- Mutterschaftsgeld für die Zeit des Mutterschutzes nach der Entbindung

Bei der Steuerveranlagung wird geprüft, ob der sogenannte Kinderfreibetrag oder das Kindergeld für Sie günstiger ist, denn es gibt heute nur noch eines von beiden. Sie werden nach derjenigen Lösung veranschlagt, die für Sie finanziell günstiger ist.

Mit dem Kind allein

Alleinstehende müssen alle Belastungen, die mit der Erziehung eines Kindes auf sie zukommen, allein bewältigen. Doch hat der Gesetzgeber für einen gewissen Schutz gesorgt.

- Das Kind einer unverheirateten Frau erhält deren Familiennamen. Dennoch bleibt es Kind seines Vaters, der für seine Versorgung mitverantwortlich ist: Jedes Kind hat einen Anspruch auf Unterhalt durch den Vater.
- Gesetzlich ist ein Mindestunterhalt vorgesehen. Doch kann ein vermögender Vater auch gerichtlich zu einem wesentlich höheren Unterhalt verpflichtet werden.
- Wenn sich der Vater weigert zu zahlen, können Sie beim Jugendamt schriftlich einen Unterhaltsvorschuß beantragen. Das Jugendamt zahlt Ihnen dann den gesetzlich vorgeschriebenen Mindestunterhalt und holt sich das Geld auf dem Rechtsweg vom Vater des Kindes zurück.
- Wenn Sie annehmen, daß Ihrem Kind mehr Geld als der Mindestsatz zusteht, sollten Sie sich von einer auf Unterhaltsrecht spezialisierten Anwältin beraten lassen.

Arbeitsfrei für kranke Kinder

Wenn Sie wieder berufstätig sind und Ihr Kind krank wird, haben Sie Anspruch auf Lohnfortzahlung für bis zu 5 Tage im Jahr.
Als Alleinstehende ist es besonders kompliziert, die Versorgung des Kindes zu regeln, wenn es einmal krank wird. Sie haben ein Anrecht auf 20 Tage Freistellung von der Arbeit im Jahr ohne Lohnfortzahlung, wenn Ihr Kind unter zwölf Jahren alt ist. Bei mehreren Kindern können Sie insgesamt 50 Tage freigestellt werden.

Was tun, wenn das Geld nicht reicht?

- Wenn Sie mit dem Vater des Kindes in einem eheähnlichen Verhältnis gelebt haben, haben Sie selbst Anrecht auf Unterhalt von ihm in der Zeit des Mutterschutzes. Bis zu zwölf Monate nach der Geburt des Kindes muß er für Sie aufkommen, wenn Sie wegen des Babys nicht arbeiten können.
- In besonderen Notlagen steht Ihnen Sozialhilfe zu. Sie können sie beim Sozialamt Ihrer Gemeinde beantragen. Wenn Sie wegen der Erziehung Ihres Kindes nicht berufstätig sein können, erhalten Sie für das Kind einen Zuschlag zum Regelsatz.

Ein Recht auf Entlastung

Jedem Arbeitnehmer steht pro Jahr eine bestimmte Anzahl Urlaubstage zu, damit er sich erholen und seine Arbeitskraft wiederherstellen kann. Als Arbeitnehmerinnen haben Frauen zwar Urlaub vom Arbeitsplatz – doch im Haushalt gibt es weder Feiertage noch arbeitsfreie Sonntage. Auch Kinder brauchen Zuwendung und Zeit. Auf diese Weise kommt bei einer berufstätigen Mutter leicht ein 12-Stunden-Tag zustande. Am Wochenende lauert weitere Hausarbeit – selbst im Urlaub ist damit nicht Schluß. Für diese Dauerbelastung gibt es keine gesetzlichen Regelungen, wohl aber Möglichkeiten der Entlastung für besonders anstrengende Lebenssituationen.

Kuren für Mütter

Die engagierte Sozialrechtlerin Elly Heuss-Knapp entwickelte in den 50er Jahren ein besonderes Kuren-Konzept, um überlasteten Müttern wieder auf die Beine zu helfen.

- Bei den Kuren des Müttergenesungswerks geht es nicht allein um körperliche Regeneration, sondern auch um seelische Erholung. Die Frauen sind unter sich, können sich austauschen und solidarisch stützen.
- Psychotherapeutische Gespräche fördern diesen Prozeß. An erster Stelle steht, zu lernen, sich selbst ebenso wichtig zu nehmen wie Mann und Kinder.
- In der Kur werden vielfache und unterschiedliche körperliche Therapien angeboten: Licht- und Lufttherapie, Bäder, Physiotherapie, Bewegungstherapie, Massagen, Sport und die Umstellung auf vollwertige Ernährung (→ Seite 22).
- Ruhe und Zeit zur Besinnung, aber auch gemeinsame Unternehmungen mit anderen Müttern ergänzen und stabilisieren die umfassende Wirkung der Kur.
- Für die Zeit der Kur können Sie eine Haushaltshilfe bekommen, deren Gehalt die Krankenkasse übernimmt. Allerdings muß dazu in der Familie mindestens ein Kind unter zwölf Jahren leben und keine andere Person die nötige Versorgung übernehmen können. Wenn Sie ein behindertes Kind haben, ist die Altersgrenze nach oben unbeschränkt.
- Den Kurantrag stellen Sie zusammen mit Ihrer Ärztin bei der Krankenkasse. Sie brauchen eine ärztliche Bescheinigung über die Notwendigkeit der Maßnahme. Trotz der Kürzungen im Sozialwesen sind Müttergenesungskuren bisher nicht reduziert worden.

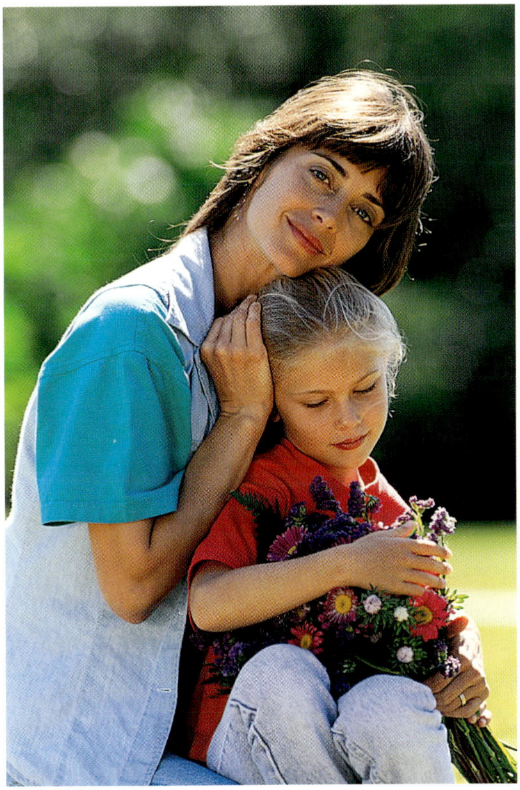

In speziellen Mutter-Kind-Kuren genießen chronisch kranke Kinder und ihre Mütter Entspannung und Betreuung – fern vom manchmal belastenden Alltag.

Mutter-Kind-Kur

Die Mutter-Kind-Kur ist eine Einrichtung für Mütter (und Väter) mit kurbedürftigen Kindern. Sie wird meist genutzt, wenn Kinder an chronischen Krankheiten leiden, beispielsweise an Allergien, Asthma, Rheuma oder Stoffwechselstörungen. Die Mütter chronisch kranker Kinder sind oft selbst so sehr belastet, daß sie »auszubrennen« drohen. Daher richtet sich die Kur nicht nur an die Kinder, sondern bietet ebenso den Müttern die Möglichkeit, endlich einmal aufzutanken.
Auch verhaltensgestörte oder seelisch kranke Kinder werden in spezialisierten psychosomatischen Mutter-Kind-Kliniken therapeutisch und pädagogisch betreut.
Eine Mutter-Kind-Kur beantragen Sie bei Ihrer Krankenkasse. Sie brauchen dazu sowohl für sich selbst als auch für Ihr Kind eine ärztliche Bescheinigung über die Notwendigkeit der Maßnahme.

Erholung für beide

In der Mutter-Kind-Kur werden Mütter und Kinder getrennt behandelt, aber gemeinsam betreut. Die Therapien, die die Kliniken anbieten, sind auf Körper und Seele gleichermaßen ausgerichtet.

- Licht- und Lufttherapie, Bäder, Physiotherapie, Ernährungsberatung, Bewegungstherapie, Sport und spezielle medizinische Behandlungen werden je nach Grundkrankheit des Kindes angeboten.
- Sie werden von psychotherapeutischen Gesprächen (→ Seite 235), Entspannungsverfahren und Körpertherapien (→ Seite 240) ergänzt.
- Pädagogische Gespräche, in denen Mütter und Kinder lernen, trotz der Belastung durch die Krankheit streßfreier und besser miteinander umzugehen, runden die Behandlung ab.

Kuren bei psychosomatischen Erkrankungen

In Deutschland gibt es das umfassendste Hilfsangebot für psychosomatisch Erkrankte in ganz Europa. Die meisten Kliniken arbeiten nach einem bestimmten Konzept, das jeweils auf eine spezielle Erkrankung oder Störung zugeschnitten ist. So gibt es Kliniken für Eßgestörte, für Frauen mit gynäkologischen Problemen, für Hautkranke, Allergiker, Herz-Kreislauf-Kranke und viele mehr.

- In der Therapie wird versucht, mit einander ergänzenden Behandlungsmethoden den Menschen in möglichst vielen Aspekten seiner Persönlichkeit zu berücksichtigen.
- Tiefenpsychologische Gespräche einzeln oder in der Gruppe werden mit Körpertherapien, Verhaltenstherapie und kreativen Therapien, wie Malen und Modellieren, kombiniert (→ Psychotherapien, Seite 234–240).
- Psychosomatisch Kranke lernen, die Bedeutung ihrer Körperbeschwerden zu verstehen und sich mit den dahinterstehenden seelischen Problemen zu beschäftigen. So können die Körpersymptome nach und nach abklingen.
- Psychosomatische Kuren dauern von sechs Wochen bis zu mehreren Monaten – je nach Störung. Anschließend ist zur weiteren Stabilisierung eine ambulante Psychotherapie sinnvoll.
- Die Kosten der Kur werden entweder von der Krankenkasse oder der Rentenversicherung übernommen. Den Antrag auf Kostenübernahme stellen Sie zusammen mit Ihrer Ärztin.
- Ist durch eine chronische Erkrankung Ihre Arbeitskraft langfristig eingeschränkt, springt die Rentenversicherung ein. Den Antrag stellen Sie bei Ihrer Rentenkasse, die Bearbeitungszeit dauert meist mehrere Monate.

Gewalt – ein Teufelskreis

Der Kreislauf der Gewalt geht fast immer von oben nach unten. Das heißt meistens: Stärkere Männer bedrohen schwächere Männer, diese laden den Druck auf Frauen ab, und diese geben ihn an die Kinder weiter. Der jeweils Schwächere unterliegt und versucht oft, sich mit seinen Mitteln zu rächen. Kinder benutzen als Erwachsene die gleichen Muster weiter und setzen damit den Gewaltkreislauf fort. Solange keiner aus diesem Teufelskreis ausbricht, bleibt er bestehen.
Hinter fast jeder Form von Gewalt stehen Hilflosigkeit und die Angst, sich im fairen Streit mit dem anderen zu messen. Gewalttäter sind in der Gegenwart von Menschen, die sie als stärker empfinden, meist besonders unterwürfig. In ihnen staut sich aber haltlose Wut auf, die sie bei der nächstbesten Gelegenheit an einem Schwächeren auslassen. Haltlos gewalttätige Menschen können sich schon darüber aufregen, wenn sie jemand im Geschäft bittet, einen Schritt zur Seite zu machen und ihn vorbeizulassen. Nur sorgen die sozialen Kontrollen in der Öffentlichkeit dafür, daß in einer solchen Situation nichts Schlimmes passiert.
In Partnerschaften und Familien sieht die Sache anders aus. Hier fühlen sich Gewalttäter sicher vor Kontrolle von außen. Sie bauen sich eine Fassade von Unbeugsamkeit und absoluter Macht auf. Das flößt den unterlegenen Familienmitgliedern Angst ein, und so sichern die Täter ihre Position.

Nicht mit mir!

Gewalttätige Menschen, egal ob Fremde, Bekannte oder der eigene Partner, verlassen sich darauf, daß Sie sich unterwerfen.

- Der erste Ansatzpunkt zum Widerstand liegt daher darin, innerlich »nein« sagen zu lernen. Aus dieser Sicherheit heraus wird es schließlich möglich abzulehnen, was die andere Person verlangt. Das kann bedeuten, sich gegen Beschimpfungen mit Worten zu wehren oder bei ersten Tätlichkeiten ohne Zaudern einfach zu gehen.
- In Partnerschaften ist das besonders schwierig, denn möglicherweise stehen Sie ohne Wohnung da und sind finanziell und emotional abhängig. Deshalb: Holen Sie sich von anderen Hilfe.
- Dazu müssen Sie die Scham überwinden und über Ihre Erfahrungen sprechen. Nur so können Sie Vertraute einweihen und Unterstützung finden. Versuchen Sie es!
- Wenn Sie wirklich beginnen, sich gegen die häusliche Gewalt aufzulehnen, müssen Sie damit rechnen, daß der Gewalttäter Ihnen das sehr übelnimmt. Die Attacken werden meist häufiger und stärker. Bereiten Sie sich seelisch darauf vor, aber treffen Sie auch konkrete Vorsorge. Deponieren Sie Wertgegenstände und persönliche Dokumente bei Vertrauenspersonen.
- Eine Anzeige gegen den Partner ist oft schwierig. Lassen Sie sich beraten und überlegen Sie sich Ihre Schritte genau.

Und bist du nicht willig …

Ein falsch verstandenes männliches Rollenbild vermischt seit Jahrhunderten sexuelle Energie mit körperlicher Gewalt – sexuelle Spielarten wie Sadismus und Masochismus zeugen davon.
Frauen müssen darunter besonders leiden. Als Objekte der Begierde haben sie leider immer noch damit zu rechnen, daß die Annäherung des anderen Geschlechts auch mit brachialer Gewalt erfolgen kann. Das

reicht vom erzwungenen »Küßchen« bis zu Nötigung und Vergewaltigung. Die Statistiken zeigen ein für die »Herren der Schöpfung« beschämendes Bild.

Die Gewaltopfer

Frauen neigen weniger zu körperlicher Gewalt und haben auch den Umgang mit Gewalt weniger gelernt als die Männer.

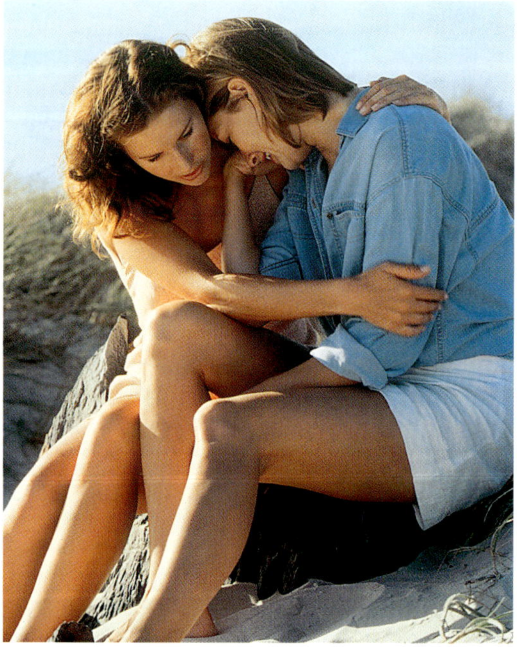

Die täglichen Schlagzeilen sprechen ihre eigene traurige Sprache: Gewalttätige männliche Übergriffe erlebt schätzungsweise jede dritte bis fünfte Frau.

Als Opfer tätlicher Übergriffe sind sie beim ersten Mal entsetzt und wie gelähmt vor Schreck. Wenn sich die Schläge und Prügel wiederholen, schotten sich die Frauen meist innerlich gegen Demütigung und Schmerzen ab und nehmen alles hin, ohne sich noch zu wehren. Wenn Drohungen sie noch zusätzlich einschüchtern, denken sie nach einiger Zeit gar nicht mehr an Gegenwehr. Hinzu kommt meist auch seelische Gewalt, also die Verletzung durch Mißachtung, Einengung und Beschimpfungen.

Wenn es die Sprache verschlägt

Kindliche Gewaltopfer können sich später als Erwachsene oft an nichts erinnern oder sprechen darüber, als ginge es dabei nicht um sie. Die entsetzlichen Erinnerungen wurden verdrängt, um weiterleben zu können. Viele dieser Frauen haben Gedächtnislücken und tragen nur ein stetiges ungutes Gefühl mit sich herum. Paradoxerweise halten sich viele Opfer seelischer und körperlicher Gewalt an idealen Bildern von einer »heilen Familienwelt« fest.

Zusammen sind Sie stark

Um Frauen in Not Unterstützung in ihrer Hilflosigkeit zu geben, wurden seit den 70er Jahren in vielen Städten und Gemeinden Frauenhäuser eingerichtet. Damals hatte niemand gedacht, wie nötig diese Unterschlupfmöglichkeiten tatsächlich gebraucht werden.

Frauenhäuser nehmen zu jeder Tages- und Nachtzeit Frauen und Kinder in Not auf. Ihre Adressen sind geheim und nur die Telefonnummer ist bekannt. Dieser Schutz ist dringend notwendig, damit die Frauen dort auch tatsächlich zur Ruhe kommen können. Im Frauenhaus gibt es viel Solidarität unter den Betroffenen, aber ebenso alltägliche Auseinandersetzungen. In seelischem Aufruhr kommt es unter den beengten Wohnbedingungen auch schon mal zu Krach und Streit. Manche Frauen erleben dort zum ersten Mal, daß sie sich gegen andere durchsetzen können. Auch die Kinder müssen erst lernen, sich in der neuen Situation zurechtzufinden.

Frauenhäuser sind als Übergangshilfe gedacht. Doch manchmal kann die Notlösung zur unfreiwilligen Dauerhilfe werden. Der

Staat unterstützt die Betroffenen mit Sozialhilfe und einem Wohnberechtigungsschein. Die in den Frauenhäusern beschäftigten Sozialarbeiterinnen und Psychologinnen helfen bei Amtsgängen und Problemen auch später noch weiter.

Gefallene Engel

Mädchenhäuser nehmen Mädchen aus gewalttätigen, zerrütteten Familien auf. Die Situation ist für Mädchen noch komplizierter als für erwachsene Frauen. Sie sind weitaus stärker von der Familie abhängig, nicht nur finanziell, sondern vor allem emotional. In Gewaltfamilien sind die Verhältnisse sehr uneindeutig: heute ungerecht und gewalttätig, morgen schon gibt es Versprechungen, daß alles nie wieder vorkommen soll. Das Wechselbad der Gefühle zerstört Selbstsicherheit und Vertrauen. Viele Mädchen sind daher zynisch und mißtrauisch, hegen aber tief verborgene Wünsche nach einer »heilen Welt«. Im Mädchenhaus finden sie endlich Ruhe, manche ziehen von dort in betreute Wohngemeinschaften, bis sie nach Schule und Ausbildung ihr Leben selbst in die Hand nehmen können.

... so brauch ich Gewalt

Durch die gesellschaftliche Rollenverteilung sind die meisten Opfer einer Vergewaltigung Frauen. Mißbrauch und Vergewaltigung kann aber grundsätzlich jeden treffen: Mädchen und Jungen, Frauen und Männer, hetero- und homosexuell. Mittlerweile hat sich die öffentliche Meinung gegenüber sexuellem Mißbrauch und Vergewaltigung gewandelt, und man unterstellt nicht mehr stillschweigend irgendeine Form der Beteiligung des Opfers an dem Vergehen. Auch ist es heute eine Selbstverständlichkeit, daß Vergewaltigungs- und Mißbrauchsopfer in erster Linie von Frauen betreut werden: von Polizeibeamtinnen, Anwältinnen und häufig auch von Richterinnen.

Eine Vergewaltigung ist ein schockierendes Erlebnis. Die meisten Frauen sind so voller Angst, daß sie sich nicht zu wehren wagen. Das aber macht es dem Täter leichter: Untersuchungen haben nachgewiesen, daß entschlossene Gegenwehr durch lautes »Feuer«- oder »Hilfe«-Schreien, Boxen, Treten und Beißen Gewalttäter abschrecken kann. Wenn Sie jedoch mit einer Waffe bedroht werden, ist es meist besser, sich nicht durch ungeschickte Gegenwehr zu gefährden. Sprechen Sie dennoch mit dem Täter, um ihn abzulenken und seine Aggression zu mildern.

Schock und Ekel sitzen tief

Der Schock einer Vergewaltigung löst eine tiefe Vertrauenskrise aus.

- Suchen Sie nach Hilfe – trotz Selbstvorwürfen, Ekel und dem Wunsch sich zu verstecken. Unter der Notrufnummer für vergewaltigte Frauen erhalten Sie sofort verständnisvolle Unterstützung und konkrete Hilfe. Lassen Sie sich an eine Therapeutin weitervermitteln.
- Gehen Sie zu einer Frauenärztin, damit in jedem Fall festgestellt wird, ob Sie verletzt worden sind. Zur Untersuchung sollte Sie eine Person Ihres Vertrauens begleiten.
- Die Untersuchung ist auch wichtig, um auszuschließen, daß Sie mit einer Geschlechtskrankheit oder HIV infiziert wurden (→ Seite 156 und 160) oder schwanger geworden sind.
- Auch wenn Sie sich verständlicherweise ekeln – waschen Sie sich erst nach der Untersuchung. Spermaproben können helfen, den Täter eindeutig zu überführen.
- Erstatten Sie Anzeige – und schützen Sie dadurch das nächste Opfer!

Adressen, die weiterhelfen

Akupunktur

Arbeitsgemeinschaft für klassische Akupunktur und Traditionelle Chinesische Medizin
Badallee 2
D-25832 Tönning

Deutsche Akupunktur-Gesellschaft Düsseldorf
Goltsteinstr. 26
D-40211 Düsseldorf

Österreichische Gesellschaft für Akupunktur
Kaiserin-Elisabeth-Spital
Huglgasse 1–3
A-1150 Wien

Schweizerische Ärztegesellschaft für Akupunktur und Aurikulomedizin
Postfach 176
CH-8575 Bürglen

Alleinerziehende

Verband alleinstehender Mütter und Väter (VAMV)
Von-Groote-Platz 20
D-53173 Bonn

Österreichische Plattform für Alleinerziehende
Carneriegasse 34
A-1020 Wien

Schweizerischer Verband alleinerziehender Mütter und Väter
Postfach 4213
CH-8022 Zürich

Alter

Senioren-Schutz-Bund Graue Panther
Rathenaustr. 2
D-42277 Wuppertal

Kuratorium Deutsche Altershilfe – Wilhelmine-Lübke-Stiftung
An der Paulskirche 3
D-50677 Köln

Pro Senectute Österreich
Genzgasse 9
D-1180 Wien

Pro Senectute Schweiz
Lavaterstr. 60
CH-8027 Zürich

Ernährung

Deutsche Gesellschaft für Ernährung (DGE)
Im Vogelgesang 40
D-60488 Frankfurt/Main

Österreichische Gesellschaft für Ernährung
Zaunergasse 1–3
A-1030 Wien

Schweizer Vereinigung für Ernährung
Vernstr. 135
CH-3052 Zollikofen

Eßstörungen

ANAD – Beratungsstelle für Eßstörungen
Rottmannstr. 5
D- 80333 München

Verein Netzwerk Eßstörungen
Fritz-Pregel-Str. 5
A-6020 Innsbruck

Selbsthilfegruppe Anorexie und Bulimie
Dolderstr. 18
CH-8032 Zürich

Frauengesundheit

Dachverband der Frauengesundheitszentren
Goetheallee 9
D-37073 Göttingen

Arbeitskreis Frauenselbsthilfe bei gynäkologischen Problemen
Nernstweg 32
D-22765 Hamburg

Arbeitskreis Frauengesundheit AKF
Hindenburgstr. 1a
D-32257 Bünde

Deutsches Müttergenesungswerk
Postfach 12 60
D-90544 Stein

Frauengesundheitszentrum
Brockmanngasse 48
A-8010 Graz

Informationsstelle für Frauen (INFRA)
Mattengasse 27
CH-8000 Zürich

Frauengruppen

Deutscher Frauenrat – Bundesvereinigung Deutscher Frauenverbände und Frauengruppen
Simrockstr. 5
D-53113 Bonn

Deutscher Hausfrauen-Bund
Coburger Str. 19
D-53113 Bonn

Bund österreichischer Frauenvereine
Wilhelm-Exner-Gasse 36
A-1090 Wien

Bund schweizerischer Frauenorganisationen
Altikofenstr. 182
CH-3048 Worblaufen

Frauennetzwerke

Deutscher Verband berufstätiger Frauen
Schornstr. 8
D-81669 München

Schöne Aussichten – Verband freiberuflich tätiger Frauen
Gereonshof 36
D-50670 Köln

Frauen in Naturwissenschaft und Technik
Postfach 50 04 22
D-22704 Hamburg

Frauen-Versorgungswerke / Frauenfinanzdienst
Gereonshof 36
D-50670 Köln

Verein Frauen beraten Frauen
Lehárgasse 9/2/17
A-1060 Wien

Neuanfang im Beruf – Frauenzentrale
Markgasse 4
CH-4051 Basel

Gewalt/Mißbrauch

In allen Großstädten gibt es Frauennotruf-Nummern; sie stehen im Telefonbuch.

Deutsche Zentralstelle für autonome Frauenhäuser
Postfach 10 41 43
D-34041 Kassel

Kontakt- und Beratungsstelle für Männer / Männer gegen Männergewalt
Mühlendamm 66
D-22087 Hamburg

Informationsstelle gegen Gewalt
Hofgasse 9/1/4
A-1040 Wien

Gewaltfrei
Marc-Aurel-Str. 2 a
A-1010 Wien

Frauenhaus Zürich
Telefon (CH) 01/363 22 67

Homöopathie

Deutsche Gesellschaft für klassische Homöopathie
Grundvigstr. 39
D-33330 Gütersloh

Deutscher Zentralverein homöopathischer Ärzte
Dorotheenstr. 75
D-53111 Bonn

Österreichische Gesellschaft für homöopathische Medizin
Mariahilferstr. 110
A-1070 Wien

Verband klassischer Homöopathen
Postfach 625
CH-8027 Zürich

Krebs

Frauenselbsthilfe nach Krebs – Bundesverband
B6, 10–11
D-68159 Mannheim

Deutsche Krebshilfe
Thomas-Mann-Str. 40
D-53111 Bonn

Krebsinformationsdienst KID
Telefon (D) 06221/41 01 21

Frauenselbsthilfe nach Krebs – Österreichischer Dachverband
Obere Augartenstr. 26–28
A-1020 Wien

Österreichische Krebshilfe
Rennweg 44
A-1030 Wien

Schweizerischer Verein für Frauen nach Brustkrebs
Unterer Rebbergweg 96
CH-4153 Reinach

Schweizerische Krebsliga
Monbijoustr. 61
CH-3001 Bern

Naturheilverfahren

Zentralverband der Ärzte für Naturheilverfahren
Alfredstr. 21
D-72250 Freudenstadt

Kneipp-Bund
Adolf-Scholz-Allee 6
D-86825 Bad Wörishofen

Deutscher Bäderverband
Schumannstr. 11
D-53113 Bonn

Erster Österreichischer Naturheilverein
Esterhazygasse 30
A-1060 Wien

Österreichischer Kneipp-Bund
Kunigundenweg 10
A-8700 Leoben

Naturärzte-Vereinigung der Schweiz
Postfach 65
CH-9052 Niederteufen

Schweizerischer Kneipp-Verband
Seftigenstr. 57
CH-3007 Bern

Partnerschaft/Sexualität

Pro familia – Deutsche Gesellschaft für Sexualberatung und Familienplanung
Stresemannallee 3
D-60596 Frankfurt/Main

»Durchblick«
Postfach
85762 Oberschleißheim

Lesbenring e.V.
Bonner Talweg 55
D-53113 Bonn

Partner-, Familien- und Sexualberatung im Amt für Jugend und Familie
Freytaggasse 32
A-1210 Wien

Association Suisse de Planning Familial et d'Education Sexuelle
7, Guéta
CH-1073 Savigny

»Durchblick«
Postfach
CH-8029 Zürich

Psychotherapie

Deutsche Gesellschaft für Psychotherapeutische Medizin
Johannisbollwerk 20
D-20459 Hamburg

Psychotherapie-Informationsdienst
Heilsbachstr. 22–24
D-53123 Bonn

Hilfe für Depressivkranke
Wermbachstr. 13
D-63739 Aschaffenburg

Österreichischer Bundesverband für Psychotherapie
Rosenbursenstr. 8/3/7
A-1010 Wien

Psychosoziales Zentrum
Lenaugasse 17/2/27
A-1080 Wien

Schweizerische Gesellschaft für Psychosomatische Medizin
Höhenklinik Bellevue
CH-3962 Montana-Vermala

Schweizerischer Psychotherapeutenverband
Weinbergstr. 31
CH-8006 Zürich

Schwangerschaft / Geburtshilfe

Bund Deutscher Hebammen
Reinhold-Frank-Str. 18
D-76133 Karlsruhe

Gesellschaft für Geburtsvorbereitung
Postfach 22 01 06
D-40608 Düsseldorf

CARA, Beratungsstelle für vorgeburtliche Diagnostik
Große Johannisstr. 110
D-28199 Bremen

Österreichisches Hebammengremium
Rosensteingasse 82/1
A-1090 Wien

Österreichischer Dachverband für Vorbereitung auf Geburt und Elternsein
Gilgegasse 15
A-1090 Wien

Schweizerischer Hebammenverband
Flurstr. 26
CH-3000 Bern

Informationsstelle für Schwangerschaft und Geburt
Magnusstr. 28
CH-8004 Zürich

Selbsthilfegruppen

NAKOS – Nationale Kontakt- und Informationsstelle zur Anregung und Unterstützung von Selbsthilfegruppen
Albrecht-Achilles-Str. 65
D-10709 Berlin

SIGIS – Österreichische Service- und Informationsstelle für Gesundheitsinitiativen und Selbsthilfegruppen
Laxenburgstr. 36
A-1100 Wien

Kontaktstelle für Selbsthilfegruppen / Selbsthilfezentrum Hinterhuus
Feldbergstr. 55
CH-4057 Basel

Sucht

In vielen Großstädten gibt es Suchtnotruf-Nummern; sie stehen im Telefonbuch.

Lagaya – Frauen-Sucht-Beratungsstelle
Hohenstaufenstr. 17 b
D-70178 Stuttgart

Deutsche Hauptstelle gegen Suchtgefahren
Postfach 13 69
D-59003 Hamm

Suchtkrankenhilfe im Diakonischen Werk
Brüder-Grimm-Platz 4
D-34117 Kassel

Sucht-Beratungsstelle Anton-Proksch-Institut
Gräfin-Zichy-Gasse 4
A-1230 Wien

Schweizerische Fachstelle für Alkohol und andere Drogenprobleme
Postfach 870
CH-1001 Lausanne

Stillen

La Leche Liga Deutschland – Stillberatung
Postfach 96
D-81214 München

La Leche Liga Österreich – Stillberatung
Postfach
A-6500 Landeck

La Leche Liga Schweiz – Stillberatung
Postfach 10 97
CH-8053 Zürich

Bücher, die weiterhelfen

Anke, Mario, Seißelberg, Klaus: Wehr dich! Das Sicherheitsbuch für Frauen. Trias, Stuttgart

Auhagen-Stephanos, Ute: Wenn die Seele nein sagt. Vom Mythos der Unfruchtbarkeit. Rowohlt, Reinbek

Bopp, Annette, Gläske, Gerd: Was hilft. Medikamentenführer für Frauen. Antje Kunstmann, München

Ernst, Andrea, Herbst, Vera u.a.: Kursbuch Frauen. Kiepenheuer & Witsch, Köln

Federspiel, Krista, Lackinger Karger Ingeborg: Kursbuch Seele. Kiepenheuer & Witsch, Köln

Hite, Shere: Hite-Report. Das sexuelle Erleben der Frau. Goldmann, München

Kast, Verena: Trauern. Phasen und Chancen des psychischen Prozesses. Kreuz, Stuttgart

Kitchenham, Susanne, Bopp, Annette: Beckenbodentraining. Trias, Stuttgart

Kitzinger, Sheila: Natürliche Geburt. Kösel, München

Krach, Fränze, Kunstmann, Antje: Mädchen. Das Aufklärungsbuch. Antje Kunstmann, München

LeShan, Lawrence: Diagnose Krebs. Wendepunkt und Neubeginn. Klett Cotta, Stuttgart

Lothrop, Hanni: Das Stillbuch. Kösel, München

Maschewsky-Schneider, Ulrike: Frauen sind anders krank. Juventa, Weinheim

Northrup, Christiane: Frauenkörper, Frauenweisheit. Zabert, Sandmann, München

Olivier, Christiane: Jokastes Kinder. Die Psyche der Frau im Schatten der Mutter. Claassen, Düsseldorf

Olivier, Christiane: F wie Frau. Psychoanalyse und Sexualität. Econ, Düsseldorf

Sheehy, Gail: Die neuen Lebensphasen. Wie man das Beste aus jedem Alter machen kann. List, München

Shuttle, Penelope, Redgrove, Peter: Die weise Wunde Menstruation. Fischer Taschenbuch, Frankfurt/M.

Stadelmann, Ingeborg: Hebammensprechstunde. Eigenverlag, Kempten

Bücher für Frauen von Gräfe und Unzer

Bohlmann, Friedrich: Schlank und fit ohne Diät. Gesund essen, abnehmen mit Genuß

Von Cramm, Dagmar, Schmidt, Eberhard: Unser Baby. Das erste Jahr

Deyringer, Mechthild: Fit für die Geburt. Gymnastik – Atmung – Entspannung

Gerhard, Ingrid, Wolfrum, Christine: Kinderwunsch. Natürliche Wege zum Baby

Lackinger Karger, Ingeborg: Besser durch die Wechseljahre. Selbstbewußt in die neue Lebensphase

Langen, Dietrich: Autogenes Training

Pahlow, Manfred, Buchtala, Elisabeth: Homöopathie. Natürliche Selbsthilfe

Pahlow, Manfred: Heilpflanzen – meine besten Rezepte

Prinz, Walter: Schwangerschaft und Geburt

Schutt, Karin: Massagen. Wohltat für Körper und Seele

Waesse, Harry: Yoga für Anfänger

Wagner, Franz: Akupressur. Heilung auf den Punkt gebracht

Wenzel, Petra: Hausapotheke. Die häufigsten Beschwerden selbst behandeln

Wühr, Erich: Gesund durch Chinesische Heilkunst

Wüstel, Jens-Michael: Krebs natürlich mitbehandeln

Register

A

B

C

D

E

F

G

H

I

T

U

V

W

Y

Z

Unser Gesundheits-Programm

Um dauerhaft gesund zu bleiben, vertrauen viele Menschen heute wieder auf die eigenen Kräfte und gehen bewußter mit Körper und Seele um. Die Ratgeber Gesundheit von Gräfe und Unzer bieten Expertenrat zu aktuellen Gesundheitsthemen und eine Fülle von praktischen Übungsprogrammen. Sie zeigen, wie man die eigenen Kräfte mobilisieren und das Wohlbefinden steigern und erhalten kann.

Intensiv und umfassend informieren die Großen GU Ratgeber über wichtige Themen wie „Homöopathie", „Ätherische Öle", „Unser Baby" und „Kinderkrankheiten".

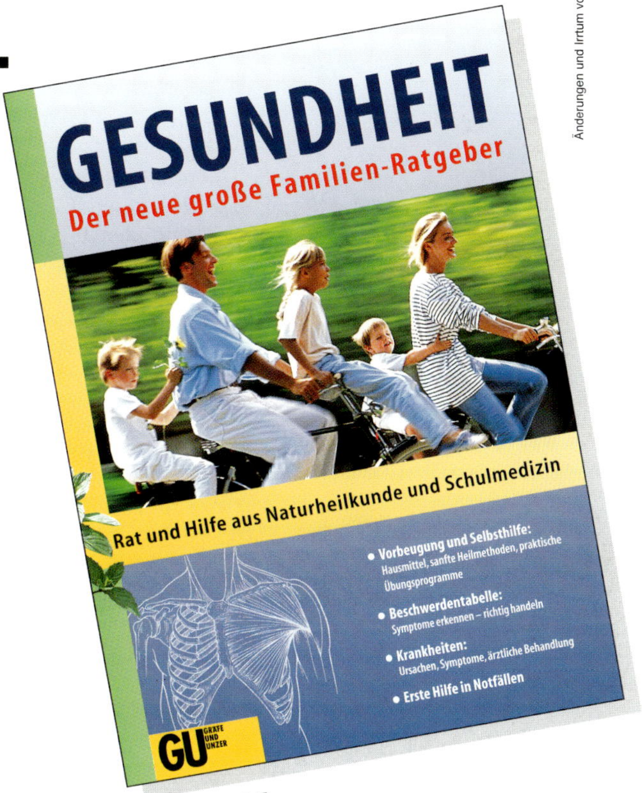

3-7742-3089-7

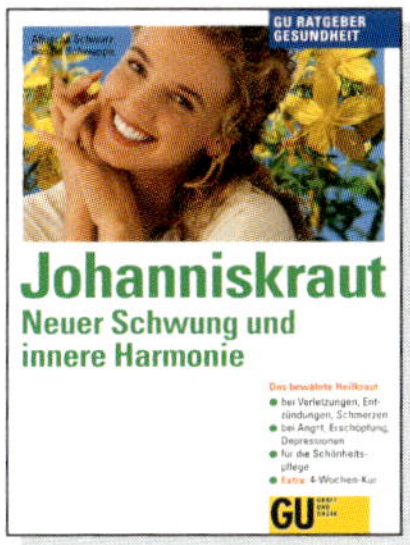

3-7742-3767-0

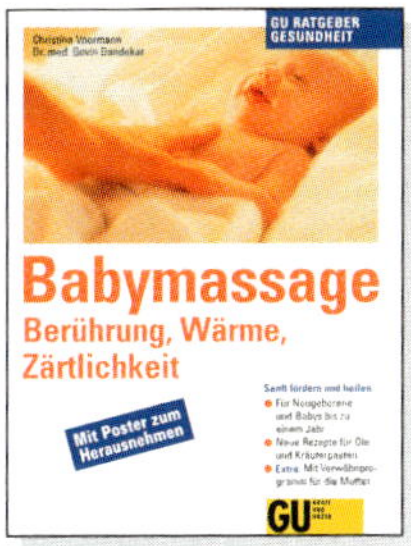

3-7742-3781-6

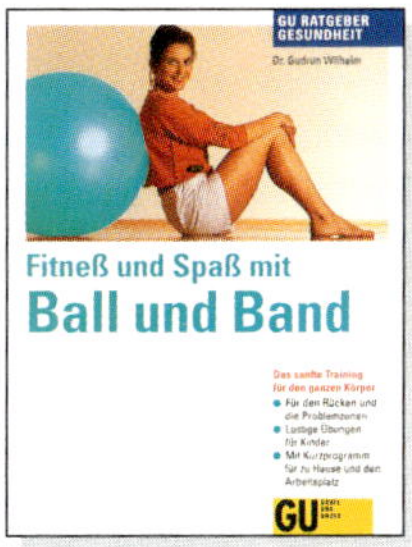

3-7742-3576-7

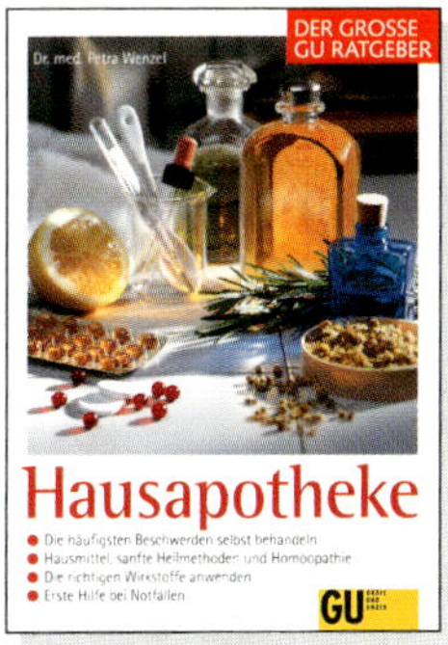

3-7742-2895-7

Mehr draus machen
Mit Gräfe und Unzer

GU GRÄFE UND UNZER

Impressum

Die Autorin

Frau Dr. med. Ingeborg Lackinger Karger ist Frauenärztin und Ärztin für psychotherapeutische Medizin und arbeitet in freier Praxis in Düsseldorf. Sie ist Dozentin an der Fachhochschule in Köln und hat als Autorin zahlreiche Gesundheitsbücher und Fachbeiträge veröffentlicht. Ihre Spezialgebiete sind Frauenheilkunde, Psychosomatik und Medizingeschichte. Im Gräfe und Unzer Verlag ist von ihr bereits das Buch »Besser durch die Wechseljahre« erschienen.

Dank

Wir danken Herrn Friedrich Bohlmann, Ernährungswissenschaftler und Ernährungsberater, für seine Mitarbeit beim ersten Kapitel dieses Buches.

Redaktion und Lektorat
Adriane Andreas

Gestaltungskonzept
Zeichen & Wunder, München

Bildredaktion
Christine Majcen-Kohl, Adriane Andreas

Produktion
Ina Hochbach

Herstellung und Satz
Renate Hausdorf

Repro
Fotolito Longo, Bozen

Druck
Appl, Wemding

Bindung
Großbuchbinderei, Monheim

Wichtiger Hinweis

Dieser große GU Ratgeber stellt die häufigsten Frauenbeschwerden und einige psychosomatische Störungen vor, gibt Ratschläge zur Selbstbehandlung und zeigt deutlich deren Grenzen auf. Wenn Sie sich nicht sicher sind oder unklare Begleitumstände auftreten, suchen Sie unbedingt ärztlichen Rat! Naturheilverfahren können eine schulmedizinische Behandlung nicht ersetzen. Jede Leserin muß in eigener Verantwortung entscheiden, ob sie die in diesem Buch dargestellten Vorschläge zu Selbsthilfe einsetzen möchte.

Umwelthinweis

Dieses Buch wurde auf chlorfrei gebleichtem Papier gedruckt. Um Rohstoffe zu sparen, haben wir auf Folienverpackung verzichtet.

Die GU homepage finden Sie unter www.gu-online.de

ISBN 3-7742-2945-7

Auflage 5. 4. 3. 2. 1.
Jahr 02 01 00 99 98

Zeichnungen
Christian Schmid: S. 49, 50, 52, 53, 61, 62, 91, 151, 170, 171, 172, 178, 180

Weitere Abbildungen
Bavaria: S. 2, 5, 6/7, 46, 101, 155, 181, 212/213, 234 / Bilderpur: U 4 (o. re.) / Gerlind Bruhn: S. 223, Klappe hinten / Christian Dahl, Jahreszeitenverlag: S. 32, 33, 34, 35, 36, 37, 39, 136, 137, Klappe vorn, U 3 / Hermann Eisenbeiss: S. 165, 220 / Eye of Science: S. 153, 184, 202, 230 / Franz Faltermeier: S. 186 / Focus (SPL): S. 157, 158, 207, 228, 233 / GU-Archiv: S. 201 / Sigrid Heinrichs: S. 108, 166 / Hesselmann: S. 152, 190, 245, U 4 (u. re.) / IFA: S. 2, 4, 10, 40/41, 77, 84, 94, 112/113, 257 / Image Bank: S. 125, 128 / Manfred Jahreis: S. 222 / Gudrun Kaiser: S. 22 / Ulrike Kment: S. 238 / Andrea Leiber S. 106 / Bildagentur Look: S.1, U1 / Mike Masoni: S. 38, 55, 56 / Mauritius: S. 8, 24, 42, 47, 48, 66, 70, 72, 74, 88, 130, 133, 244 / Karl Newedel: S. 25 / Michael Nischke: S. 205 / Alfred Pasieka: S. 75, 158, 160, 175 / Manfred Pforr: S 221 / Picture Team R (Rudi Reiner): S. 59, 64, 67 / Hans Reinhard: S. 71, 139, 167, 168, 195, 208, 218, 219 / Reger Studios: S. 31 / Thomas von Salomon: S. 16, 147, 173, 215, 217, U2 / Norbert Schäfer: S. 43, 44, 166 / Studio R. Schmitz: S. 25, 27, 76, 87, 149, 162, 177, 183, 187, 203, 214 / Christophe Schneider: S. 38, 163, U 4 (o. li.) / Christof Stieger: S. 73, 79, 92, 96, 100 / Stock Market: S. 13, 26, 141 / Superbild: S. 144 / Tony Stone: 3, 5, 30, 78, 81, 82/83, 90, 93, 97, 99, 103, 105, 109, 111, 134, 138, 164, 189, 196, 199, 200, 210, 225, 226, 237, 240, 242, 249, 251, 252/253, 254, 260, U 4 (u. li.) / Fa. UEBE GmbH: S. 60 / Isabella Valdivieso: S. 132, 142, 184, 206 / Georg M. Wunsch: S. 17, 22, 29